"十二五"职业教育国家规划教材
经全国职业教育教材审定委员会审定
"十三五"卫生高等职业教育校院合作"双元"规划教材

供临床医学类及相关专业用

康复医学（第3版）

主　编　张润洪

副主编　郭海城　陈　红

编　委　（按姓名汉语拼音排序）
　　　　步春雷（哈尔滨医科大学附属第五医院）
　　　　陈　红（南阳医学高等专科学校）
　　　　陈　旭（遵义医药高等专科学校）
　　　　郭海城（哈尔滨医科大学附属第五医院）
　　　　刘书慧（哈尔滨医科大学附属第五医院）
　　　　邵　康（菏泽医学专科学校）
　　　　张　慧（遵义医药高等专科学校）
　　　　张润洪（遵义医药高等专科学校）

北京大学医学出版社

KANGFU YIXUE

图书在版编目（CIP）数据

康复医学 / 张润洪主编 . —3 版 . —北京：北京大学医学出版社，2022.6
ISBN 978-7-5659-2080-6

Ⅰ.①康… Ⅱ.①张… Ⅲ.①康复医学－医学院校－教材 Ⅳ.① R49

中国版本图书馆 CIP 数据核字（2019）第 239982 号

康复医学（第 3 版）

主　　编：张润洪
出版发行：北京大学医学出版社
地　　址：（100191）北京市海淀区学院路 38 号　北京大学医学部院内
电　　话：发行部 010-82802230；图书邮购 010-82802495
网　　址：http://www.pumpress.com.cn
E-mail：booksale@bjmu.edu.cn
印　　刷：北京瑞达方舟印务有限公司
经　　销：新华书店
责任编辑：韩忠刚　孙敬怡　责任校对：靳新强　责任印制：李　啸
开　　本：850 mm×1168 mm　1/16　印张：19.5　字数：560 千字
版　　次：2022 年 6 月第 3 版　2022 年 6 月第 1 次印刷
书　　号：ISBN 978-7-5659-2080-6
定　　价：45.00 元

版权所有，违者必究

（凡属质量问题请与本社发行部联系退换）

修订说明

《国务院办公厅关于深化医教协同进一步推进医学教育改革与发展的意见》要求加快构建标准化、规范化医学人才培养体系，全面提升人才培养质量。《国家职业教育改革实施方案》指出要促进产教融合育人，建设一大批校企"双元"合作开发的国家规划教材。新时期的卫生职业教育面临前所未有的发展机遇和挑战。

本套教材历经 4 轮建设，不断更新完善、与时俱进，为全国高职临床医学类人才培养做出了贡献。第 3 轮教材入选教育部普通高等教育"十一五"国家级规划教材 15 种，第 4 轮教材入选"十二五"职业教育国家规划教材 17 种。

高质量的教材是实施教育改革、提升人才培养质量的重要支撑。为深入贯彻《国家职业教育改革实施方案》，服务于新时期高职临床医学类人才培养改革发展需求，北京大学医学出版社经过前期广泛调研、系统规划，启动了第 5 轮"双元"数字融合高职临床医学教材建设。指导思想是：坚持"三基、五性"，符合最新的国家高职临床医学类专业教学标准，结合高职教学诊改和专业评估精神，突出职业教育特色和专业特色，重视人文关怀，与执业助理医师资格考试大纲要求、岗位需求对接。强化技能训练，既满足多数院校教学实际，又适度引领教学。实践产教融合、校院合作，打造深度数字融合的精品教材。

教材的主要特点如下：

1. 全国专家荟萃

遴选各地高职院校具有丰富教学经验的骨干教师参与建设，力求使教材的内容和深浅度具有全国普适性。

2. 产教融合共建

吸纳附属医院或教学医院的临床双师型教师参与教材编写、审稿，学校教师与行业专家"双元"共建，使教材内容符合行业发展、符合多数医院实际和人才培养需求。

3. 知名专家审定

聘请知名临床专家审定教材内容，保证教材的科学性、先进性。

4. 教材体系优化

针对各地院校课程设置的差异，部分教材实行"双轨制"。如既有《人体解剖学与组织胚胎学》，又有《人体解剖学》《组织学与胚胎学》，便于各地院校灵活选用。按照专业教学标准调整规范教材名称，如《医护心理学》更名为《医学心理学》，《诊断学基础》更名为《诊断学》。

5. 职教特色鲜明

结合最新的执业助理医师资格考试大纲，教材内容体现"必需、够用，针对性、适用性"。以职业技能和岗位胜任力培养为根本，以学生为中心，贴近高职学生认知，夯实基础知识，培养实践技能。

6. 纸质数字融合

利用信息技术、网络技术和平台技术支撑融合教材立体化建设。利用二维码技术打造融媒体教材，提供拓展阅读资料、音视频学习资料等，给予学生自主学习和探索的空间及资源。

本套教材的组织、编写得到了多方面大力支持。很多院校教学管理部门提出了很好的建议，职教专家对编写过程精心指导、把关，行业医院的临床专家热心审稿，为锤炼精品教材、服务教学改革、提高人才培养质量而无私奉献。在此一并致以衷心的感谢！

希望广大师生多提宝贵意见，反馈使用信息，以臻完善教材内容，为新时期我国高职临床医学教育发展和人才培养做出贡献！

"十三五"全国卫生高等职业教育校院合作"双元"规划教材审定委员会

顾　　问　　王德炳（北京大学医学部）

　　　　　　文历阳（卫生职业教育教学指导委员会）

主任委员　　刘玉村（北京大学医学部）

副主任委员　（按姓名汉语拼音排序）

　　　　　　陈地龙（重庆三峡医药高等专科学校）　　潘岳生（岳阳职业技术学院）

　　　　　　范　真（南阳医学高等专科学校）　　　　沈国星（漳州卫生职业学院）

　　　　　　蒋继国（菏泽医学专科学校）　　　　　　周争道（江西医学高等专科学校）

秘书长　　　王凤廷（北京大学医学出版社）

委　　员　　（按姓名汉语拼音排序）

　　　　　　陈袅袅（贵阳护理职业学院）　　　　　　邱志军（岳阳职业技术学院）

　　　　　　郭家林（遵义医药高等专科学校）　　　　宋印利（哈尔滨医科大学大庆校区）

　　　　　　黎　梅（毕节医学高等专科学校）　　　　孙建勋（洛阳职业技术学院）

　　　　　　李金成（邵阳学院）　　　　　　　　　　孙　萍（重庆三峡医药高等专科学校）

　　　　　　李　玲（南阳医学高等专科学校）　　　　吴　勇（黔东南民族职业技术学院）

　　　　　　林建兴（漳州卫生职业学院）　　　　　　闫　宫（乌兰察布医学高等专科学校）

　　　　　　刘　军（宜春职业技术学院）　　　　　　杨　翀（广州卫生职业技术学院）

　　　　　　刘其礼（肇庆医学高等专科学校）　　　　赵其辉（湖南环境生物职业技术学院）

　　　　　　宁国强（江西医学高等专科学校）　　　　周恒忠（淄博职业学院）

第 3 版前言

康复医学又称第四医学，是医学体系的重要组成部分，以改善患者或残疾人的功能障碍、提高生存质量为主要目标。随着经济、科技的进步，人口老龄化加快，人们对于健康的要求不断提升，康复医学正越来越受到重视，社会对康复医疗服务的需求正快速增长。因此，现代医学生必须要掌握康复医学的基础理论、功能评定方法及康复技术等相关知识。

《康复医学》第 2 版于 2014 年出版，而后被多所医学院校使用，得到了较高的评价。由于本学科近年来发展迅速，一些新的知识、理论和治疗技术更新很快，因此，在北京大学医学出版社的组织下，我们严格遴选了具有丰富的临床和教学经验的专家、教授及专业骨干对本教材进行修订，供临床医学、康复治疗技术、中医康复技术等专业学生使用。

本版教材本着"三基（基础理论、基础知识、基本技能）""五性（思想性、科学性、先进性、启发性、适用性）""三特定（特定目标、特定对象、特定限制）"的原则，并以"必需、够用"为度而编写的。编委会成员对我国康复医学发展现状进行了深入的研究，对《康复医学》第 2 版教材在教学中使用所得到的反馈信息综合整理，在此基础上对教材进行了修订，在注重能力培养的同时，也着眼于推动教材的信息化建设，增强了教材的实用性和趣味性。

本教材具有如下特色：①大部分章节按照最新资料进行重组、更新，并将康复医学的新理论、新知识、新方法融入其中；②各章节前保留了学习目标，增强了教学针对性；③保留了"知识链接"和"案例"内容，拓宽读者的知识面，加强读者的临床思维和实践能力，增加读者的学习兴趣；④章节后保留思考题，提高读者主动学习和临床思维的能力；⑤本版较第 2 版增加了大量表格、插图，文字性内容较第 2 版更加凝练，使教材内容生动、重点突出；⑥本教材增加了教学课件、习题集和操作视频的数字化增值服务，内容与教材相匹配，以提高教学效果。

本教材在编写过程中得到了各编写单位和编委会成员的支持，使得编写工作完成顺利，在此表示衷心的感谢。但由于时间紧，编写人员水平有限，教材中的缺点和不足之处在所难免，欢迎各位前辈、院校师生、康复医师和治疗师多多提供宝贵意见，以利于我们再次修订时进一步提高和完善。

张润洪

目 录

第一章 绪论 1

第一节 基本概念 1
一、康复的定义与内涵 1
二、康复医学的定义、对象与效益 3

第二节 康复医学的发展历程 6
一、我国康复医学的形成与发展 6
二、现代康复医学的形成与发展 7

第三节 康复医学与临床医学的区别与联系 7
一、康复医学与临床医学相互渗透 7
二、康复医学与临床医学的区别 8

第四节 现代康复医学的特征 9

第五节 康复医学的发展基础、重要地位及发展趋势 10
一、康复医学的发展基础及重要地位 10
二、康复医学的发展趋势 11

第六节 康复医学的组成和工作内容 12
一、康复医学的组成 12
二、康复医学的工作内容 13

第七节 康复医学的组织机构和专业人员职责 13
一、康复医学的组织机构 13
二、康复医学专业人员职责 14

第八节 社区康复 16
一、社区康复的概念 16
二、社区康复的基本原则 16
三、社区康复的目标与任务 17
四、社区康复工作的特点 18
五、社区康复的组织结构 18
六、社区康复的资源 19
七、社区康复的服务方式 19
八、全科医生在社区康复中的作用 20

第二章 康复医学的理论基础 21

第一节 运动学基础 21
一、肌肉骨骼运动学 21
二、关节运动学 23

第二节 运动效应 23
一、运动对运动器官功能的影响 23
二、运动对心血管功能的影响 24
三、运动对呼吸系统的影响 25
四、运动对骨代谢的影响 25
五、运动对脂代谢的影响 25
六、运动对中枢神经系统的影响 26

第三节 制动对机体的影响 26
一、对循环系统的影响 26
二、对肌肉骨骼系统的影响 27
三、对呼吸系统的影响 27
四、对中枢神经系统的影响 27
五、对消化系统的影响 27
六、对泌尿生殖系统的影响 27
七、对皮肤的影响 28
八、对代谢和内分泌系统的影响 28

第四节 神经学基础 28
一、神经反射 28
二、中枢神经系统的损伤和可塑性 29

第五节 人体发育学基础 30
一、人体发育学的基本概念 30
二、影响生长发育的因素 31

三、生长发育的分期及特征　31

四、生长发育的正常规律　32

五、异常发育　33

六、学习和研究人体发育学的意义　34

第三章　康复评定方法　35

第一节　残疾评定　35

一、概述　35

二、分类　36

三、残疾的预防　39

第二节　运动功能评定　40

一、关节活动范围评定　40

二、肌力评定　51

三、肌张力评定　59

四、平衡与协调功能评定　61

五、步态分析　63

第三节　日常生活活动能力评定　66

一、概述　66

二、评定程序　67

三、评定内容　67

第四节　感知、认知功能评定　70

一、感知功能评定　71

二、认知功能评定　73

第五节　康复心理评定　76

一、目的　76

二、分类　76

三、方法　76

第六节　言语与吞咽功能评定　80

一、言语功能评定　80

二、吞咽功能评定　86

第七节　电生理学检查　88

一、肌电图　88

二、神经传导速度　90

三、诱发电位　91

第八节　心肺功能评定　92

一、概述　92

二、心功能评定　93

三、呼吸功能评定　96

第九节　职业能力评定　97

第四章　康复治疗技术　102

第一节　运动疗法　102

一、概述　102

二、运动的基本类型　104

三、运动训练的常用设备及功能　105

四、常用的运动疗法　107

五、运动处方　122

第二节　物理因子疗法　125

一、电疗法　126

二、超声波疗法　133

三、光疗法　134

四、磁疗法　138

五、生物反馈疗法　139

六、传导热疗法　140

七、水疗法　142

八、压力疗法　144

九、低温疗法　145

十、冲击波疗法　146

第三节　作业疗法　148

一、概述　148

二、分类　149

三、治疗作用　150

四、作业疗法评定　151

五、作业活动的分析和治疗方法的选择　152

六、临床应用　153

七、作业疗法的程序　157

八、注意事项　158

第四节　言语治疗　159

一、概述　159

二、言语治疗的原则　160

三、言语康复的影响因素　160

四、失语症的治疗　161

五、构音障碍的治疗　163

六、吞咽障碍的治疗　164

第五节　康复心理治疗　166

一、概述　167

二、治疗机制　167

三、治疗者的条件　168

四、治疗方法　168

第六节　康复工程　171

一、假肢　172

二、矫形器及生活辅助用具　173

三、助行器　176

四、轮椅　178

第七节　中国传统康复疗法　180

一、针灸疗法　180

二、拔罐疗法　182

三、推拿疗法　184

四、传统运动疗法　185

五、中药疗法　186

六、刮痧疗法　186

七、饮食疗法　186

第八节　康复治疗技术的新进展　187

一、电磁刺激康复技术　187

二、智能康复技术　188

三、其他康复疗法　189

第五章　常见疾病和损伤的康复　191

第一节　脑卒中的康复　191

一、概述　191

二、主要功能障碍　192

三、康复评定　192

四、康复治疗措施　194

五、康复教育　200

第二节　颅脑损伤的康复　200

一、概述　200

二、主要功能障碍　201

三、康复评定　201

四、康复治疗措施　203

五、康复教育　205

第三节　小儿脑性瘫痪的康复　205

一、概述　206

二、主要功能障碍　206

三、康复评定　207

四、康复治疗措施　207

五、康复教育　209

第四节　脊髓损伤的康复　210

一、概述　210

二、主要功能障碍　211

三、康复评定　211

四、康复治疗措施　214

五、康复教育　218

第五节　周围神经病损的康复　218

一、概述　218

二、主要功能障碍　219

三、康复评定　219

四、康复治疗措施　219

五、常见周围神经病损的康复　221

六、康复教育　223

第六节　颈、肩、腰痛的康复　223

一、腰椎间盘突出症　223

二、颈椎病　228

三、肩关节周围炎　232

第七节　关节炎的康复　234

一、类风湿关节炎　234

二、骨性关节炎　236

三、强直性脊柱炎　238

第八节　骨折后的康复　240

一、概述　240

二、主要功能障碍　241

三、康复评定　241

四、康复治疗措施　241

五、康复教育　243

第九节 截肢后的康复 243
　　一、概述 244
　　二、主要功能障碍 244
　　三、康复评定 245
　　四、训练目标与计划 246
　　五、训练方法 247
　　六、常见残肢并发症的康复 248
　　七、康复教育 249

第十节 手外伤的康复 249
　　一、概述 250
　　二、主要功能障碍 250
　　三、康复评定 250
　　四、康复治疗措施 252
　　五、康复教育 253

第十一节 关节置换术后的康复 254
　　一、概述 254
　　二、全髋关节置换术后的康复 255
　　三、全膝关节置换术后的康复 257
　　四、康复教育 258

第十二节 骨质疏松症的康复 258
　　一、概述 258
　　二、主要功能障碍 259
　　三、康复评定 260
　　四、康复治疗措施 261
　　五、康复教育 261

第十三节 脊柱侧弯的康复 262
　　一、概述 263
　　二、主要功能障碍 263
　　三、康复评定 264
　　四、康复治疗措施 264
　　五、康复教育 266

第十四节 冠心病的康复 267
　　一、概述 267
　　二、主要功能障碍 268
　　三、康复评定 268
　　四、康复治疗措施 269
　　五、康复教育 272

第十五节 慢性阻塞性肺疾病的康复 272
　　一、概述 273
　　二、主要功能障碍 273
　　三、康复评定 274
　　四、康复治疗措施 275
　　五、康复教育 277

第十六节 烧伤的康复 278
　　一、概述 278
　　二、主要功能障碍 279
　　三、康复评定 279
　　四、康复治疗措施 280
　　五、康复教育 282

第十七节 帕金森病的康复 283
　　一、概述 283
　　二、主要功能障碍 284
　　三、康复评定 284
　　四、康复治疗措施 286
　　五、康复教育 287

第十八节 慢性疼痛的康复 288
　　一、概述 288
　　二、疼痛评定 288
　　三、康复治疗措施 289
　　四、康复教育 291

主要参考文献 292

中英文专业词汇索引 294

第一章 绪 论

学习目标

1. 掌握康复和康复医学的定义与内涵，康复医学的组成和工作内容，现代康复医学特征。
2. 熟悉康复医学与临床医学的区别与联系，康复医学的组织机构和专业人员职责，社区康复的概念、组成、目标及今后的发展方向。
3. 了解康复医学的发展历史、学会、亚专业和国家相关政策文件，康复医学的发展基础、地位和趋势。

健康是指一个人在身体、精神和社会生活等方面都处于良好的状态。健康包括两方面的内容：一是主要脏器无疾病，身体形态发育良好，体形匀称，人体各系统具有良好的生理功能，具有较强的身体活动能力和劳动能力；二是对疾病的抵抗能力较强，能够适应各种环境变化、生理刺激及致病因素对身体的作用。现代人提倡"整体健康"的观念，治疗疾病和功能康复的目的就是达到人体的身心健康和社会和谐状态。随着社会经济的发展、科学技术的进步、物质生活水平的提高、医学模式和健康观念的转变，人们对医疗服务的要求越来越高，已经不再只满足于治病救命，还要求能够解决救治存活后遗留的各种功能障碍。康复医学（rehabilitation medicine，RM）又称第四医学，与临床医学、预防医学和保健医学共同组成了现代医学体系，已发展成为各种疾病及伤残康复治疗所必需的一门医学应用学科。

第一节 基本概念

一、康复的定义与内涵

康复（rehabilitation）原意为重新获得某种能力、资格或重新适应正常社会生活的状态。"康复"一词在不同的领域有着不同的含义。医学领域通常将残疾人（person with disability）的医疗福利事业统称为"康复"，意为"使残疾人重新适应正常的社会生活，重新恢复做人的权利、资格和尊严。"在第一次世界大战期间，康复是指"对身、心残疾（disability）者进行治疗或训练，使其重返社会。"第二次世界大战期间，由于各种治疗方法的不断发展及完善，加之大量的伤员需要进行功能恢复的实践，"rehabilitation"一词才被译为康复，并正式应用到医学领域。因此，在医学领域内，康复是指"功能复原""恢复健康的良好状态"，即针对由于疾病或损伤引起的各种功能障碍，包括躯体、精神的功能障碍，或功能受限、不全和缺失等，采取综合措施，使患者尽可能恢复正常的功能或重新获得技能，提高生活质量，重返家庭和社会。

1969年，世界卫生组织（World Health Organization，WHO）对康复的定义是："康复是指综合地和协调地应用医学的、社会的、教育的和职业的措施，对患者进行训练和再训练，使其活动能力达到尽可能高的水平。"1981年，WHO对康复重新定义为："康复是指应用各种有用的措施以减轻残疾的影响和使残疾人重返社会。康复不仅是训练残疾人使其适应周围的环境，而且也需要调整残疾人周围的环境和社会条件以利于他们重返社会。"1993年，WHO给康复下了新的定义："康复是一个帮助患者或残疾人在其生理或解剖缺陷的限度内和环境条件许可的范围内，根据其愿望和生活计划，促进其在身体上、心理上、社会生活上、职业上、业余消遣上和教育上的潜能得到最充分发展的过程。"所以说，康复是指综合、协调地应用各种措施，以减少病、伤、残者的身体、心理和社会功能障碍，最大限度地恢复和发展病、伤、残者的身体、心理、社会、职业、娱乐、教育与周围环境相适应方面的潜能，使其能重返家庭和社会，提高生存质量。在康复治疗的过程中，要求患者主动参与、积极配合治疗，以取得良好的效果。

康复共分为三个级别。三级康复又称全面康复或系统康复，内容包括：①Ⅰ级康复，即早期康复，通常在综合性或急症医院病房进行，患者伤病后生命体征一旦稳定，就应开始早期康复治疗和训练；②Ⅱ级康复，即恢复期康复，通常在康复中心（rehabilitation center）或社区医院康复病房内进行，是指患者病情稳定后，在肢体功能障碍和心理障碍康复过程中所进行的康复治疗和训练；③Ⅲ级康复，即后遗症期康复，主要在社区层面进行，是指患者经过一段时间的治疗并存在后遗症后，以家庭居所康复治疗和训练为特色的社区康复（community-based rehabilitation，CBR）。

康复的基本原则包括：①功能训练；②早期同步；③主动参与；④全面康复；⑤团结协作；⑥持之以恒；⑦回归社会。

康复的措施包括以下内容：①医学康复指运用一切医学方法和手段帮助残疾人减轻功能障碍，实现全面康复目标。医学领域内的一切治疗方法和手段都可以应用，包括临床诊断、手术、药物、康复功能评定和各种康复治疗方法，如运动疗法、物理因子疗法、作业疗法、言语疗法、康复工程技术、心理疗法、传统康复疗法等，使伤残及功能障碍患者最大限度地改善和补偿其功能，让残存的功能和潜在的能力得以充分发挥，从而获得最大限度的生活自理能力。②教育康复指通过教育与训练的手段，提高残疾人的素质和能力，包括智力、日常生活活动能力、职业技能、适应社会的心理能力等。教育康复作为特殊教育的一部分，是按照教育对象的实际需要，制订教育方案、组织教育教学、实施个体化训练、给予强化辅导。参与者大多为教育工作者，并了解一定的康复知识。在教育过程中，教育工作者注重将特殊教育、幼儿或成人教育与早期干预融为一体，形成特别的教育过程。特殊教育学校的教师通过一些方法和手段促进聋哑儿童、精神发育迟滞儿童、肢体伤残儿童等掌握常用技能，提高生活自理能力即属于教育康复。③职业康复指通过职业教育和训练让残疾人获得比较合适的职业，最大限度地发挥其潜能，使其自立自强，切实帮助他们适应和胜任一项工作，以获得独立的经济能力，实现人生价值和尊严，并为社会做出应有的贡献。职业康复包括就业能力的评估、妥善选择能够充分发挥残疾人潜能的合适职业、根据职业进行就业前的训练、根据训练结果决定就业方式，以及安排残疾人就业、随访等。④社会康复指从社会的角度，推进医学康复、教育康复、职业康复等工作，依靠各级政府，动员社会各界、各种力量，为残疾人的生活、学习、工作和社会活动创造良好的社会环境，减少和消除不利于残疾人回归社会的各种社会障碍，使他们以平等的权利和机会参与社会生活，享有健全人同样的权利和尊严，并履行社会职责。社会康复包括改善法律环境、建立无障碍环境、改善经济环境、改善社会精神文明环境、提高社会福利等。

以上四个领域的康复措施称为全面康复。除此之外，还包括社会学、心理学、工程学、信息学等方面的技术和方法，以及政府政策、立法等举措。其中的康复工程是指利用现代工程技

术的原理和方法，研究肢体功能障碍患者全面康复中的工程技术问题。通过为肢体伤残人士制作轮椅、假肢、矫形器、拐杖等康复辅助用具并进行使用训练，从而为其肢体功能障碍提供一定的补偿和替代。以上所有这些措施共同组成了康复的主要内容，构成了康复工作的领域，致力于帮助肢体伤残人士减轻身心的社会功能障碍。

综上所述，康复的定义与内涵归纳如下：①康复有不同的含义，在医学领域里，康复是一种行为，其目的是最大限度地恢复已丧失的功能，减少残疾的影响，提高生活质量；②康复的措施是多方面的，既涉及医学的措施，也涉及非医学的措施；③在医学的措施中，既强调多学科协作的重要性，又强调功能训练或再训练的基本原则；④康复既是一种方法，同时又是一种处理和治疗的过程，是专门针对功能障碍者，尽最大限度减少残疾的影响程度，并使残疾人的残余功能最大限度地发挥作用；⑤提倡全面康复，康复应该是全面的，不但使残疾人在功能上得到康复，还要从心理上、职业上和社会上得到康复；⑥强调环境因素的重要性，康复不仅指训练残疾人使其适应周围的环境，同时也要调整、改造残疾人周围的环境，以尽可能使环境适合残疾人的发展；⑦提倡主动参与，在制订康复治疗计划时，除了康复医师（rehabilitation physician，physiatrist）、康复治疗师、康复护士（rehabilitation nurse）、心理医师和康复工程技术人员外，还要有功能障碍患者本人、家属及他们所在社区工作人员的参与，从而增加患者对康复的兴趣，提高康复治疗效果；⑧康复的思想应渗透到各个领域，并使其贯穿到医疗的全过程，康复的最终目标是使患者重返家庭和社会。

  知识链接

我国现代康复医学的兴起

我国现代康复医学兴起于1982年4月。当时已经80岁高龄的现代康复医学之父Howard A·Rusk为了促进中、美两国在康复医学方面的交流与合作，应我国卫生部邀请访问了我国，给我们带来了康复医学。1983年2月，卫生部规定，二级以上综合医院必须设立康复医学科（department of rehabilitation medicine）。从此，我国康复医学事业迅速发展起来。

二、康复医学的定义、对象与效益

（一）康复医学的定义

康复医学是医学的一个重要分支，是一门具有独立的理论基础、功能评定方法、治疗技术和治疗规范的医学应用学科，其目的是加速人体伤残后的恢复进程，预防和（或）减轻其遗留的功能障碍，帮助病、伤、残者回归社会，提高生存质量。WHO对康复医学的定义是："康复医学是对身残者和精神障碍者，在身体上、精神上和经济上使其尽快恢复所采取的全部措施，是应用以物理因子为主的医学手段达到预防、恢复或代偿患者功能障碍目的的医学学科。"

康复医学是一门综合性的且有别于其他学科诊疗技术和实施规则的临床学科，是现代医学体系的重要组成部分，是促进疾病、损伤、残疾康复的应用医学；是以功能为导向，为了达到全面康复的目的，主要应用医学的方法和康复工程的技术，研究有关功能障碍的预防、诊断与评定、处理（治疗、训练）的一门医学学科；是以躯体残疾者及各种有功能障碍的慢性病患者和老年病患者为主要服务对象，改善其生理和心理的整体功能，使其在精神上和职业上得到康复，以提高患者生活质量、帮助其重返社会为目标的一门医学学科。

知识链接

康复医学的起源

康复医学起源于物理医学,到目前为止,在欧美一些国家仍然以"物理医学与康复(physical medicine and rehabilitation,PM & R)"作为本学科的名称。所以,"物理医学与康复"和"康复医学"是同义词,可以互换。"物理医学与康复"反映了本学科的发展轨迹和主要手段。但需要注意的是,"康复医学"从它的目标到使用的手段,都远超过了原来的物理医学。因此,美国学者在"物理医学"之外加上"康复"一词,将两者进行区分。

医学康复又称医疗康复,是指应用临床医学的手段、技术与方法为患者实施康复服务的各种医学措施,属于临床医学范畴。例如,眼科的白内障复明术、骨科的脊髓灰质炎后遗症的手术矫治等,其目的在于改善功能,并为以后的功能恢复创造条件。尽管这些治疗方法也属于康复的范畴,但这些科室不等于康复学科。

由此可知,医学康复的范畴是应用一切可以利用的医学技术来处理持续时间较长的永久性残疾,包括躯体的、精神的残疾,盲、聋、哑等一些特殊残疾不属于医学康复的范畴。而康复是一个全面的概念,既包括医学康复,也包括非医学的康复措施,如社会、教育康复等。康复医学包括利用医学的方法处理永久性躯体残疾和暂时性躯体残疾。在暂时性躯体残疾患者中,绝大部分是慢性病、老年病和损伤患者,这些疾病和损伤不一定会发展为永久性躯体残疾。所以,暂时性躯体残疾是康复医学的主要服务范畴。康复、医学康复和康复医学三者的区别与联系如表1-1。

表1-1 康复、医学康复和康复医学的区别与联系

	康复	医学康复	康复医学
性质	综合性事业	是前者的一个领域	有明确范畴的学术体系
范畴	广泛,医院及社区康复	较广泛,含精神、视觉、听觉障碍	以运动障碍和相关功能损害为中心
方法	医学康复、职业康复、教育康复、社会康复等	主要是医学技术与方法和康复医学的专门技术	主要是康复医学的评估、治疗和训练方法

(二)康复医学的对象

康复医学的诊疗对象与人类疾病结构的变化相吻合,也就是从过去的急性感染和急性损伤占优势转变为"慢性化、障碍化、老年化",其诊疗对象主要是残疾人,包括由于损伤所致的伤残,各种急性病、慢性病、老年病所致的病残,先天性发育障碍和异常的先天性残疾及心理障碍等。

1. 急性伤病后及手术后的患者 急性伤病后及手术后患者无论处于早期、恢复期还是后遗症期,只要有可能出现或存在功能障碍,均是康复医学的诊疗对象。早期康复治疗可预防或减少功能障碍的发生,对已发生的功能障碍可使其降到最低程度。早期康复治疗既能加速功能恢复、恢复信心、增强体质、促进原来伤病的好转、减少并发症,又能预防后遗症的发生。所以,急性伤病后及手术后早期患者是综合性医院康复医学科和各种康复医院的主要康复对象。

2. 躯体病残者 骨、关节、肌肉和神经系统的疾病与损伤,如截瘫、偏瘫、脑性瘫痪及各种关节功能障碍,是康复治疗的重要适应证。近年来,心脏病、肺部疾病、代谢性疾病、癌症、肥胖症和慢性疼痛的康复治疗也普遍得到开展。随着"大康复"概念的形成,精神病科、

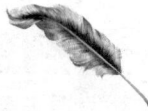

妇产科、儿科、耳鼻咽喉科、口腔科、眼科的一些疾病也成为康复医师、康复治疗师配合其他专科医师进行康复治疗的范畴。虽然先天性残疾的发病率逐渐下降，但这类患者目前仍然是康复治疗的主要对象之一。

3. 慢性病患者 很多慢性病患者由于病情缓慢进展或反复发作，致使其相应的器官与系统出现功能障碍，活动能力和心理状况均受到不同程度的影响，这类患者及早接受康复治疗可减少并发症和后遗症的产生，避免肢体和器官功能进一步受到损害。同时，也可促进原发病的恢复。

4. 老年病患者和行动受限的老年人 各种患老年病伴有功能障碍者都是康复医学的诊疗对象。老年人的机体组织、器官一般都存在不同程度的功能衰退。年老体弱、功能障碍往往会严重影响生活质量，老年人行动上常有不同程度的受限，为使他们能参加力所能及的日常活动，提高生活质量，需要康复医学及早介入并进行康复治疗。

5. 心理障碍患者 目前由于人们对于心理健康重要性的认识逐渐加深，越来越多的心理疾病患者需要进行正规、系统的康复治疗，如抑郁症、孤独症、强迫症等心理疾病都需要康复医学的及早介入，以促进患者身心全面康复。

（三）康复医学的效益

康复医学的效益主要包括功能效益、医疗效益、管理效益、经济效益和社会效益。

1. 功能效益 现代医学的发展挽救了很多急、危、重症患者的生命，然而也遗留了不同程度的功能障碍，影响了患者伤病的治愈和生活质量。随着社会的发展和经济、生活水平的提高，患者对医疗的需要已不满足于伤病的临床治愈，还要求功能的改善与恢复，以及生活质量的提高。以恢复功能为目的康复医学正是适应了这种需要，解决了临床医学难以解决的问题，包括长期的功能障碍或功能丧失。实例如下：完全性脊髓损伤患者采用矫形器改善或代偿步行能力；采用轮椅训练使患者行进较长的距离和适应较复杂的地形；采用作业治疗使患者恢复日常生活自理能力；采用心理治疗使患者恢复自信心和自理能力等。

2. 医疗效益 早期康复介入能够有效预防患者肢体失用综合征和误用综合征的发生。如脑卒中患者由于发病后肢体及关节摆放不正确或不合理用力，导致关节周围软组织发生炎症及韧带、肌腱和肌肉等损伤，骨关节变形，肌张力过高（hypertonia），肌力（muscle strength）不平衡加剧，以致形成"划圈"步态和上肢"挎篮手"姿势等。如果在患病早期就开始正确的训练，可完全或部分预防这种异常表现。另外，由于保护不当，许多脑卒中患者常伴有肩关节半脱位、肩手综合征等并发症，直接影响到患者的生活质量和病情恢复，而及早进行系统、科学的康复训练则会使这类并发症的发生率明显下降。

3. 管理效益 康复医学的总体网络分为三级，其中，三级医院的康复医学科为一级网络，主要完成患者急性期的康复；二级医院或部分一级医院的康复医学科为二级网络，主要完成康复治疗的延伸；社区康复为三级网络，主要完成后续的康复治疗或功能训练，巩固康复疗效。康复医学的管理效益体现在通过科学的管理来减少医院的急诊治疗负荷并提高疗效，从而促进卫生资源的协调与合理利用。如对急性心肌梗死患者进行早期康复治疗，是帮助患者短期内出院的基本措施之一；原发性高血压和糖尿病患者的运动锻炼可以减少药物使用量；关节置换术后进行合理的康复训练是减少并发症和提高患者活动能力的必要手段。在综合医院中，经神经内科、神经外科、骨科及ICU急救处理后的患者中，有很大一部分需要卧床较长时间，病情稳定后仍然需要住院治疗，如果将他们及时转入康复医学科病房，则既可使患者得到及时的康复治疗，又能提高临床科室的病床使用率。

4. 经济效益和社会效益 康复医学的早期介入使得急诊科、神经内外科、骨科、重症医学科、老年科的危重患者得到了及时、有效的救治和功能康复，防止了并发症和某些后遗症的产生，增强了患者体质，改善了患者全身各器官、各系统功能，既有利于患者原发病的康复，

使患者恢复加快、疗程缩短，又大大节省了医疗费用，减轻了患者的家庭经济负担和社会压力，取得良好的社会效益。

（张润洪）

第二节 康复医学的发展历程

一、我国康复医学的形成与发展

1. **概念形成时期** 早在两千多年前，关于功能康复的概念就已经形成。如《黄帝内经》中关于针灸、按摩、导引（体操、自我按摩）、熨疗（热疗）等方面的论述，汉末名医华佗创立的五禽戏等。

2. **初步规划时期** 新中国成立后，全国各地相继成立了疗养院、荣军疗养院，开办了视障、听障人士学校，兴办了一批残疾人工厂和福利院，一些中医院、综合医院设立了针灸推拿科或物理治疗（physical therapy，PT）科等。

3. **快速发展时期** 20世纪80年代以后，我国引入了现代康复医学的理论与方法，并得到政府和社会的普遍重视，康复医学在教育、临床、科研方面都得到了全面的发展，卫生部规定二级以上综合医院必须设立康复医学科。康复医学科是综合医院必须建立的科室，而且康复医学被明确规定为临床学科。卫生部于1983年4月批准成立中国康复医学研究会；1987年，经中国科学技术协会报国家科学技术委员会批准，该研究会更名为中国康复医学会。中国康复医学会至今设有康复医学教育、中西医结合、康复工程、老年病康复、心血管病康复、骨科康复、风湿病康复、脑血管病康复等20个二级专业学会。除中国康复医学会外，国内与康复有关的学术组织还有中国康复协会，隶属于中国残疾人联合会，以及中华医学会下属的物理医学与康复学分会。解放军系统也有专门的物理医学与康复医学学术组织。1984年，卫生部要求有条件的医学院校开设康复医学课程。1986年，中华医学会理疗学会更名为中华医学会物理与康复学会，1995年正式更名为中华医学会物理医学与康复学会。1992年8月，卫生部医政司下发了《康复医学教育方案》，其中包括康复医师、康复治疗师/士的培养方案和教学计划，在康复治疗师/士人才培养的基础上，后期又进一步细分为物理治疗师（physical therapist，physiotherapist）/士、作业治疗师（occupational therapist）/士的培训方案和教学计划。卫生部于1989年和1995年相继颁布了《综合医院分级管理标准》和《综合医院康复医学科管理规范》。1998年3月，卫生部将康复医学科列入医院分级评审标准之中。1998年7月，人事部制订的《中华人民共和国职业分类大典》把康复医师纳入卫生技术人员的编制。2000年，人事部设立了康复医学专业系列技术职称考试。2002年，根据国务院办公厅转发卫生部、民政部、公安部、财政部和中国残联《关于进一步加强残疾人康复工作的意见》的文件精神，国务院提出到2015年实现残疾人"人人享有康复服务"的目标。2003年4月20日，中国医师协会正式成立了第一个分会组织——中国医师协会康复医师分会。2009年4月，中共中央、国务院《关于深化医药卫生体制改革的意见》正式发布，并首次提出"防、治、康三结合"的指导原则。这是政府开始高度重视康复医学事业的表现，给康复医学的发展提供了机会。2011年，卫生部下发了《综合医院康复医学科基本标准》（试行）。2011年4月，《综合医院康复医学科建设与管理指南》正式发布，要求所有二级以上综合医院必须设置或改建符合建设与管理指南要求的康复医学科。2012年又下发了《康复医院基本标准（2012年版）》，这些措施有力地推动了康复医学的发展。从此，我国康复医学事业开始进入更加快速的发展阶段。

二、现代康复医学的形成与发展

1. **萌芽起步阶段（第一次世界大战前后）** 电疗、按摩、矫正体操、作业治疗等康复治疗方法的疗效得到验证，逐步被社会认可。1921—1936 年，世界范围内脊髓灰质炎的流行刺激了物理医学，如电诊断、电疗的发展。1922 年，美国成立了理疗学会，随后成立了国际康复医学委员会，其工作内容是预防残疾、推动残疾人的康复事业，代表全世界残疾人及其家庭争取在社会上的平等机会。

2. **早期形成阶段（第二次世界大战前后）** 战争导致残疾人大幅度增多，许多患者不仅有肢体功能障碍，还伴有心理疾病，人们开始重视物理医学与康复医学的紧密结合，重视应用运动疗法、功能训练、作业治疗、言语矫治、心理治疗、假肢/矫形器等综合手段。康复医学的概念初步形成，并逐渐得到医学界的广泛认可；现代康复医学强调全面康复，康复医学（物理医学与康复）发展成为一个学科，跨学科性康复治疗协作组工作方法开始出现。1947 年，美国成立了美国物理医学与康复委员会，并设立了康复医学专科医师制度。

3. **成熟阶段（1950—1980 年）** 此时，康复医学得到全面发展，并逐渐成为一个独立的、成熟的医学学科。1952 年成立了以 F. Krusen 为主席的国际物理医学与康复联盟，并于 1969 年被批准为世界卫生组织成员。1969 年，S. Licht 发起并成立了国际康复医学会。

4. **发展壮大阶段（1980 年以后）** 此阶段的特点是康复医学分科化的趋势涌现，康复医学渗透到临床各个学科，重视早期康复，全面的康复技术得到发展，康复教育得以开展，广泛推广社区康复，大量的康复中心、康复医院、康养一体化机构不断出现。1997 年，日本东京召开的康复医学会议决定：国际康复医学会与国际物理医学与康复联盟合并为国际物理医学与康复学会（International Society of Physical and Rehabilitation Medicine，ISPRM）。

（张润洪）

第三节　康复医学与临床医学的区别与联系

一、康复医学与临床医学相互渗透

美国纽约大学著名学者 Howard A·Rusk 强调："应当使康复医学的观点和基本技术成为所有医院医疗计划中的一个组成部分，同时，还应当使之成为所有医师的医疗手段的一个组成部分。康复不仅是康复医学专科医师的事，也是每个临床医师的事。"在近代康复医学早期，康复医学是临床医学的延续，被称为后续医学。康复医学的主要诊疗对象与临床医学存在着很多交叉。临床医学为康复医学的建立和发展奠定了坚实的基础。同样，康复医学的发展也推动了临床医学各学科的发展。随着康复医学的进一步发展，尤其自 20 世纪 80 年代以来，世界各国医学专家都纷纷指出康复医学与临床医学是相互结合、相互渗透、相辅相成的，二者联系紧密、不可分割。

康复医学与临床医学的联系主要表现为：①康复医疗贯穿于临床医疗的全过程，使临床医学更为完善。应该从临床处理的早期就引入康复治疗、训练、护理措施。康复医学介入越早，临床治疗效果往往越好，可减少后遗症，缩短治疗时间，节约医疗费用。随着社会经济水平的提高和医学技术的不断发展，许多功能障碍者的康复需求得以实现；慢性病、老年病发病率不断增加，需要长期治疗的患者也必然增加。这些为康复医学的发展与实践提供了机会。各种疾病临床治疗后，如骨关节病损手术后、截肢术后、断肢再植术后、关节置换术后，都需要一个康复的过程。各种慢性病、疑难病症会导致各种不同程度的功能障碍，这些

功能障碍通过早期的康复干预是完全可以预防的。对已发生的功能障碍，通过积极、有效的康复治疗与训练，患者的功能会得到最大限度的改善。所以，康复医学与临床医学有不可分割的联系。②把康复护理列入临床常规护理内容之一有利于患者身心功能障碍的防治。③可以利用临床手段矫治或预防残疾，如脊髓灰质炎后遗症的手术矫治。④倡导各个医院的有关临床科室积极开展康复医学工作，开展专科康复治疗，使康复医学贯穿在各个临床学科的整个防病治病工作中。⑤临床医师会与康复医务人员共同组成协作组，对具体的残疾进行跨学科性协作。

二、康复医学与临床医学的区别

康复医学与临床医学虽然都是医学的重要组成部分，但由于侧重点不同，两者存在明显的区别（表 1-2）。

表 1-2　临床医学与康复医学的区别

项目	临床医学	康复医学
对象	疾病（患病的个体）	功能障碍（病残的个体）
目的	去除病因、治愈疾病或稳定病情	功能恢复（3 个水平）、使患者回归社会
诊断或评价	疾病诊断（按 ICD-10 分类）	功能评定（按 ICF 分类）
治疗手段	以被动性医学处理（如各种途径的药物治疗、手术、护理等）为主	以主动性康复训练（如物理治疗、作业治疗、言语矫治、假肢/矫形器、心理治疗、康复体操等）为主
专业人员	医师、医技和护理人员	康复小组（康复医师，康复护士，物理、作业、言语、心理治疗师，假肢/矫形器技师等）
转归	治愈、好转、无变化、死亡	在 3 个功能水平上提高其程度
社会性	多从医学的角度考虑	多从社会学的角度考虑

1. **侧重点不同**　①临床医学是以疾病为主导，以器官和治疗方法来分科，着眼于抢救生命、治愈疾病，对疾病所致的功能障碍和残疾人的功能恢复有一定的局限性，缺乏专门的研究和对策，治疗对象是临床各个学科的各种疾病患者；②康复医学是以功能障碍为主导，治疗对象是慢性病、老年病患者和伤残者，是针对疾病所引起的功能障碍。

2. **方法和目的不同**　①临床医学应用医学的技术、方法和手段，其目的在于逆转疾病的病理过程，并创造机体康复的必要条件；②康复医学是使用大量专门的康复治疗技术，进行功能的训练、补偿和替代，强调机体的整体性和主动性，重点放在激发患者的主观能动性，改善肢体、心理的功能障碍和提高生活质量上，训练功能障碍患者利用潜在能力、残余功能或应用各种辅助设备达到最有利的状态，最大限度地恢复其身心功能，使其早日回归家庭、工作岗位，重返社会。

3. **分工和责任不同**　①临床医学对患者的诊疗主要由专科医师和护士负责实施，即由专科医师负责疾病的诊断和制订治疗方案，护士负责患者的基础护理和临床护理。②康复医学的康复治疗是由康复医师、物理治疗师、运动疗法师、作业治疗师、言语治疗师（speech therapist）、假肢/矫形器技师、文体治疗师、职业咨询师、康复护士及心理治疗师等共同组成的康复治疗组进行。康复治疗前由康复治疗组进行康复评定并制订康复计划，再由相应的治疗师实施治疗或训练方案，康复治疗组是康复医疗的核心，是一种多学科合作的工作方式。

4. **诊断与护理不同**　①临床诊断更侧重于疾病本来的性质。康复医学的诊断重点在功能评估上，多采用徒手评定和量表评定的形式对患者的功能进行评估，通过评估发现患者功能障

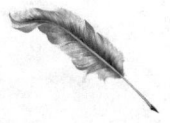

碍的部位和程度，从而制订有针对性的康复治疗方案，对患者实施精准化和个性化的康复治疗。②临床护理主张"整体护理"，但其形式多为"替代护理"，也就是由护理者帮助患者完成如洗漱、进食、如厕等日常生活活动（activities of daily living，ADL），患者处于被动接受护理的状态。康复护理主张"介助护理"，即康复护士更多的是协助和指导患者如何随着自身功能的恢复学会护理自己，使患者从被动地接受他人护理转变为自己护理自己，也就是由被动接受到主动参与的护理过程，最终达到提高患者日常生活活动能力，改善生活质量，回归家庭、工作岗位和重返社会的目的。

5. **患者的参与方式不同**　在临床治疗中，患者主要是治疗的被动接受者，其治疗和护理由主管医师和护士来完成；而在康复治疗中，患者是治疗的主动参与者，"生命在于运动，康复在于主动"，实践证明患者主动参与可以充分调动自身的积极性，提高康复治疗的效果。

康复治疗与临床医学所采取的各种治疗措施相比，具有以下特点：①康复治疗贯穿疾病治疗的始终。康复治疗不是临床治疗后的延续，也不是临床治疗的重复，其不仅是一种治疗方法或手段，更主要的是一种综合性的治疗措施，只是在病、伤、残的不同时期所采用的手段与方法有所差异。因此，康复治疗应从疾病的急性期开始进行，并贯穿疾病的始终。②主张采取综合性的治疗方案。康复医学的多种治疗方法原则上应尽量同步进行或穿插安排，以便从多方面发挥协同作用，从而达到全面康复的目的。③要求患者主动参与。在临床各种治疗方法的实施过程中，患者多处于被动的地位，而康复治疗要求患者必须主动、积极地参与，甚至有一些治疗方法或手段的选择要充分考虑到患者的兴趣和爱好，这也是康复治疗成败的关键所在。④有教育的特性。康复治疗是以治疗师与患者一对一的方式实施训练和治疗，引导患者进行各种功能的再学习，因而具有教育的特性。⑤康复治疗的最终目标是整体康复。康复治疗不但要使患者在身体上得到康复，还要在精神上、职业上和社会上得到康复。

（张润洪）

第四节　现代康复医学的特征

1. **以功能障碍患者为主要康复对象**　以躯体残疾（骨、关节、肌肉和神经系统的疾病与损伤，如截瘫、偏瘫、各种关节功能障碍等）者及伴有功能障碍而影响正常生活、工作的慢性病患者和老年病患者为主要的康复对象。

2. **以改善身心功能障碍为主要康复目标**　康复治疗遵循以下三项原则：①功能训练，即患者功能障碍的改善与恢复需要功能训练来实现，并强调主动功能训练的重要性。康复医学是一门以功能为中心的医学，它的着眼点在于保存、恢复机体的功能活动，并使其残存功能发挥最大的作用。②全面康复，即康复的对象不仅是有功能障碍的器官和肢体，更重要的是整个人，康复就是使患者从生理、心理、职业和社会生活上进行全面的康复，也称为整体康复。③重返社会。康复的最终目的是使功能障碍者通过功能和环境条件的改善而重返社会。

3. **以多学科协同为主要工作方式**　采用协作组的工作方法开展康复治疗工作。康复医学涉及多个学科，需要多个学科的配合来实现全面康复的目标，采用由多专业、多学科组成的康复治疗协作组的工作方式。同时提倡团队精神，也就是由康复医师领导的包括康复护士、治疗师在内的康复治疗组协同工作。图1-1为康复治疗组的核心与组成。

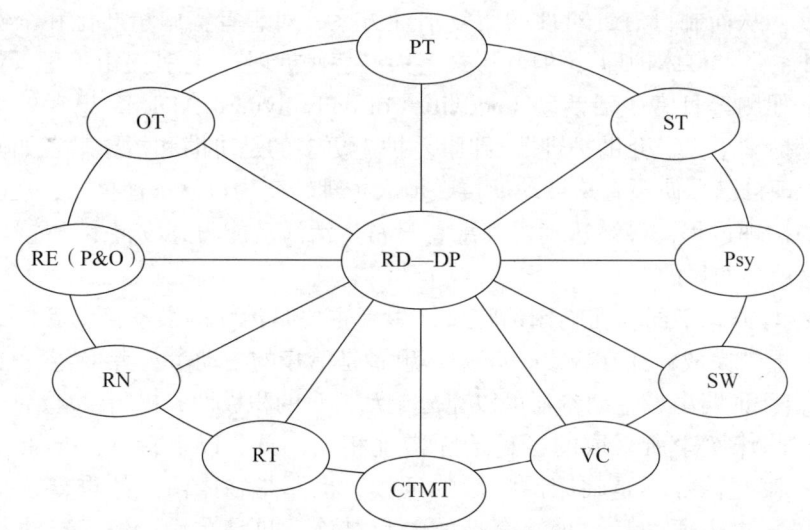

RD：康复医师；DP：残疾者；PT：物理治疗师；ST：言语治疗师；Psy：心理学家；SW：临床社会工作者；VC：职业顾问；CTMT：中医康复技师；RT：文娱治疗师；RN：康复护士；RE（P&O）：康复工程（含假肢与矫形器）技师；OT：作业治疗师

图 1-1　康复治疗组的核心与组成

4. 以多种技能结合为主要康复方法　康复治疗通常采用各种技术与方法，包括所有能消除或减轻患者身心功能障碍的措施。大量使用功能方面的评定、训练、补偿、增强等技术和心理学、社会学等方面的技术与方法，强调康复医学的综合性、全面性和社会性。

（张润洪）

第五节　康复医学的发展基础、重要地位及发展趋势

一、康复医学的发展基础及重要地位

康复医学是一门新兴学科，在整个医疗体系中占据十分重要的位置。其学科的发展与人类物质文明和精神文明建设的提高息息相关，是社会进步、医疗需求提高和医学科学发展的必然结果。20 世纪 80 年代后，康复医学日益被人们重视，在世界范围内得到迅速发展，加之疾病的结构、医学模式和人们对健康的需求均发生了明显的变化，康复医学顺应了这一发展趋势，成为一门具有强大生命力的学科。

1. 疾病结构的变化　疾病的结构发生了慢性化、残疾化和老年化的变化，因而对康复医学的需求也在逐渐增加。表现在：①随着医学、科学技术水平的不断提高，危重症患者的抢救成功率明显提高，使免于死亡的残疾人数（包括存在各种功能障碍和后遗症者）相应增加；②人口的老龄化必伴随着老年退行性疾病的增加，老年病发病率的提高，使得康复医学的重要性更为突出；③由于经济和生活水平的提高，职业危害、交通事故和运动项目（各种体育和竞技比赛）等使意外伤残者增多，这些伤残者迫切需要康复治疗；④慢性病（如心脑血管病、癌症、糖尿病、风湿病等）的患病率逐渐升高，成为威胁人类健康和生命的主要疾病，这些慢性病患者中的绝大部分人都需要长期的康复治疗，以提高生活质量；⑤不可抗拒的自然灾害，如战争、地震等，造成了大量的伤残者，这些伤残者需要进行积极的康复治疗。

2. 人们对健康的认识和要求的提高　随着物质文明、精神文明的提高，人们对于健康的

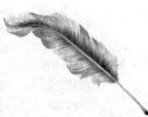

认识和重视程度也发生了变化。WHO 提出:"健康是指在身体上、精神上、社会适应上处于一种完全良好的状态,而不仅仅是没有患病或衰弱的现象。"这里健康被看成是生理、心理和社会诸因素的一种完好状态。康复医学的目标就是使患者全面康复,这与健康新观念的精神是一致的,人们从治病保命的低水平需求,逐渐提高到回归社会,与正常人享受同等权利和义务的需求。

3. **医学模式的转变**　医学模式随着社会的发展也在逐渐发生变化,由单纯生物学模式的病因和对症治疗转变为生物-心理-社会医学模式的病因、对症和功能治疗。康复医学的基本原则、工作方法及内容和专业队伍均顺应了这种新模式的要求,其重要地位和发展前景逐步得到社会的普遍重视。另外,由于一些新兴学科、边缘学科(神经生理学、电生理学、生物医学工程学、心理学)的发展,以及新技术(尤其是电子技术)、新材料的广泛应用,康复功能检查得到了促进,各种先进康复治疗器械和康复治疗技术的不断涌现也促进了临床多学科专业技术人员的共同参与,有利于推动康复医学工作的顺利开展。因此,从单纯的生物学模式向生物-心理-社会医学模式的转变,也是康复医学不断进步的重要标志。

二、康复医学的发展趋势

1. 康复医学将向各个临床领域推广,紧密结合临床开展康复医疗和护理。

2. 提倡各个医院的有关临床科室都开展康复工作,使康复思想贯穿医疗的全过程,主张早期介入;重视综合医院康复医学的开展,综合医院是早期实施康复计划的场所,也是患者取得康复成功与否的关键所在。

3. 康复医学分科化的速度加快,专科建设也将不断加强。同时,康复医学将参与保健学、预防医学及其他有关学科的相互渗透,用它特有的关于整体功能的理论和功能评估与训练的方法,形成新的康复保健学科。如康复运动保健学、职业康复医学等,有助于指导和支持全民保健。康复治疗本身是对残疾的二级、三级预防,是以保存功能、挽救功能、恢复和发展功能为目标的康复医学,将充分体现其预防性的内涵,发挥预防残疾的作用。预防性康复学将有长足的发展。

4. 老年康复(包括老年病患者和老年人的康复)将成为康复医学的研究重点。由于人口的老龄化,以及老年病和慢性病患者的逐渐增多,老年康复学,尤其是老年神经康复学的开展得到了促进。

5. 重视基层康复,多层次、多领域、多种形式及多种模式的社区康复工作将逐步展开。由于提倡医疗服务社区化,社区康复的发展迎来了新的动力和机遇,社区康复将真正成为康复医疗工作的基础。

6. 重视康复医学与康复工程学的紧密结合,为补偿、恢复和替代患者已有的功能障碍提供帮助。

7. 传统康复治疗技术在我国具有优势,充分发挥传统康复治疗技术在康复治疗中的作用,从而丰富我国康复治疗技术的内容,提高康复治疗效果。

8. 强化全社会康复医学意识,加速康复技术信息化和社会化的过程,促进现代康复医学的发展。加强医务人员的康复医学意识尤为重要,为早期康复、合理康复创造条件。

(张润洪)

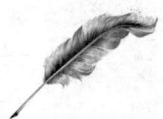

第六节 康复医学的组成和工作内容

一、康复医学的组成

康复医学是一门跨学科的应用学科,涉及医学、心理、工程、教育、社会等学科。康复医学的组成包括5个部分。

1. 康复医学基础 由于康复医学所解决的功能障碍可能发生在全身的多器官、多系统,因此,康复医学与其他临床专科有很多交叉与联系。加上康复医学采用的治疗方法是综合措施,其内容除医学的方法以外,还涉及教育、心理、职业培训、康复工程、社会适应能力等。康复医学的基础包括解剖学、运动学(kinesiology)、运动生理学、病理生理学、神经生理学、运动生物力学、医学心理学、人体发育学、医学工程学、环境改造学等。如康复医学领域对解剖学的要求是既要具有基本的解剖学知识,即某一肌肉的起止点,神经、血管的分布,器官的构造等,还要了解通过某一关节的肌肉群及其相互间的功能关系,也就是说以运动学为目标的解剖学、生理学和病理学。

2. 康复功能评定 是对功能障碍程度进行分级,包括对肌肉、骨骼、神经的各种功能障碍,内脏器官功能障碍,神经、心理障碍进行评定,以及为测定障碍程度的各种功能评定的理论和技术。①运动学评定:如肌力评定(muscle strength test)、关节活动范围的测量、步态分析等;②神经电生理学测定:如肌电图检查、强度时间曲线测定、激发或诱发电位测定、神经传导速度测定等;③心肺功能检查:包括心电图检查、运动试验、肺功能测定等;④代谢及有氧活动能力测定:如利用功率车或运动平板检查运动的做功量、能量消耗、最大摄氧量、代谢当量等;⑤医学心理学测定:如心理测定、行为测定、智力测定、认知与感知测定等;⑥语言交流能力测定:特别是对失语症的检查(失语成套测验)、听力和说话能力测定等;⑦日常生活活动能力和功能独立性评定、生活质量满意度调查、社会生活能力测定、就业能力检查和鉴定等;⑧失用症、失认症的检查等。

3. 康复治疗学 ①物理治疗(运动疗法和物理因子治疗):运动疗法包括主动、助动、被动、抗阻等的运动方式。常用的物理治疗有运动疗法、电疗法、光疗法、超声波疗法、磁疗法、传导热疗法、水疗法、低温疗法、压力疗法、生物反馈疗法,还有具有中国特色的按摩、各种保健操、太极拳、针灸、电针疗法、穴位磁疗、中药离子导入等。②作业治疗:包括日常生活活动能力,如衣、食、住、行、个人卫生等的基本技能训练;工艺劳动,如泥塑、编织、绘画等训练;职业性劳动,如修理钟表、缝纫、做木工、车床劳动等训练;文娱治疗,如园艺、各种娱乐和琴棋书画等训练。这些技能训练对改善肌肉、关节功能,增强独立生活能力,增进手的精细动作具有重要作用,有利于满足患者适应家庭生活、社会活动和参加工作的需要。作业治疗还负责为残疾者提供和选择日常生活的辅助工具,以弥补功能的缺陷。③言语矫治:对听觉障碍造成的语言障碍,构音器官的异常,脑血管意外或颅脑外伤所致的失语症、口吃等进行治疗。④假肢、轮椅、拐杖、助行器、矫形器等康复辅助器具的装配和应用:可以用来补偿、替代生活能力的不足。⑤康复心理治疗:对心理、精神、情绪和行为有异常的患者进行个别或集体的心理治疗。对慢性病患者也常须针对其特殊的心理状态进行有针对性的心理治疗,以鼓励其建立与疾病相抗争的积极心理,促进患者的康复。⑥其他:包括疗养康复、自然疗法、文娱疗法、药物疗法、就业咨询和职前训练等。

4. 临床康复学 对各类伤残、病残和患病者根据其功能障碍的特点和病程的不同阶段进行有针对性的综合康复治疗。如对脊髓损伤、颅脑损伤、骨关节病损手术后、脑卒中、关节炎、冠心病等患者的康复治疗。近年来,随着康复医学的发展,根据患者的需要,临床康复治

疗趋于分科化，有骨科康复（包括关节或器官置换术后的康复）、肿瘤康复、老年病康复、儿科康复、神经科康复、心脏病康复、精神和神经疾病康复、视障和听障人士康复，以及为了研究残疾的原因、发生率、分布和预防等的预防性康复等。

5. **康复护理学** 康复护理学是康复医学的重要组成部分，在总的康复医疗计划下，为达到全面康复的目标，康复护理者与其他康复专业人员共同协作，对残疾者及因老年病、慢性病而伴有功能障碍者进行适合康复医学要求的专门护理和各种专门的功能训练，以预防残疾的发生、发展及继发性残疾，减轻残疾的影响，达到最大限度的康复。

二、康复医学的工作内容

康复医学的工作内容包括康复预防、康复评定和康复治疗。康复预防（rehabilitation prevention）又称康复预防学，为康复医学的主要工作内容，主要研究引起残疾或功能障碍的流行病学、致残原因及预防措施。康复预防分三个层次实施。

一级预防：防止能导致残疾的各种损伤、疾病、发育缺陷和精神创伤的发生；避免各类事故、传染病、营养不良；合理用药，合理治疗，避免医源性、药源性损害的发生；防止不合理婚育，注意围生期保健等。

二级预防：指伤病后早期发现，积极开展临床治疗，以及早期和恢复期康复，促进伤病的好转并预防因伤病所致的功能障碍和残疾的发生。

三级预防：指虽然伤病后造成残疾，但应积极开展后遗症期功能康复，同时避免原发病的反复发作，达到残疾者的功能保留，残而不废，避免残障（handicap）的发生。

（张润洪）

第七节　康复医学的组织机构和专业人员职责

一、康复医学的组织机构

1. **康复医学科** 设在综合医院、中医院内的康复医学科或物理医学与康复科（department of physical medicine and rehabilitation）是开展早期康复、全面康复的重要场所。康复医学科为综合性医院（或专科医院）、中医院内的一个独立的临床科室，一般设有康复病房、康复治疗室和康复门诊，不但接收到康复门诊来就诊的患者，也接收临床其他各科转科的患者和基层（社区）医院转来的需要康复的患者。

综合医院、中医院康复医学科工作的主要康复对象是急性伤病后住院期间的患者，包括临床各个科室的患者，但仍以神经内科、神经外科、骨外科、老年病科的患者为多数。急性伤病或术后患者生命体征一旦稳定，就应及时开展早期康复，也可进行伤病恢复期的康复治疗。康复医学科可以将符合条件的患者从门诊收入到康复医学科病房，或者患者从其他科室转入到康复医学科病房，也可以与其他临床各科合作，派出康复医学治疗组（或治疗师）到其他科室病房开展早期康复治疗（床旁康复治疗）。

康复医学科应有较完善的功能评定设备和功能训练的设施。综合医院、中医院康复医学科的地位很重要，不仅接收的康复治疗患者多、病种复杂，更重要的是康复条件优越。对患者进行康复医疗的原则之一就是在临床治疗阶段即介入康复治疗，而且康复介入得越早临床效果越好。

随着康复医学组织机构的健全，康复医学科与康复医疗中心、社区卫生服务中心（包括基层康复医院）建立起康复医学网络，能做到及时把完成早期康复的患者转送出去，以便患者能继续得到康复服务。同时，一些疑难重症患者会从基层转入到综合医院、中医院的康复医学

科。康复医学科还承担教学、科研的各项任务，还要指导和培训基层康复医疗中心和社区卫生服务中心的康复医学工作人员。有的中医院没有专门的康复医学科，而是将康复医学科的功能分散在神经内科、骨科、针灸科、推拿科等科室当中。

2. 康复中心或康复医院 康复中心为一独立的康复治疗机构，有康复病床，也有附设的康复医学门诊部。康复中心或康复医院有较完善的康复设施，包括系统的功能测试设备和各种康复治疗科室。康复中心主要接待的康复对象是从医院出院的急症恢复期患者，除进行必要的临床药物治疗以外，主要采用综合的康复治疗手段。部分康复医疗中心也承担康复医学的教学和科研任务。

康复中心可以是综合性的，兼收各科康复患者；也可以是专科性的，例如骨科康复中心、心血管病康复中心、脊髓损伤康复中心、脑性瘫痪康复中心、精神病康复中心等。

3. 康复门诊 其规模不尽一致，较正规的康复门诊应备有独立的、综合的康复评测、治疗和训练设施，能够适应各种功能障碍康复治疗的需要，但一般只有门诊和简单的康复治疗室，没有病房。

4. 社区康复 即患者在离家较近的社区医疗机构进行康复治疗，一般将康复治疗站设在社区医院或乡镇卫生院，具体内容见本章第八节。

二、康复医学专业人员职责

康复医学经过近半个世纪的发展，已经开始逐步完善，各级各类康复医疗人员的职责已基本明确，根据我国一些康复中心和综合医院康复医学科建立的岗位责任制，结合国外经验，下面介绍部分康复医疗人员的职责。

（一）康复医师

康复医师必须有丰富的综合基础和临床知识、技能、经验及可以量化的工作能力，对康复医学的所有诊疗对象能够独立地作出诊断、评估并制订适宜的康复治疗、训练方案。主要职责包括所有与康复医学有关的患者的病史采集和体格检查，神经、肌肉、骨骼、心血管和呼吸系统的评估，确定损害与残疾的部位与程度，以及社会心理与职业因素的资料采集和诠释，要基本能够独立进行肌电图、电诊断等检查和心肺功能评定，并开展康复治疗。

1. 接诊患者，采集病历，进行体格检查，经功能评定后，列出患者有待康复的问题，进一步检查、观察及制订康复治疗计划。

2. 负责住院患者的查房或会诊，及时开出临床康复医嘱，包括各种康复治疗方法的处方，如运动处方，物理因子治疗处方，假肢、矫形器、支具（brace）、轮椅、自助具、特别床和其他辅助装置的处方以及一些注射治疗的处方；熟悉相关的心理与职业的干预与检查；熟悉康复医学科各种治疗、训练用的仪器设备的安全使用、维护、规范操作和发生意外或副作用的处理方法；对门诊患者进行复查及处理。

3. 高年资医师主持康复协作组，负责领导本专业（一般按系统疾病划分）的康复医疗、科研、教学工作，并指导、协调各小组成员的康复治疗工作。

4. 具有相应的管理和协调能力，能够与医学专业人员（包括其他相关科室的医师和本科室的护士和治疗师）充分合作，特别是和治疗师充分合作。

（二）康复护士

康复护士在康复门诊及康复医学科住院部工作，主要职责是负责住院患者的临床康复护理。

1. 执行基本护理任务。

2. 执行康复护理任务，包括体位护理、膀胱护理、肠道护理（控制排便训练等）、压疮护理及康复心理护理等。

3. 配合康复治疗部门，在病区为患者进行床上或床边运动治疗、理疗、作业治疗（尤其

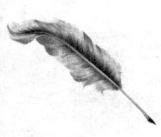

是日常生活活动训练）、言语矫治；指导患者使用轮椅、假肢、矫形器、自助器具；协助患者转移体位。

4. 密切观察患者的生理、心理、生活等各方面情况，及时在康复专业协作组或功能评定会议上反映患者各方面情况，协助专业协作组作出对患者的治疗意见。

5. 对患者及其家属进行康复教育及医学社会工作。

6. 保持病区整洁、安静，维持病区秩序，保证患者有良好的生理、心理康复环境。

（三）物理治疗师

物理治疗师主要负责病、伤、残患者功能障碍的评定和训练，主要针对运动功能，特别是对神经、肌肉、骨关节和心肺功能的评定与训练。经评定后制订和执行运动治疗、物理因子治疗计划。

1. 进行运动功能评定，如肌力、关节活动范围、平衡（balance）能力、体位转移能力、步行能力及步态的评定。

2. 进行运动功能训练，如指导患者进行增强肌力和耐力的练习、关节活动范围训练、步行训练；指导患者进行各种矫正体操、医疗体操，以及太极拳、八段锦等；为患者进行牵引治疗、手法治疗（促通技术、关节松动技术、牵伸技术等）和按摩推拿治疗。

3. 对患者进行电、光、水、超声波、传导热、低温、磁等物理因子治疗以及生物反馈治疗等。

（四）作业治疗师

作业治疗师主要负责指导患者进行有目的的作业活动，以恢复上肢及手的运动功能，改善生活自理能力、学习和工作能力。对永久性残障患者，则应教会其使用各种器具，或者调整家居和工作环境，以弥补其功能的不足。

1. 功能检查及评定，包括日常生活活动能力、感知觉、认知、家务活动能力等。

2. 指导患者通过作业活动进行上肢及手的肌力、耐力、关节活动范围、手指精细功能、手眼协调能力等训练；指导患者使用生活辅助器具，如轮椅、假肢和手部支具等；指导患者进行认知功能训练等。

3. 指导患者进行日常生活活动训练、感知觉训练、家务活动能力训练（包括简化操作、减少体力消耗、避免疲劳等）。

4. 指导患者在职业治疗车间进行职业劳动训练（木工、纺织、机械等训练，也可由技工师傅指导），并配合职业咨询师，对需改变职业的患者进行职业能力、兴趣的评定，同时作入职前咨询指导。

5. 了解及评定患者家居房屋的建筑设施条件，为方便生活，向患者提出重新装饰的意见。

（五）言语治疗师

1. 对言语-语言功能进行检查、评定，如构音能力检查、失语症检查、听力检查、吞咽功能检查等。

2. 对由神经系统病损、缺陷引起的言语交流障碍（如失语症、口吃等）进行言语训练，对发音、构音障碍者进行发音、构音训练。

3. 对有吞咽功能障碍者进行评估、治疗和处理。

4. 对患者及其家属进行有关言语交流及吞咽问题的卫生和康复教育。

（张润洪）

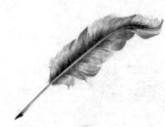

第八节 社区康复

社区是指由聚居在一定地域内的人群组成，具有地缘性、人缘性和社会性的社会生活共同体，即需要康复服务的患者所居住的地区，如农村的乡镇、村二级地区，城市中的街道、居委会。社区康复是三级康复医疗网络的基层终端，是整个康复过程的重要组成部分。

一、社区康复的概念

社区康复是以社区为基础的康复，指在社区的层次上对所有功能障碍对象采取综合康复服务。社区康复是医院中急症处理和早期康复治疗的延续，它是患者伤病后及残疾人员在社区内继续得到康复服务的保证。

1976年，世界卫生组织提出以社区为基础的康复服务，要求通过社区为伤残者提供基本的服务和训练。1994年，世界卫生组织、国际劳工组织和联合国教科文组织联合讨论，共同制订了关于社区康复的联合意见书，提出了社区康复的定义、目标、方法、持续发展的条件、加强部门间的合作等要点；强调残疾人参与，残疾人受益；目标是确保残疾人能充分发挥其身心能力，能够获得正常的服务与机会，能够完全融入所在社区与社会之中。我国从1986年开始了社区康复的试点工作，同时还建立了有利于社区康复工作开展的法律和法规。1991年5月，我国颁布了《中华人民共和国残疾人保障法》。在卫生部、民政部和中国残疾人联合会的共同推动下，全国各地相继建立了社区康复站（也称为社区康复中心）。这些康复站在对伤残人员普查、康复功能训练和建立康复档案等方面发挥了一定作用，同时也摸索出了一些符合我国国情的康复工作模式。近年来，随着全社会对全科医学的重视，医学科学的发展和社会的进步给社区康复事业的发展提供了契机，社区康复正在迅速发展。

知识链接

社区康复指南

世界卫生组织、国际劳工组织、联合国教科文组织共同制订的CBR指南包括能力培养目录、前言、社会动员、政治参与、交流与语言、自助团体、残疾人组织。CBR有时仅处理残疾人的医疗康复，而从来不去询问他们其他的任何事情。CBR在给个人生活带来改变的时候，也推动了"给予者和接受者"的精神构建，使这个慈善模式有效地传承下去。

二、社区康复的基本原则

进行社区康复服务需要遵循的基本原则如下。

1. 社会化原则 通过政府统筹，由相关职能部门共同参与，各司其职，互相配合，利用各种社会资源，发动和组织社会力量参与进来，推动工作顺利开展。

2. 以社区为本原则 社区康复服务工作的开展要从实际出发，立足于社区内部力量，以社区内残疾人、老年人和慢性病患者的需求为导向，为他们提供康复服务，从而使社区康复服务达到社区组织、社区参与、社区支持、社区受益的目的。

3. 低成本、广覆盖原则 社区康复服务需要通过较少的人力、物力使大多数服务对象受益，实现成本投入低和覆盖面积广的社区康复目标，要做到既能让社区内残疾人、老年人和慢性病患者享受到康复服务，又能切实减轻服务对象的家庭经济负担。

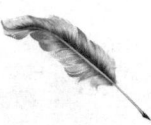

4. **因地制宜原则** 社区康复的目的是促进社区内的康复对象享有全方位的康复服务,由于不同地区经济发展水平、文化教育程度、风俗习惯、康复资源和康复对象的需求均有着很大的差异,因此,根据实际情况因地制宜采取适合本地区的工作方法,才能真正解决当地的社区康复服务问题。

5. **技术实用原则** 要实现康复对象享有全方位康复服务的目标,不能一味追求康复技术和设备的先进性,而是要以必需和实用为评价标准。康复服务人员除了要掌握各种设备的操作和疗效明显的康复技术以外,还要教会康复对象本人及家属掌握一些简单、实用的康复技术。

6. **康复对象主动参与原则** "生命在于运动,康复在于主动"。康复对象作为社区康复训练的主体,康复服务人员要让他们树立主动参与和自我康复意识,使其积极配合康复训练的开展,学习日常生活活动技能、职业技能和社会交往技能,以便取得好的康复效果,从而实现康复对象早日回归家庭、重返社会的目标。

三、社区康复的目标与任务

社区康复总的目标是按照全面康复的原则,为社区内的功能障碍者提供综合性的康复服务,包括医学的、教育的、职业的和社会的康复服务。需要做到以下几点。

1. **建立社区康复领导管理小组** 社区康复工作是我国医疗卫生计划和国家社会保障计划的一部分,应在各级政府领导下统筹安排。从国家到地方,即由国家卫生部门、民政部门和中国残疾人联合会等部门合作建立起社会化的社区康复服务网络和社区康复各级领导小组。

2. **加强培训社区康复专业技术人员** 在各级社区康复领导小组的领导下,除了培训全科医生以外,还必须培训康复技术指导员(包括物理治疗、作业治疗和言语治疗方面等)和康复护理员、志愿者等,使他们具备社区康复工作的专业知识,掌握一定的康复技术,通过这些力量去有效地帮助功能障碍者康复。

3. **完成社区康复的普查与评估工作** 通过普查和功能评估,了解社区内功能障碍者的情况,建立起康复对象的专门档案,以此作为开展社区康复的基础,并为每一个功能障碍者制订个体化的康复治疗方案。

4. **建立各种形式的社区康复场所** 在现有条件下,因时、因地、因人制宜,建立必要的社区康复场所和配备一定的设施以适应实际需要。包括社区卫生服务中心的康复工作指导站、村(居委会)里的基层康复站和个别患者的家庭康复居所。

5. **设立社区特殊康复机构** 在有关部门的支持与配合下,设立社区特殊康复机构,为残疾者康复创造最基本的条件。如建立特殊教育班,解决精神发育迟滞儿童的教育;建立听障学校解决听障人士的特殊教育问题;开设假肢、支具训练班解决截肢者支具安装与训练等问题;设置残疾人再就业机构,以解决伤残者学习新技术和再就业等问题。

6. **营造助残的良好社会风气** 社区康复的成功最终需要全社会的关心与支持,因此必须努力营造社区范围内的助残良好社会风气,即尊重、关心、扶持和帮助需要康复的对象,并采取多种实际措施,形成一个和谐的社会环境。

7. **具备转诊中心功能** 社区康复提供社区层次上的康复服务,当社区全科医生或其他康复工作者发现功能障碍者需要转到专科医院或康复中心、综合医院的康复医学科求医时,社区康复部门同时又是转诊中心,应及时把这类患者转诊出去,并随时接诊那些从专科医院或康复中心、综合医院转来的患者。

8. **建立自负盈亏的经济核算体制** 社区基层康复站同社区卫生服务中心一样,实行的都是自负盈亏的经济核算体制,因此在提倡优质的社区康复服务的同时,必须进行经济成本核算。在略有盈余的情况下,每年适量添置训练器械。

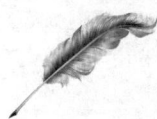

四、社区康复工作的特点

社区康复主要面向社区内的功能障碍者,与机构康复相比较(表1-3),社区康复工作的特点如下。

表1-3 社区康复和机构康复(综合医院康复医学科、康复医院等)对比

社区康复	机构康复
相对简单的管理系统	比较复杂的管理系统
投入资金少	较高的资金投入
适宜的康复技术	主要应用现代康复技术
稳定的社区人群,形成较和谐的人际关系	快速变化的人群,人际关系较淡薄
需要一专多能的基层康复人员,培养相对较容易	需要专业性强的高级工作人员,培养周期长
病、伤、残者得到的是持久效果,个人、家庭、社区都受益,受益面大,康复费用低廉	患者得到的是短期效果与个人受益,受益面小且康复费用较高
多为独立工作的形式	为集体化、协作组的工作方式
强调全面康复,有利于患者充分参与社会生活、回归家庭	强调功能恢复,易于造成与社会隔离

1. **以社区为本,立足社区** 社区康复以社区为本,即指社区管理、社区支持、社区受益。社区康复是社区发展计划中的一项康复策略,受各级政府有关职能部门领导。政府在人员的安排、适量资金的提供、低价或无偿的场地保障方面给予帮助。社区康复最终受益者是社区的人民群众,体现了WHO提倡的"人人健康"的卫生工作根本宗旨。

2. **充分利用有限的医学资源** 我国是发展中国家,社区康复的投入资金不可能很多,这就需要我们充分利用有限的医学资源,包括人力资源、经济资源和技术资源,制订出因人制宜、因地制宜的个性化康复方案。

3. **广泛动员多方面的积极性** 社区康复除了需要医护人员的积极工作,同时还要有患者和患者家庭、护理员和志愿者的支持,因此必须广泛地动员各方面的积极性。

4. **以全面康复为原则开展康复治疗与宣教** 患者和患者家庭的积极参与并发挥主观努力是社区康复中至关重要的一个因素,社区康复工作的开展要以全面康复为原则,因此康复治疗与宣教是同样重要的。宣教的成功可以激发伤残者生存与康复的强烈愿望与信心,并进而配合医务人员转化为积极参加康复的行动。

5. **以康复治疗组为最基本的康复实施形式** 社区康复治疗组以全科医生为组长,包括物理治疗师、作业治疗师、心理治疗师、言语治疗师等。这样的社区康复治疗组能保证功能障碍者得到全方位、综合的康复服务。如果一些社区尚不具备上述所有治疗师,可由全科医生或物理治疗师兼任。必要时,社区康复组也可邀请综合医院或专科医院的康复专家会诊,或者将伤残者转诊到专科医院。

五、社区康复的组织结构

我国的社区康复是在各级政府领导下进行的。基层卫生部门是开展社区康复的主要专业技术力量,医疗康复是全面康复的前提。社区康复的组织结构是政府领导下的医疗保健网与民政部门、中国残疾人联合会密切协作的组合。大致可分为以下三级组织结构。

1. **第一级为县(区)级社区康复领导小组** 由县(区)级卫生部门派人员任组长,成立领导小组,组员包括民政部门、医疗保险部门和中国残疾人联合会的代表。领导小组的职责

是：①制订本县（区）的康复工作计划；②协调本县（区）内实施社区康复工作的各种力量；③管理与指导本县（区）第二、第三级社区康复组织机构；④组织好本县（区）内社区康复资源中心；⑤抓好本县（区）社区康复专业技术人员的培训和能力提升；⑥计划与筹措县（区）对基层社区康复提供的部分资金。

2. **第二级为乡镇（街道）级社区康复工作指导站** 由乡镇（街道）卫生部门、民政部门、卫生服务中心全科医生代表、医疗保险部门代表和中国残疾人联合会代表共同组成指导站。指导站可附设在社区卫生服务中心内。该指导站的职责是：①根据县（区）级社区康复领导小组意见，结合本地区的特点，制订相应康复工作实施计划，向下传达到第三级社区基层康复站；②培训和指导第三级社区基层康复站工作；③筹措本乡镇（街道）社区康复的所需资金。

3. **第三级为村（居委会）级社区基层康复站** 由村（居委会）范围的全科医生、卫生员或康复治疗师参与成立社区基层康复站，可以附设在村（居委会）的社区卫生服务站内。基层康复站的职责是：①指导和咨询本村（居委会）的所有康复对象，建立他们的个人康复档案资料；②管理基层康复站的工作，包括房屋设施、器械、经费收支等；③培训和指导患者、患者的家属或护理员、志愿者，加强康复训练技能，完成家庭居所康复。

六、社区康复的资源

社区康复的资源是指一切可以为社区康复提供帮助和技术支援的社会力量和机构，包括下述几个方面。

1. **社区康复的管理资源** 包括县（区）和乡镇（街道）各级政府的领导与指导，以及其对各项工作的协调，体现了政府对社区康复事业的支持和扶助。

2. **社区康复的技术资源** 表现为社区康复领导小组、社区康复工作指导站、基层康复站，以及社区卫生服务中心、所在地区内的专科医院或综合性医院的康复医学科、康复中心和居住在本社区的退休的康复医学技术人员等。

3. **社区康复的信息资源** 国内外有关社区康复的所有网络信息资源，如影像资源、音频资源等，社区康复的专业技术杂志、报纸、图书，每年一次的学术交流会议，各专科医院伤病致残的传报信息等，信息资源来源广泛。

4. **社区康复的经济资源** 主要依靠政府的部分拨款，包括提供开展康复的场地；此外还有社会保险部门、社区内的企事业单位及个人的捐款，以及其他多种形式的资助，志愿工作者的无私奉献，患者本人和家庭的支付部分，这一切构成了社区康复的经济资源。

七、社区康复的服务方式

不同国家的社区康复服务因政治、经济、文化、社会结构等背景的不同而有差异。我国地域辽阔、人口众多，各省区市之间、城市与乡村之间发展也不平衡，因此可以推行的社区康复的服务模式也有不同，大致有以下几种。

1. **社区服务保障模式** 这是一种以民政部门为主的模式，即建立一种由民政部门负责，综合本社区各种服务资源，对社区内功能障碍对象实施收容和康复的服务保障模式。如社区内的敬老院、老人托管所、临终护理院、老年护理援助中心、精神病工作站、民政局福利厂、儿童福利院等模式。这种模式强调社会基本福利照顾与服务，适当开展社区康复。

2. **社区卫生服务模式** 这是一种以卫生部门行医服务为主的模式，即以乡镇（街道）一级的卫生院或地段医院为基础，改造为社区卫生服务中心，实行为本地区的人民防病治病的同时，也指导本社区的功能障碍者的康复模式。有条件的社区卫生服务中心也可设立若干张康复病床。

3. **家庭病床模式** 这也是一种以医护人员行医服务为主的模式，不同的是病床建立在家

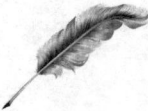

中，建立了本地区内患者的病史档案，实行医护人员专业指导，开展家庭居所康复训练，使患者更方便接受医疗服务工作，并同时开展部分因地制宜的康复训练。

4. 社会化综合康复服务模式　这是一种由政府起主导作用并动员社区内多种力量的综合康复服务模式。社会化综合康复服务模式集中了以上3种模式的优点，将医疗任务与康复工作紧密结合，充分发挥全科医生的骨干作用，综合多种措施使功能障碍者康复，并致力于患者生活质量的提高和回归社会。显然，社会化综合康复服务模式更加适合我国的国情，更有利于社区康复的开展。

八、全科医生在社区康复中的作用

我国卫生事业的改革与发展需要建立一支以全科医生为骨干的社区卫生服务队伍，这是社区卫生服务持久、深入、健康发展的重要保障。全科医生承担社区内人民健康的医疗、保健、预防、康复、卫生宣传教育和计划生育等任务，社区康复就是全科医生工作中的重要内容。全科医生在社区康复中有以下具体作用。

1. 全科医生是社区康复治疗组的组长，不仅要直接指导功能障碍者进行康复，同时还要组织好康复指导站的工作，为患者提供多种措施的综合性康复。

2. 为所有康复对象建立健康与康复档案。全科医生可以在康复指导站或卫生服务中心门诊指导功能障碍者，也可以应患者的预约到患者家庭中进行指导，提供家庭康复服务。

3. 全科医生与社区的康复治疗师一起为社区内每一位功能障碍者作出功能评估，然后为他们制订个体化的康复训练方案。

4. 全科医生在指导患者社区康复的同时，也有责任探索更新的康复技术。

5. 当患者的功能康复需要转入专科医院或康复中心进行时，全科医生有责任作出转科决定，以便该患者能得到更大的帮助。

为协助全科医生做好社区康复工作，当务之急是培训治疗师，在社区内建立起一支较好的物理治疗师、作业治疗师和言语治疗师等社区康复治疗队伍。

● 思考题 ●

1. 康复的措施包括哪些内容？
2. 简述康复、医学康复和康复医学的区别与联系。
3. 简述康复医学的对象与效益。

（张润洪）

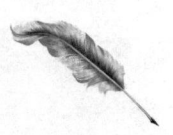

第二章 康复医学的理论基础

> **学习目标**
> 1. 掌握肌肉的收缩形式、关节的生物力学。
> 2. 熟悉运动及制动对各系统的影响、正常人体生长发育的规律。
> 3. 了解中枢神经的可塑性及康复训练对大脑可塑性的影响。

第一节 运动学基础

运动学（kinesiology）是通过位移、速度、加速度等物理量，来描述和研究物体随时间变化的关系。人体运动学是力学、生理学、生物学和医学相互渗透的学科，是康复医学的基础。

一、肌肉骨骼运动学

（一）肌肉的分型

根据肌细胞分化情况可将肌肉分为骨骼肌、心肌和平滑肌，骨骼肌按其在运动中的作用不同，又可分为原动肌（agonist）、拮抗肌（antagonist）、固定肌（fixator）和协同肌（synergist）。

1. **原动肌** 在运动的发动和维持中一直起主动作用的肌肉。

2. **拮抗肌** 那些与运动方向完全相反或发动和维持相反运动的肌肉。原动肌收缩时，拮抗肌协调地放松或作适当的离心收缩，以保持关节活动的稳定性并增加动作的精确性，并能防止关节损伤。如在屈肘运动中，肱二头肌是原动肌而肱三头肌是拮抗肌。

3. **固定肌** 为了发挥原动肌对肢体的动力作用，须将肌肉近端附着的骨骼作充分固定，这类肌肉即为固定肌。如在肩关节运动中，当臂下垂时，冈上肌起固定作用。

4. **协同肌** 一块原动肌跨过一个单轴关节可产生单一运动，多个原动肌跨过多轴关节或多个关节就能产生复杂的运动，需要其他肌肉收缩来消除某些因素，这些肌肉可辅助完成某些动作，称为协同肌。产生关节活动，并且要求其动作尽可能正确时，一般都需要多块肌肉的协同作用才能完成，而完成动作的副动肌、固定肌、中和肌通常统称为协同肌。

（二）肌肉的收缩形式

骨骼肌的两端附着于骨骼上，随肌纤维的缩短、延长或不变而产生复杂的功能活动，其收缩形式有等张收缩（isotonic contraction）、等长收缩（isometric contraction）和等速收缩（isokinetic contraction）。肌肉收缩时，当阻力负荷小于肌肉收缩所产生的力，肌肉发生的短缩性收缩称为向心性收缩（concentric contraction）；当阻力负荷大于肌肉收缩所产生的力，肌肉被延长，称为离心性收缩（eccentric contraction）。

1. **等张收缩** 在肌肉收缩时整个肌纤维的长度发生改变，张力基本不变，可产生关节的运动。此类肌肉收缩又根据肌纤维长度变化的方向不同分为：①等张向心性收缩（isotonic concentric contraction）。肌肉收缩时肌纤维向肌腹中央收缩，长度变短，肌肉的起始点相互接近，如肱二头肌的收缩引起的肘关节屈曲。②等张离心性收缩（isotonic eccentric contraction）。肌肉收缩时肌纤维的长度变长，肌肉起始端相互远离，此时的肌肉收缩是为了控制肢体的运动速度，如下蹲时，股四头肌收缩但其长度延长，其作用是控制下蹲的速度。

肌肉的向心性收缩将产生更大的力，做更多的功；离心性运动在肌肉增加力量的同时产生减少能量消耗的机制。离心性运动的另一优点是，在相同的肌肉收缩速度下，肌肉做最大自主性收缩和产生最大力矩时，神经肌电活动则只表现为次最大活动。而且，反复地进行离心性收缩训练也可以增加肌肉对抗运动性、延迟性肌肉疼痛的能力。

2. 等长收缩 肌肉收缩时整个肌纤维的长度基本不变，所做功表现为肌张力增高，不产生关节的运动。

3. 等速收缩 肌肉收缩时产生的张力可变，但关节的运动速度是不变的。等速收缩也分为向心性和离心性收缩，等速收缩产生的运动称为等速运动，是一种非自然肌肉收缩状态下的运动，需用特殊设备调制阻力。

（三）作用于人体的力

骨骼肌肉系统常见的载荷有拉伸、挤压、弯曲、剪切、扭转以及混合载荷。正常组织在一定范围内具有对抗结构或形态变化的能力，但若某一组织发生疾病、损伤或长期不活动，其抵抗载荷的能力将大为降低。对于骨质疏松患者，压力、扭转和弯曲等载荷有可能导致骨折。

1. 内力 是指人体内部各种组织、器官相互作用的力。其中最重要的是肌肉收缩所产生的主动拉力，这是维持人体姿势和产生运动的动力；其次是各种组织、器官的被动阻力。

2. 外力 是指外界环境作用于人体的力。主要的外力有：重力、机械阻力、支撑反作用力、摩擦力、流体作用力。

（四）人体的力学杠杆

肌肉、骨骼和关节的运动都存在着杠杆原理。杠杆有3个点：力点、支点和阻力点。在人体中，力点是肌肉在骨骼上的附着点，支点是运动的关节中心，阻力点是骨杠杆上的阻力，与运动方向相反。支点到力作用方向的垂直距离为力臂，支点到阻力作用方向的垂直距离为阻力臂。根据力点、支点和阻力点的不同位置关系可分为3类杠杆。

1. 第一类杠杆 支点位于力点与阻力点之间（图2-1）。主要作用是传递动力和保持平衡，故称之为"平衡杠杆"。支点靠近力点时有增大速度和幅度的作用，支点靠近阻力点时有省力的作用。如肱三头肌作用于鹰嘴产生伸肘动作时，由于肌肉附着点接近肘关节，故手部有很大的运动弧度，然而在手部用较小的阻力即可阻止肱三头肌的运动。

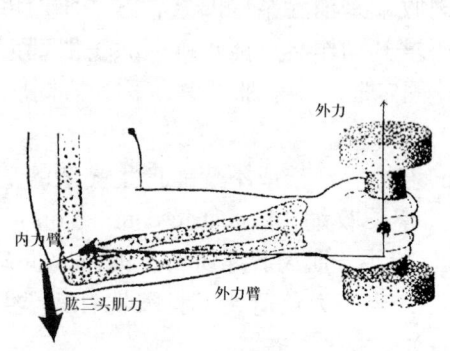

图 2-1 支点位于力点与阻力点之间

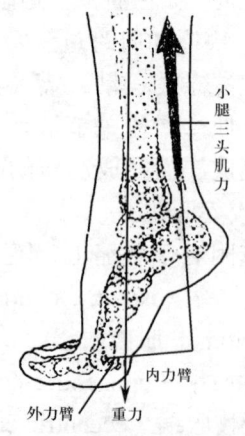

图 2-2 阻力点位于力点和支点之间

2. **第二类杠杆** 阻力点位于力点和支点之间（图 2-2）。这类杠杆力臂始终大于阻力臂，可用较小的力来克服较大的阻力，有利于做功，故称之为"省力杠杆"。如足承重时，足跖屈使身体升高，原理类似于抬起独轮推车的车把，其特点是阻力点移动的力矩小于肌肉的运动范围。

3. **第三类杠杆** 力点位于阻力点和支点之间。此类杠杆因为力臂始终小于阻力臂，力必须大于阻力才能引起运动，不省力，但可以获得较大的运动速度，故称之为"速度杠杆"。如肱二头肌引起屈肘动作时，运动范围大，但作用力较小。

人体中多数是第一、第三类杠杆，其特点是将肌腱的运动范围在同方向或反方向上放大，比较费力，肌肉附着点越靠近关节越明显。这种排列的生物学优势是肌肉集中排列，能使四肢更轻、更细。若一块肌肉跨过关节分别止于两块骨上，一块固定，另一块可动，则肌肉收缩可产生两个效应，即转动效应和关节的反作用力。

二、关节运动学

1. **关节的形态** 关节的运动是指关节表面的活动，大多数关节表面都有一些弯曲，即其中一面相对凸起，另一面相对凹陷，这种凹凸的连接可以增加关节面积、增强关节吻合度，起到稳定关节的作用。

2. **关节表面的基本运动** 曲面关节之间的基本运动包括滚动、滑动和转动。滚动是指一个旋转关节面上的多点与另一关节面上的多点相接触，可形象比喻为轮胎在地面上的滚动。滑动是指一个关节面上的单个点与另一关节面上的多个点相接触，可形象比喻为轮胎在冰面上滑动。转动是指一个关节面上的单个点在另一关节面上的单个点上的旋转，可形象比喻为陀螺原地转动。

3. **关节运动原理** 凸面对凹面的运动而言，凸面的滚动与滑动的方向相反；凹面对凸面运动而言，凹面的滚动与滑动的方向相同。在盂肱关节的凸-凹面活动中，收缩的冈上肌驱动凸起的肱骨头在关节窝内滚动，致使肱骨外展。滚动的凸面一般都会伴有反方向的滑动，肱骨头向下的滑动抵消了由于肱骨头滚动出现的向上移动。人体中的某些关节可以产生滚动-滑动与转动组合，如膝关节的屈曲和伸展，在进行股骨对胫骨的伸展时，股骨髁为凸起面，胫骨平台为小凹面，相对固定的胫骨与股骨内、外侧髁产生滚动和滑动，股骨同时轻微向内自旋。若股骨相对于固定的胫骨伸展，同样会出现上述现象，在膝关节中，伴随屈曲和伸展产生的自旋是自动发生的，这样相适应的旋转可以在完全伸膝时帮助锁定膝关节。

关节的表面是由凸面和凹面组成的，根据活动的骨骼，凸面可以围绕凹面运动，凹面也可以围绕凸面运动。关节在进行凸-凹运动时，凸面的滚动和滑动方向是相反的，如此反向的滑动可抵消凸面滚动造成的平移。在凹-凸运动中，凹面的滚动与滑动的方向相同。这些关节运动原理为临床手法治疗提供了理论依据。

（陈　红）

第二节　运动效应

生命不息，运动不止，运动是躯体活动的标志。运动时身体的各系统都将产生适应性变化，继而引起功能的变化。

一、运动对运动器官功能的影响

运动可以促进全身血液循环，增加骨骼肌肉系统的血液供应，提高和增强肌肉的力量和耐

力。运动可以促进关节滑液的分泌,牵伸挛缩和粘连的软组织,维持和改善关节活动范围,改善和提高平衡、协调能力。因此,运动对维持和改善运动器官的形态和功能具有重要作用。

(一)运动对骨骼肌的影响

1. 力量训练 大力量、少重复的训练可增加肌肉力量,这是肌肉横截面积增加的结果。神经系统的参与也是产生力量训练效果的重要因素。肌肉力量增加与运动单位的募集有密切的关系,力量训练可改变中枢神经系统(central nervous system,SNS)对运动单位的作用,使更多的运动单位同步收缩而产生更大的收缩力量。所有类型的肌纤维均对力量训练产生适应性,这种适应性增加了肌纤维对抗外界阻力的能力,其原因是肌肉中收缩蛋白质的含量增加。抗阻训练所选择的阻力通常是在阻力负荷上完成1~15次动作。抗阻训练的原则是重复练习至不可再继续。大负荷、少重复次数的练习主要增加肌肉的力量和体积,而对耐力无明显影响。

2. 耐力训练 力量训练的结果是肌肉变得更强壮、体积增大,而耐力训练的结果是肌肉产生适应性变化,这种变化主要是肌肉能量供应的改变。对耐力训练而言,选择的阻力负荷应以20次动作以上为宜。耐力训练对肌纤维内线粒体的影响比较明显,随着训练的增加,线粒体的数量和密度也增加。

3. 爆发力训练 爆发力是指在最短时间内使器械(或人体本身)移动到尽量远的距离。这种持续数秒至2分钟的高强度训练主要依靠无氧代谢途径供能,又称无氧训练。其能量供应主要来源于储存的磷酸肌酸分解为腺苷三磷酸(ATP),以及葡萄糖的酵解。无氧训练所产生的人体适应性变化主要表现为磷酸肌酸储存量的增加,另外,参与葡萄糖酵解的某些酶的活性也增加,但这种酶活性的变化比有氧训练(aerobic exercise)的变化小得多。

(二)运动对关节的影响

正确的运动是维护运动器官正常形态所必需的因素,运动量缺乏和不足均会引起运动器官系统结构上的退行性改变。持续的运动可增加关节的磨损程度,频繁的关节运动可导致关节软骨的疲劳、磨损。通常,正常软骨的新陈代谢足以维持组织的平衡,但如果损伤的速度高于软骨细胞再生的速度,微损伤的积累效应就会发生,导致软骨的破坏,影响到关节的功能。关节负荷过大、过度使用或撞击都可影响关节软骨的功能,单一的冲击或反复的损伤均可增加软骨的分解代谢,成为进行性退变的始动因素。适当的跑步可增加关节软骨的蛋白多糖含量与压缩硬度,增加骨骼未成熟动物关节软骨的厚度。

关节软骨的代谢主要依赖于日常活动时的加压和牵伸,站立时的重力使关节软骨受压,而肌腱、韧带的作用在于牵伸。加压和牵伸可直接影响关节软骨的形态和密度。关节附近在经历骨折、关节置换术后,应及时、正确地应用运动疗法。运动疗法中的挤压和牵伸技术可以刺激软骨细胞,增加胶原和氨基己糖的合成,防止滑膜粘连和血管翳的形成,从而增加关节活动范围,恢复关节功能。运动时的应力刺激可使胶原纤维按功能需要有规律地排列,促进骨折断端的愈合。

二、运动对心血管功能的影响

运动可通过自主神经和血管内皮细胞衍生的舒缓因子的双重调节使冠状动脉扩张。运动时心脏舒张期的延长使冠状动脉得到更充分的灌注,改善冠状动脉的血液循环。随着运动时间的延长,发生β肾上腺素能刺激,通过正性收缩能效应,提高心肌的收缩力。运动时,心肌收缩力增强是每搏量增加的重要代偿机制。长期运动的人在安静时心率较慢,而每搏量则因左心室收缩末期容量的缩小而增加,故心脏的每分输出量并不减少。这就为心脏提供了较多的功能储备,使其在亚极量负荷下仍以较低的心率来完成工作,在极量负荷下用提高心率来满足机体的需要。

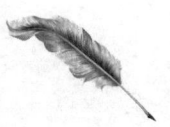

三、运动对呼吸系统的影响

运动可增加呼吸容量,改善 O_2 的吸入和 CO_2 的排出。主动运动可改善肺组织的弹性和顺应性。吸气时膈肌的运动对肺容量有较大影响,正确的膈肌训练有利于肺容量的增加,摄氧量也随之增加。在摄氧量能满足需氧量的小或中等强度的运动中,只要运动强度不变,即能量消耗恒定时,摄氧量能保持在一定水平,该水平称为"稳定状态"。但在运动起始阶段,因呼吸、循环的调节较为迟缓,氧在体内的运输滞后,致使摄氧量水平不能立即到位,而是呈指数函数曲线样逐渐上升,称为工作的"非稳定期",这一阶段的摄氧量与根据稳定状态推断的需氧量相比,其不足部分即无氧供能部分,即"氧亏"。当运动结束进入恢复期时,摄氧量也并非从高水平立即降至安静时的水平,而是通过快、慢两个下降曲线逐渐移行到安静水平。这一超过安静状态水平多消耗的氧量即"氧债",一般来说,"氧债"与总的"氧亏"是等量的。运动时消耗的能量随运动强度的加大而增加,以中等强度的负荷运动时,在到达稳定状态后持续运动期间的每分摄氧量即反映该运动的能量消耗和强度水平。在运动中,每分摄氧量一般是随功率的加大而逐渐增加,但当功率加大到一定值时,每分摄氧量达到最大而不再增加,此值称为最大摄氧量(VO_{2max})。VO_{2max} 的绝对值以 L/min 为单位,相对值以 ml/(min·kg) 为单位。相对值消除了体重的影响,在进行个体比较时更有实际意义。

四、运动对骨代谢的影响

1. 运动对骨密度的影响 骨骼的密度与形态取决于施加在骨上的力,运动可增加力,对骨形成有明显影响,骨受力增加可刺激其生长,使骨量增加;反之,骨受力降低可抑制其生长,使骨量减少。故体力劳动者骨密度高于脑力劳动者。卧床的患者,腰椎骨矿物质平均每周减少 0.9%,且卧床时间越长骨质疏松越严重。

2. 运动对雌激素的影响 雌激素是稳定骨钙的重要因素,女性在绝经后,由于雌激素水平的下降,骨量丢失速度加快。运动使绝经后妇女雌激素水平轻度增加,从而增加骨钙的含量。

 知识链接

运动对骨代谢的影响

研究表明,全身运动加局部专项锻炼 6 个月后,老年女性跟骨骨密度升高、骨强度增强,骨质疏松率下降。参加舞蹈和长跑的女性血清总碱性磷酸酶及游泳女性的雌二醇均显著高于对照组。此外,太极拳也可使妇女雌激素的分泌增加,有效地减少骨矿物质的自然丢失,改善骨骼的钙磷代谢。

五、运动对脂代谢的影响

脂代谢受多种因素调控,其代谢紊乱将增加缺血性心脑血管疾病发生的危险性。在进行 40% VO_{2max} 强度的运动时,脂肪酸的氧化约占肌肉能量来源的 60%。运动还可提高脂蛋白脂酶的活性,加速富含三酰甘油的乳糜微粒和极低密度脂蛋白的分解,降低血浆三酰甘油、胆固醇、低密度脂蛋白和极低密度脂蛋白水平,而增加高密度脂蛋白和载脂蛋白 AⅠ 的水平。研究表明,坚持长跑运动的老年人血浆胆固醇、三酰甘油、低密度脂蛋白、载脂蛋白 AⅠ 显著低于非运动组,并且锻炼改善脂代谢的程度还与锻炼年限呈正相关。

六、运动对中枢神经系统的影响

中枢神经系统对全身器官的功能起调控作用，同时又需要周围器官不断传入信息以保持其紧张度和兴奋性。运动是中枢神经系统最有效的刺激形式，所有的运动都可向中枢神经系统提供感觉、运动和反射性传入。多次重复训练是条件反射的综合，随着运动复杂性的增加，大脑皮质将建立暂时性的联系和条件反射，神经活动的兴奋性、灵活性和反应性都得以提高。运动可调节人的精神和情绪，锻炼人的意志，增强自信心。

（陈　红）

第三节　制动对机体的影响

制动（immobilization）指人体局部或全身保持固定或限制活动，是临床最常用的保护性治疗措施。制动的固定形式有卧床休息、局部固定、肢体和躯体神经麻痹或瘫痪。制动可以减少体力消耗或器官功能损害，稳定病情，促进疾病恢复。但是，长期的制动对人体本身同时具有负面效应。例如，一个尺骨骨折的患者，通过三角巾固定前臂，减少了前臂运动，有利于骨折的愈合，但因长期处于屈肘姿势使屈肘肌挛缩，造成肘关节伸展活动受限，最后致骨折愈合而肘关节功能却受到限制。正确处理这一矛盾是临床医务工作者必须面对的挑战。

一、对循环系统的影响

1. 心率变化　基础心率对保持一定水平的冠状动脉血流极为重要，因为冠状动脉的灌注受心搏舒张期的影响。基础心率加快，舒张期会缩短，将减少冠状动脉血流灌注，所以，长期卧床者，即使从事轻微的体力活动也可能导致心动过速。卧床后 VO_{2max} 下降，VO_{2max} 是衡量心血管功能的常用指标，它既反映心排血量，又反映氧的分配和利用。VO_{2max} 下降时，肌肉功能容量减退，肌力和耐力会下降。

2. 血容量变化　强制卧床20天后，循环血量明显下降，每搏量和心排血量降低 6%～13%，运动能力下降。卧位时，中心血容量和右心负荷增加，心房压力感受器兴奋，通过心血管中枢调节抑制抗利尿激素的释放，肾小管对原尿的重吸收率降低、滤过率增加，使血浆容量迅速降低。

3. 直立性低血压　指由卧位转换为直立位时出现的血压显著下降，表现为头晕、头痛、出汗、心动过速，甚至晕厥。长期卧床的患者易发生直立性低血压，卧床数天后就可出现相关症状。其发生机制有：①由于重力的作用，血容量从中心转向外周，即血液由肺和右心转向下肢；②交感-肾上腺系统反应不良，不能维持正常血压。

4. 有氧运动能力降低　长期卧床后，VO_{2max} 下降。短期卧床休息对 VO_{2max} 的影响主要来源于血容量的改变，长期卧床导致肌肉萎缩进而导致运动能力降低。

5. 心功能变化　长期卧床时，血容量降低、下肢静脉顺应性增加、肌肉萎缩导致肌肉泵的作用降低等因素均可使心室充盈量下降、每搏量减少、心功能降低，加之卧床可影响红细胞中酶的活性，也使氧运载和使用效率下降。

6. 血栓形成　卧床后血容量减少，而血液中的有形成分并不减少，血细胞比容增高，血液黏滞度明显增加；神经瘫痪时肌肉泵作用降低，静脉血管容量增加，血流速度减慢；此外，血小板凝聚力和血纤维蛋白原水平也增高。这些均为血栓的形成提供了良好的环境。卧床者血栓形成的概率明显增加，最常见的是深部静脉血栓、血栓性脉管炎和肺栓塞。

二、对肌肉骨骼系统的影响

1. 对肌肉的影响 关节固定2周后可造成肌肉萎缩，肌肉萎缩是指横纹肌营养障碍，肌纤维变细甚至消失等导致的肌肉体积缩小。由于肌肉收缩力的大小与其横截面积的大小有关，萎缩的肌肉表现出肌肉收缩力下降。长期制动在降低肌力的同时也降低了肌肉耐力，即增加了肌肉的易疲劳性，表现为能量供应下降，乳酸浓度升高，脂肪利用能力和有氧代谢能力降低。健康人以石膏固定肘关节4周后，前臂周径减少5%。制动后的5~7天肌肉重量下降最明显。组织学观察显示，制动7天肌纤维间结缔组织增生，肌纤维变细，排列紊乱，电子显微镜下可见线粒体肿胀明显，有结晶体形成。

2. 对骨关节的影响 长期制动可产生严重的关节退变。关节周围韧带的刚度降低，强度下降，能量吸收减少，弹性模量下降，肌腱附着点处变得脆弱，韧带易于断裂。关节囊壁的血管、滑膜增生，纤维结缔组织和软骨面之间发生粘连，出现疼痛。继而关节囊收缩，关节挛缩，活动范围减小。关节囊的缩短和关节制动于一定位置使关节软骨接触处受压，关节软骨含水量下降，透明质酸盐和硫酸软骨素减少。慢性关节挛缩时，关节囊内和关节周围结缔组织重构，软骨变薄，血管增生，骨小梁被吸收。

三、对呼吸系统的影响

卧床时，横膈上移，胸腔容积减小，体液容量相对增加，从而导致肺的水化和咳嗽不良，易形成坠积性肺炎。卧床数周后，呼吸肌肌力下降，加之卧床时胸廓外部阻力加大，弹性阻力增加，不利于胸部扩张，肺的顺应性变小，肺活量明显下降。卧床使气管纤毛的功能下降，分泌物黏附于支气管壁，排出困难。卧床时咳嗽困难，导致痰液积聚，容易诱发呼吸道感染，坠积性肺炎的患病率增加。

四、对中枢神经系统的影响

长期制动以后，由于感觉输入减少，可以造成感觉减退和痛阈下降。缺乏社会刺激，加之原发疾病和外伤带来的痛苦，以及长期卧床使患者可出现情感、感知和认知障碍，焦虑、抑郁、情绪不稳和神经质，或者出现情感淡漠、退缩、易怒、攻击行为，严重者有异样触觉、运动觉、幻视与幻听。长期制动患者的认知能力下降，判断力、解决问题能力、学习能力、记忆力、协调能力、精神运动能力、警觉性等均有一定程度的障碍。

五、对消化系统的影响

长期卧床及病痛对精神和情绪的影响可减少胃液的分泌，胃内食物排空的速度减慢，使患者食欲缺乏，造成蛋白质和糖类吸收减少，产生一定程度的低蛋白血症。胃肠蠕动减弱，食物残渣在肠道内停留时间过长，水分吸收过多而变得干结，引起排便困难，造成便秘。另外，卧床使用便器困难和卧床排便都是造成便秘的原因。

六、对泌尿生殖系统的影响

卧床时，抗利尿激素的分泌减少，排尿增加，随尿液排出的钾、钠、氮均增加。由于钙自骨组织中转移至血，产生高钙血症。血中多余的钙又经肾排出，产生高钙尿症。尿钙在卧床后的1~2天即开始增高，5~10天增高显著，高钙尿症还与皮质醇的释放有关。尿排出的钙磷增加、尿潴留、尿路感染是尿石症形成的三大因素。高钙尿症和高磷尿症为结石形成提供了物质基础。卧床时腹压减小，不利于膀胱排空。腹肌无力和膈肌活动受限、盆底肌松弛、神经损伤患者神经支配异常而导致括约肌与逼尿肌活动不协调，这些都是促成尿潴留的因素。瘫痪患者

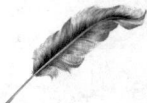

导尿次数多，尿路感染的概率增加。结石的形成降低了抗菌药物的治疗效果，导致尿路感染反复发作。

长期制动可减少雄性激素分泌，会降低精子发生和限制精子活动。

七、对皮肤的影响

制动可使皮肤及其附属器产生萎缩和压疮，皮下组织和皮肤的坚固性下降。食欲缺乏和营养不良加速了皮下脂肪的减少和皮肤的角化。皮肤卫生不良导致细菌和真菌感染及甲沟炎。大面积压疮使血清蛋白质尤其是白蛋白减少。血清蛋白质减少使组织渗透压下降，加速了液体向细胞间渗出，引起下肢皮肤水肿。

八、对代谢和内分泌系统的影响

长期卧床往往伴有代谢和内分泌的障碍，这类障碍的出现相对肌肉骨骼和心血管系统并发症较晚，恢复也较迟。代谢和内分泌的变化往往在心血管功能开始恢复时方表现出来。

1. **负氮平衡**　制动期间抗利尿激素的分泌减少，导致多尿，尿氮排出量明显增加，加制动引起的食欲缺乏所造成的蛋白质摄入减少，可出现低蛋白血症、水肿和体重下降。

2. **内分泌变化**　抗利尿激素的分泌在卧床后的2~3天开始下降，肾上腺皮质激素分泌升高，雄激素水平降低。糖耐量降低，血清胰岛素和C肽同时增高，在制动后1个月达到高峰，这种情况不是胰岛素分泌减少，而是胰岛素的利用率下降。血清甲状腺素和甲状旁腺素增高或不稳是造成高钙血症的原因之一。

3. **水、电解质改变**　高钙血症是制动后常见而又容易忽视的水、电解质异常，在因骨折固定或牵引而长期卧床的儿童中，高钙血症的发生率可达50%。卧床休息4周左右可以发生症状性高钙血症。早期症状包括食欲缺乏、腹痛、便秘、恶心和呕吐，进行性神经体征为乏力、低张力、情绪不稳、反应迟钝，最后发生昏迷。

（邵　康）

第四节　神经学基础

一、神经反射

（一）脊髓水平的反射

脊髓反射是指脊髓固有的反射，其反射弧并不经过脑，但在正常情况下，其反射活动是在脑的控制下进行的。完成反射的结构，即脊髓灰质、固有束和前、后根，是脊髓的固有装置。脊髓反射分为躯体反射（somatic reflex）和内脏反射（visceral reflex）。

1. **躯体反射**　是指骨骼肌的反射活动。

（1）牵张反射（stretch reflex）：当骨骼肌被拉长时，可反射性地引起收缩，这种反射称为牵张反射。牵张刺激沿粗纤维经脊神经后根直接传至脊髓前角的α和γ神经元，引起梭内肌和梭外肌的收缩。膝反射和跟腱反射都是牵张反射，肌张力（muscle tone）也是牵张反射的一种，可使肌肉保持一定的紧张度，抵抗重力作用，从而保持身体直立。

（2）浅反射（superficial reflex）：是指刺激皮肤引起的相应肌肉反射性的收缩。常见的有腹壁反射、提睾反射、跖反射等。

（3）病理反射（pathological reflex）：是一种原始的屈肌反射，正常时因受大脑皮质下行传导束的抑制而不表现，但当上运动神经元受损时，下运动神经元脱离了高级中枢的影响，这些

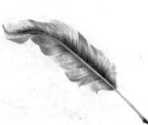

受抑制的反射就释放出来，如巴宾斯基征（Babinski sign）。2岁以下儿童由于锥体束尚未发育好，可出现这种反射。

（4）节间反射（intersegmental reflex）：是指脊髓一个节段神经元发出的轴突与邻近神经元发生联系，通过上、下节段之间的神经元的协同活动所发生的反射活动，如牵拉近端关节屈肌可引起同侧肢体反射性屈曲，当快走、跑步时该反射较明显。脑性瘫痪儿童、脑卒中偏瘫患者特有的联合反应（associated reaction）、协同运动也与节间反射有关。

2. 内脏反射 包括躯体 - 内脏反射、内脏 - 内脏反射和内脏 - 躯体反射。如立毛肌反射、皮肤血管反射、瞳孔对光反射、直肠排便反射和性反射。

（二）脑干水平的反射

人体为了维持姿势，必须对来自四肢、躯干的本体感觉和前庭及视觉系统的信息进行中枢性整合，这种整合主要在脊髓和脑干进行，并且受到小脑与大脑皮质控制。人类一般在出生8个月后脑干水平的反射消失，脑性瘫痪患儿的这种反射往往持续很长时间不消失。

1. 阳性支持反应（positive supporting reaction） 延髓动物的一侧足底及跖趾关节接触地面时，刺激了本体感受器而引起下肢呈强直状态为阳性支持反应。正常人出生以后3～8个月可有此反应，中枢性神经病损者亦可出现，此时，由于麻痹侧足趾关节最先着地而诱发下肢伸肌紧张性增高，膝关节强直或反张，使体重很难移到该侧下肢上来。

2. 紧张性颈反射（tonic neck reflex） 是指颈部扭曲时脊椎关节和肌肉、韧带的本体感受器的传入冲动对四肢肌肉紧张性的反射性调节。其反射中枢位于颈部脊髓。头后仰时，上肢伸展、下肢屈曲；头前屈时，则上肢屈曲、下肢伸展，称为对称性颈紧张反射。当头向一侧旋转时，下颌所指一侧的伸肌紧张性增强，表现为上、下肢伸展，而枕骨所指一侧屈肌张力增强，表现为上、下肢屈曲，称为非对称性颈紧张反射。这类反射在幼儿期可有一过性短期出现，成人脑卒中偏瘫时也可出现。

3. 紧张性迷路反射（tonic labyrinthine reflex） 是指内耳迷路的椭圆囊和球囊的传入冲动对躯体伸肌紧张性的反射性调节。该反射中枢主要在前庭核。去大脑动物呈仰卧位时伸肌张力最高，呈俯卧位时伸肌张力最低。Bobath、Brunnstrom等人主张利用姿势反射调整肌张力，改善动作或姿势。

4. 抓握反射（grasp reflex） 压迫刺激手掌或手指腹侧，引起手指屈曲、内收活动，称为抓握反射，可见于出生1～4个月的婴儿。脑性瘫痪、脑卒中偏瘫患者会出现该反射。

（三）大脑水平的反射

人体在维持各种姿势和完成各种动作时，需要感知自身姿势，将运动的本体感觉、视觉及触觉的信息在中枢神经系统中整合处理，再对全身肌张力进行不间断地调整，无论是静态姿势，还是随意运动时的姿势，都需要抵抗重力进行相关肌群自动性活动，以保持平衡。大脑水平反射活动在出生后6～18个月出现，并且保持终生。大脑水平的平衡反应如下。

1. 降落伞反应（parachute reaction） 人在垂直位置急剧下落时，四肢外展，足趾展开，呈现与地面扩大接触的准备状态，该反应称为降落伞反应。

2. 防御反应（protective reaction） 在水平方向急速运动时产生的平衡反应，防御反应包括坐位反应、立位反应、膝立位反应等。

3. 倾斜反应（tilting reaction） 受试者在支持面上采取某种姿势，改变支持面的倾斜角时而诱发出躯体的姿势反应称为倾斜反应。

二、中枢神经系统的损伤和可塑性

中枢神经系统（CNS）在损伤后，为了主动适应和反映外界环境的各种变化，能发生结构和功能的改变，并维持一定时间，这种变化就是可塑性（plasticity）。神经系统的可塑性决定

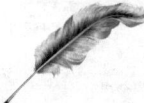

了机体对内、外环境刺激发生行为改变的反应能力，这包括后天的差异、损伤、环境及经验对神经系统的影响。

CNS损伤后的恢复机制主要与脑的可塑性（brain plasticity）有关。脑的可塑性是指脑在结构和功能上有修改自身以适应改变了的现实的能力。脑的可塑性是中枢神经损伤恢复的形态学和生理学等方面的基础。可塑性高，则神经细胞功能的易变性就高，可增加中枢神经损伤后的恢复功能。

CNS损伤后通过以下机制恢复功能：①神经解剖学方面通过轴突长芽与突触更新、亚细胞水平的改变、离子通道的改变等方式来达到重组。②神经生理学方面通过古旧部分的代偿、病灶周围组织的代偿、次要通路的启用、一侧半球的代偿和行为代偿等方式达到重组。③神经病理学方面通过失神经过敏作用完成重组。④神经生物学方面主要由热激基因（热休克基因）及早期反应基因完成重组。此外，通过应用药物（如谷氨酸拮抗剂、神经营养因子和其他促进脑功能恢复的药物）、恒定电场、神经移植、功能恢复训练均可促进功能恢复。

知识链接

中枢神经损伤反应

物理性创伤、化学物质中毒、感染、遗传性疾病，以及老化、营养代谢障碍引起的神经退行性变均可引起神经损伤。神经系统对损伤的反应取决于损伤的性质、部位和损伤因素作用时间的长短。然而，无论是中枢神经系统还是外周神经系统，其神经轴突损伤后都发生以下反应：①受损轴突的近、远侧端肿胀；②损伤使兴奋性氨基酸释放增加，N-甲基-D-天冬氨酸（N-methyl-D-aspartate，NMDA）受体激活Ca^{2+}内流，Ca^{2+}作为细胞内的第二信使，触发一系列级联反应，激活多种蛋白激酶，通过Ca^{2+}增强蛋白敏感点，激活一氧化氮合酶（nitric oxide synthase，NOS），大量合成一氧化氮（nitric oxide，NO），这些产物使细胞骨架崩解，从而介导神经毒性反应；③远端神经末梢退变及突触传递消失；④细胞体肿胀，细胞核移位，细胞核周围的尼氏体分散，染色质降解；⑤与受损神经元有突触联系的神经元也将变性，称跨神经元或跨突触变性；⑥血-脑或血-神经屏障受到不同程度的破坏，引起炎症、免疫反应，这些反应会破坏细胞残屑的消除和受损神经的再生修复。

（陈　红）

第五节　人体发育学基础

人体发育学是研究人体发生、发育（development）、成熟（maturation）、衰退及其变化规律的科学，包括对人生各个阶段的生理功能、心理功能、社会功能等方面的研究。其研究包括人体的发生、发育、成熟及衰退这一人生轨迹的全过程。人体的发育包括躯体器官发育、运动发育、感知发育及智力发育等方面。

了解人体发育的过程及规律能对脑卒中、颅脑损伤、脑性瘫痪、神经发育迟滞等疾病的康复、治疗起到重要的指导作用。

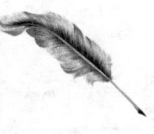

一、人体发育学的基本概念

人体的生长（growth）、发育是指从受精卵到成人的成熟过程。生长和发育是儿童不同于成人的重要特点，主要包括以下三个基本概念。

1. **生长** 是指儿童身体器官、系统和身体形态上的变化，以身高、体重、头围、胸围等体格测量数据表示，指量的增加。

2. **发育** 是指细胞、组织和器官的分化与功能成熟，主要指一系列生理、心理和社会功能发育，重点涉及儿童的感知发育、思维发育、语言发育、人格发育和学习能力的发育等，是质的改变。

3. **成熟** 是指生命体的结构和功能成为稳定的、完全发育的状态，心理学的成熟是指内在自我调节机制的完成和完善状态。

二、影响生长发育的因素

影响生长发育的因素主要包括如下两方面。

1. **遗传因素** 主要指一些家族遗传性疾病，如血友病、糖尿病、小脑发育不全等。
2. **环境因素** 主要指营养因素、疾病因素、母亲孕产期因素及社会因素等。

三、生长发育的分期及特征

人的生长发育具有连续、渐进的特点，随着人体量和质的变化，形成了不同的发育阶段，根据各阶段的特点，可将人生全过程划分为8个年龄阶段，包括胎儿期、新生儿期、婴儿期、幼儿期、学龄前期、学龄期、青春期和成人期。

1. **胎儿期** 从受精卵形成至胎儿娩出前为胎儿期，共40周，胎儿的周龄即胎龄。此期是个体出生前身体结构和功能在母体子宫内发育的重要时期，其影响是长期的，对人的一生有着重要意义。

2. **新生儿期** 从胎儿娩出、脐带结扎至出生后28天为新生儿期，此期实际包含在婴儿期内。主要特征包括：①适应子宫外生活的生理学特征；②适应独立生活的行为学特征及觉醒状态的调节；③与外界环境和人相互作用。

3. **婴儿期** 从出生至1周岁之前为婴儿期。此期是小儿生长发育最迅速的时期。主要特征包括：①感觉和运动功能迅速发育；②言语功能的发育，出生时就能发出哭叫声，到1岁末时大部分婴儿能说出几个有意义的词；③开始产生最初的思维过程，自我意识萌芽，情绪有所发展；④能接受二便控制训练。

4. **幼儿期** 从1周岁至满3周岁之前为幼儿期。主要特征包括：①体格发育速度较前稍减慢；②智力发育迅速；③开始学会行走，活动范围渐广，接触社会事物渐多；④语言、思维和社交能力的发育日渐增速；⑤消化系统功能仍不完善，营养的需求量仍然相对较高；⑥对于危险事物的识别能力和自我保护能力有限，意外伤害的发生率较高。

5. **学龄前期** 从3周岁至入小学前（6岁左右）为学龄前期。主要特征包括：①体格发育处于稳步增长状态；②各类感觉功能已渐趋完善；③智力发育更加迅速；④可用语言表达自己的思维和感情，思维活动主要表现为直观形象活动；⑤神经系统兴奋过程占优势；⑥与同龄儿童和社会事物有了广泛的接触；⑦对自己的性别有初步认识。

6. **学龄期** 从入小学前至青春期前为学龄期。主要特征包括：①体格生长速度相对缓慢，除生殖器官外，各器官系统外形均已接近成人期；②认知功能继续发展，智力发育更加成熟；③思维过程开始由具体形象思维向抽象逻辑思维过渡；④情感的广度、深度和稳定性都较前提高；⑤意志方面开始有了一定程度的自觉性、坚持性和自制性，但还很不稳定；⑥个性逐渐形成，性格特征也开始显露。

7. **青春期** 女孩的青春期一般为10~18岁，男孩一般为12~20岁，女孩青春期的开始年龄和结束年龄均比男孩早2年左右。主要特征包括：①体格生长发育再次加速，出现第二

次高峰；②生殖系统发育加速并渐趋成熟；③认知功能继续发展，思维活动已能摆脱具体事物的束缚，进入抽象逻辑思维的阶段；④个性逐渐形成，如自我探索、自我发现和个人价值观念的形成，人生观和世界观的形成；⑤随着性功能的成熟、身材的快速增高和第二性征的出现，心理上发生明显变化。

8. **成人期**　18岁以后为成人期，这一时期又分为青年期（18～24岁）、中年期（25～59岁）和老年期（60岁以后），是人生过程中最为漫长的时期。主要特征包括：①青年期的发育基本成熟，功能最强但不够稳定；②中年期的生理功能逐渐衰退并出现更年期，心理功能相对稳定，承担最为重要的社会角色；③老年期的生理功能与心理功能全面衰退，社会功能减弱，直至生命结束。

四、生长发育的正常规律

人的生长发育规律体现在儿童的生长发育过程中，一般遵循以下规律：生长发育的一般规律；生长发育的连续性和阶段性；生长发育的不均衡性；生长发育的个体差异及青春期生长发育的特点。主要包括如下几方面内容。

1. **体格发育**　小儿身体经常处于发育的动态变化中。生长是指机体器官、系统和躯体的变化，往往表现为身高、体重、头围、胸围、腰围等量的增长；发育是指机体细胞、组织、器官等功能的成熟，是质的改变。小儿体格发育通常以体重、身高、头围、胸围、腰围、颅骨、脊柱、腹部、皮下脂肪及肢体肌肉含量等的测定作为重要指标。

2. **神经系统发育**　中枢神经系统发育包括脑、脊髓形态的发育和神经反射的发育。婴儿出生时脑的重量约为370 g，4～6岁时已达到成人脑重量的85%～90%，3岁时脑细胞分化基本完成，4岁时神经髓鞘完全形成，8岁时脑的重量接近成人。脊髓的发育在出生时即已基本成熟，2岁时接近成人。小儿出生后存在某些生理反射，如角膜反射、吞咽反射、瞳孔对光反射等。通常握持反射、拥抱反射在出生后2～4个月消失，3～4个月的小儿因四肢肌张力高，可出现Kernig征、Brudzinski征阳性。

神经反射的发育共分为以下类型。

（1）出生时即有，终生存在的反射。

（2）出生时即有，暂时存在的反射。

（3）出生后逐渐趋于稳定的反射。

（4）出生后一段时间内可存在的病理性反射。

（5）出生后逐渐建立，终生存在的反射。

3. **感知发育**　感觉是指人脑对直接作用于感觉器官的事物的个别属性如颜色、声音、气味等的反应。知觉是在感觉的基础上产生的，是人脑对作用于感觉器官事物的整体属性的反应。小儿的感知发育包括视觉感知发育、听觉感知发育、味觉感知发育、嗅觉感知发育、皮肤感知发育等。

4. **运动发育**　包括粗大运动发育与精细运动发育两部分，是一个连续的过程。小儿运动发育的顺序一般遵循由上到下、由近到远、由低级到高级、由简单到复杂、由粗大动作到精细动作的规律。粗大运动主要是指抬头、坐下、翻身、爬行、站立、行走等运动；精细运动主要指手的运动，如小儿4个月双手会握物，9～10个月拇指和示指会捏细小的东西，1岁时可用笔在纸上乱画，2～3岁会使用筷子，4岁后会穿衣、绘画、写字等。粗大运动发育在先，精细运动发育在后，两者相互交融，共同发展。

每个小儿都有运动发育的"关键年龄"，处于"关键年龄"时，运动发育会有质的变化。头部运动先发育成熟，上肢运动发育比下肢早，会走之前手的功能已发育较好。头、颈、躯干的运动发育早于上肢与下肢的发育，所有小儿运动发育的顺序相同，但发育速度存在个体差异。

5. 语言发育 包括发音、理解、表达与交流。具体涵盖语言理解的构音能力的发育、语言表达的发育、内部语言的发育、语言处理过程的发育等。小儿的语言发育先经过语言的理解阶段，再发展成语言的表达阶段。

新生儿期已会啼哭，而后开始"咿呀"的发音；6个月时能听懂自己的名字；1岁时能说2~3个字；1岁半时能说出几个有意义的词，指认并说出家庭主要成员的称谓；2岁时能指出简单的人、物名和图片内容；3岁时能指认许多物品名，并能说出由2~3个字组成的短句；4岁时能讲述简单的故事情节。

6. 心理发育 心理活动的发育包括三个过程：即认知过程、情感过程和意志过程。具体涵盖早期的社会行为；注意力的发育，记忆力的发育，思维的发育，想象力的发育，情绪、情感的发育，个性和性格（如能力、气质、性格等）的发育。

五、异常发育

当小儿的生长发育违背正常规律时，就会发生机体形态及功能的异常，导致运动、认知、言语、行为、情绪等方面的发育异常。常见的发育异常包括以下方面。

1. 运动功能障碍 通常与先天因素及后天因素和与运动功能有关的神经系统、运动系统损伤有关。包括先天性运动功能障碍、后天性运动功能障碍、小儿脑性瘫痪等。

2. 行为障碍或异常 包括生物功能行为问题、运动行为问题、社会行为问题、性格行为问题、语言障碍、注意缺陷多动障碍等。

3. 言语和语言障碍 又称言语和交流障碍，是学龄前儿童中常见的一种发育障碍，可以影响以后的阅读和书写，因此应早期发现、早期干预和治疗。常见有构音异常、嗓音问题、流利性问题、语言发育迟缓和语言发育障碍等。

4. 学习障碍 属于特殊障碍，是指在获得和运用听、说、读、写、计算、推理等特殊技能上有明显困难，并表现有相应的多种障碍综合征。临床上常把由于各种原因引起的学业失败统称学习困难。最显著的特征是以学习能力障碍为主，与同龄儿童预期水平相比明显不相称，小学2~3年级为发病高峰，男孩多于女孩。

5. 精神发育迟滞 也称为精神发育不全，小儿智力损害一般发生在发育时期，智力功能明显低于一般水平时，会对社会环境日常要求的适应能力带来明显损害。主要表现在患儿社会适应能力、学习能力和生活自理能力低下，其言语、注意、记忆、理解、抽象、思维、想象等心理活动能力都明显落后于同龄儿童。集中表现在反映客观事物深刻、正确、完全的程度上和应用知识解决实际问题的速度和质量上，往往通过观察、记忆、想象、思考、判断和概括等表现出来。

6. 孤独症 是一种具有终生性、固定性及异常行为的广泛性发育障碍性疾病，通常起病于婴幼儿期，以男童多见，多在36个月内起病，未经特殊教育和治疗的儿童多数预后不良。孤独症的基本特征为社会交往障碍、语言或非语言交流障碍、兴趣范围狭窄，以及有刻板、僵硬的行为方式、感觉障碍和动作异常、智力障碍和认知偏移，早期较难抚养，患儿通常睡眠少、会尖叫、倔强或特别安静、有特殊兴趣等。

7. 重症身心发育障碍 指同时具有运动和智力发育障碍且均为重度者，难以完成功能性动作，精神发育迟滞表现为"痴呆"。多因各种原因引起的脑发育障碍或损伤所致，主要表现为家庭看护困难，在康复机构中不能接受集体生活指导；具有异常姿势和动作；肌张力异常、躯干四肢挛缩、畸形、间歇性癫痫发作；进食、更衣和排泄均需要帮助；不能理解、交流和表达；对刺激没有反应、反应减弱或反应异常；具有异常行为和习惯性动作，如吮指、揪头发、抓弄耳朵、攻击的行为等。

六、学习和研究人体发育学的意义

1. 以监测与评定为前提,促进人体正常发育。
2. 融合相关学科的研究,形成人体发育学的新理念。
3. 以人体发育学研究为基础,促进发育监测和康复评定技术的发展。
4. 以人体发育学研究为基础,提高临床多种疾病的康复治疗技术水平。

思考题

1. 运动和制动对机体有哪些影响?
2. 长期卧床的患者在进行治疗过程中应注意哪些问题?
3. 人体生长发育的正常规律是什么?

(张润洪)

第三章 康复评定方法

第三章数字资源

学习目标

1. 掌握残疾的三级预防。
2. 熟悉导致残疾的原因。
3. 了解残疾的分类及预防。

康复评定是对病、伤、残患者的功能状况及其水平进行定性和（或）定量描述，并对其结果作出合理解释的过程，主要包括对运动、感觉、知觉、语言、职业、社会、生活等方面的功能评定。进行康复评定能掌握患者的功能障碍情况，根据存在的功能障碍制订康复治疗方案，在治疗中期对患者再次进行评定，评价治疗效果，帮助判断预后。康复治疗应始于评定、止于评定，并将康复评定贯穿于康复治疗全过程当中。本章所包含的康复评定方法为：残疾评定、运动功能评定、日常生活活动能力评定、感知与认知功能评定、康复心理评定、言语与吞咽功能评定、电生理学检查、心肺功能评定、职业能力评定等。

第一节 残疾评定

一、概述

（一）定义

残疾是指身体结构、功能的损害及个体活动受限与参与社会活动的局限性。残疾人是指在心理、生理、人体结构上，某种组织缺失、功能丧失或障碍，全部或部分失去从事某种活动能力的人。

（二）致残原因

1. **疾病** 如患类风湿关节炎 3 年的致残率可达 70%；癌症使人丧失了正常的工作和生活能力；肺部及其相关疾病，如慢性阻塞性肺疾病、肺气肿、哮喘同样会限制患者活动，使其无法正常工作和生活。

2. **营养不良** 如"毒奶粉"致蛋白质严重缺乏可引起智力发育迟滞，维生素 D 严重缺乏可引起佝偻病等。

3. **遗传** 根据统计，在儿科专科医院住院的患者中，25%～39% 是因为遗传原因发病，11% 的儿童期死亡患者与遗传因素有关。遗传病种类繁多，涉及全身各个系统，分散在临床各专业，导致畸形、代谢异常、神经和肌肉功能障碍，病死率和残疾率均较高。

4. **意外事故** 如交通事故致颅脑损伤、高空坠物致脊髓损伤、运动致骨骼肌肉损伤等。

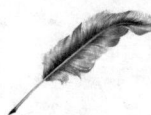

5. 物理、化学因素　如紫外线、噪声、农药残留、兽药残留、真菌毒素、食品加工过程中形成的某些致癌和致突变物（如亚硝胺等）及工业污染物等。

6. 社会、心理因素　可致精神病。

二、分类

（一）国际病损、残疾和残障分类

WHO 于 1980 年公布的《国际病损、残疾与残障分类》（International Classification of Impairment, Disability and Handicap, ICIDH）将功能障碍划分为 3 个层次，即病损（impairment）、残疾、残障。

1. **残损**　是指人的生理、心理或解剖结构或功能上的任何丧失或异常，对独立生活和工作学习有一定程度的影响，其影响体现在组织器官水平上。

2. **残疾**　是指由于病损的原因使人的能力受限或缺乏，以至于不能在正常范围内以正常的方式进行活动，其影响体现在个体水平上。

3. **残障**　是指由于病损或残疾，限制或阻碍一个人充当正常社会角色（按年龄、性别、社会和文化等因素）并使之处于不利的地位，表现为工作能力、生活自理能力及社会活动能力部分或完全丧失，其影响体现在社会水平上。

由于使用了诸如残障等消极术语，并且没有明确认识到环境的作用，ICIDH 长期以来受到残疾人团体的批评。在 1993 年出版的 ICIDH 第 2 版中，WHO 表示将开发其后续分类。

（二）国际功能、残疾和健康分类

2001 年 5 月 22 日，在第 54 届世界卫生大会上通过了《国际功能、残疾和健康分类》（International Classification of Functioning, Disability and Health, ICF）。ICF 摒弃了一些贬义、负面的词语，强调以功能为基础，强调了环境与内因的重要性。ICF 包括功能和残疾、情景性因素两个部分：功能与残疾又含身体功能和结构及活动和参与两个成分；情景性因素含环境因素和个人因素两个成分。ICF 是以活动和参与为主线来进行功能、残疾和健康分类的，强调环境与个人因素，以及各部分之间的双向作用，其运行模式见图 3-1。在该标准中，"残疾"不再被分成病损、残疾、残障 3 个层次，而是被定义为损伤、活动受限、参与受限。

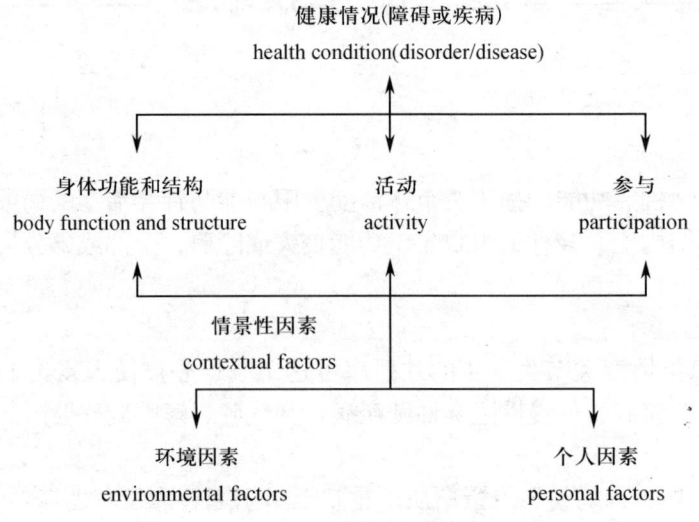

图 3-1　ICF 运行模式

（三）残疾分类和分级标准

2011 年，中国最新残疾人残疾分类和分级标准中按不同残疾类型分为视力残疾、听力残疾、言语残疾、肢体残疾、智力残疾、精神残疾和多重残疾。

1. 视力残疾标准

（1）视力残疾定义：各种原因导致的双眼视力低下且不能矫正，或者双眼视野缩小，以致影响日常生活和社会活动参与。视力残疾包括盲及视力低下。

（2）视力残疾分级：按视力和视野状态分级，其中盲为视力残疾的一级和二级，视力低下为视力残疾的三级和四级。视力残疾均针对双眼而言，若双眼视力不同，则以视力较好的眼为准。如仅有单眼为视力残疾，而另一眼的视力达到或优于 0.3，则不属于视力残疾范畴。视野以注视点为中心，视野半径小于 10° 者，不论其视力如何均属于盲。视力残疾分级见表 3-1。

表 3-1　视力残疾分级

级别	视力、视野半径
一级	无光感 ~ < 0.02 或视野半径 < 5 度
二级	0.02 ~ < 0.05 或视野半径 < 10 度
三级	0.05 ~ < 0.1
四级	0.1 ~ < 0.3

2. 听力残疾标准

（1）听力残疾定义：各种原因导致双耳不同程度的永久性听力障碍，听不到或听不清周围环境声及言语声，以致影响日常生活和社会活动参与。

（2）听力残疾分级

听力残疾一级：听觉系统的结构和功能极重度损伤，较正常者平均听力损失大于 90 dB HL，不能依靠听觉进行言语交流，在理解、交流等活动上极重度受限，在参与社会生活方面存在极严重障碍。

听力残疾二级：听觉系统的结构和功能重度损伤，较正常者平均听力损失在 81 ~ 90 dB HL，在理解和交流等活动上重度受限，在参与社会生活方面存在严重障碍。

听力残疾三级：听觉系统的结构和功能中重度损伤，较正常者平均听力损失在 61 ~ 80 dB HL，在理解和交流等活动上中度受限，在参与社会生活方面存在中度障碍。

听力残疾四级：听觉系统的结构和功能中度损伤，较正常者平均听力损失在 41 ~ 60 dB HL，在理解和交流等活动上轻度受限，在参与社会生活方面存在轻度障碍。

3. 言语残疾标准

（1）言语残疾定义：各种原因导致的不同程度的言语障碍，经 1 年以上治疗不愈或病程超过 2 年，不能或难以进行正常的言语交流活动，以致影响日常生活和社会活动参与。包括失语、运动性构音障碍、器质性构音障碍、发声障碍、儿童言语发育迟滞、听力障碍所致的言语障碍、口吃等。3 岁以下不定残。

（2）言语残疾分级

言语残疾一级：脑和（或）发音器官的结构、功能极重度损伤，无任何言语功能或语音清晰度 ≤ 10%，言语表达能力等级测试未达到一级水平，在参与社会生活方面存在极严重障碍。

言语残疾二级：脑和（或）发音器官的结构、功能重度损伤，具有一定的发声及言语能力。语音清晰度为 11% ~ 25%，言语表达能力等级测试未达到二级水平，在参与社会生活方面存在严重障碍。

言语残疾三级：脑和（或）发音器官的结构、功能中度损伤，可以进行部分言语交流。语音清晰度为 26% ~ 45%，言语表达能力等级测试未达到三级水平，在参与社会生活方面存在中度障碍。

言语残疾四级：脑和（或）发音器官的结构、功能轻度损伤，能进行简单会话，但用较长句表达困难。语音清晰度为46%～65%，言语表达能力等级测试未达到四级水平，在参与社会生活方面存在轻度障碍。

4. 肢体残疾标准

（1）肢体残疾定义：人体运动系统的结构、功能损伤造成的四肢残缺或四肢、躯干麻痹（瘫痪）、畸形等导致人体运动功能不同程度的丧失，以及活动受限或参与社会活动的局限。

（2）肢体残疾分级：按人体运动功能丧失、活动受限、参与社会活动局限的程度分级（不佩戴假肢、矫形器及其他辅助器具）。肢体部位说明如下。

全上肢：包括肩关节、肩胛骨。

上臂：肘关节和肩关节之间，不包括肩关节，含肘关节。

前臂：肘关节和腕关节之间，不包括肘关节，含腕关节。

全下肢：包括髋关节、半骨盆。

大腿：髋关节和膝关节之间，不包括髋关节，含膝关节。

小腿：膝关节和踝关节之间，不包括膝关节，含踝关节。

手指全缺失：含掌指关节。

足趾全缺失：含跖趾关节。

肢体残疾分级如下。

肢体残疾一级：不能独立实现日常生活活动，并具备下列状况之一。四肢瘫，即四肢运动功能重度丧失；截瘫，即双下肢运动功能完全丧失；偏瘫，即一侧肢体运动功能完全丧失；单全上肢和双小腿缺失；单全下肢和双前臂缺失；双上臂和单大腿（或单小腿）缺失；双全上肢或双全下肢缺失；四肢在手指掌指关节（含）和跖趾关节（含）以上不同部位缺失；双上肢功能极重度障碍或三肢功能重度障碍。

肢体残疾二级：基本上不能独立实现日常生活活动，并具备下列状况之一。偏瘫或截瘫，残肢保留少许功能（不能独立行走）；双上臂或双前臂缺失；双大腿缺失；单全上肢和单大腿缺失；单全下肢和单上臂缺失；三肢在手指掌指关节（含）和跖趾关节（含）以上不同部位缺失（一级中的情况除外）；二肢功能重度障碍或三肢功能中度障碍。

肢体残疾三级：能部分独立实现日常生活活动，并具备下列状况之一。双小腿缺失；单前臂及其以上缺失；单大腿及其以上缺失；双手拇指或双手拇指以外其他手指全缺失；二肢在手指掌指关节（含）和跖趾关节（含）以上不同部位缺失（一级、二级中的情况除外）；一肢功能重度障碍或二肢功能中度障碍。

肢体残疾四级：基本上能独立实现日常生活活动，并具备下列状况之一。单小腿缺失；双下肢不等长，差距≥50 mm；脊柱强（僵）直；脊柱畸形，后凸大于70°或侧凸大于45°；除单手拇指外其他四指全缺失；单手拇指全缺失；单足跖趾关节以上缺失；双足趾完全缺失或失去功能；侏儒症（身高≤1300 mm的成年人）；一肢功能中度障碍或二肢功能轻度障碍；类似上述的其他肢体功能障碍。

5. 智力残疾标准

（1）智力残疾定义：智力显著低于正常水平，并伴有适应行为的障碍。此类残疾是由于神经系统结构、功能障碍，使个体活动和社会参与受到限制，需要环境提供全面、广泛、有限和间歇的支持。

（2）智力残疾分级：按0～6岁和7岁及以上两个年龄段发育商、智商和适应行为进行分级。0～6岁儿童发育商小于72者直接按发育商分级，发育商在72～75者按适应行为进行分级。7岁及以上按智商、适应行为进行分级，当两者的分值不在同一级别时，按适应行为分级。WHO-DAS Ⅱ分值反映的是18岁及以上各级智力残疾者的活动与社会参与情况。智力残

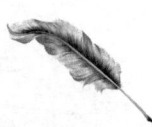

疾分级见表3-2。

表3-2 智力残疾分级

级别	智力发育水平		社会适应能力	
	发育商（DQ） 0~6岁	智商（IQ） 7岁及以上	适应行为（AB）	WHO-DAS Ⅱ分值 18岁及以上
一级	≤25	<20	极重度	≥116分
二级	26~39	20~34	重度	106~115分
三级	40~54	35~49	中度	96~105分
四级	55~75	50~69	轻度	52~95分

6. 精神残疾标准

（1）精神残疾定义：各类精神障碍持续1年以上未痊愈，由于存在认知、情感和行为障碍，以致影响日常生活和社会活动参与。

（2）精神残疾分级

精神残疾一级：WHO-DAS Ⅱ值≥116分，适应行为极重度障碍；生活完全不能自理，忽视自己的生理、心理基本需求。不与人交往，无法从事工作，不能学习新事物。需要环境提供全面、广泛的支持，生活长期、全部需他人监护。

精神残疾二级：WHO-DAS Ⅱ值为106~115分，适应行为重度障碍；生活大部分不能自理，基本不与人交往，只与照顾者简单交往，能理解照顾者的简单指令，有一定学习能力。在监护下能从事简单劳动。能表达自己的基本需求，偶尔被动参与社交活动。需要环境提供广泛的支持，大部分生活仍需他人照料。

精神残疾三级：WHO-DAS Ⅱ值为96~105分，适应行为中度障碍；生活上不能完全自理，可以与人进行简单交流，能表达自己的情感。能独立从事简单劳动，能学习新事物，但学习能力明显比一般人差。被动参与社交活动，偶尔能主动参与社交活动。需要环境提供部分的支持，即所需要的支持服务是经常性的、短时间的，部分生活需由他人照料。

精神残疾四级：WHO-DAS Ⅱ值为52~95分，适应行为轻度障碍；生活上基本自理，但自理能力比一般人差，有时忽略个人卫生。能与人交往，能表达自己的情感，体会他人情感的能力较差，能从事一般的工作，学习新事物的能力比一般人稍差。偶尔需要环境提供支持，一般情况下生活不需要由他人照料。

7. 多重残疾标准 指同一个体身上同时具备两种或两种以上残疾类别的特征，每种残疾类别的分级标准同前文内容。例如，脑性瘫痪患者同时具有智力残疾、言语残疾及肢体残疾的特征，属于多重残疾。

三、残疾的预防

残疾的预防又称残疾的三级预防。

（一）一级预防

一级预防是指预防可能导致残疾的各种损伤或疾病，避免发生原发性残疾的过程。指采用一切措施尽可能地预防所有致残伤病事件的发生。一级预防最为有效，可降低70%的残疾发生率。采取的措施包括：预防失用及误用综合征，防止意外事故，优生优育，严禁近亲结婚，进行产前检查，注意妊娠期及围生期保健等。

（二）二级预防

二级预防指疾病或损伤发生之后，采取积极、主动的措施防止发生并发症及功能障碍或发生继发性残疾的过程。指通过积极、有效的临床治疗和康复治疗，尽可能减少伤病对患者的损害程度。二级预防可降低10%~20%的残疾发生率。采取的措施包括：早期发现，早期治疗。如发生脊髓损伤时，早期进行肢体肌力训练可强化脊髓的残存功能。

（三）三级预防

三级预防指残疾已经发生，采取各种积极的措施防止残疾恶化的过程，这是康复预防中康复医学人员涉入最深和最多的部分。指通过康复的措施（包括环境的改造、康复工程的支持），使患者尽可能改善功能，达到残而不废。在康复治疗过程中常用的治疗方法有运动疗法、作业疗法、言语治疗、心理治疗，以及使用假肢、辅助器具等。

思考题

1. 目前残疾共分多少类？肢体残疾的分级标准是什么？
2. 残疾的预防包括哪些内容？在残疾的三级预防中，可运用哪些康复医学的技术方法？

（邵　康）

第二节　运动功能评定

学习目标

1. 掌握临床常用的肌力、肌张力、平衡、协调评定方法。
2. 熟悉关节活动范围的测量方法及常用的运动功能评定量表。
3. 了解步态分析方法要点和常见的异常步态。

一、关节活动范围评定

关节活动范围（range of motion，ROM）又称为关节活动度，是指关节活动时可达到的运动最大弧度。关节运动有主动运动、被动运动、主动助力运动三种类型，根据运动的类型可将关节活动范围分为主动关节活动范围（active range of motion，AROM）和被动关节活动范围（passive range of motion，PROM）。主动关节活动范围是指作用于关节的肌肉随意收缩使关节运动时所通过的运动弧；被动关节活动范围是指在外力作用下，关节被动运动时所通过的运动弧。

影响关节活动范围的因素有构成关节的两关节面面积的大小、关节囊的厚薄及松紧度、关节韧带的多少与强弱、关节周围肌肉的伸展性和弹性情况等。将肩关节和髋关节进行比较，肩关节的两关节面面积相差大、关节囊薄而松弛、关节韧带少且相对较弱，肌肉的伸展性和弹性良好，所以肩关节可以做任何方向上的关节活动且关节活动范围大；而髋关节两关节面面积相差小、关节囊厚且紧、关节韧带多且强，关节活动范围就相对较小。一个关节的关节活动范围越大，关节稳定性相对就越低，关节活动范围越小，关节稳定性相对就越高。

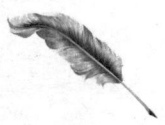

（一）测量工具

常用量角器如图 3-2 所示，量角器长度 7.5~40 cm 不等，分为大、中、小 3 种规格。例如：人体大关节如髋关节、膝关节用 40 cm 大量角器测量，肩关节、肘关节用中量角器测量，而腕关节、指间关节用半圆形量角器测量。

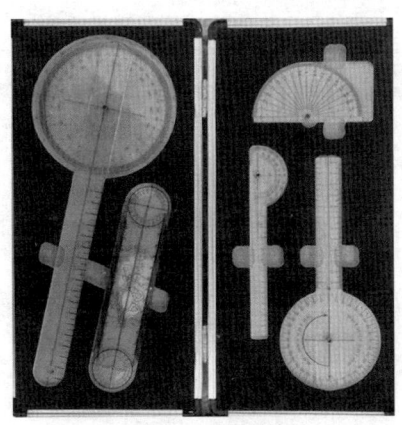

图 3-2　常用量角器

（二）测量方法

在测量各个关节活动范围前，应先了解正常的关节活动范围，将测量结果同正常值相对比，以此判断关节活动范围是否异常。正常的关节活动范围见表 3-3。

表 3-3　正常关节活动范围

关节	正常活动范围	关节	正常活动范围	关节	正常活动范围
肩关节		尺偏	0°~30°	踝关节	
前屈	0°~180°	桡偏	0°~20°	背伸	0°~20°
后伸	0°~60°	指关节		跖屈	0°~50°
外展	0°~180°	第 1 掌指关节屈曲	0°~35°	内翻	0°~35°
内旋	0°~70°	第 2、3、4 掌指关节屈曲	0°~90°	外翻	0°~20°
外旋	0°~90°	第 1 指间关节屈曲	0°~80°	颈椎关节	
水平内收	0°~130°	第 2、3、4 指间关节屈曲	0°~100°	前屈	0°~45°
水平外展	0°~40°	髋关节		后伸	0°~45°
肘关节		屈曲	0°~90°/125°	侧屈	0°~45°
屈曲	0°~150°	伸展	0°~30°	旋转	0°~60°
伸展	0°~5°	外展	0°~45°	胸腰椎关节	
前臂		内收	0°~30°	前屈	0°~80°
旋前	0°~80°/90°	内旋	0°~35°	后伸	0°~30°
旋后	0°~80°/90°	外旋	0°~45°	侧屈	0°~40°
腕关节		膝关节		旋转	0°~45°
掌屈	0°~80°	屈曲	0°~135°		
背伸	0°~70°	伸展	0°~10°		

在进行关节活动范围测量时，应首先确定关节活动的轴心、固定臂、移动臂。让量角器的轴心与关节活动的轴心对应，让量角器的固定臂和移动臂与关节活动的固定臂和移动臂平行，进行关节活动，移动臂移动的弧度即为该关节的活动范围。在测量时，应注意观察受试者有无疼痛或不适感，并记录主动关节活动范围和被动关节活动范围。关节活动范围测量方法如表3-4所示。

表3-4　关节活动范围测量方法

关节	运动	检查体位	轴心	固定臂	移动臂
肩关节	前屈	仰卧位、坐位或站位，上臂置于体侧，肘部伸直	肩峰	与腋中线平行	与肱骨长轴平行
	后伸	俯卧位、坐位或站位，上臂置于体侧，肘部伸直	肩峰	与腋中线平行	与肱骨长轴平行
	外展	仰卧位、坐位或站位，上臂置于体侧，肘部伸直	肩峰前部	与腋中线平行	与肱骨长轴平行
	内旋、外旋	仰卧位、坐位或站位，肩部外展90°，肘部屈曲90°	尺骨鹰嘴	与腋中线平行	与尺骨平行
	水平内收、外展	坐位或站位，肩部外展90°，肘部伸直，掌心朝下	肩峰突	与两肩峰连线平行	与肱骨长轴平行
肘关节	屈曲、伸展	仰卧位、坐位或站位，肘部伸直，前臂旋后	肱骨外上髁	与肱骨长轴平行	与桡骨平行
前臂	旋前、旋后	坐位或站位，肩部0°，肘屈90°，前臂中立位，手握铅笔	第3掌指关节突出部位	与地面垂直	与铅笔平行
腕关节	掌屈、背伸	坐位或站位，前臂旋前位放于桌面上，腕关节中立位	尺骨茎突	与尺骨长轴平行	与第5掌骨长轴平行
	尺偏、桡偏	坐位或站位，前臂旋前，掌心朝下放于桌面上	腕关节背面腕骨中点	与前臂中线长轴平行	与第3掌骨平行
指关节	第1掌指关节屈曲	坐位或站位，前臂中立位，腕关节0°，前臂和手的尺侧置于桌面上	第1掌指关节侧方	与第1掌骨中线平行	与拇指近节指骨中线平行
	第2、3、4掌指关节屈曲	坐位或站位，肘部屈90°，掌心朝下，腕关节中立位	掌指关节背侧中点	与掌骨中线平行	与近节指骨中线平行
	第1指间关节屈曲	坐位或站位，前臂中立位，腕关节0°，前臂和手的尺侧置于桌面上	拇指近节指间关节背侧中心	与拇指近节指骨平行	与拇指中节指骨平行
	第2、3、4指间关节屈曲	坐位或站位，掌心朝下，腕关节中立位	近节指间关节背侧中点	与近节指骨平行	与中节指骨平行
髋关节	屈曲	仰卧位或侧卧位，膝关节伸展/屈曲	股骨大转子	与腋中线平行	与股骨长轴平行
	伸展	仰卧位、俯卧位或侧卧位，髋关节、膝关节伸展	股骨大转子	与腋中线平行	与股骨长轴平行
	外展、内收	仰卧位	髂前上棘	与两髂前上棘连线平行	与股骨长轴平行
	内旋、外旋	坐位，屈髋90°，屈膝90°	髌骨中点	与地面垂直	与胫骨长轴平行

续表

关节	运动	检查体位	轴心	固定臂	移动臂
膝关节	屈曲	俯卧位，髋、膝关节伸展	腓骨小头	与股骨长轴平行	与腓骨长轴平行
	伸展	仰卧位，髋、膝关节伸展	腓骨小头	与股骨长轴平行	与腓骨长轴平行
踝关节	背伸、跖屈	仰卧位或坐位，坐位时屈膝90°，踝关节中立位	外踝	与腓骨长轴平行	与第5跖骨平行
	内翻	仰卧位或坐位，坐位时屈膝90°，踝关节中立位	跟骨外侧面	与胫骨长轴平行	与跟骨跖面平行
	外翻	仰卧位或坐位，坐位时屈膝90°，踝关节中立位	跖趾关节内侧面中点	与胫骨长轴平行	与跟骨跖面平行
颈椎关节	前屈、后伸	坐位或站位，眼平视，颈部直立	肩峰	与通过肩峰的垂线平行	与外耳道和头顶的连线平行
	侧屈	坐位或站位，眼平视，颈部直立	第7颈椎棘突	与第7颈椎棘突和第5腰椎棘突连线平行	与头顶和第7颈椎棘突连线平行
	旋转	坐位或站位，眼平视，颈部直立	头顶	与两肩峰连线平行	对准鼻尖
胸腰椎关节	前屈、后伸	站位，胸腰椎无屈曲、旋转	第5腰椎棘突侧面投影点	与通过第5腰椎棘突的垂线平行	与第7颈椎棘突和第5腰椎棘突连线平行
	侧屈	站位，胸腰椎无屈曲、旋转	第5腰椎棘突	与两髂嵴连线中点的垂线平行	与第7颈椎棘突和第5腰椎棘突连线平行
	旋转	站位，胸腰椎无屈曲、旋转	头顶部中点	与两髂嵴连线平行	与两肩峰连线平行

（三）测量结果记录

1. 详细记录测量的日期、肢体关节名称、AROM 和 PROM。
2. 记录结果以度（°）为单位。
3. 记录运动范围，例如，膝关节的 0°～150° 表示无受限，20°～150° 提示伸展受限，0°～120° 提示屈曲受限。
4. "-" 表示某关节出现非正常过伸情况，如 "膝过伸：-20°"。
5. 不能测量记录为 "无"。如腕关节掌屈痉挛，不能伸展，则伸展一栏记为 "无"。
6. 测定时，应对水肿、疼痛、肌紧张、肌萎缩、皮肤情况予以记载。

（四）主要关节活动范围的测量方法

1. 肩关节活动范围

（1）肩关节前屈（0°～180°，图3-3）

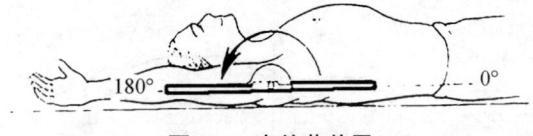

图 3-3 肩关节前屈

开始位置：仰卧位、坐位或站位，上肢位于躯干侧方且手心朝下。

测量方法：轴心位于肱骨侧面肩峰，固定臂与躯干腋中线平行，移动臂与肱骨长轴平行。

注意事项：在测量肩关节前屈终末位的角度时，轴心应置于三角肌群所形成的皱褶末端。

（2）肩关节后伸（0°～60°，图3-4）

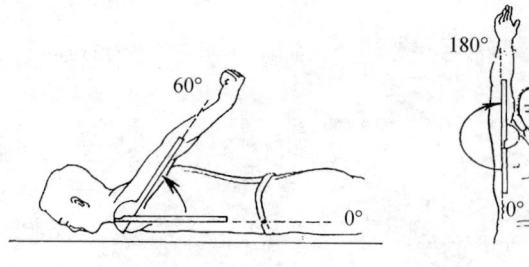

图 3-4　肩关节后伸　　图 3-5　肩关节外展

开始位置：俯卧位、坐位或站位，上肢位于躯干侧方且手心朝下。

测量方法：轴心位于肱骨侧面肩峰，固定臂与躯干腋中线平行，移动臂与肱骨长轴平行。

注意事项：测量肩关节后伸终末位角度时轴心位置不变，运动时肩胛骨轻微向上倾斜，避免肩胛骨的过度运动。

（3）肩关节外展（0°～180°，图3-5）

开始位置：仰卧位、坐位或站位，上肢位于躯干侧方且手心朝下。

测量方法：轴心位于肩峰前部，固定臂与躯干腋中线平行，移动臂与肱骨长轴平行。

注意事项：肩关节外展到90°时，前臂须旋后才能继续外展，外展时避免肩关节代偿性抬高。

（4）肩关节内旋（0°～70°，图3-6）

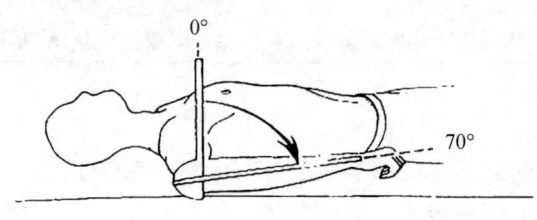

图 3-6　肩关节内旋

开始位置：仰卧位、坐位或站位，肩部外展90°，肘部屈曲90°，前臂中立位并与身体冠状面垂直。

测量方法：轴心位于肘关节尺骨鹰嘴，固定臂与腋中线平行，移动臂与尺骨平行。

注意事项：开始时固定臂与移动臂重合，测量时固定臂仍保留于原来的位置与地面垂直，移动臂跟随前臂移动。

（5）肩关节外旋（0°～90°，图3-7）

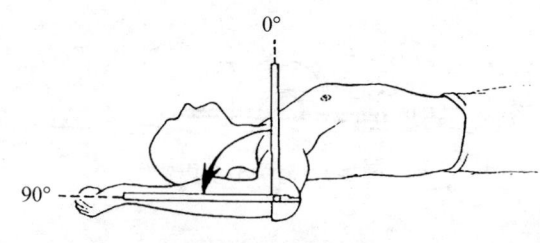

图 3-7　肩关节外旋

开始位置：仰卧位、坐位或站位，肩部外展90°，肘部屈曲90°，前臂中立位并与身体冠状面垂直。

测量方法：轴心位于肘关节尺骨鹰嘴，固定臂与躯干腋中线平行，移动臂与尺骨平行。

注意事项：开始时固定臂与移动臂重合，测量时固定臂仍保留于原来的位置与地面垂直，移动臂跟随前臂移动。

（6）肩关节水平内收（0°～130°，图3-8）

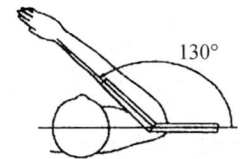 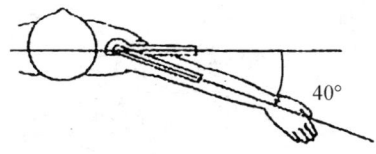

图3-8　肩关节水平内收　　　图3-9　肩关节水平外展

开始位置：坐位或站位，肩关节外展90°，肘关节伸展，掌心朝下。
测量方法：轴心位于肩峰突，固定臂与两肩峰连线平行，移动臂与肱骨长轴平行。

（7）肩关节水平外展（0°～40°，图3-9）
开始位置：坐位或站位，肩关节外展90°，肘关节伸展，掌心朝下。
测量方法：轴心位于肩峰突，固定臂与两肩峰连线平行，移动臂与肱骨长轴平行。

2. **肘关节活动范围**

（1）肘关节屈曲（0°～150°，图3-10）

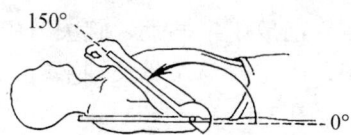

图3-10　肘关节屈曲

开始位置：仰卧位、坐位或站位，肱骨紧靠躯干，肩关节外旋，前臂旋后。
测量方法：轴心位于肱骨外上髁，固定臂与肱骨长轴平行，移动臂与桡骨平行。
注意事项：量角器的轴心在终末位时需要重新调整。

（2）肘关节伸展（0°～5°）
开始位置：仰卧位、坐位或站位，肱骨紧靠躯干，肩关节外旋，前臂旋后。
测量方法：轴心位于肱骨外上髁，固定臂与肱骨长轴平行，移动臂与桡骨平行。
注意事项：量角器的轴心在终末位时需要重新调整。

3. **前臂活动范围**

（1）前臂旋前（0°～80°/90°，图3-11）

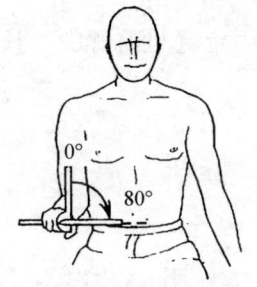 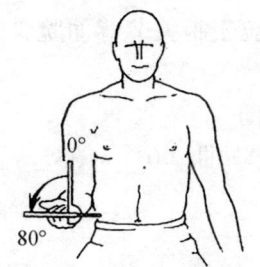

图3-11　前臂旋前　　　图3-12　前臂旋后

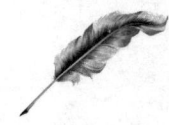

开始位置：坐位或站位，肱骨紧靠躯干，屈肘90°，前臂中立位，掌心向内，腕关节中立位，手握一支铅笔。

测量方法：轴心位于第3掌指关节突出部位，固定臂与地面垂直，移动臂与铅笔平行。

（2）前臂旋后（0°～80°/90°，图3-12）

开始位置：坐位或站位，肱骨紧靠躯干，屈肘90°，前臂中立位，掌心向内，腕关节中立位，手握一支铅笔。

测量方法：轴心位于第3掌指关节突出部位，固定臂与地面垂直，移动臂与铅笔平行。

4. 腕关节活动范围

（1）腕关节掌屈（0°～80°，图3-13）

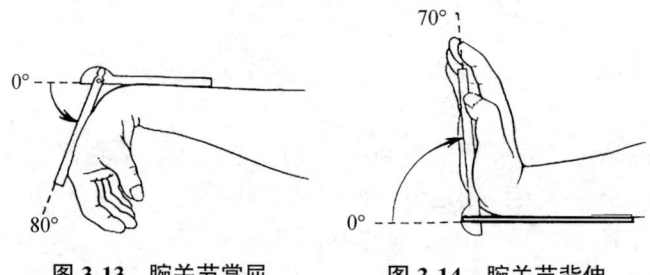

图3-13 腕关节掌屈　　图3-14 腕关节背伸

开始位置：坐位或站位，前臂旋前放于桌面上，腕关节中立位。

测量方法：轴心位于尺骨茎突，固定臂与尺骨长轴平行，移动臂与第5掌骨长轴平行。

（2）腕关节背伸（0°～70°，图3-14）

开始位置：坐位或站位，前臂旋前放于桌面上，腕关节中立位。

测量方法：轴心位于尺骨茎突，固定臂与尺骨长轴平行，移动臂与第5掌骨长轴平行。

（3）腕关节尺偏（0°～30°，图3-15）

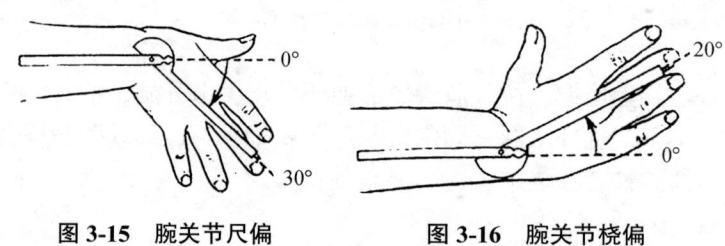

图3-15 腕关节尺偏　　图3-16 腕关节桡偏

开始位置：坐位或站位，前臂旋前，掌心朝下放于桌面上。

测量方法：轴心位于腕关节背面腕骨中点，固定臂与前臂中线长轴平行，移动臂与第3掌骨平行。

（4）腕关节桡偏（0°～20°，图3-16）

开始位置：坐位或站位，前臂旋前，掌心朝下放于桌面上。

测量方法：轴心位于腕关节背面腕骨的中点，固定臂与前臂中线长轴平行，移动臂与第3掌骨平行。

5. 指关节活动范围

（1）第1掌指关节屈曲（0°～35°，图3-17）

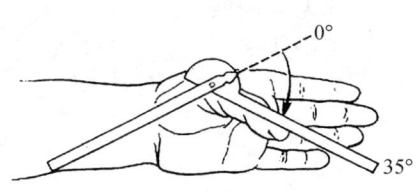 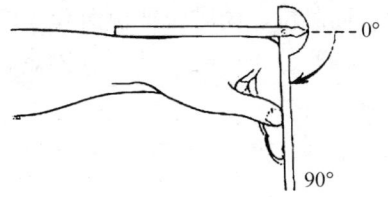

图 3-17　第 1 掌指关节屈曲　　图 3-18　第 2、3、4 掌指关节屈曲

开始位置：坐位或站位，前臂中立位，腕关节 0°，前臂和手的尺侧置于桌面上。

测量方法：轴心位于第 1 掌指关节侧方，固定臂与第 1 掌骨中线平行，移动臂与拇指近节指骨中线平行。

（2）第 2、3、4 掌指关节屈曲（0°～90°，图 3-18）

开始位置：坐位或站位，屈肘 90°，掌心朝下，腕关节中立位。

测量方法：轴心位于掌指关节背侧中点，固定臂与掌骨中线平行，移动臂与近节指骨中线平行。

（3）第 1 指间关节屈曲（0°～80°，图 3-19）

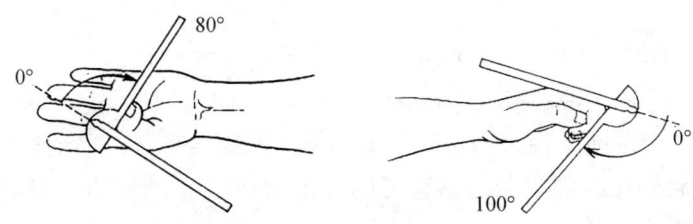

图 3-19　第 1 指间关节屈曲　　图 3-20　第 2、3、4 指间关节屈曲

开始位置：坐位或站位，前臂中立位，腕关节 0°，前臂和手的尺侧置于桌面上。

测量方法：轴心位于拇指近节指间关节背侧中心，固定臂与拇指近节指骨平行，移动臂与拇指中节指骨平行。

（4）第 2、3、4 指间关节屈曲（0°～100°，图 3-20）

开始位置：坐位或站位，掌心朝下，腕关节中立位。

测量方法：轴心位于近节指间关节背侧中点，固定臂与近节指骨平行，移动臂与中节指骨平行。

6. 髋关节活动范围

（1）髋关节屈曲（0°～90°/125°，图 3-21）

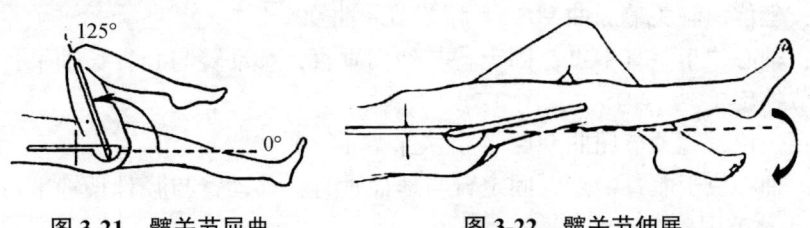

图 3-21　髋关节屈曲　　图 3-22　髋关节伸展

开始位置：仰卧位或侧卧位，膝关节伸展／屈曲。

测量方法：轴心位于股骨大转子，固定臂与躯干腋中线平行，移动臂与股骨长轴平行，并指向股骨外上髁。

注意事项：伸膝时关节活动范围为 0°～90°，屈膝时关节活动范围为 0°～125°。

（2）髋关节伸展（0°～30°，图 3-22）

开始位置：仰卧位、俯卧位或侧卧位，髋关节、膝关节伸展。

测量方法：轴心位于股骨大转子，固定臂与躯干腋中线平行，移动臂与股骨长轴平行，并指向股骨外上髁。

（3）髋关节外展（0°～45°，图3-23）

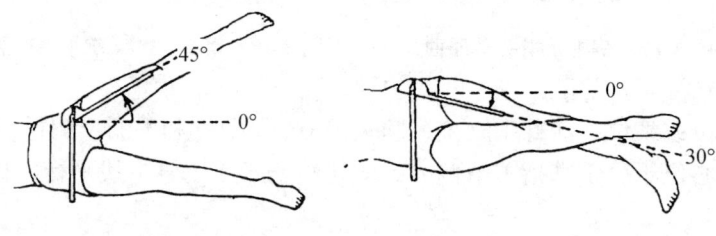

图3-23 髋关节外展　　图3-24 髋关节内收

开始位置：仰卧位，髋关节、膝关节伸展。

测量方法：轴心位于髂前上棘，固定臂与两髂前上棘连线平行，移动臂与股骨长轴平行。

注意事项：测量起始位，固定臂与移动臂的夹角为90°，测量的结果应减去90°以获得正确的关节活动范围。

（4）髋关节内收（0°～30°，图3-24）

开始位置：仰卧位，髋关节、膝关节伸展。

测量方法：轴心位于髂前上棘，固定臂与两髂前上棘连线平行，移动臂与股骨长轴平行。

注意事项：测量起始位，固定臂与移动臂的夹角为90°，测量的结果应减去90°以获得正确的关节活动范围。

（5）髋关节内旋（0°～35°，图3-25）

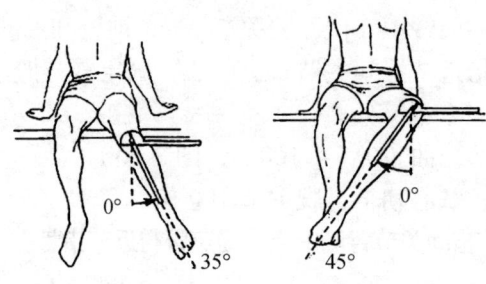

图3-25 髋关节内旋　　图3-26 髋关节外旋

开始位置：坐位，髋关节屈曲90°，膝关节屈曲90°。

测量方法：轴心位于髌骨中点，固定臂与地面垂直，移动臂与胫骨长轴平行。

（6）髋关节外旋（0°～45°，图3-26）

开始位置：坐位，髋关节屈曲90°，膝关节屈曲90°。

测量方法：轴心位于髌骨中点，固定臂与地面垂直，移动臂与胫骨长轴平行。

7. 膝关节活动范围

（1）膝关节屈曲（0°～135°，图3-27）

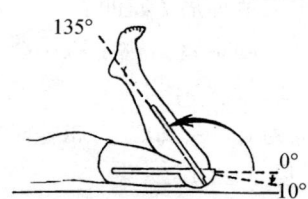

图3-27 膝关节屈曲/伸展

开始位置：俯卧位，髋关节、膝关节伸展。

测量方法：轴心位于腓骨小头，固定臂与股骨长轴平行，移动臂与腓骨长轴平行。

（2）膝关节伸展（0°～10°，图3-27）

开始位置：仰卧位，髋关节、膝关节伸展。

测量方法：轴心位于腓骨小头，固定臂与股骨长轴平行，移动臂与腓骨长轴平行。

8. **踝关节活动范围**

（1）踝关节背伸（0°～20°，图3-28）

开始位置：仰卧位或坐位，坐位时屈膝90°，踝关节中立位。

测量方法：轴心位于外踝，固定臂与腓骨长轴平行，移动臂与第5跖骨平行。

注意事项：测量起始位，固定臂与移动臂的夹角为90°，测量的结果应减去90°以获得正确的关节活动范围。

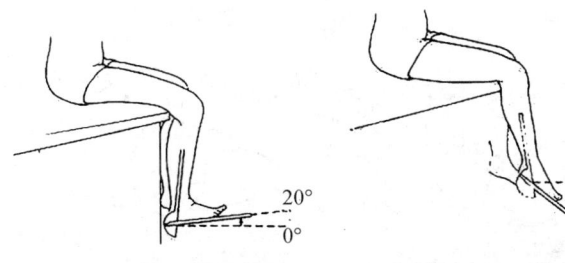

图3-28 踝关节背伸　　图3-29 踝关节跖屈

（2）踝关节跖屈（0°～50°，图3-29）

开始位置：仰卧位或坐位，坐位时屈膝90°，踝关节中立位。

测量方法：轴心位于外踝，固定臂与腓骨长轴平行，移动臂与第5跖骨平行。

注意事项：测量起始位，固定臂与移动臂的夹角为90°，测量的结果应减去90°以获得正确的关节活动范围。

（3）踝关节内翻（0°～35°）

开始位置：仰卧位或坐位，坐位时屈膝90°，踝关节中立位。

测量方法：轴心位于跟骨外侧面，固定臂与胫骨长轴平行，移动臂与跟骨跖面平行。

注意事项：测量起始位，固定臂与移动臂的夹角为90°，测量的结果应减去90°以获得正确的关节活动范围。

（4）踝关节外翻（0°～20°）

开始位置：仰卧位或坐位，坐位时屈膝90°，踝关节中立位。

测量方法：轴心位于跖趾关节内侧面中点，固定臂与胫骨长轴平行，移动臂与跟骨跖面平行。

注意事项：测量起始位，固定臂与移动臂的夹角为90°，测量的结果应减去90°以获得正确的关节活动范围。

9. **颈椎关节活动范围**

（1）颈前屈（0°～45°，图3-30）

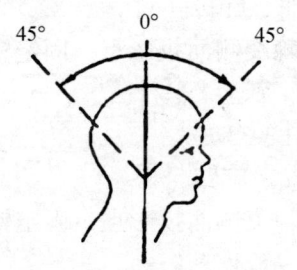

图3-30 颈前屈、颈后伸

开始位置：坐位或站位，眼平视，颈部直立。

测量方法：轴心位于肩峰，固定臂与矢状面上通过肩峰的垂线平行，移动臂与外耳道和头顶的连线平行。

注意事项：测量时，要求受试者屈颈使下颌贴近胸部，检查者测量运动起始位与终末位之间的角度或从下颌至胸骨角的距离。

（2）颈后伸（0°～45°，图3-30）

开始位置：坐位或站位，眼平视，颈部直立。

测量方法：轴心位于肩峰，固定臂与矢状面上通过肩峰的垂线平行，移动臂与外耳道和头顶的连线平行。

注意事项：要求受试者仰望天花板，使头的背侧靠近背部。

（3）颈侧屈（0°～45°，图3-31）

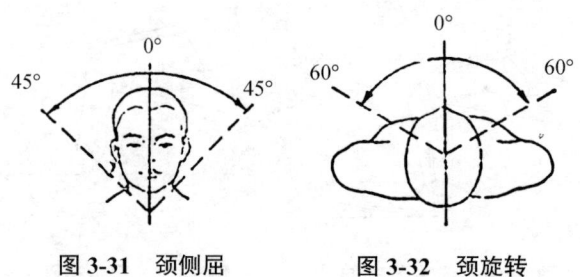

图3-31 颈侧屈　　图3-32 颈旋转

开始位置：坐位或站位，眼平视，颈部直立。

测量方法：轴心位于第7颈椎棘突，固定臂与第7颈椎棘突和第5腰椎棘突连线平行，移动臂与头顶和第7颈椎棘突连线平行。

注意事项：测量时，要求受试者向侧方屈颈使耳靠近肩部，固定脊柱，避免胸腰椎代偿运动。

（4）颈旋转（0°～60°，图3-32）

开始位置：坐位或站位，眼平视，颈部直立。

测量方法：轴心位于头顶，固定臂与两肩峰连线平行，移动臂对准鼻尖。

10. 胸腰椎关节活动范围

（1）脊柱前屈（0°～80°，图3-33）

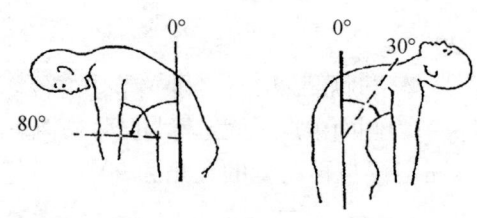

图3-33 脊柱前屈、后伸

开始位置：站位，胸腰椎无屈曲、旋转。

测量方法：轴心位于第5腰椎棘突侧面投影点，固定臂与通过第5腰椎棘突的垂线平行，移动臂与第7颈椎棘突和第5腰椎棘突连线平行。

（2）脊柱后伸（0°～30°，图3-33）

开始位置：站位，胸腰椎无屈曲、旋转。

测量方法：轴心位于第5腰椎棘突侧面投影点，固定臂与通过第5腰椎棘突的垂线平行，移动臂与第 7 颈椎棘突和第 5 腰椎棘突连线平行。

（3）脊柱侧屈（0°～40°，图 3-34）

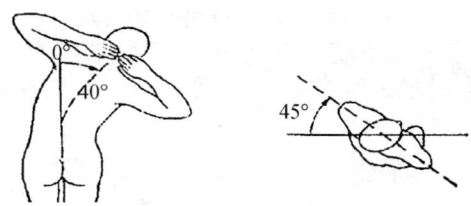

图 3-34 脊柱侧屈、旋转

开始位置：站位，胸腰椎无屈曲、旋转。

测量方法：轴心位于第 5 腰椎棘突，固定臂与两髂嵴连线中点的垂线平行，移动臂与第 7 颈椎棘突和第 5 腰椎棘突连线平行。

（4）脊柱旋转（0°～45°，图 3-34）

开始位置：站位，胸腰椎无屈曲、旋转。

测量方法：轴心位于头顶部中点，固定臂与两髂嵴连线平行，移动臂与两肩峰连线平行。

二、肌力评定

肌力是指肌肉或肌群在收缩时所产生的最大力量，又称为绝对肌力，广义包含肌肉爆发力和耐力。肌力评定是测试受试者在主动运动时肌肉或肌群的力量，以此评定肌肉的功能状态。肌力评定对肌肉骨骼系统病损、神经系统病损、尤其对周围神经病损的功能评定具有重要意义。

（一）肌肉收缩的影响因素

1. 肌肉的生理横断面 肌纤维的数量和肌纤维的粗细决定了肌肉的横断面积大小。生理横断面越大，肌肉所产生的力量也越大。

2. 肌肉的初长度 肌肉收缩前所处的长度称为初长度。在一定范围内，初长度越长，收缩力也越大，当肌肉收缩前初长度是其静息长度的 1.2 倍时，肌肉产生的力量最大。

3. 神经系统的调节 当肌力增大到一定程度时，中枢神经冲动的频率越高则产生的肌肉力量越大。中枢神经系统和外周神经系统也可通过调节运动单元的同步性而调节更多的原动肌参加工作，通过调节拮抗肌适当放松等功能对肌力的大小产生影响。

4. 肌肉收缩的类型 肌肉的不同收缩形式产生不同的肌力，肌肉等张离心性收缩产生的肌力最大，等长收缩产生的肌力较小，等张向心性收缩产生的肌力最小。

5. 个体差异 肌力的大小与年龄、性别、健康状况和心理状况有一定的关系。人在 20～30 岁肌力达到最高峰。同龄男性的肌力约为女性的 1.5 倍。

（二）评定工具与方法

肌力评定可以确定有无肌力减弱及肌力减弱的部位与程度，辅助某些神经肌肉疾病进行损伤定位诊断，预防肌力失衡引起的损伤或畸形，为康复方案的制订提供指导依据，客观评价康复治疗、训练的效果。常用的肌力测定方法有徒手肌力检查（manual muscle test，MMT）和器械肌力测定两大类。

1. 徒手肌力检查 不借助器械，检查者徒手测定受试者在主动运动时肌肉或肌群的收缩力量，是用来评定由于疾病、外伤、失用所导致的肌力低下的范围与程度的主要方法。MMT 实用、简单、应用广泛，所有肌力的评定方法都基于临床不断发展进化。主要的评定方法为 Lovett 分级法，此法于 1916 年由美国 Lovett 博士提出，临床应用最广。

徒手肌力检查的结果通常采用 Lovett 的 6 级分级法，见表 3-5。MMT 只能评定肌力的大小，不能评定肌肉的收缩耐力，为了更详细地描述患者的肌力水平，每一级又可用"+"和"-"进一步细分，见表3-6。

表 3-5 Lovett 分级评定标准

级别	名称	标准	相当于正常肌力的百分比（%）
0	零（zero, O）	无可测知的肌肉收缩	0
1	微缩（trace, T）	有轻微的肌肉收缩，但不能引起关节活动	10
2	差（poor, P）	在除重力状态下能做关节全范围运动	25
3	尚可（fair, F）	能抗重力做关节全范围运动，但不能抗阻力	50
4	良好（good, G）	能抗重力、抗一定阻力做关节全范围运动	75
5	正常（normal, N）	能抗重力、抗充分阻力做关节全范围运动	100

表 3-6 MMT 详细分级标准

分级	评级标准
0	不能触及肌肉的收缩
1	可触及肌肉的收缩，但不能引起关节活动
1^+	解除重力的影响可完成全关节活动范围的 50% 以下
2^-	解除重力的影响可完成全关节活动范围的 50% 以上，但不能达到最大活动范围
2	解除重力的影响可完成全关节活动范围的运动
2^+	可抗重力完成正常关节活动范围的 50% 以下
3^-	可抗重力完成正常关节活动范围的 50% 以上，但不能达到最大活动范围
3	可抗重力完成全关节活动范围的运动
3^+	在抗重力体位下，抗中等阻力可完成全关节活动范围的 50% 以下
4^-	在抗重力体位下，抗中等阻力可完成全关节活动范围的 50% 以上，但不能达到最大活动范围
4	在抗重力体位下，能抗中等阻力完成全关节活动范围的运动
5	能抗重力及最大阻力完成全关节活动范围的运动

在肌力评定时，首先让患者尝试做抗重力运动，能够完成说明肌力≥3级，再让患者抗重力及阻力完成关节活动，若能完成说明肌力≥4级，不能完成说明肌力为3级。若患者不能抗重力完成关节活动，则说明肌力＜3级，消除重力影响观察患者能否完成关节活动，若能则说明肌力为2级，不能则说明肌力≤1级。肌力≤1级者使其努力完成关节活动，触摸肌肉有无收缩，有收缩说明肌力为1级，无收缩则说明肌力为0级。

2. 器械肌力测定 肌力达3级以上时，可用专门的器械进行肌力检查，这种测试可取得较精确的定量数据，根据测试时肌肉的收缩类型分为以下3种肌力评定方法。

（1）等长肌力测定：在标准体位下，用不同的测力器测定一组肌群在等长收缩时所能产生的最大肌力。常用的检查方法如下。

a. 握力测定：用握力计（图3-35左侧）进行测试。测试时上肢在体侧下垂，握力计表面向外，将把手调节至适当宽度，重复测定2～3次，取最大值。握力的大小可用握力指数评

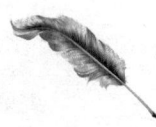

定。握力指数 = 握力（kg）/ 体重（kg）× 100%。通常握力指数大于 50% 为正常。

b. 捏力测定：用拇指与其他手指相对捏压握力计或捏力计（图 3-35 中间）即可测定捏力的大小，该测试反映拇对掌肌及四指屈肌的肌力大小，其正常值约为握力的 30%。

c. 背拉力测定：用背拉力计（图 3-35 右侧）测定。测试时双膝伸直，将把手调节至膝关节以上高度，然后做伸腰动作，用力向上拉把手。背肌肌力的大小可用拉力指数评定。拉力指数 = 拉力（kg）/ 体重（kg）× 100%。男性拉力指数正常值通常为 150% ~ 200%，女性为 100% ~ 150%。应注意的是，此测试方法易使腰痛症状加重，不宜用于腰痛患者、老年人，以及骨质疏松症患者。

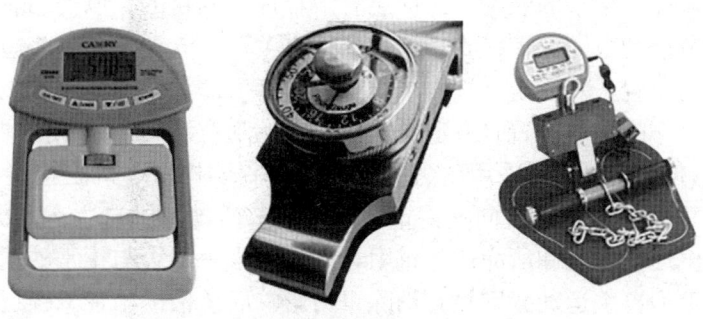

图 3-35　握力计、捏力计、背拉力计

d. 四肢大关节肌力测定：用等速测力仪测定。测试时，将测试程序设定为等长测试模式（运动速度为 0°/s），以测定一组肌群的最大力矩值、最大力矩维持时间及其他肌肉功能。

（2）等张肌力测定：在标准体位下，测定一组肌群在等张收缩时能使关节做全范围运动时的最大阻力。

a. 运动负荷：哑铃、砂袋、杠铃片或其他定量负重的运动器械。

b. 测试指标：以试举重物进行测试，做 1 次运动所能承受的最大阻力称 1 次最大阻力（1 repetitive maximum，1RM），完成 10 次连续运动所能承受的最大阻力为 10 次最大阻力（10RM）。

c. 注意事项：进行等张肌力测定时，须对试用阻力作适当估计，多次反复试举会使肌肉产生疲劳，影响测试结果。

（3）等速肌力测定：等速测试仪可以测定肌肉在进行等速运动时的肌力大小和肌肉功能。测定范围包括四肢大关节运动肌群及腰背肌的力量大小，可提供运动功能评定、运动系统伤病辅助诊断及疗效评价的准确指标。另外，等速测力仪还常被作为关节、肌肉康复的训练仪器。

3. **注意事项**

（1）使用范围：徒手肌力检查主要适用于肌肉本身、运动终板和下运动神经元疾病所引起的肌力变化（尤其是肌力低下）的程度及范围。若为上运动神经元疾病（如脑性瘫痪、继发于脑血管意外的偏瘫等）引起的肌力变化，性质则不相同，此时虽存在肌力低下，但由于反射活动的变化和整个肌肉协同运动的改变，除非处于完全迟缓阶段或肌肉功能已恢复至自主随意收缩，否则不宜采用徒手肌力检查方法。

（2）评定规范化：在评定过程中，应对患者躯干、肢体的姿势和位置进行标准摆放，并对近端关节进行良好的固定，以防止代偿运动及其他干扰因素。评定者在重力检查、抗阻检查、肌肉收缩检查和运动幅度检查中应注意操作的正确性，以减少主观因素，保证评定的信度和效度。同时应正确记录评定结果。

（3）避免疼痛：在评定过程中，患者不应出现疼痛感，尤其是在抗阻检查采用制动试验时，阻力应逐渐增加并密切观察患者有无不适和疼痛迹象，一旦出现不适，应立即中止继续增加阻力。

（4）避免疲劳：必要时可采用筛选试验。例如，患者肢体被动地由评定者置于某一可进行正常肌力评定而不必考虑重力的体位时，患者能抗阻力保持体位，则可快速作出5级或4级的判定，反之则采用4级以下的标准评定。此外，结合两侧肢体的评定也可进行筛选。

（5）注意结合其他功能评定：肌力情况与肌肉的形态学和生理学密不可分，因此，在进行徒手肌力检查前，应对所测肌肉（或肌群）的萎缩、肥大情况及两侧同名肌（或肌群）的对称情况有大致的评定。此外，定量分级粗略，较难排除评定者主观误差等因素，故要求在徒手肌力检查的同时配合其他功能评定，如检查前的被动关节活动范围评定、必要的步态分析等。

（三）主要肌肉的徒手检查方法

肌力评定操作步骤：①选择温暖的房间，使患者保持姿势的平面应良好固定。②患者适当地去除一些可能影响评定结果的衣物。③向患者解释评定的目的，以使患者理解，并予以良好的配合。④通过关节活动范围评定检查所涉及的所有关节。⑤评定前，将患者所涉及的身体部位按要求置于稳定的位置。⑥评定者按要求用手将患者所需评定的躯干或肢体固定，使之处于能够单纯完成某一动作的最佳位置，并避免相应关节的随意活动，减少协同肌、拮抗肌等的作用。⑦根据患者具体情况，分别采用重力检查、肌肉收缩检查、抗阻检查和运动幅度检查的方法。首先应采用重力检查（垂直向上抗重力的全关节活动范围自主运动），若能完成，则进一步观察其抗阻自主运动情况和所完成的抗阻自主运动水平能否与正常的同名肌（或肌群）相等；若不能完成抗重力自主运动，则检查消除重力影响后（借助吊带悬挂远端肢体或在光滑平板上完成或改用水平方向的运动方式）是否能完成全关节活动范围的自主运动；若消除重力影响仍不能完成，则通过目测或触诊的方式感受不引起关节活动的收缩。

1. **上肢主要肌肉徒手肌力检查**　上肢主要肌肉徒手肌力检查方法具体见表3-7。

表3-7　上肢主要肌肉徒手肌力检查

关节	关节运动	原动肌	抗重力体位评定	解除重力体位评定
肩胸关节	内收	斜方肌中部、菱形肌	患者体位：俯卧位，上肢外展90°并外旋，屈肘90° 3级：肩胛骨内收，可做全范围内收运动 4、5级：肩胛骨内收，阻力将肩胛骨外推	患者体位：坐位，上肢外展90°置于桌面上 0级：无肌肉收缩 1级：可触及肌肉收缩 2级：肩胛骨内收，可做全范围内收运动
	外展及上旋	前锯肌	患者体位：仰卧位，肩关节屈曲90°并伴有轻度外展，肘伸展 3级：上臂可做全范围上移运动 4、5级：上臂做上移动作，阻力将肱骨向下推	患者体位：坐位，肩关节屈曲90°并伴有水平轻度外展，肘伸展 0级：无肌肉收缩 1级：可触及肌肉收缩 2级：托住上臂，试图外展外旋时可见肩胛骨活动
	上提	斜方肌上部、肩胛提肌	患者体位：坐位，双手自然下垂 3级：肩部可做全范围耸肩运动 4、5级：患者做耸肩动作，阻力将肩峰向下压	患者体位：俯卧位，肩关节中立位，检查者支撑患者肩部 0级：无肌肉收缩 1级：可触及肌肉收缩 2级：肩部可做全范围耸肩运动
	下压及内收	斜方肌下部	患者体位：俯卧位，头转向对侧，上肢外展约130° 3级：肩部可做全范围耸肩运动 4、5级：做下拉动作，阻力将肩胛下角向上、外推	患者体位：俯卧位，手放于体侧 0级：无肌肉收缩 1级：可触及肌肉收缩 2级：肩部可做全范围耸肩运动

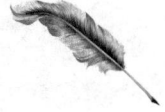

续表

关节	关节运动	原动肌	抗重力体位评定	解除重力体位评定
肩肱关节	前屈	三角肌前部	患者体位：坐位，掌心向内 3级：肩部可做全范围前屈运动 4、5级：上肢做前屈动作，施加阻力于上臂远端	患者体位：侧卧位，悬挂起上肢 0级：无肌肉收缩 1级：可触及肌肉收缩 2级：肩部可做全范围前屈运动
	后伸	背阔肌、大圆肌	患者体位：俯卧位，掌心向上 3级：肩部可做全范围后伸运动 4、5级：上肢后伸，施加阻力于上臂远端	患者体位：侧卧位，悬挂起上肢 0级：无肌肉收缩 1级：可触及肌肉收缩 2级：肩部可做全范围后伸运动
	外展	三角肌中部、冈上肌	患者体位：坐位，上肢自然下垂、中立位 3级：肩部可做全范围外展运动 4、5级：上肢做外展动作，施加阻力于上臂远端	患者体位：仰卧位，悬挂起上肢 0级：无肌肉收缩 1级：可触及肌肉收缩 2级：肩部可做全范围外展运动
	内旋	肩胛下肌	患者体位：俯卧位，肩外展90°，肘关节屈曲90°，前臂下垂于床外 3级：肩部可做全范围内旋运动 4、5级：上肢做内旋动作，施加阻力于前臂远端	患者体位：坐位，肩关节轻度外展，屈肘90°，前臂中立位 0级：无肌肉收缩 1级：可触及肌肉收缩 2级：肩部可做全范围内旋运动
	外旋	冈下肌、小圆肌	患者体位：俯卧位，肩外展90°，肘关节屈曲90°，前臂下垂于床外 3级：肩部可做全范围外旋运动 4、5级：上肢做外旋动作，施加阻力于前臂远端	患者体位：坐位，肩关节轻度外展，屈肘90°，前臂中立位 0级：无肌肉收缩 1级：可触及肌肉收缩 2级：肩部可做全范围外旋运动
	水平内收	胸大肌	患者体位：仰卧位，肩关节外展90°，肘关节屈曲90° 3级：肩部可做全范围水平内收运动 4、5级：肩关节做水平内收动作，施加阻力于上臂远端	患者体位：坐位，肩关节外展90°，肘关节屈曲90°，悬挂起上肢 0级：无肌肉收缩 1级：可触及肌肉收缩 2级：肩部可做全范围水平内收运动
	水平外展	三角肌后部	患者体位：俯卧位，肩关节外展75°，肘关节屈曲90° 3级：肩部可做全范围水平外展运动 4、5级：肩关节做水平外展和轻度外旋运动，施加阻力于上臂远端	患者体位：坐位，肩关节外展75°，肘关节屈曲90°，悬挂起上肢 0级：无肌肉收缩 1级：可触及肌肉收缩 2级：肩部可做全范围水平外展运动
肘关节	屈曲	肱二头肌、肱肌、肱桡肌	患者体位：坐位，肘关节伸展，前臂旋后 3级：肘部可做全范围屈曲运动 4、5级：上肢做屈肘运动，施加阻力于前臂远端	患者体位：坐位，肩关节外展90°，悬挂起上肢 0级：无肌肉收缩 1级：可触及肌肉收缩 2级：肘部可做全范围屈曲运动
	伸展	肱三头肌、肘肌	患者体位：仰卧位，肩关节屈曲90°，肘关节屈曲 3级：肘部可做全范围伸展运动 4、5级：上肢做伸肘运动，施加阻力于前臂远端	患者体位：坐位，肩关节外展90°，肘关节屈曲，悬挂起上肢 0级：无肌肉收缩 1级：可触及肌肉收缩 2级：肘部可做全范围伸展运动

续表

关节	关节运动	原动肌	抗重力体位评定	解除重力体位评定
前臂	旋前	旋前圆肌、旋前方肌	患者体位：坐位，屈肘90°，前臂旋后 3级：前臂可做全范围旋前运动 4、5级：前臂做旋前运动，施加阻力于前臂远端	患者体位：仰卧位，屈肘90° 0级：无肌肉收缩 1级：可触及肌肉收缩 2级：前臂可做全范围旋前运动
	旋后	旋后肌	患者体位：坐位，屈肘90°，前臂旋前 3级：前臂可做全范围旋后运动 4、5级：前臂做旋后运动，施加阻力于前臂远端	患者体位：仰卧位，屈肘90° 0级：无肌肉收缩 1级：可触及肌肉收缩 2级：前臂可做全范围旋后运动
腕关节	掌屈	桡侧腕屈肌、尺侧腕屈肌	患者体位：坐位，前臂旋后，手指放松 3级：可做全范围屈腕运动 4、5级：固定前臂做掌屈运动，施加阻力于手掌	患者体位：坐位，前臂中立位放于桌面上 0级：无肌肉收缩 1级：可触及肌肉收缩 2级：可做全范围掌屈运动
	背伸	桡侧伸腕肌、尺侧伸腕肌	患者体位：坐位，前臂旋前，手指放松 3级：可做全范围屈腕运动 4、5级：固定前臂做背伸运动，施加阻力于手背	患者体位：坐位，前臂中立位放于桌面上 0级：无肌肉收缩 1级：可触及肌肉收缩 2级：可做全范围背伸运动

2. 下肢主要肌肉徒手肌力检查 下肢主要肌肉徒手肌力检查方法具体见表3-8。

表3-8　下肢主要肌肉徒手肌力检查

关节	关节运动	原动肌	抗重力体位评定	解除重力体位评定
髋关节	屈曲	髂腰肌	患者体位：坐位，小腿悬于床外 3级：可做全范围屈髋运动 4、5级：做屈髋动作，施加阻力于大腿远端前侧	患者体位：侧卧位，悬挂下肢 0级：无肌肉收缩 1级：可触及肌肉收缩 2级：可做全范围屈髋运动
	伸展	臀大肌	患者体位：俯卧位 3级：可做全范围伸髋运动 4、5级：做伸髋动作，施加阻力于大腿远端后侧	患者体位：侧卧位，悬挂下肢 0级：无肌肉收缩 1级：可触及肌肉收缩 2级：可做全范围伸髋运动
	外展	臀中肌、臀小肌	患者体位：健侧卧位 3级：可做全范围外展运动 4、5级：做髋关节外展运动，施加阻力于大腿远端外侧	患者体位：仰卧位，悬挂下肢 0级：无肌肉收缩 1级：可触及肌肉收缩 2级：可做全范围外展运动
	内收	股内收肌	患者体位：患侧卧位，抬起健侧下肢 3级：可做全范围内收运动 4、5级：做髋关节内收运动，施加阻力于大腿远端内侧	患者体位：仰卧位，悬挂下肢 0级：无肌肉收缩 1级：可触及肌肉收缩 2级：可做全范围内收运动

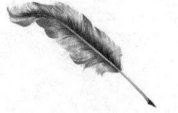

续表

关节	关节运动	原动肌	抗重力体位评定	解除重力体位评定
髋关节	内旋	臀小肌、阔筋膜张肌	患者体位：坐位，小腿悬于床外 3级：可做全范围内旋运动 4、5级：做髋关节内旋运动，施加阻力于小腿远端外侧	患者体位：仰卧位，屈髋90°，屈膝90° 0级：无肌肉收缩 1级：可触及肌肉收缩 2级：可做全范围内旋运动
	外旋	股方肌、梨状肌	患者体位：坐位，小腿悬于床外 3级：可做全范围外旋运动 4、5级：做髋关节外旋运动，施加阻力于小腿远端内侧	患者体位：仰卧位，屈髋90°，屈膝90° 0级：无肌肉收缩 1级：可触及肌肉收缩 2级：可做全范围外旋运动
膝关节	屈曲	股二头肌、半腱肌、半膜肌	患者体位：俯卧位 3级：可做全范围屈膝运动 4、5级：做屈膝运动，施加阻力于小腿远端后侧	患者体位：侧卧位 0级：无肌肉收缩 1级：可触及肌肉收缩 2级：可做全范围屈膝运动
	伸展	股四头肌	患者体位：仰卧位，小腿悬于床外 3级：可做全范围伸膝运动 4、5级：做伸膝运动，施加阻力于小腿远端前侧	患者体位：侧卧位 0级：无肌肉收缩 1级：可触及肌肉收缩 2级：可做全范围伸膝运动
踝关节	跖屈	腓肠肌、比目鱼肌	患者体位：俯卧位，测腓肠肌时伸膝，测比目鱼肌时屈膝 3级：可做全范围跖屈运动 4、5级：做踝跖屈运动，施加阻力于足远端	患者体位：侧卧位 0级：无肌肉收缩 1级：可触及肌肉收缩 2级：可做全范围跖屈运动
	内翻背屈	胫前肌	患者体位：坐位，小腿悬于床外 3级：可做全范围踝内翻背伸运动 4、5级：做踝内翻背伸运动，施加阻力于足背内缘	患者体位：侧卧位 0级：无肌肉收缩 1级：可触及肌肉收缩 2级：可做全范围踝内翻背伸运动
	内翻跖屈	胫后肌	患者体位：侧卧位 3级：可做全范围踝内翻跖屈运动 4、5级：做踝内翻跖屈动作，施加阻力于足内缘	患者体位：仰卧位 0级：无肌肉收缩 1级：可触及肌肉收缩 2级：可做全范围踝内翻跖屈运动
	外翻跖屈	腓骨长肌、腓骨短肌	患者体位：对侧卧位 3级：可做全范围踝外翻跖屈运动 4、5级：做踝外翻跖屈运动，施加阻力于足外缘	患者体位：仰卧位 0级：无肌肉收缩 1级：可触及肌肉收缩 2级：可做全范围踝外翻跖屈运动
跖趾关节	屈曲	蚓状肌、屈拇短肌	患者体位：坐位 3级：可做全范围运动 4、5级：做屈趾运动，施加阻力于趾近节跖侧	患者体位：坐位 0级：无肌肉收缩 1级：可触及肌肉收缩 2级：可做全范围运动
	伸展	伸趾长肌、伸趾短肌、伸拇长肌、伸拇短肌	患者体位：坐位 3级：可做全范围运动 4、5级：做伸趾运动，施加阻力于趾近节背侧	患者体位：坐位 0级：无肌肉收缩 1级：可触及肌肉收缩 2级：可做全范围运动

关节	关节运动	原动肌	抗重力体位评定	解除重力体位评定
趾间关节	屈曲	屈趾长肌、屈趾短肌	患者体位：坐位 3级：可做全范围运动 4、5级：做屈趾运动，施加阻力于趾远节跖侧	患者体位：坐位 0级：无肌肉收缩 1级：可触及肌肉收缩 2级：可做全范围运动

3. 躯干主要肌肉徒手肌力检查 躯干主要肌肉徒手肌力检查方法具体见表3-9。

表3-9 躯干主要肌肉徒手肌力检查

关节	关节运动	原动肌	抗重力体位评定	解除重力体位评定
颈部	前屈	斜角肌、颈长肌、头长肌	患者体位：仰卧位 3级：可做全范围屈颈运动 4、5级：做抬头动作，施加阻力于前额	患者体位：侧卧位，托住头部 0级：无肌肉收缩 1级：可触及肌肉收缩 2级：可做全范围屈颈运动
	后伸	斜方肌	患者体位：俯卧位 3级：可做全范围伸颈运动 4、5级：做抬头动作，施加阻力于枕部	患者体位：侧卧位，托住头部 0级：无肌肉收缩 1级：可触及肌肉收缩 2级：可做全范围伸颈运动
躯干	前屈	腹直肌	患者体位：仰卧位，屈髋和膝 3级：双手前平举后能坐起 4、5级：双手抱头后能坐起	患者体位：仰卧位 0级：无肌肉收缩 1级：可触及肌肉收缩 2级：能抬起头和肩胛部
	后伸	腰方肌	患者体位：俯卧位，胸部以上在床外 3级：能抬起上身 4级：抬起上身时能抗中等阻力 5级：抬起上身时能抗较大阻力	患者体位：俯卧位 0级：无肌肉收缩 1级：可触及肌肉收缩 2级：能做头后仰的动作
	旋转	腹内斜肌、腹外斜肌	患者体位：仰卧位，下肢屈曲、固定 3级：双手前平举后能坐起及转体 4级：抱头后能坐起并向一侧转体 5级：抱头后能坐起并向一侧转体	患者体位：坐位 0级：无肌肉收缩 1级：可触及肌肉收缩 2级：能大幅度转体
骨盆	侧向倾斜	腰方肌	患者体位：仰卧位 3级：向头侧提拉一侧腿能抗较小阻力 4级：向头侧提拉一侧腿能抗中等阻力 5级：向头侧提拉一侧腿能抗较大阻力	患者体位：仰卧位 0级：无肌肉收缩 1级：可触及肌肉收缩 2级：能拉动一侧腿，但不能抗阻力

4. 面部主要肌肉的徒手肌力检查 面部肌肉位置一般比较表浅，运动时能牵动面部的皮肤而显露喜、怒、哀、乐等各种表情。

（1）面部肌力分级标准

0级（无）：无肌肉收缩。

1级（微）：略有肌肉收缩痕迹。

2级（差）：有肌肉收缩现象但完成动作比较困难，活动幅度只有正常的25%左右。

3级（中）：基本能完成运动，但活动幅度只有正常的50%。

4级（良）：能完成运动，但与健侧相比略有不对称。

5级（正常）：能既轻松又容易地完成运动。

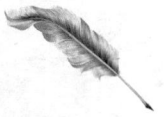

（2）面部肌群肌力评定：评定患者能否完成动作。

a. 眼肌

眼轮匝肌：产生眨眼动作，可使眼裂闭合，参与泪液引流。

上睑提肌：收缩时上提眼睑，开大眼裂。

右上直肌和右下直肌：眼球向右上方运动。

右上斜肌和左下直肌：眼球向左下方运动。

内直肌和外直肌：眼球水平内、外移动。

b. 前额和鼻部肌肉

额肌：收缩时使眉毛抬起，在前额形成水平皱纹。

鼻肌：起到开大或缩小鼻孔的作用。

皱眉肌：皱眉头，眉毛被拉向中央及下方，两眉间形成纵行皱纹。

c. 口部肌肉

口轮匝肌：收缩时紧缩口唇。

提口角肌和提上唇肌：收缩时提口角与上唇。

降口角肌和降下唇肌：收缩时降口角与下唇。

笑肌：收缩时并拢口唇后向外牵拉口角。

颊肌：收缩时使唇颊贴紧牙齿，帮助咀嚼和吸吮、牵拉口角向外。

d. 咀嚼肌

颞肌、咬肌和翼内肌：收缩时做咬牙动作，紧闭上、下颌。

翼外肌和二腹肌：做张口动作，下拉下颌。

三、肌张力评定

（一）定义

肌张力是指在静息状态下，肌肉保持一定紧张状态的能力。临床上常指检测者为被检测者进行被动关节活动时所感受到的阻力。必要的肌张力是维持肢体位置、支撑体重的基础，是保证肢体运动控制能力和空间位置，进行各种复杂运动的必要条件。

（二）肌张力的分类

1. 正常肌张力分类　肌张力是维持身体各种姿势和正常活动的基础。根据身体所处的不同状态，肌张力可分为静止性肌张力、姿势性肌张力和运动性肌张力。

（1）静止性肌张力：可在肢体静息状态下，通过观察肌肉外观、触摸肌肉的硬度、感觉被动牵拉运动时肢体活动受限的程度及其阻力来判断。

（2）姿势性肌张力：可在患者变换各种姿势的过程中，通过观察肌肉的阻力和肌肉的调整状态来判断。

（3）运动性肌张力：可在患者完成某一动作的过程中，通过检查相应关节的被动运动阻力来判断。

2. 异常肌张力　肌张力的正常与否主要取决于周围神经和中枢神经系统对肌肉的支配情况。一旦支配情况发生改变，就可导致肌张力过强、过低或肌张力障碍（dystonia）等功能问题。根据患者肌张力与正常肌张力水平的比较，可将肌张力异常分为：肌张力增高、肌张力低下（hypotonia，又称肌张力弛缓）和肌张力障碍。

（1）肌张力增高：即肌张力高于正常静息水平。常见肌张力增高的状态有痉挛和僵硬。

痉挛是肌张力增高的一种形式，表现为速度依赖的紧张性牵张反射增强，伴以腱反射异常为特征的运动障碍。常由上运动神经元损伤引起，故被认为其是上运动神经元损伤综合征的组成部分。僵硬是指原动肌和拮抗肌张力同时增加，做各方向上的运动时都感觉到困难。

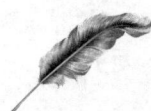

（2）肌张力低下：指肌张力低于正常静息水平，对关节进行被动运动时感觉阻力消失的状态。肌张力弛缓时，运动的整体功能受损，常伴有肢体麻痹或瘫痪，深反射消失或缺乏，被动关节活动范围扩大。

（3）肌张力障碍：是一种以张力损害、持续的和扭曲的不自主运动为特征的运动功能亢进性障碍，如齿轮样强直、铅管样强直、折刀样反射等。

（三）肌张力的评定

1. 痉挛的评定　在痉挛的定量评定中，徒手评定方法为临床上的主要检查手段。在临床中，常采用被动关节活动范围检查法、修订的 Ashworth 痉挛评定量表、Penn 分级法和 Clonus 分级法。

（1）PROM 检查法：做 PROM 检查时，最好从被检查者肌肉处于最短的位置开始，且速度要快。此法简单、实用、易行，但评定级别较粗略，详见表 3-10。

表 3-10　被动关节活动范围检查法评定标准

级别	评定标准
轻度	在 PROM 的后 1/4，即肌肉靠近它的最长位置时出现抵抗和阻力
中度	在 PROM 的中 1/2 处出现抵抗和阻力
重度	在 PROM 的前 1/4 处已出现明显的阻力

（2）修订的 Ashworth 痉挛评定量表：此方法的原理与 PROM 检查法相似，但分级较精细，见表 3-11。

表 3-11　修订的 Ashworth 痉挛评定量表

级别	评定标准
0 级	无肌张力的增加
1 级	肌张力轻微增加，患侧肢体被动屈伸时，在 ROM 之末时出现突然"卡住"，然后呈现最小的阻力或释放
1^+ 级	肌张力轻度增加，患侧肢体被动屈伸时，在 ROM 后 50% 内出现突然"卡住"，然后呈现最小的阻力
2 级	肌张力增加较明显，被动活动患侧肢体时，在大部分 ROM 内肌张力均有较明显的增加，但仍可较容易地活动
3 级	肌张力严重增加，被动活动患侧肢体时，在整个 ROM 内均有阻力，活动比较困难
4 级	患侧肢体被动屈伸时呈现僵硬状态，不能活动

（3）Penn 分级法和 Clonus 分级法：见表 3-12。

表 3-12　Penn 分级法和 Clonus 分级法评定标准

分级	Penn 分级评定标准	Clonus 分级评定标准
0 级	无肌张力增高	无踝阵挛
1 级	肢体受刺激时出现轻度肌张力增高	踝阵挛持续 1～4 秒
2 级	偶有肌阵挛，<1 次/小时	踝阵挛持续 5～9 秒
3 级	经常阵挛，>1 次/小时	踝阵挛持续 10～14 秒
4 级	频繁阵挛，>10 次/小时	踝阵挛持续 15 秒以上

2. 肌张力低下的评定　见表 3-13。

表 3-13　肌张力低下评定量表

级别	评定标准
轻度	肌力下降，将肢体置于可下垂的位置并释放时，肢体只能短暂的抗重力，然后立即落下；能完成功能性动作
中度~重度	肌力显著降低或消失，徒手肌力评定为 0 级或 1 级；把肢体放在抗重力体位并释放时，肢体立即落下；不能进行任何功能性活动

（四）肌张力评定的注意事项

评定前，应向患者说明检查的目的、方法、步骤和配合要点，使患者了解肌张力评定全过程，消除患者的紧张情绪。评定时，摆放好患者体位，暴露检查部位，两侧对比进行检查。应避免在运动后、疲劳时及情绪激动时进行检查，室温应保持在 22 ~ 24 ℃。

四、平衡与协调功能评定

（一）平衡功能评定

1. 定义与分类　平衡是指身体所处的一种姿势状态，能在运动或受到外力作用时自动调整并维持姿势的一种能力。

人体平衡可以分为静态平衡（static balance）、自动态平衡（steady dynamic balance）、他动态平衡 3 类。

（1）静态平衡：又称为一级平衡，指人体或人体某一部位处于某种特定姿势保持稳定状态的能力。它需要肌肉的等长收缩。

（2）自动态平衡：又称为二级平衡，指人体在进行各种自主运动时，能重新获得稳定状态的能力。

（3）他动态平衡：又称为三级平衡，指人体在受到外力干扰时能自主恢复稳定状态的能力。它需要肌肉的等张收缩。

2. 平衡功能评定的目的　平衡功能评定主要是为了了解评定对象是否存在平衡功能障碍，明确引起平衡功能障碍的原因，判断康复治疗价值，确定康复治疗方法及是否有效，预测发生跌倒的危险性。

3. 适应证和禁忌证

（1）适应证：①中枢神经系统损害，如脑外伤、脑血管意外、患小脑疾病、帕金森病、脑肿瘤、脑性瘫痪、脊髓损伤等；②前庭功能损害；③骨科疾病或损伤，如下肢骨折、骨关节疾患、截肢等。

（2）禁忌证：患严重的心肺疾病、下肢骨折未愈合等。

4. 评定方法

（1）观察法：评定者观察受检者。

a. 坐位平衡：在静止状态下能否保持平衡。

b. 站位反应：包括龙贝格征（Romberg sign，又称闭目难立征），双足并拢直立，维持 30 s，观察在睁眼、闭眼时身体摇摆的情况，又称闭目直立检查法；单腿直立检查法要求受检者单腿直立，观察其睁眼、闭眼时身体摇摆的情况，记录维持平衡的时间，能坚持 30 s 者为正常；强化 Romberg 检查法要求受检者双脚一前一后、足尖接足跟直立，观察其睁眼、闭眼时维持平衡的时间长，维持 60 s 者为正常，须重复进行 4 次，以秒表记录。

c. 跨步反应：受检者呈站位，检查者向前、后、左、右方向推动受检者身体。阳性反应

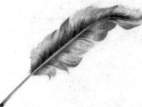

为脚快速向侧方、前方、后方跨出一步，头部和躯干出现调整；阴性反应为不能维持平衡而快速跨出一步，头部和躯干不出现调整。

d. 其他：包括在活动状态下能否保持平衡。如坐位或站位时移动身体；在不同条件下行走，具体有脚跟碰脚趾行走、足跟行走、足尖行走、走直线、侧方走等方法。

观察法较粗略、具有主观性，且缺乏量化，因而对平衡功能的反应性差。但由于其应用简便，可以对具有平衡功能障碍的患者进行粗略的筛选，至今在临床上仍广泛使用。

（2）量表法：不需要专门的设备，应用方便，可以对患者的平衡功能进行量化，能比较直观地反映患者目前的功能状态，临床常用的具有良好信度、效度的量表主要有 Berg 平衡量表（Berg balance scale，BBS）、Fugl-Meyer 平衡反应测试、上田氏平衡反应试验及 MAS 平衡功能检测。评定者根据评定量表测量的结果，指导患者进行康复锻炼。

 知识链接

Berg 平衡量表

Berg 平衡量表包含 14 个项目（见下表），每个项目最高得分为 4 分，4 分表示能够独立完成；最低得分为 0 分，0 分表示不能完成或需要很大帮助才能完成。总分最高为 56 分，最低为 0 分，分数越高、平衡能力越强。0～20 分提示患者平衡功能差，需要乘坐轮椅；21～40 分提示患者有一定平衡能力，可在辅助下行走；41～56 分说明患者平衡功能较好，可独立行走；40 分以下提示患者有跌倒的风险。

序号	项目	序号	项目
1	从坐位到站位	8	上肢向前伸展并向前移动
2	无支持站立	9	从地面拾起物品
3	无支持坐位	10	转身向后看
4	从站位到坐位	11	转身 360°
5	转移	12	将一只脚放在凳子上
6	闭目站立	13	双脚一前一后站立
7	双脚并拢站立	14	单腿站立

（3）平衡测试仪评定法：是利用高精度的压力传感器和电子计算机技术，定量评定平衡能力的一种测试方法，通过系统控制和分离各种感觉信息的输入，来评定躯体的感觉、视觉、前庭系统对于平衡及姿势控制的作用与影响，并将评定结果以数据和图片的形式展示。评定项目包括静态平衡测试和动态平衡测试。平衡测试仪不仅可以定量评定平衡功能，还可以明确平衡功能损害的程度和类型，有助于制订治疗和康复措施，评价治疗和康复效果，因此，临床应用范围广泛。

（二）协调功能评定

1. 定义 协调是指人体产生平滑、准确、有控制的运动能力。协调与平衡密切相关。中枢神经系统中参与协调控制的结构有小脑、基底节、脊髓后索。协调功能障碍又称为共济失调（ataxia），根据病变部位不同分为小脑性共济失调、基底节共济失调和脊髓后索共济失调。

2. 临床评定 临床上常用的协调功能评定方法分为两类，平衡性协调试验和非平衡性协调试验。

（1）平衡性协调试验：是评估身体在直立位时的姿势、平衡，以及静和动的成分。包括双

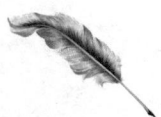

足正常、舒适站立；双足并拢站立；双足站立，一足在另一足前方；单足站立；直立位，上肢交替地放在身旁、头上方或腰部；在保护下，出其不意地让受试者失去平衡；弯腰，返回直立位；身体侧弯；走直线，一足跟在另一足尖之前；侧方走和倒退走；正步走；变换速度走；突然停止后再行走；环形走和变换方向走；足跟或足尖着地走；直立位睁眼和闭眼。

评分标准：4分为能完成活动；3分为能完成活动，需要较少帮助；2分为能完成活动，需要较大帮助；1分为不能完成活动。

（2）非平衡性协调试验

a. 指鼻试验：让患者肩外展90°，肘伸展位，做示指指尖指向鼻尖的运动。

b. 示指对指试验：患者与检查者面对面，检查者将示指举到患者面前，让患者用自己的示指接触检查者的示指指尖。

c. 拇指对指试验：让患者拇指依次与其他四指相对，速度由慢变快。

d. 指－指试验：让患者双肩外展90°，肘伸展，双侧示指相互靠近并接触。

e. 轮替试验：让患者双手张开，一只手向上，一只手向下，交替转动。

f. 拍膝试验：让患者屈肘，双手同时或分别以手掌、手背交替反转拍打膝部，速度逐渐增快。小脑病损者有测定障碍，随意运动难以完成。

g. 跟－膝－胫试验：让患者仰卧，抬起一侧下肢，先将足跟放在对侧下肢的膝盖上，再沿着胫骨前缘向下推移。

h. 拍地试验：让患者保持坐位，脚尖抬起拍打地面，足跟不离开地面。

i. 绘圆或横"8"（∞）字试验：让患者用上肢或下肢在空中绘圆形或者"∞"形。

j. 肢体保持试验：让患者肩前屈90°，肘伸直，下肢膝关节保持伸展位。

评分标准：5分为正常；4分为轻度障碍，能完成动作，但速度和熟练程度比正常稍差；3分为中度障碍，能完成动作，但协调缺陷明显，动作慢、不稳定；2分为重度障碍，只能开始动作而不能完成；1分为不能开始动作。各试验分别评分并记录，有异常者提示协调功能障碍。

五、步态分析

（一）概述

步态（gait）是步行时所呈现的姿态。正常步态依赖于中枢神经系统、周围神经系统，以及运动系统的协调运作，四肢、躯干、神经调节系统或某些全身性的疾病都能影响步态。步态分析（gait analysis）是研究步行规律的检查方法，旨在通过生物力学和运动学手段，揭示步态异常的关键环节和影响因素，从而指导康复评估和治疗，也有助于临床诊断、疗效评估、机制研究。

（二）步态的基本组成

1. 步行周期（gait cycle） 指人体在正常行走时，一侧足跟着地到该侧足跟再次着地的时间过程。每个步行周期根据步行时下肢的位置分为支撑相（stance phase）和摆动相（swing phase）两个阶段。

（1）支撑相：指下肢接触地面和承受重力的时间，占步行周期的60%。支撑相分为单支撑相和双支撑相。单支撑相指一侧足着地而另一侧足腾空的阶段，占步行周期的40%；双支撑相指一侧足跟着地至对侧足趾离地前有一个双足与地面接触的阶段，占步行周期的20%。每个步行周期有两个双支撑相，各占步行周期的10%。

（2）支撑相分期

支撑相早期（early stance）：是指首次着地和承重反应期，从一侧足跟着地开始，重心转移至该侧足，到对侧足尖离地的过程。为步行周期中的第一个双支撑相，占步行周期的10%。

支撑相中期（mid stance）：从足尖抬离地面开始，进入支撑相中期，到该侧足跟着地，支

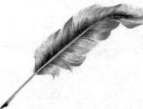

撑相中期结束。为步行周期中的单支撑相，占步行周期的40%。主要功能是保持膝关节稳定，控制胫骨前向惯性运动，为下肢向前推进做准备。

支撑相末期（terminal stance）：从足跟着地开始到另一侧足尖离地。为步行周期中的第二个双支撑相，占步行周期的10%。此阶段身体重心向对侧下肢转移，又称为摆动前期。

（3）摆动相：指下肢离开地面腾空的阶段，通常指从一侧下肢足尖离地到该侧下肢足跟再次着地的过程。正常来说，当一侧足腾空为摆动相时，对侧下肢为单支撑相，所以摆动相和单支撑相占步行周期的时间相同，为40%。

（4）摆动相分期

摆动相早期（initial swing）：支撑相末期，从足尖离开地面至屈髋带动屈膝到最大位置为摆动相中期，占步行周期的15%。

摆动相中期（mid swing）：从膝关节最大屈曲位置摆动到小腿与地面垂直为摆动相中期，占步行周期的10%。

摆动相末期（terminal swing）：从小腿垂直于地面至该侧足跟着地前为摆动相末期，占步行周期的15%。

2. 正常步态时空参数

（1）步频（cadence）：指单位时间内行走的步数（步/分）。正常人自然步频为95～125步/分。

（2）步速（velocity）：指单位时间内行走的距离（m/s）。正常人平均自然步速约为1.2 m/s。

（3）步长（step length）：指一侧足跟着地至对侧足跟着地前进的距离（cm）。正常人为50～80 cm。

（4）步幅（stride length）：指一侧足跟着地至该侧足跟再次着地前进的距离，又称为跨步长。正常人为100～160 cm。

（5）步宽（stride width）：指左、右两足间的横向距离，通常以足中心点为测量点。正常人为（8±3.5）cm。

（6）足偏角（toe out angle）：指足底中心线与前进方向所形成的夹角。正常人约为6.75°。

（7）步行周期：指一侧足跟着地至该侧足跟再次着地所用的时间。一般成年人的步行周期为1～1.32 s。

3. 正常步行周期中主要肌肉的作用（表3-14）

表3-14 正常步行周期中主要肌肉的作用

肌肉	步行周期
腓肠肌和比目鱼肌	支撑相中期至蹬离，首次触地
臀大肌	摆动相末期，首次触地至支撑相中期
腘绳肌	摆动相中期，首次触地至承重反应结束
髂腰肌和股内收肌	足离地至摆动相早期
股四头肌	摆动相末期，首次触地至支撑相中期足离地至摆动相早期
胫前肌	首次触地至承重反应结束足离地至再次首次触地

（三）分析方法

1. 观察法 由专业人员观察患者走路时的步态，同正常步态相比较，分析得出结论。此法属于定性分析性质，不能定量，主观成分较多，难以准确比较。由于此法不需要仪器、器械，简便易行，一般能鉴别步态正常与否，并初步确定异常性质，因此为目前临床中常用的方法。步态分析前，必须仔细询问现病史、既往史、手术史、康复治疗措施等基本情况，并进行

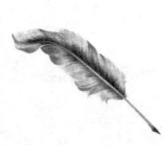

体格检查，特别是神经系统和骨骼肌运动系统检查。此外，还应检查与行走有关的身体各部位的肌力、关节活动范围、肌张力及本体感觉等。

进行检查时，嘱患者采用自然步态，即最省力的步行状态来回步行数次，检查者从前面、后面和侧面反复观察，需要注意患者全身姿势和步态，包括步行节律、步行稳定性、步行对称性、有无重心偏移、手臂摆动、诸关节姿态与角度、患者神态与表情、辅助装置（矫形器、助行器）的作用等。观察要点见表3-15。

表3-15 步态分析观察要点

步态内容	观察要点
步行周期	时相是否合理，左右是否对称，行进是否稳定和流畅
步行节律	节奏是否匀称，速率是否合理，时相是否流畅
疼痛	是否干扰步行，部位、性质、程度与步行障碍的关系，发作时间与步行障碍的关系
肩、臂	塌陷或抬高，前后退缩，肩活动过度或不足
躯干	前屈或侧屈，扭转，摆动过度或不足
骨盆	前、后倾斜，左、右抬高，旋转或扭转
膝关节	摆动相是否可屈曲，支撑相是否可伸直，关节是否稳定
踝关节	摆动相是否可背伸和跖屈，是否有足下垂、足内翻或足外翻，关节是否稳定
足	是否为足跟着地，是否为足趾离地，是否稳定
足接触面	足是否全部着地，两足间距是否合理，是否稳定

2. 定量分析法 定量分析借助专用设备对步态进行运动学和动力学的分析。步态的定量分析能够为制订治疗计划、评价治疗效果及医疗情况提供客观数据。所用设备可以简单，如卷尺、秒表、量角器等测量工具；也可以较为复杂，如动态肌电图、录像或高速摄影等设备；还可以用专用设备，如电子量角器、测力板或测力台，甚至步态分析仪来进行此项工作。

（四）常见病理性步态

造成异常步态的原因有很多，可以是肌肉骨骼疾病，也可以是中枢或周围神经系统疾病。

1. 中枢神经系统疾病常见的步态

（1）偏瘫步态：步行时，因髂腰肌无力致髋关节屈曲困难，股四头肌痉挛致膝关节屈曲困难，小腿三头肌痉挛致足下垂，胫后肌痉挛致足内翻。走路时，为让患侧下肢抬离地面，骨盆会代偿性提高，髋关节外展、外旋，脚向外甩呈划圆弧状，所以又称划圈步态。

（2）剪刀步态：由于髋关节内收肌痉挛，行走时摆动相下肢向前、内侧迈出，双膝内侧常互相碰撞，下肢呈交叉状态步行，交叉严重时步行困难。是痉挛性四肢瘫的典型步态。

（3）截瘫步态：脊髓损伤的患者因存在损伤节段不同，以及治疗是否及时、方法是否得当等差异，其步行能力有很大差别。步行时常用腋拐，通过摆至步、摆过步或四点步行走。

（4）帕金森步态：帕金森病患者以普遍性肌张力异常增加为特征，常表现为步行启动困难、下肢摆动幅度减小、髋及膝关节轻度屈曲、重心前移。为了保持平衡，患者须小步幅快速向前行走，不能随意停止或转向，呈现出前冲表现为慌张步态。

2. 周围神经损伤所致异常步态

（1）臀大肌步态：臀大肌是主要的髋关节伸肌和躯干稳定肌。在足触地时控制重心向前。肌力下降时，髋关节后伸无力，患侧足跟着地后常用力将躯干后仰，为使重力线落在髋关节轴的后方而将髋关节锁定于伸展位，躯干在整个支撑相保持后倾，同时肩关节后移，从而形成挺胸、凸腹的臀大肌步态。臀大肌步态表现出躯干前后摆动显著增加，类似鹅行走的姿态，又称为鹅步。

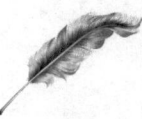

（2）臀中肌步态：正常情况下，臀中肌在摆动相过程中起到稳定、支持骨盆的作用。臀中肌麻痹多由脊髓灰质炎引起。一侧臀中肌麻痹时，不能固定骨盆，也无力提起、外展和旋转大腿，髋关节侧方的稳定性受到影响，表现为行走中患腿站立相时，躯干向患侧侧弯，以避免健侧骨盆下降过多，从而维持平衡。双侧臀中肌受损时，其步态特殊，步行时上身左右交替摇摆，状如鸭子，故又称鸭步。

（3）股四头肌步态：股四头肌为跨双关节肌。股四头肌麻痹者，行走中患侧腿支撑相伸膝的稳定性将受到影响，表现为足跟着地后，臀大肌为代偿股四头肌的功能而使髋关节伸展，并将受累的膝关节锁定在过伸展位。如同时有髋关节伸肌无力，则患者常在足跟着地期和支撑相俯身用手按压大腿，使膝伸直。

（4）跨阈步态：胫前肌麻痹者，因足下垂、摆动相，足不能背屈，以过度屈髋、屈膝提起患腿完成摆动。

（5）腓肠肌/比目鱼肌无力步态：表现为踝关节背屈控制障碍，支撑相末期延长和下肢推进力降低，导致非受累侧骨盆前向运动延迟，步长缩短，同时患侧膝关节屈曲力矩增加，导致膝关节屈曲和膝塌陷步态。

3. **常见骨、关节病变所致的病理步态**

（1）短腿步态：患肢缩短达 2.5 cm 以上者，该侧足着地时同侧骨盆下降，导致同侧肩倾斜下降；对侧腿摆动时，髋、膝关节过度屈曲，踝关节过度背屈，出现斜肩步。如果下肢缩短超过 4 cm，则步态特点改变为缩短侧下肢以足尖着地行走。

（2）疼痛步态：各种原因引起的一侧下肢负重疼痛者，行走时患侧支撑相缩短，健侧摆动相提前并加快，以减少患肢负重，防止疼痛。

思考题

1. 影响关节活动范围的因素有哪些？关节活动范围的测量结果如何记录？
2. 肌力评定的 Lovett 分级评定标准包括哪些内容？肌张力评定如何分级？
3. 常用的非平衡性协调试验有哪些？
4. 步态分析的要点是什么？临床常见的异常步态有哪些？

（邵　康）

第三节　日常生活活动能力评定

学习目标

1. 掌握 Barthel 指数评定量表。
2. 熟悉 ADL 的分类及 FIM 量表。
3. 了解常用的 ADL 评定量表。

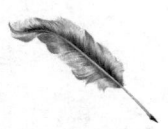

一、概述

日常生活活动（activities of daily living，ADL）是指人们在日常生活中，为了照料自己的衣、食、住、行，保持个人卫生整洁和进行独立的社区活动所必需的一系列基本活动。是人们为了维持生存及适应环境而每天必须反复进行的、最基本的、最具有共性的活动。分为基础性日常生活活动（basic activities of daily living，BADL）和工具性日常生活活动（instrumental activities of daily living，IADL）。

BADL是指人满足最基本的生存和生活需要所必须每日反复进行的活动，包括自理活动和功能性移动。IADL是指人们在社区中独立生活所需的关键性的较高级技能，如家务杂事、炊事、采购、骑车或驾车、处理个人事务等，大多需要借助工具进行。

ADL的评定对确定患者能否独立生活及独立的程度、判定预后、制订和修订治疗计划、评定治疗效果、安排返家或就业都十分重要。

二、评定程序

（一）直接评定

由评定者亲自观察患者进行具体的ADL，观察的场所可以是实际环境，也可以是实验室。评定时，由评定者向患者发出动作指令，嘱其按照指令去做，根据其实际动作能力进行评定并记录。

（二）间接评定

有些不便完成或不易完成的动作，可以通过询问患者本人或家属的方式取得结果。如患者的二便控制情况、个人卫生管理等。

（三）注意事项

评定前准备就餐的筷子、杯、碗、食物和炊具，转移运动用的轮椅、床、椅等，交流用设备如笔记本、电话等。评定前应与患者交谈，让患者明确评定的目的，以取得患者的理解与合作。评定前还必须对患者的基本情况有所了解，如肌力、关节活动范围、平衡能力等，还应考虑到患者所处的社会环境，及对生活的反应性、依赖性等。重复进行评定时，应尽量在同一条件或环境下。在分析评定结果时，应考虑有关的影响因素，如患者的生活习惯、文化素养、职业、社会环境、评定时的心理状态和合作程度等。

三、评定内容

ADL有大量的评定方法。常用的标准化BADL评定有Barthel指数、Katz指数（Katz index）、PULSES、修订的Kenny自理评定（the Kenny self-care evaluation）、功能独立性评定（functional independence measure，FIM）量表及功能综合评定（functional comprehensive assessment，FCA）量表等。常用的IADL评定有功能活动问卷（the functional activities questionaire，FAQ）、快速残疾评定量表（rapid disability rating scale，RDRS）等。

（一）BADL的评定

1. **Barthel指数**　评价简单，有较高的信度和灵敏度，不仅可以用来评价治疗前、后的功能状况，而且可用于预测治疗效果、住院时间及预后情况。具体内容见表3-16。

表3-16　Barthel指数量表

项目	评分标准	得分
进食	在合理的时间内独立地完成进食活动，必要时能使用辅助用具	10
	需要部分帮助（如切割食物）	5
	需要极大帮助或完全依赖他人	0
洗澡	独立	5
	完全依赖	0
修饰	可独立完成洗脸、刷牙、梳头、刮脸等动作	5
	依赖或需要帮助	0

续表

项目	评分标准	得分
穿衣	独立地穿、脱衣裤，系鞋带，扣扣子，穿、脱支具	10
	需要帮助，但在合理的时间内至少能完成一半的动作	5
	需要极大帮助或完全依赖他人	0
排便	无便失禁，如果需要，能使用灌肠剂或栓剂	10
	偶尔便失禁（每周＜1次）或需要器具帮助	5
	便失禁或昏迷	0
排尿	无尿失禁，如果需要，能使用集尿器并清洗	10
	偶尔尿失禁，每24小时≤1次，每周＞1次；或者需要器具的帮助	5
	尿失禁或昏迷或由他人导尿	0
如厕	独立使用厕所或便器，穿、脱衣裤，使用卫生纸或清洗便器	10
	在穿、脱衣裤或使用卫生纸时需要帮助	5
	需要极大帮助或完全依赖他人	0
转移	能独立进行轮椅-床、轮椅-椅子、轮椅-坐便器之间的转移	15
	需要最小量帮助和监督	10
	能坐起，但需要大量帮助才能转移	5
	完全依赖	0
行走	能在水平路面独立行走45米，可以用辅助装置，但不包括带轮的助行器	15
	需要小量帮助，可在指导、监督或外力的帮助下行走45米以上	10
	需要大量帮助，可使用轮椅行走45米及进、出厕所	5
	不能活动或步行	0
上/下楼梯	能独立上、下楼梯，可握扶手或使用手杖等辅助器	10
	在言语指导或体力帮助下，能上、下一层楼梯	5
	完全依赖	0

Barthel指数评分结果：最高分为100分，＞60分为生活基本自理；40～60分为有功能障碍，生活需要帮助；20～40分为生活需要很大帮助；＜20分为有极严重功能缺陷，生活完全需要依赖他人。

 知识链接

改良的Barthel指数量表

在常用的几种ADL评定中，Barthel指数被认为是最好的量表并且被广泛使用和接受。但是Barthel指数设定的等级比较少，大部分项目分为完全独立、需要帮助、完全依赖3个等级，有的项目只有独立和依赖2个等级，不能很好地反映出患者需要帮助的程度及治疗效果的变化。另外，相邻等级之间设置的分值差距较大（5分），易造成两极分化，不能敏感地反映出等级之间的变化，这些都使Barthel指数的敏感度受到影响。1989年，加拿大学者Shah和Vanchay等针对Barthel指数评定等级少、分类粗糙、敏感度低的缺陷，在评定内容不变的基础上对Barthel指数的等级进行加权，将10个评定项目都细分为5级，即完全依赖、最大帮助、中等帮助、最小帮助和完全独立5个等级，且每一项、每一级的分数有所不同，其中修饰、洗澡项目分数为0、1、3、4、5分；进食、穿衣、排便、排尿、如厕、上/下楼梯6个项目的分数为0、2、5、8、10分；转移、行走2个项目的分数为0、3、8、12、15分。10个项目总分为100分，独立能力与得分呈正相关。改良量表还根据需要帮助的程度制订了详细的评分细则。

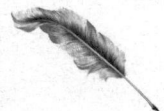

2. **Katz 指数** 该评定方法将 ADL 由难到易分为 6 项：洗澡、穿衣、如厕、转移、二便控制和进食；并将功能状态分为 A、B、C、D、E、F、G 7 个等级：A 级为完全自理，G 级为完全依赖，B～F 级为自理能力逐级下降，依赖程度不断增加。

3. **PULSES** 评定内容共分为 6 项：身体状况（physical condition，P）、上肢功能（upper limb function，U）、下肢功能（lower limb function，L）、感觉功能（sensory component，S）、排泄功能（excretory function，E）、精神和情感状况（psychosocial，S）。每项分 4 个等级：1 级为正常，无功能障碍；2 级为有轻度功能障碍；3 级为有中度功能障碍；4 级为有重度功能障碍。评定时，将各项内容的得分相加，其和为总评分。6 分为功能最佳；7～12 分表示生活自理能力轻度受限；13～16 分表示生活自理能力重度受限；>16 分表示有严重功能障碍，24 分为功能最差。

4. **修订的 Kenny 自理评定** 将 ADL 分为床上活动、体位转移、穿着、个人卫生、运动、二便 6 个方面内容。每个方面又分为若干项，共有 17 项。每个方面分为 5 个功能级，积分标准为 0～4 分。总分为 0～24 分，0 分表示完全依赖，24 分表示完全独立。

5. **FIM 量表** 该量表自开始使用以来逐渐受到重视，是医疗康复中唯一建立康复医学统一数据库系统（UDSRM）、统一测量残疾程度的方法，其反映了患者大部分活动功能的独立性状况，是一个公认的专门测定患者个体水平残疾程度的方法，目前已在全世界广泛应用。具体内容见表 3-17。

表 3-17 FIM 量表评定内容

功能分类	能力	评定项目
运动功能	自理能力	进食
		梳洗修饰
		洗澡
		穿裤子
		穿上衣
		如厕
	括约肌控制	膀胱管理
		直肠管理
	转移	床、椅、轮椅间
		如厕
		盆浴或淋浴
	行走	步行/轮椅
		上/下楼梯
认知功能	交流	理解
		表达
	社会认知	社会交往
		解决问题
		记忆

FIM 评定分为 6 个方面，共 18 项，包括 13 项运动性 ADL 和 5 项认知性 ADL。每项分 7 级，最高得 7 分，最低得 1 分，总得分最高为 126 分，最低为 18 分，得分越高独立水平越好，反之越差。以患者独立的程度、对辅助具或辅助设备的需求，以及他人给予的帮助量作为评分依据。评分标准见表 3-18。

表 3-18　FIM 量表评分标准

功能程度	分数	能力	评分标准
功能独立	7 分	功能独立	不需修改或使用辅助具，能在合理的时间内完成、活动安全
	6 分	有条件的独立	能活动能独立完成，但活动中需要使用辅助具，或者需要比正常长的时间，或者需要考虑安全保证问题
功能依赖 部分依赖	5 分	监护、准备或示范	活动时需要帮助。帮助者给予监护、提示或督促，或者仅需要为患者做准备工作或传递必要的用品、帮助穿戴矫形器等，帮助者与患者没有身体接触
	4 分	最小帮助	给患者的帮助限于轻触，患者在活动中所付出的努力 ≥ 75%
	3 分	中等帮助	患者所需要的帮助多于轻触，但在完成活动的过程中，本人主动用力仍为 50% ~ 74%
完全依赖	2 分	大量帮助	患者主动用力完成活动的 25% ~ 49%
	1 分	完全依赖	患者主动用力 < 5%，或者完全由别人帮助

6. FCA 量表　在国家"十五"攻关项目"急性脑血管病三级康复方案的研究"中，复旦大学附属华山医院设计了一种 FCA 量表。该量表参考 FIM 评定方法，更适合中国国情且便于临床操作。FCA 的评定内容包括运动功能和认知功能两部分，每一部分又分为若干项，共 18 项。该量表主要根据患者完成某一规定动作或项目所需要的帮助程度进行评分。每个项目满分为 6 分，最低分为 1 分。18 项满分为 108 分，最低分为 18 分。

（二）IADL 的评定

1. **FAQ**　是典型的 IADL 评定量表，此表用于研究社区老年人的独立性和轻症阿尔兹海默病。评分 < 5 分者为正常，≥ 5 分为异常。

2. **RDRS**　此表是作为研究用工具而发展起来的，可用于住院和在社区中生活的患者，对于老年患者尤为适合。共有 18 个项目，每项最高分为 3 分。RDRS 最高分为 54 分，分值越高表示残疾程度越重，完全正常者为 0 分。

● 思考题 ●

1. Barthel 指数评定量表包括哪些内容？患者 Barthel 指数评分为 100 分能独立生活吗？
2. FIM 量表内容分为哪几项？FIM 量表的评分标准是什么？

（邵　康）

第四节　感知、认知功能评定

学习目标

1. 掌握感觉检查的方法。
2. 熟悉简易精神状态检查量表。
3. 了解失认症、失用症的分类和评价方法。

人对客观事物的认识分为感知和认知两个过程。感知是客观事物的属性在人脑中的反应。临床上，感知功能评定包括感觉检查和知觉检查。认知是人脑对外周各感受器所输入信息的认识、分析、综合、判断，并发出指令做出反应的能力，是人们从客观事物获得知识及使用知识的过程，主要涉及注意力、记忆、学习、信息的加工与整理、抽象思维和判断、目标行为的制订与执行等方面。当大脑皮质出现器质性病变时，会出现认知功能障碍，表现为意识水平、注意力、言语、记忆、思维和知觉功能障碍等。引起认知功能障碍的主要疾病有脑血管病、脑外伤、脑膜炎、中毒性改变（如重金属中毒、CO中毒等所致改变）及原发性精神障碍患者。

一、感知功能评定

（一）感觉检查

感觉（sensation）是人脑对直接作用于感受器的客观事物个别属性的反应。个别属性包括形状、大小、声音、气味等。

由于感觉检查的结果主要根据患者表述而定，所以检查前应告诉患者检查的全过程和方法，以取得患者的合作。检查时，患者宜闭目，切忌暗示性提问，以免影响患者的判断，检查中要注意左右侧、远近侧的对比。一般从感觉缺失部位检查到正常侧。

1. 浅感觉

（1）触觉：用一束棉絮在皮肤上轻轻划过，有毛发处可轻触其毛发，嘱患者说出感受接触的次数。

（2）痛觉：用针尖轻刺皮肤，询问患者有无疼痛的感觉，将两侧皮肤进行对比。

（3）温度觉：用盛有冷水（5～10℃）及热水（40～45℃）的试管交替接触患者皮肤，让其辨出冷、热感觉。

2. 深感觉

（1）运动觉：患者闭目，检查者轻轻夹住患者的手指或足趾两侧，上、下运动5°左右，令患者说出"向上"或"向下"。

（2）位置觉：患者闭目，将患者一侧肢体摆成某一姿势，让患者说出肢体所放位置，或者用另一侧肢体模仿。

（3）振动觉：将振动着的音叉置于骨突起处（如内踝、外踝、膝盖、胫骨等），询问患者有无振动感觉和振动持续时间，判断两侧有无差别。

3. 复合感觉

（1）触觉定位觉：患者闭目，检查者用手指或棉签轻触患者皮肤某处，让患者指出被触部位。手部正常误差 < 3.5 mm，躯干部正常误差 < 1 cm。

（2）两点辨别觉：患者闭目，以钝脚圆规刺激皮肤上的两点，检查患者有无辨别能力，再逐渐缩小两点间距，直到患者感觉为一点为止。正常身体各部位辨别两点的能力不尽一致，指尖掌侧为2～8 mm，手背为2～3 cm，躯干为6～7 cm。

（3）形体觉：患者闭目，令其用单手触摸熟悉的物体，如钢笔、纽扣等，嘱其说出物体的大小、形状、硬度、重量及名称。进行左、右分试。

（4）体表图形觉：患者闭目，用笔或竹签在其皮肤上画图形（方形、圆形、三角形等）或一些简单的数字（1、2、3等），让患者分辨。进行左、右分试。

（二）知觉障碍评定

知觉障碍在康复医学临床中常表现为失认症和失用症。

1. 失认症（agnosia）评定

（1）定义：失认症是指患者的五官等身体感官功能正常，但对事物、人体的识别能力丧失，包括视觉、听觉、触觉，以及对身体部位识别能力的丧失，属于大脑皮质功能障碍。视觉

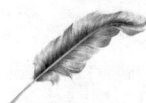

失认者能感受到全部视觉刺激，如相似的面孔或某人的某一部分，但不能确切地识别它们。因此，有人把失认症的定义限定为没有能力去辨认、识别物体。失认者可以临摹绘画，读出和确认某个面孔，然而却不认识，说明视觉信息输入完好，而对信息的记忆、提取、分析出现了障碍。失认症的诊断必须排除感觉障碍、言语障碍和智力下降。根据知觉系统缺失的症状，临床上通常将失认症分为视觉失认、听觉失认、触觉失认、体像失认等。

（2）失认症的分类、评定方法：①物体失认，让患者看一些日常生活中的常用物品或图片并说出其名称和用途时，患者不能完成，但让患者触摸后，能说出物品的名称和用途。例如，让患者看一只茶杯或其图片，他说不出名字，但触摸后即可说出茶杯的名称。②颜色失认，给患者各种颜色让其辨认，或者给患者一些图片，让其给图片涂上颜色，能完成提示无障碍，不能完成提示有颜色失认。③相貌失认，让患者辨认熟人或知名人士的照片，或者给患者一组照片让其把同一个人的照片找出来，如不能完成称为相貌失认。④形状失认，给患者各种形状的图片让其辨认，或者给患者各种形状的卡片，让其将卡片放在相应形状的卡片模板槽里，不能完成称为形状失认。⑤半侧空间失认为临床常见的失认症，通常是指患者对自己躯体左侧半身或周围环境中左侧的物体辨认不能。可让患者画钟表、二等分直线、临摹画、阅读等，有半侧空间失认者对空间左侧的物体忽略，只注意右侧空间，表现出特有的征象，如人物临摹画像时漏掉身体左侧，吃饭时漏掉盘子左边食物，阅读时不能从最左边开始等。⑥听觉失认，让患者听一些过去熟悉的声音，如钟表声、雷声、鼓掌声，有听觉失认者对这些声音不能辨别。⑦听觉忽略，让患者听一些声音，单让患侧耳听时，能听到声音；单让健侧耳听此声音，单能听到；同时让两侧耳听声音时，患侧耳听不到声音。⑧触觉失认，让患者闭上双目，用手触摸物品，说出物品的名称。触觉失认者不能说出物品的名称，但睁眼后看见物品即可说出名称，此可与命名性失语相鉴别。⑨触觉忽略，患者用患侧手触摸物品时，能说出其名称，再用健侧手触摸物品，也能说出物品的名称，但用双手同时触摸物品，患者称患侧手未触摸物品。⑩身体失认，让患者指出左、右，或者让患者抬起右肘、举起左手、摸左耳、闭右眼等，患者不能完成，或者做出错误的动作。

2. 失用症（apraxia）评定

（1）定义：失用症是指在运动、感觉、反射功能均无障碍的情况下，患者由于脑部损伤而不能按指令完成以前所能完成的有目的或精细的动作，即通过后天学习获得的生活技能的运用障碍。

（2）失用症的分类、评定方法：失用症的分类方法较多，现介绍日本相泽的分类方法。①运动性失用是最简单的失用症，常见于手指或舌。检查方法为让患者按言语指令完成某一项动作，如伸舌、洗脸、刷牙等。有运动性失用者一般不能完成。②结构性失用的患者表现为不能描绘或拼接简单的图形。检查方法为让患者按检查者的指令或提供的样品复制平面图、三维立体图，摆积木图形，如让患者绘钟表，一笔画空心"+"字、立方体，搭积木房子等。③意念性失用，正常的有目的运动须经历认识 - 意念 - 运动的过程，意念中枢受损时，不能产生运动的意念，此时即使肌力、肌张力、感觉、协调能力正常也不能产生运动，称为意念性失用，是较严重的失用症。患者能正确进行简单动作，但在做精细复杂动作时，时间、次序及动作的组合都发生错误，致使动作整体分裂，动作次序颠倒紊乱，将本该以后执行的动作先予进行等。如让患者点燃香烟时，划燃火柴后将其放入嘴中。④意念运动性失用是由意念神经中枢与运动神经中枢之间联系受损引起。评价方法同意念性失用，是失用症中最常见的类型。患者表现为不能按指令完成系列动作，表现为动作重复、笨拙、不准确等，也不能模仿检查者的动作或手势。但由于运动神经中枢对于曾经学过的运动仍有记忆，有时能下意识地、自觉地进行常规的运动。如给患者火柴时，他能自动地去划火柴，但告诉患者去划火柴时，他却不能进行划火柴的动作。因此，常表现为有意识的运动不能进行，无意识的运动却能进行。

二、认知功能评定

认知（cognition）是对事物认识和知晓的过程，心理学上认知是指通过任何精神活动（如概念形成、感觉、知觉、判断、想象、记忆）来获取知识。认知功能主要涉及注意、记忆、思维、推理、智力等，是人类高级神经活动中最为重要的过程。

（一）注意评定

注意是对事物的一种选择性反应。注意障碍可导致耐力下降、注意力分散、易受干扰，并出现反应迟钝，同时还将不可避免地影响定向力，主要是时间定向力，有时可累及地点定向力。

1. **时间和地点的定向测试**　询问受试者关于目前时间和地点的问题。
2. **视觉注意测试**　包括视跟踪、形态辨认和划消测验。
3. **听觉注意测试**　包括位置测试、听认字母测试、背诵数字、词辨认、声辨认、在杂音背景中辨认词等。

知识链接

划消测验

划消测验是比较不同个体在完成工作的速度和准确性上差异的常用测验。在划消测验中，事先将某种符号设置为规定符号，给受试者一张排列着各种符号的大表，要求受试者迅速、准确地找到其中的规定符号并划去。划消测验用的材料多是简单的符号、英文字母、几何图形、数字等。划消测验对于所有受试者而言有着基本相同的熟悉程度，能够很好地排除职业、文化程度等因素的影响。

自19世纪末以来，划消测验曾用来了解和比较受试者的知觉速度、辨认的准确性、注意力、智力落后程度、疲劳度、校对工作的效率等。为了完成划消任务，受试者要高度集中注意力，准确而迅速地在许多类似的对象中辨认出规定的对象。如果划消测验的工作量很大，需要的时间较长（10分钟以上），就要求受试者能够保持较长时间的紧张状态，并始终保证工作的高效率。因此，划消测验在一定程度上也能够反映受试者的坚持性、意志力、是否易疲劳等。

（二）记忆功能评定

记忆是人对过去所经历过的事物的一种反映，是过去感知过和经历过的事物在大脑中留下的痕迹，分为瞬时记忆、短时记忆和长时记忆3种，包括识记、保存和回忆3个基本过程。具体评定方法如下：

1. **记忆功能障碍的筛选**　此法可用于初步评定患者有无记忆方面的障碍。让受试者大声地念所给出的12个词（如鸡蛋、运动等），并尽可能记住它们。然后让受试者复述，可重复，直到受试者能一次就复述出所有的词为止。正常人6次时可完全记住。

2. **韦克斯勒记忆量表（Wechsler memory scale，WMS）及中国修订版WMS**　WMS又称韦氏智力量表，能反映受试者记忆功能的概况和各方面记忆的特点，分为甲、乙2个平行版本，由7个分测验组成，中国修订版WMS在此基础上又增加了3个分测验项目。适用于7岁以上的儿童和成年人。主要评定经历、定向、数字顺序关系、再认、图片回忆、视觉再生、联想学习、触觉记忆、逻辑记忆和背诵数目共10项内容。记忆的总水平用记忆商来表示，如果记忆商值低于标准分，说明其记忆力有损害，须做进一步检查。

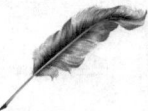

（三）思维评定

思维是心理活动最复杂的形式，是认知过程的最高阶段，是人脑对客观事物的概括和间接的反应。思维的过程极为复杂，包括分析、综合、比较、抽象和概括、系统化、具体化等，其中分析和综合是基本的。思维过程可分为动作思维（以实际动作作为支柱，不借助于言语和表象的思维）、形象思维（用表象进行分析、综合、抽象和概括的思维）和抽象思维（用概念、判断、推理的形式来反映事物本质和规律的思维）。

思维的主要形式是概念、判断和推理。概念是人脑对客观事物一般特征和本质特征的反应形式，是思维的最基本单位，在认识过程中，将事物经过分析、综合、比较、抽象、概括的思维过程而呈现，用语词来表示。判断是由概念所组成的、对于思维对象有所肯定或否定的思维形式，判断以语句的形式表达出来。推理是以一个或几个已知判断推理得出的新的思维形式。推理可分为归纳推理与演绎推理。归纳推理是从特殊到一般的推理，演绎推理是从一般到特殊的推理，两者密切联系，相互交织，不能截然分开。

思维障碍分为过程障碍和内容障碍2种。思维过程障碍又分为抽象概括障碍、思维动力性障碍和思维动机成分障碍。思维内容障碍主要表现为妄想、超价观念和强迫观念。

评定方法可采用韦克斯勒成人智力量表（Wechsler adult intelligence scale，WAIS）中的图片排列项测验及H-R成套神经心理测验（Halstead-Reitan neuropsychological test battery，HRB）中的分类（category）项测验。

（四）Loewenstein作业治疗认知评定

该法最先用于脑损伤患者的认知评定，在康复医学科一般用于脑血管病、脑外伤和中枢神经系统发育障碍等疾病导致的认知障碍检测。该方法简便、实用、可靠，评定的目的更侧重于对以后的治疗进行指导。其内容分为四类：定向检查、知觉检查、视运动组织检查和思维运作检查。测量时间为30～40分钟，也可分2～3次完成（表3-19）。

表3-19　Loewenstein作业治疗认知评定量表

分类	项目	分类	项目
Ⅰ定向	1.时间与地点定向	Ⅳ思维运作	11.有色木块图设计
Ⅱ知觉	2.物体（视）鉴别		12.无色木块图设计
	3.形状鉴别		13.拼图
	4.辨认重叠的图形		14.画钟表
	5.辨认重要特征不明显或不完整的物体		15.范畴测验
	6.空间知觉		16.Riska无组织的形状分布
	7.运用		17.Riska有组织的形状分布
Ⅲ视运动组织	8.临摹几何图形		18.图片排列A（图形性序列测验）
	9.临摹二维图形		19.图片排列B
	10.插板拼图		20.几何推理（几何性序列测验）

（五）痴呆筛查量表

简易精神状态检查（mini-mental state examination，MMSE）量表是目前应用最广泛的痴呆筛查量表，该量表敏感性强、操作简单、可信度高，缺点是受教育程度和语言能力影响较大（表3-20）。

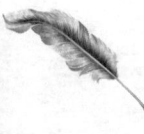

表 3-20　简易精神状态检查量表

项目		序号	具体内容	评分	
定向力（10分）		1	今年是哪年？	1	0
		2	现在是什么季节？	1	0
		3	现在是几月份？	1	0
		4	今天是几号？	1	0
		5	今天是星期几？	1	0
		6	你现在在哪个城市？	1	0
		7	你现在在哪个区？	1	0
		8	你现在在哪所医院？	1	0
		9	你现在在医院的哪个楼层？	1	0
		10	你现在在哪个病房？	1	0
即刻回忆（3分）		11	复述：皮球	1	0
		12	复述：国旗	1	0
		13	复述：树木	1	0
计算注意力（5分）		14	100 - 7=？	1	0
		15	93 - 7=？	1	0
		16	86 - 7=？	1	0
		17	79 - 7=？	1	0
		18	72 - 7=？	1	0
延迟记忆力（3分）		19	回忆：皮球	1	0
		20	回忆：国旗	1	0
		21	回忆：树木	1	0
语言能力（8分）	命名	22	辨认：手表	1	0
		23	辨认：铅笔	1	0
	复述	24	复述：四十四只石狮子	1	0
	阅读	25	按图片指令完成动作：闭上你的眼睛	1	0
	理解	26	口头指令：用右手拿纸	1	0
		27	口头指令：将纸对折	1	0
		28	口头指令：放在大腿上	1	0
	书写	29	请你说一句完整的、有意义的句子（有主语、谓语），并写出此句子	1	0
视空间能力（1分）		30	按样画图 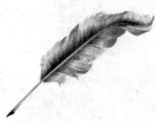	1	0
患者的印象		正确：1分	错误：0分	总分	

注：文盲＜17分、小学文化程度＜20分、中学以上文化程度＜24分者可初步考虑为痴呆。

思考题

某患者运动、感觉、反射功能均无障碍,但嘱患者完成刷牙任务时,患者拧开牙膏盖将牙膏挤入口中。判断患者为哪一类型知觉障碍?

(陈 红)

第五节 康复心理评定

学习目标

1. 掌握心理评定的分类及方法。
2. 熟悉心理评定的目的。

案例 3-1

在临床工作中,有人向你诉说近日心情不好,坐立不安,或者说感到生活没有意义,或者说自己有心理问题,需要相应的检查,进一步了解情况。

思考题:
1. 这时你应对患者进行什么检查和评定?
2. 此患者想了解自己的智力和个性特征,这时你应该如何了解他/她的心理特征?

一、目的

伤病不仅引起肢体功能的障碍,而且常伴随情绪异常、人格障碍等心理功能的变化。心理评定(psychological assessment)是应用各种心理测量手段,测验和评定患者的心理及行为变化的过程,是康复评定的一个重要组成部分。

心理评定是为了了解残障者心理损害的程度、范围,以及对残障的心理反应。它可以为制订、修改康复治疗计划提供依据,对康复效果进行评定,为残障者回归社会做好准备。

二、分类

根据患者伤残部位和性质的不同,心理评定可分为智力测验、神经心理测验、人格测验、情绪测验、记忆力测验等。临床应用中要结合具体情况,选择恰当的测试方法,按照程序和要求进行,使评定结果准确。

三、方法

(一)智力测验

智力是指人们对事物的观察力、注意力、理解力、记忆力、思维力、想象力和创造力等的综合表现能力,是个人行动有目的、思维合理、应付环境有效聚集的较全面的能力体现。脑外伤或脑卒中患者经常会表现出智力下降。精神发育迟滞的儿童突出表现为智力活动明显落后,

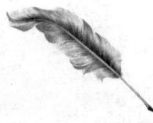

社会适应能力缺陷。标准化的智力测验可应用比奈-西蒙智力量表（Binet-Simon intelligence scale）和韦克斯勒智力量表（Wechsler intelligence scale，WIS），前者测量结果以智龄（mental age）表示，后者以智商（intelligeace quotient，IQ）表示。

WIS 是世界上最受欢迎的通用智力量表，中国修订 WAIS（WAIS-RC）适用于 16 岁以上的成人，韦克斯勒儿童智力量表（Wechsler intelligence scale for children，WISC）适用于 6 岁半~16 岁 11 个月的人群，中国韦克斯勒幼儿智力量表（Chinese Wechsler young children scale of intelligence，C-WYCSI）适用于 4 岁~6 岁 9 个月的儿童。WAIS-RC 共分 11 个分测验，归纳为言语测验和操作测验两部分（表 3-21）。

表 3-21 WAIS-RC 测试项目、内容和评分

测试项目	测试内容和评分
Ⅰ 言语测试	
知识	29 个题目，包括历史、地理、天文等知识。答对 1 题得 1 分，最高分为 29 分
领悟	14 个题目，涉及社会风俗、价值观、成语等。根据受试者回答的概括水平和质量每题计 0、1 或 2 分，最高分为 28 分
算术	14 个心算题，要计时，时限内答对 1 题计 1 分，11~14 题提前完成且正确者额外加分，最高分为 18 分
相似性	13 对词，读给受试者听，要求说出每对词的相似性，根据受试者回答的概括水平每题计 0、1 或 2 分，最高分为 26 分
数字广度	读一组的数字，要求受试者顺背 3~12 位数、倒背 2~10 位数。以背出的最高位数计分。顺背最高分为 12 分，倒背最高分为 10 分
词汇	40 个词汇，如疲劳、丰收、准绳、笑柄等，读给受试者听，要求受试者在词汇表上指出并说明其含义。在时限内回答者根据质量每词计 0、1 或 2 分，最高分为 80 分
Ⅱ 操作测试	
数字符号	阿拉伯数字 1~9 各配一符号，要求受试者给测验表上对 90 个无顺序的阿拉伯数字配上相应的符号，限时 90 秒。符号正确计 1 分，符号倒转计 0.5 分，最高分为 90 分
图画填充	21 个图片，每张都缺失一个重要部分，要求受试者说出缺失什么并指出缺失部分。限时完成，回答正确 1 题计 1 分，最高分为 21 分
木块图案	要求受试者用 9 块红、白两色的立方体木块，按照测验图卡组合成图案。共 7 个图案，限时内完成，完成 1 个计 4 分，提前完成额外加分，最高分为 48 分
图片排列	把说明一个故事的一组图片打乱顺序后给受试者看，要求受试者摆成应有的顺序。共 8 组图片，限时完成，完成 1 组计 2 分，后面 3 组提前完成额外加分，最高分为 38 分
图形拼凑	把人体、头像图形的碎片展示给受试者，要求拼成完整的图形。共 4 个图形，限时完成。按各图形标准计分，提前完成额外加分，最高分为 44 分

（二）神经心理测验

神经心理测验（neuropsychological test）主要研究脑与行为的关系，也就是大脑功能与心理的关系，其范围包括：感觉、知觉、运动、言语、注意力、记忆、思维、情绪和人格等，涉及脑功能的各个方面。测评患者脑损伤所引起的心理变化，有利于脑部病变早期诊断中的定性和定位，对制订和调整康复计划及判断预后具有重要意义。

神经心理测验大致可分为单项测验和成套测验。单项测验重点突出、简捷，如 Kohs 的积木图案测验、Seguin 的形板测验、Benton 的视觉保持测验等。成套测验由多个分测验组成，形式多样化，测查范围广泛，能全面反映脑功能状况，例如，我国学者修订的 H-R 成套神经心理测验

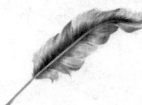

（HRB-RC）分为成人、少年、幼儿用3种测验形式，包括6项分测验和4项检查（表3-22）。

表3-22 HRB-RC分测验及检查内容

分测验及检查项目	方法
优势侧	测定利手、利足、利眼
失语鉴别	测验命名、临摹、书写、心算、复述等
握力	用握力计测定左、右手的握力
连线	纸上有多个小圆圈，标有数字或字母，要求按数字顺序或与字母顺序交替划线连接
触摸操作	蒙眼用利手、非利手和双手将各形状木块嵌入相应柄板中，睁眼画出木块形状及位置
节律	30对节律音响逐对出现，要求受试者分辨每对中两次音响的节律是否相同
手指敲击	先使用利手、后使用非利手的示指尽快敲击一个按键
语言直觉	用四声发音，要求从字卡上把数个发音相似的词选出
范畴	根据分类、例外等规律，对看到的图形按数字键，对正误判断有不同声音作反馈
感知觉	检查触觉、听觉、视觉、手指失认、指尖识数及触觉辨认

（三）人格测验

人格测验（personality test）是对人格特点的揭示和描述，即测量个体在一定情境下，经常表现出来的典型行为和情感反应，通常包括气质或性格类型的特点、情绪状态、人际关系、动机、兴趣和态度等内容。用于评定人格的方法很多，最常用的有两类：问卷法和投射法。问卷法指通过问卷调查的形式，受试者根据自己的经验、态度对调查问题做出有选择的回答，将测验结果的评分与标准化常模对照，进行定性或定量的描述。问卷法包括艾森克人格问卷（Eysenck personality questionnaire，EPQ）、卡特尔人格问卷和明尼苏达多相人格调查表（Minnesota multiphasic personality inventory，MMPI）等。投射法由若干个模棱两可的刺激组成，受试者可任意解释，这样受试者的动机、态度、情感及性格会在不知不觉中反映出来，然后测试者可分析、推论其内心活动和人格特点。投射法包括罗夏墨迹测验、主题统觉测验等。

1. 艾森克人格问卷 是英国心理学家Eysenck研究神经症时编写的。EPQ由4个分量表组成，分别是内向与外向（introversion/extroversion，E量表）、神经质（neuroticism，N量表）、精神质（psychoticism，P量表）、测谎分值（lie，L量表）。目前EPQ有儿童和成人两式，将各量表分数与该年龄组均数进行比较，可测出其人格倾向，是测定气质类型的良好问卷，有助于受试者选择合适的职业（表3-23）。

表3-23 EPQ的4个分量表

量表名称	说明
E量表-内向与外向	高分：性格外向，爱交际，易兴奋，喜欢活动和冒险
	低分：性格内向，安静离群，不喜欢冒险，很少进攻
N量表-神经质	高分：焦虑，紧张，也常抑郁，有强烈情绪反应
	低分：情绪反应慢、弱，平静，有节制，不紧张
P量表-精神质	高分：倾向于独身，不关心他人，难以适应环境，对人施以敌意
	低分：友善，合作，适应环境
L量表-测谎分值	高分：有掩饰或较老练、成熟
	低分：掩饰倾向低，有淳朴性

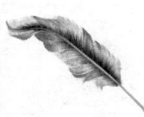

2. 明尼苏达多相人格调查表　由明尼苏达大学心理学家 Hathaway 与精神科医生 Mckinley 于 1940 年编制，我国学者根据中国情况修订，它是寻求鉴别正常人和精神病患者人格特征的一种测量方法。MMPI 的应用范围广泛，能从医学、社会学、心理学视角描述一个人长期稳定的人格特征，同时为各种心理评估提供了有效工具。MMPI 包括 566 个题目，由 4 个效度量表和 10 个临床量表组成（表 3-24），适合年满 16 岁、小学以上文化程度、无明显生理缺陷（无视觉障碍或书写障碍）的受试者。

表 3-24　MMPI 效度量表和临床量表

量表名称		缩写	题数
效度量表	1. 疑问（question）分数	Q	
	2. 说谎（lie）分数	L	15
	3. 诈病（infrequency of fake bad）分数	F	64
	4. 校正（defensiveness）分数	K	30
临床量表	1. 疑病症（hypochondriasis）	Hs	33
	2. 抑郁症（depression）	D	60
	3. 癔症（hysteria）	Hy	60
	4. 精神病态（psychopathic deviate）	Pd	50
	5. 男性化-女性化（masculinity-femininity）	Mf	60
	6. 妄想狂（paranoia）	Pa	40
	7. 精神衰弱（psychasthenia）	Pt	48
	8. 精神分裂症（schizophrenia）	Sc	78
	9. 轻躁狂（hypomania）	Ma	46
	10. 社会内向（social introversion）	Si	70

（四）情绪测验

情绪是人们对客观事物是否满足自己的需要而表现出来的态度，它反映客观事物与人的需要之间的关系。残障者常出现焦虑、抑郁等不良情绪，而不良情绪又会影响康复治疗的效果。

1. 焦虑　是对事件或内部想法的一种不愉快的体验。焦虑症状包括对未来感到恐惧、易激动、不安、烦恼、注意力不集中。其评定可用汉密尔顿焦虑量表（Hamilton anxiety scale，HAMA），评定内容包括焦虑心境、紧张、恐惧、睡眠障碍、认知障碍、抑郁心境、躯体症状、自主神经功能障碍、交谈行为等 14 个项目。也可用焦虑自评量表（self-rating anxiety scale，SAS），该量表较为简单实用，适用于有焦虑症状或可疑焦虑的患者。

2. 抑郁　是对外界不良刺激所表现出来的一种沮丧感受。抑郁常伴有心境压抑、睡眠障碍、食欲缺乏、兴趣索然、悲观失望、活力缺乏、性欲降低、自罪自责，甚至有自杀倾向。目前国内、外广泛采用汉密尔顿抑郁量表（Hamilton depression scale，HAMD）进行评定。该量表包括抑郁心境、罪恶感、自杀、睡眠障碍、焦虑、躯体症状、疑病、体重减轻、自知力、人格解体、妄想、强迫、孤立无援、失望、无价值等 24 个项目。

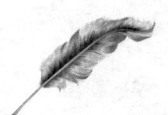

知识链接

抑郁自评量表

抑郁自评量表（self-rating depression scale，SDS）由 W·K·Zung 于 1965 年编制，是美国教育部、卫生及公共福利部推荐的用于精神药理学研究的量表之一。SDS 由 20 项问题条目组成，反映了抑郁状态的四组特异性症状：精神性情感症状、躯体性障碍症状、精神运动性障碍症状、心理障碍症状。SDS 的特点是使用简单，评定、分析较为方便，能直观地反映患者抑郁的主观感受及其在治疗中的变化，主要适用于具有抑郁症状的成年人，包括门诊及住院患者。但是该量表对具有严重迟缓症状抑郁患者的评定有困难。同时，SDS 对于文化程度较低或智力水平稍差的人评定效果不佳。

（陈　红）

第六节　言语与吞咽功能评定

学习目标

1. 掌握言语功能障碍的筛选方法、失语症的主要症状。
2. 熟悉构音障碍的评定内容。
3. 了解吞咽的过程及评定。

一、言语功能评定

言语和语言是两个既不相同又有关联的概念。语言是建立在条件反射的基础上的复杂的高级信号活动过程，是人类特有的能力，包括口语、书面语和姿势语（如手语）。言语指说话及表达的能力，是口语交流的机械部分。两者既有区别，又无法截然分开，所以经常用言语一词来代表语言和言语。

言语障碍指构成语言的听、说、读、写 4 个主要功能受损，出现包括口语及书面语等交流能力的障碍，包括失语症、构音障碍、言语失用。

由于言语与吞咽功能在生理、病理生理上有一定联系，这两种障碍在临床治疗中常归属于同一部门，即言语-吞咽障碍训练部门进行治疗。

（一）言语功能障碍的筛选

语言障碍是指语言的理解、表达，以及交流过程中出现的障碍，可由中枢神经系统损伤、心理和精神异常及发音器官、听觉器官病变导致，常用的筛选方法有筛查测试表、Halstead-Wepman 失语症筛选试验、标记测验等。言语功能障碍的筛选方法如表 3-25 所示。

表 3-25　言语功能障碍的筛选

筛选项目	评定内容
	一步指令：伸出您的手
口语的理解	两步指令：拿起笔，然后把它放在杯子右边
	三步指令：拿起茶匙，放在碗的右边，再把碗扣过来

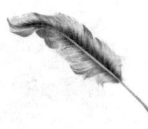

续表

筛选项目	评定内容
书面语的理解	单词理解：给出杯子的字，患者见字读出，说明用途
	句子理解：让患者将杯子放在笔的右边，患者能执行
手语的理解	检查者用手势演示用杯子喝水的动作，然后让患者指出桌上的几件物体中哪个是杯子
口语的表达	指物让患者命名，如指笔，让患者说"笔"
书面语的表达	复述：检查者说"北京天安门"，让患者复述
	命名：检查者指肥皂，让患者写"肥皂"二字
	描述：检查者指笔，让患者用笔写出其功能
手语的表达	递给患者梳子，让患者用手势表明其用途

在上面11个问题中，正常人均能正确地完成，如不能完成，提示言语功能有某方面的障碍，须进行进一步的言语功能评定。

（二）言语功能障碍的种类、定义和特点

目前我国对言语障碍的分类尚无统一意见，现参考美国言语和听力学会的资料介绍5种分类：失语症、构音障碍、言语失用、言语错乱、广泛智力损伤性言语。它们的定义和特征如下。

1. 失语症 是因脑损伤引起的，非痴呆、耳聋或发音器官功能障碍所致，与智力损伤不成比例的理解和运用言语符号能力的损伤。

2. 构音障碍 是由于神经系统损害导致言语肌肉本身和（或）中枢对言语肌肉的控制紊乱而引起的一组发音障碍。

3. 言语失用 是由脑损伤引起，在随意发音时言语肌肉位置的安排和运动次序方面发生紊乱而造成的发音障碍。

4. 言语错乱 是由脑损伤而引起，以失定向、记忆缺陷、思维损伤、言语混乱但句法正常为特征的言语损伤。在自言自语中常有离题和虚构。

5. 广泛智力损伤性言语 是伴发于痴呆的所有言语形式效率的降低。损伤程度与智力的损伤程度呈正比。

本节介绍失语症和构音障碍的评定。

（三）失语症的评定

1. 失语症的主要症状

（1）口语表达障碍：指患者很难用准确的语言表达自己的意思，或者语速很慢，甚至完全说不出。包括发音障碍、说话费力、错语、语法错误、找词困难、刻板语言、模仿语言、复述困难、流畅度差。每分钟说出的词在50个以下的称为非流畅性失语口语。

（2）听觉理解障碍：指患者理解能力下降或丧失，表现为听不懂，不能理解文字甚至手势的意思，但可以流利地说话，能正确朗读或书写。包括语音辨认障碍、语义理解障碍。

（3）阅读障碍：称失读症，表现为不能正确朗读和理解文字，或者能朗读但不能理解朗读的内容。

（4）书写障碍：表现为书写不能、构字障碍、象形书写、镜像书写、书写过多及语法错误。

2. 失语症的分类 失语症的分类方法有多种，临床常见的几种失语症的特点如表3-26所示。

表3-26 临床常见失语症的病灶部位和言语障碍特征

名称	病灶	自发言语	口语理解	复述	命名	阅读	书写
运动性失语（Broca）失语	优势侧额下回后部皮质或皮质下	不流利	部分障碍	差	部分或全部障碍	朗读困难，理解能力好	中等程度障碍

续表

名称	病灶	自发言语	口语理解	复述	命名	阅读	书写
感觉性(Wernicke)失语	优势侧颞上回后1/3及其周围	流利、错乱	完全障碍	差	部分或全部障碍	朗读困难，理解能力差	差
传导性失语	优势侧颞叶峡部、岛叶皮质下的弓状束和联络纤维	流利、错乱	几乎正常	很差	常有严重障碍	朗读困难，理解能力好	中等程度障碍
命名性失语	优势侧颞枕顶接合区	流利	正常	正常	完全障碍	稍差或正常	轻度障碍
经皮质运动性失语	优势侧额叶内侧面运动辅助区	不流利、费力	正常	正常	部分障碍	部分障碍	中等程度障碍
经皮质感觉性失语	优势侧颞顶分水岭区，主要累及角回和颞叶后下部	流利、错乱	严重障碍	正常	部分障碍	严重障碍	差
完全性失语	颈内动脉或大脑中动脉分布区	不流利	完全障碍	完全障碍	完全障碍	完全障碍	差

3. 失语症的评定方法　目前国际上常用的失语症的评定方法有下面两种，可根据实际情况的需要选择应用。

（1）波士顿诊断性失语检查（Boston diagnostic aphasia examination，BDAE）：波士顿诊断性失语检查法是英语普遍应用的标准失语症检查方法，许多国家都对此标准进行修改应用或作为蓝本制订本国的诊断试验。BDAE由5个大项目组成，能全面测出语言各组成部分的功能，既可确定患者失语症的严重程度，又可对失语症作出分类，还能定量分析患者语言交流水平，并对语言特征进行分析。不足之处是检查时间长（2～3小时）和评分不统一。

（2）西方失语成套试验（western aphasia battery，WAB）：是Kertesz根据BDAE修改、缩短而制订的，除评定失语症外，还包含运用、视空间功能、非言语性智能、结构能力、计算能力等内容，可作出失语症以外的神经心理学方面的评价。其流程思路清晰，检查时间只需1小时，且可按需要评出失语商（aphasia quotient，AQ）、大脑皮质商（cortical quotient，CQ）、操作商（performance quotient，PQ），因而该试验日益受到欢迎。

以WAB为例介绍口语交流综合性量表的主要内容。①自发言语：包含表达的信息量，以及流利性、语法能力和错语2个亚项。A.表达信息量的检查（10分）。通过患者对诸如姓名、地址等6个提问的回答和对一个情景图的描述情况，判断其表达的信息量的多少。B.流利性、语法能力和错语检查（10分）。根据对上述6个提问的回答和对情景图的描述情况，来判断言语表达的流利性。②听理解（粗分200分，除以20得标准分10分）：包含是非题、听词辨认和相继指令3个亚项。A.是非题。包括姓名、性别、住址、判断等简单问答题20题，让患者用"是"或"否"判断（也可以用点头、摇头的方式），每题3分，共60分。B.听词辨认。即"听词指物"任务，包含指实物、绘制的物体、形状、拼音字母、数字、颜色、身体部位、手指、身体左右部等10项内容（每项6个），最高60分。C.相继指令。在患者前方桌上按一定顺序摆放几种物品（如笔、梳子和书），并借助环境中的物体（如门、窗）要求患者完成依次发出的一步到四步的指令（如"用笔指梳子"），共80分。③复述检查（粗分100分，除以10得标准分10分）：让患者复述15项字、词或句子，每项可重复一次。④命名检查（粗分100分，除以10得标准分10分）：包括物体命名、自发命名、完成句子和反应命名4个亚项。

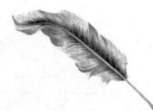

A. 物体命名（也称为呼名）。向患者出示球、茶杯、别针等20件物体让其命名，最高60分。B. 自发命名。让患者在1分钟内尽可能多地说出动物的名称，每说一个计1分，最高为20分。C. 完成句子。让患者完成检查者说出的不完整的句子，如"草是…色的"（答案：绿色），满分为10分。D. 反应性命名。要求患者用物品的名称回答5个问题（如"你用什么写字？"），满分为10分。

将自发言语的信息量、流利性，以及听理解、复述、命名这5项（各10分，满分为50分）的实际得分乘以2得出失语商，AQ小于93.8可以诊断为失语症。失语商越低表示失语症越严重。

根据WAB流利性、听理解、复述这3项的实际得分（见下图括号内数字），通过"三步走"就可以明确患者是8种类型失语症中的哪一种。具体步骤见图3-36。

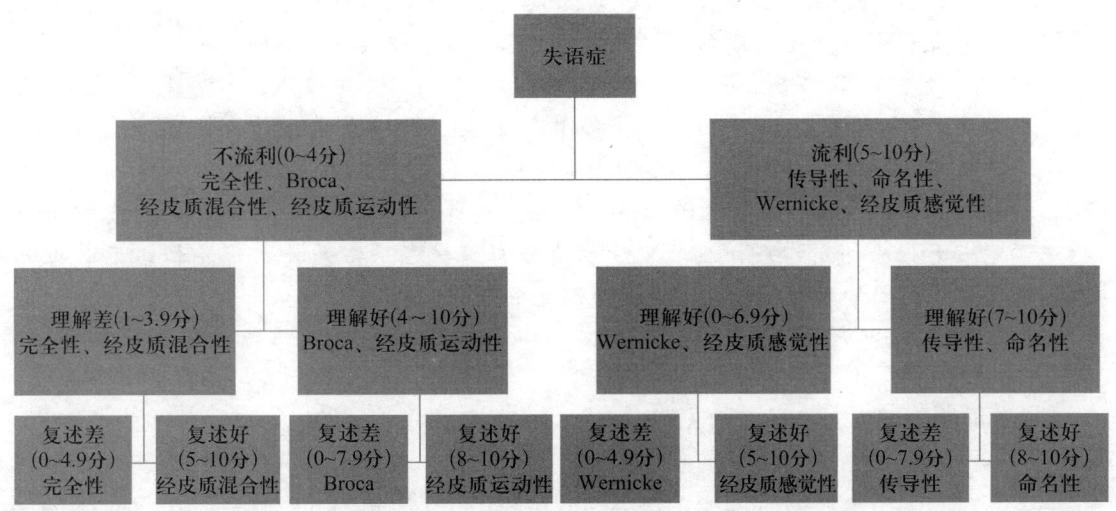

图3-36　失语症的分类评分步骤

除了口语的表达和理解检查外，WAB还检查阅读理解、书写、运用，以及结构能力、视空间能力和计算能力。

阅读理解（粗分100分，除以10得标准分10分）：包括句子理解、阅读指令（朗读并执行字面指令）、书面单词与物品搭配、书面单词与画搭配、画与书面单词搭配、口语单词与书面单词搭配、字母辨别、识别口头拼写的单词等。

书写（粗分100分，除以10得标准分10分）：包括书写姓名及地址、用文字描述情景画、听写、听或看实物后写出、写字母表和系列数字、听写字母和数字、抄写句子。

运用（粗分60分，除以6得标准分10分）：让患者做哑剧式的无道具动作，如手部（敬礼）和面部动作（闻花），做假装使用道具的动作（用锤子钉钉子），以及做复杂的动作（点香烟）。如果患者在没有实际道具的情况下能完成哑剧式动作即得满分，如果仅模仿正确或在有道具情况下才能完成则部分得分。

结构能力、视空间能力和计算能力（粗分100分，除以10得标准分10分）：包括让患者画画（图形、钟等）、设计积木（按图示摆积木）、计算（选择加、减、乘、除算式的正确答案）、进行瑞文标准推理测验（根据逻辑推理选择缺省的图案）。

知识链接

瑞文标准推理测验

瑞文标准推理测验（Raven's standard progressive marices，SPM）又称瑞文渐进测验，是由英国心理学家瑞文（J·C·Raven）于1938年设计的一种非文字智力测验，简称SPM，因其使用方便，至今仍为国际心理学界、教育界和医学界所使用。该测验是以Spearman的智力二因素（即"G-普通因素"和"S-特定因素"）理论为基础，主要测量了G-一般因素中的推断性能力，即个体作出理性判断的能力。它较少受到本人知识水平或受教育程度的影响，努力做到公平，故心理学家们尤其喜欢采用这个测验作为跨文化研究的工具。SPM共包括标准型、彩色型和高级渐进方阵三套测验。

测验材料是由72幅图案构成72个测试题的一本图册，每项测试题有1副图案，内分6个单元（A、AB、B、C、D、E），每单元12题，前3个单元为彩色图案，后3个单元为黑白图案。每个受试者有一本图册和一张答卷纸，测验时，只需主试者用例题示范测验规则，接着受试者会自己进行下去。每个题目由一幅缺少一小部分的大图案和作为选项的6~8张小图案组成，测验中受试者根据隐藏在一系列抽象符号和图案中的规律，选择某个小图案放入到大图案缺少的位置中。

将阅读理解、书写、运用，以及结构能力、视空间能力和计算能力4项实际标准分的得分相加（满分40分）即为操作商，反映了非口语的语言、认知能力。将自发言语的信息量（10分）、流利性（10分）及听理解（粗分200分除以10为20分）、复述（10分）、命名（10分）、阅读理解（10分）、书写（10分）、运用（10分），以及结构能力、视空间能力和计算能力（10分）9项相加即为皮质商，即CQ=1/2AQ+听理解/20+PQ，满分为100分。CQ反映了大脑的综合认知、语言能力。

（3）汉语标准失语症检查法是一套适用于国内说汉语者的言语评定方法。包括6个方面：口语表达、听理解、阅读、书写、其他神经心理学检查、利手。

（四）构音障碍的评定

构音是语言表达的言语化过程。其生理过程主要包括以下3个阶段，简称"构音三部曲"：①呼吸运动，主要由呼吸肌和肺的协调、顺序运动来完成。呼气为声音的产生提供最基本的动力和能源。②喉部运动，喉部声带的协调、顺序运动完成了发声过程，这个过程是声带将呼气气流变成声音的过程。这个阶段声带运动的幅度、频率和声带运动中的紧张度、厚度、长短与随后产生的语音的三大物理学特性（语音的响度、音调和音质）密切相关。③调音运动，主要由口腔、舌、面部肌肉的协调、顺序运动来完成。

构音障碍是由于发音器官神经肌肉的器质性病变而引起发音器官的肌肉无力、肌张力异常及运动不协调等，产生发声、发音、共鸣、韵律等言语运动控制障碍。患者通常听觉理解正常并能正确选择和按语法排列词汇，但在说话时，轻者发音、言语不清，重者完全不能讲话或丧失发声能力。

1. **评定目的** 判断构音障碍的有无、种类和程度；判定原发疾病及损伤部位；作为制订治疗计划的依据；评价治疗效果。

2. **评定内容** 构音障碍的评定内容一般可分为4部分：构音器官评定、构音器官运动评定、发音评定和交谈评定。

（1）构音器官评定：指通过构音器官的型态检查对构音器官的器质性异常进行系统评价。

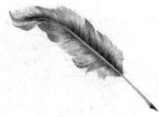

其评定内容可包括异常构音器官的部位（如面部、唇、下颌、舌、硬腭、软腭等）、变异型态（如是否对称、有无唇腭裂、有无下垂、有无震颤或不随意运动等）、异常程度和性质（如唇腭裂深度、累及部分，震颤频率、静止性或指向性等）等。在进行此项评定时，要求患者自我调整至自觉放松状态（即不讲话、不进食、不做口部运动时的状态）。

（2）构音器官运动评定：主要通过构音器官的各种运动功能检查（包括粗大运动、精细复杂运动及轮替运动等）对构音器官的运动功能进行系统评价。其评定内容可包括构音器官的运动速度、范围、运动的力度及精确性、流畅性等。在构音器官运动评定中，重点关注下颌、唇、舌的运动功能。

下颌的基础运动包括按上下、左右、前后方向轻微地进行旋转等复合动作。如果控制能力增强，下颌可以更精细地分级上下运动，同时也有利于唇和舌的运动。

唇的基础运动包括：①唇的口角部拉向两侧；②提上唇向外上方，牵下唇向外下方；③口角收缩；④口角向两侧平行拉开。根据汉语的构音特点，唇有几个较固定的运动模式：①展唇运动模式；②圆唇运动模式；③唇闭合运动模式；④唇齿接触运动模式。

在构音过程中，舌的运动主要包括舌的上下运动、前后运动，以及舌尖的上举、下降和舌根的上抬运动等。舌的运动障碍将导致与舌相关的辅音，如舌尖前音、舌尖中音、舌尖后音、舌面音和舌根音出现不同程度的障碍。

（3）发音评定：是指以普通话为标准音（结合类似构音运动）的语音检查，对患者各个言语水平的语音清晰度进行系统评价。评定内容包括构音类似运动检查、音节检查、音节复述检查、单词检查、文章水平检查等。

（4）交谈评定：是指通过交谈方式对患者的构音及表达进行系统评定。其评定内容可包括语速、语调、言语流畅程度、节奏等。

3. 评定方法

（1）中国康复研究中心构音障碍检测法：此法是由中国康复研究中心结合中国汉语普通话发音和我国文化特点，参照日本构音障碍检测法和其他发达国家构音障碍评定方法理论而编制的，于1992年投入临床使用。此检查法包括构音器官运动功能检查和构音检查两部分。

构音器官运动功能检查主要通过构音器官的型态和粗大运动检查来确定构音器官是否存在器官异常和功能障碍。包括构音器官的部位、型态、异常程度、性质、运动速度、范围、运动的力度及精确性、流畅性等。构音检查是以普通话为标准音，结合构音类似运动对患者各个言语水平及其异常运动障碍进行系统评价，包括会话、单词检查、音节复述检查、文章水平检查、构音类型运动检查等。单词水平检测中共50个语音点，包括21个辅音与100个元音；音节复述检查中包括21个辅音与130个元音；文章水平检查中包括14个辅音与44个元音；构音类似运动检查中包括15个辅音。通过不同的声韵结合全面检测，易于发现患者的错误发音和错误方式。

中国康复研究中心构音障碍检查法的优势在于对各种构音障碍的错误语音标识度较好，对语音错误分析较精细，对语音的矫治有明确的指导作用。但对施测者国际音标要求高，否则描记语音不准确，使难以准确实施标准化检查。该检查法对部分地区的方言及语言有一定的局限性，而且障碍无法等级量化，不便于临床康复疗效的分析和比较。

（2）改良的Frenchay构音障碍检测法：此检测法是河北省人民医院参照英国Frenchay医院Pamela博士编写的构音障碍检测法进行改良、编制的，以构音器官功能性评定为主，判断构音障碍严重程度的评价方法。该方法通过标准化的检测量表，从构音器官反射、运动及语音清晰度等解剖、生理和感觉检查多方面评价构音器官运动障碍的严重程度。改良后的Frenchay构音障碍检测法按损伤严重程度进行分级，共分为5级，包括8个方面的内容。①反射，从咳嗽反射、吞咽动作、流涎控制3个方面进行评定。②呼吸，观察静止和言语时两种呼吸状态。

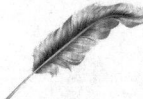

③唇，观察静止、唇角外展、闭唇鼓腮、交替发音及言语时的唇状态。④颌，观察静止和言语时的颌的状态。⑤软腭，观察流质饮食是否进入鼻腔；让患者发"啊"音5次，观察双侧软腭运动情况；言语时有无鼻音和鼻漏音。⑥喉，评定发音时间、音调、音量和言语时喉的变化。⑦舌，观察静止、伸舌、上下运动、两侧运动、交替发音和言语时的舌状态。⑧言语，评定读字、读句子、会话及言语速度。其目的是通过构音器官的型态及粗大运动检查来确定构音器官是否存在器质性异常和运动障碍。

该检测法着重于运动性构音障碍的检查，采用评分量化功能受损程度，易于横向比较和分析疗效。在构音器官功能检测方面分级较细，评分方便，有利于治疗前、后定量化比较，能为临床动态观察病情变化、诊断分型和疗效判定提供客观依据，适用于科研统计。但该评价方法欠缺错音评价，无法了解语音错误的量与性质，易出现漏查汉语语音的错误点，对错误构音点的指导性和临床治疗的针对性不强。

两种检测方法各具特点，改良的Frenchay构音障碍检测法在构音器官功能检测方面分级较细，评分方便，利于治疗前、后定量化比较；而中国康复研究中心的构音障碍检测法在发音功能的检测方面具有优势。

二、吞咽功能评定

（一）吞咽过程

正常的吞咽过程分为4个阶段：准备期、口腔期、咽喉期和食管期，其中前3期为随意运动阶段。各期主要功能和所需时间见表3-27。

表3-27 吞咽过程分期

吞咽分期	功能	状态	所需时间
准备期	形成及控制食团	封闭嘴唇	不定
口腔期	推食团至口咽部，触发吞咽反射	口唇紧闭，舌上举，口腔内压力上升	1 s
咽喉期	食团进入咽部，向下传送至环咽括约肌处	软腭上提封闭鼻咽，喉部抬高，会厌封闭喉入口，呼吸中断	1 s
食管期	食团由环咽括约肌处送到胃部	食管平滑肌和横纹肌收缩	8～20 s

吞咽障碍（dysphagia）是指各种原因所致的食物不能经过口腔、咽部、食管进入胃部的过程，通常表现为咀嚼困难、吞咽时发生呛咳、一口食物分为若干口咽下、咽部存在异物感而引起进食障碍和发音困难。

（二）吞咽障碍分类及特征表现

1. 病理性吞咽障碍 由于各种原因产生咽部通道结构病理性变化，导致饮食物通过时受到阻碍。

2. 精神性吞咽障碍 又称为功能性吞咽障碍，指吞咽的功能没有异常，但是由于各种精神因素致使患者害怕和恐惧吞咽，拒绝吃任何食物。

3. 神经源性吞咽障碍 因为神经系统的疾病引发的与吞咽功能有关的肌无力，甚至瘫痪，导致了吞咽障碍。脑卒中患者常因为延髓性麻痹而引发吞咽困难。

（三）康复评定内容及方法

1. 临床一般情况评定 包括患者意识状况，以及患者个人吞咽异常的自我感觉描述，如吞咽困难的持续时间、频率、加重和缓解的原因、继发症状等；既往史相关情况和以往的吞咽检查情况；目前的进食方式和类型。

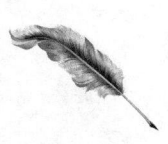

2. 口腔功能评定

（1）口腔功能检查：观察唇部闭合能力、舌部的运动力量、味觉和口腔感觉、咀嚼能力；观察发音时双侧软腭的对称及上抬情况；检查恶心反射（用压舌板按压舌根部诱发），恶心反射与吞咽障碍并不完全对应，恶心反射消失者可以没有吞咽障碍；观察吞咽情况。

（2）Frenchary构音障碍评定量表：包括反射、唇、下颚、喉、言语、软腭、舌、呼吸8大项，28个小项。每项最低为1分，最高为5分，16分以上为相对安全。

3. 吞咽评定

（1）饮水试验：患者取坐位，水杯盛30 ml温水，嘱其将水饮下，观察饮水过程并记录时间，此试验可作为吞咽功能障碍的筛选试验。

正常：一饮而尽、无呛咳，时间在5 s内；

可疑：一次饮完，时间在5 s以上或分两次以上饮完，无呛咳；

异常：饮水时或饮水后1 min内有呛咳，或者有湿性音质。

（2）电视X线透视检查（video fluoroscopic swallowing study，VFSS）：利用电视X线透视检查可详细观察吞咽各期的运动情况，评定吞咽障碍的部位及程度。方法是在X线透视的条件下，让患者吞咽钡剂（50 g硫酸钡加水100 ml调成糊状，每次吞咽5 ml），观察钡剂由口腔通过咽喉到食管的整个运动过程，可较准确地了解吞咽是否安全和有效，是否有误咽。此检查需要操作熟练的技术人员，要求患者应处于清醒状态，能配合医生指令，有一定坐位或站位的耐力。重症为0分，正常为10分，详见表3-28。

表3-28　电视X线透视检查吞咽障碍的程度分级

分期	评分	内容
口腔期	0	不能把口腔内食物送入咽喉，食物从口唇流出，或者仅能依靠重力作用将食物送入咽喉
	1	不能形成食团，只能让食物形成零碎状流入咽喉
	2	不能一次把食物完全送入咽喉，一次吞咽动作后，有部分食物残留在口腔内
	3	一次吞咽就可把食物送入咽喉
咽喉期	0	不能引发喉上抬与软腭弓上抬闭合，吞咽反射不充分
	1	在会厌谷和梨状隐窝存有多量的食物残渣
	2	少量存留食物残渣，且反复几次吞咽可把食物残渣全部咽入咽喉下
	3	一次吞咽就可把食物送入食管
误咽程度	0	大部分误咽，无呛咳
	1	大部分误咽，有呛咳
	2	少部分误咽，无呛咳
	3	少部分误咽，有呛咳
	4	无误咽

目前在国际上开展的吞咽功能检查还有纤维内镜吞咽检查、测压检查、超声检查、肌电图检查等，在此不一一介绍。

思考题

1. 怀疑某患者有语言障碍时，首先应先进行言语功能障碍筛选，应从哪几方面进行检查？

2. 言语功能障碍筛选在临床中的意义有哪些？

（陈　红）

第七节　电生理学检查

学习目标

1. 掌握肌电图、神经传导速度、诱发电位在康复评定中的意义。
2. 熟悉肌电图的基本参数。

电生理学检查是使用电子技术记录神经肌肉组织的电活动，指用电学手段诊断疾病的方法，主要包括肌电图、神经传导速度、诱发电位、脑电图等，属于记录式电诊断。电生理学检查的目的是判断有无神经元（或轴突）变性、神经纤维脱髓鞘、神经-肌肉间传递障碍、原发性肌纤维病变等。电诊断为临床神经肌肉疾病功能障碍的评定提供了指标，并且能够对患者的预后进行评价。

一、肌电图

（一）定义

肌电图（electromyography，EMG）是应用电子仪器记录肌肉静止和收缩时的电活动的方法，用于记录、显示肌肉活动时产生的电位图形。肌电图检查的是下运动单位的电生理状态，包括脊髓前角细胞、周围神经根、神经丛、神经干、神经支、神经肌肉接头和肌纤维。可用于鉴别神经源性和肌源性肌肉萎缩，了解神经损伤的程度、部位和再生情况，帮助制订正确的神经肌肉康复治疗计划。

（二）肌电图的基本参数

肌电图是变异性极大的图形，基本图形如图 3-37 所示，图形有以下一些基本参数。

1. 相数（phase）　波形偏离基线（零电位）再回到基线为 1 相。4 相以上为多相，正常的运动单位电位为 1～3 相，其中必有一相为负相，正常情况下多相电位少于 12%。峰或折是指每次电位转向幅度超过 20 μV，不论其是否过零线。5 峰以上为多峰，属于复杂电位，多峰电位与多相电位的意义相同，均表示运动单位的时间分散。

2. 时限（duration）　运动单位电位时限是指从第一个相偏离基线开始，到最后一个相回归基线止，一般为数毫秒至数十毫秒。

3. 振幅（amplitude）　指电位的峰值，即最大正峰和最大负峰之间的距离，在正常情况下，轻微收缩时运动单位动作电位中的最高振幅不超过 5.0 mV。

4. 频率（frequency）　单个电位每秒发生的次数或电位群的发放频率。

5. 极性　以主极对于参考电极或地极而言，习惯多以基线以下为正，以上为负。

（三）肌电图的分类

根据肌电图检查采用电极的不同，肌电图又分为针电极肌电图和表面肌电图。

1. 针电极肌电图　是指同心圆针电极插入肌肉后，记录的肌肉安静状态下、不同程度随意收缩状态下，以及周围神经受刺激时各种电生理特性的一种电活动技术。

（1）检查步骤：检查前，了解患者的病史并进行体检，确定检查肌肉；做好对患者的解释

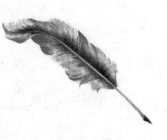

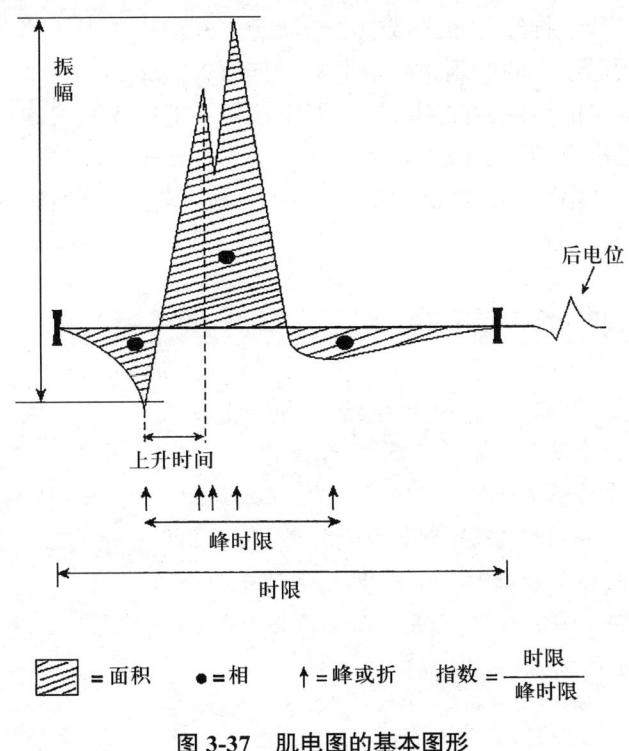

图 3-37 肌电图的基本图形

工作；选择针电极并消毒，待患者放松后插入电极，应在每一块受检肌肉的近端、中间部位和远端 3 个部位分别插入电极针，必要时行双侧同名肌对比检查。

（2）正常肌电图

a. 插入电位活动：插入电位是指针电极插入正常肌肉或移动电极时引起的短促电活动。持续时间短于 0.3 s，电压为 1～3 mV。

b. 放松时的肌电图：肌肉在正常静息状态时无任何电活动，肌电图呈现一条水平直线，又称电静息。

c. 轻用力时的肌电图：正常肌肉轻度收缩时可出现分开的运动单位电位。时限一般为 5～12 ms，综合电压为 100 μV～2.0 mV。

d. 最大用力时的肌电图：以最大力量收缩受检肌肉，观察其肌电活动。正常情况下肌电图为干扰型，电位变化连续不断，几乎看不到基线，最高振幅为 2～5 mV。

（3）异常肌电图

a. 插入电位异常：插入电位减弱多见于失用性肌萎缩、重症肌无力，插入电位延长多见于先天性肌强直。

b. 自发电位：包括纤颤电位、正锐波、肌强直电位、束颤电位，多见于肌源性损害。

c. 轻用力时的异常肌电图：表现为运动单位电位的时限、振幅改变；多相电位数量增多。多见于周围神经损伤、肌源性损害及神经再生早期。

d. 最大用力时的异常肌电图：表现为运动单位电位数量和频率的改变，见于严重的神经肌肉疾病患者。

2. 表面肌电图　是用表面电极采集肌肉活动而产生的电活动图形。表面肌电图的临床应用：神经肌肉功能评估及指导康复训练；肌电生物反馈治疗；疲劳的评定；结合其他测试时可用于步态分析及平衡功能评定。

由于表面肌电图检查并不能评定完成某项活动的肌群中的所有肌肉，故一般选择肌群中有代表性的肌肉或原动肌。电极的放置通常采用施加适当阻力，观察是否有肌电反应的方法确定需要检查的肌肉,电极置于神经分布区域中心与肌腱之间的中心点。若受试者可自主收缩,电极可置于肌腹;也可用运动点的电刺激确定电极最佳放置点。

表面肌电图的优点是能记录大面积范围的肌电信号,对所查肌肉的工作情况、工作效率进行量化,从而指导患者进行神经、肌肉功能训练,是一种安全、简单、无创的检查方法;缺点是不能够记录深部肌肉的电活动,不能保证所记录的一定是电极下肌肉的活动,无法直接量化肌肉收缩所产生的力量大小。

知识链接

肌电信号的产生原理

肌肉收缩的原始冲动首先来自脊髓,然后通过轴突传导至神经纤维,再由神经纤维通过运动终板发放冲动形成肌肉收缩,但每根肌纤维仅受一个运动终板支配,该运动终板一般位于肌纤维的中点。当神经冲动使肌浆中 Ca^{2+} 浓度升高时,肌蛋白会发生一系列变化,使细肌丝向暗带中央移动,与此相伴的是腺苷三磷酸(ATP)的分解消耗和化学能向机械功的转换,肌肉收缩完成。在肌纤维收缩的同时也相应地产生了微弱的电位差,这就是肌电信号的由来。

(四)肌电图在康复医学中的应用

肌电图是诊断神经肌肉疾病最灵敏的方法。一块肌肉中只要有5%的纤维失神经支配就可以通过肌电图查出。

1. 作为临床康复评定的指标 纤颤电位的出现可以作为神经早期受损的指标;神经外伤后,运动单位电位的恢复早于临床恢复3~6个月,可作为治疗有效的指标。

2. 了解肌肉的状态 多导记录的表面肌电图可了解步行训练中各个肌肉的启动和持续时间是否正常、各肌肉的运动是否协调、肌肉的兴奋程度。

3. 进行疲劳分析 可提示运动训练的剂量,也提示运动训练的效果,其原理是肌疲劳时放电率下降,频谱也就减低。

二、神经传导速度

(一)概述

神经传导速度(nerve conduction velocity,NCV)是用于评定周围神经传导功能的一项诊断技术。一般用表面电极刺激和记录,其优点是方便、无痛,易被受试者接受。有时也用针电极,其优点是定位准确。神经传导速度测定是一种客观的定量检查,可以协助诊断周围神经病变的存在及发生部位。

通常周围神经的病变均会导致传导速度的减慢。神经传导速度的正常与否和正常值相比较,但正常值的范围较宽,在一些单侧疾病时,则可与健侧相比较。神经传导速度规律通常为上肢快于下肢,近端快于远端,内侧快于外侧,成年人快于老年、儿童,温暖时快于寒冷时。这里的温度包括检查室温与受检肢体的温度,室温应恒定在22~25℃。肢体温度过低时,在检查前可通过加温来处理。温度每改变1℃,传导速度将改变1.2~2.4 m/s,如进行神经传导速度的分段测定,则能更精确地作出定位诊断。

神经传导速度测定包括运动神经传导速度测定和感觉神经传导速度测定。一般上肢常检查正中神经、尺神经和桡神经,下肢检查腓总神经、胫神经和腓肠神经。对相对远端的神经节段,可检查F波、H反射、瞬目反射等。

（二）神经传导速度测定在康复评定中的意义

1. 确认反射弧损害的存在，能够区别感觉径路和运动径路的损害，以及中枢性损害。
2. 能够区分脱髓鞘性病变与轴索变性病变，前者以传导速度减慢为主，后者以失神经电位和 MUAP 振幅下降为特征。
3. 能确定损害的节段，包括近心段和远心段，其精确度达 10 cm。
4. 能确定神经损害的程度，可精确地定量测量，是康复疗效评定可靠、灵敏的指标。
5. 能够确定神经支配异常。

三、诱发电位

诱发电位（evoked potential，CEP）是中枢神经系统在感受体内、外各种特异性刺激所产生的生物电活动，可反映脑功能状态。诱发电位的命名常用 P 表示正向波（向下的波），N 表示负向波（向上的波），如 P100 代表该波为正向，正常潜伏期在 100 ms 左右，N20 代表正常潜伏期在 20 ms 左右的负向波。常见的诱发电位包括躯体感觉诱发电位、视觉诱发电位、脑干听觉诱发电位和运动诱发电位。

（一）躯体感觉诱发电位

躯体感觉诱发电位（somatosensory evoked potential，SEP）是将表面电极置于周围神经干，在感觉传入通路的不同水平及头皮投射部位记录诱发电位，主要反映躯体神经通路的功能状态。刺激躯体神经时在中枢记录的神经电位，通常是指从头顶记录到的头皮 SEP，也包括从脊髓记录的 SEP。SEP 一般用表面电极刺激，部位通常为腕部的尺神经或正中神经，其次用踝部的胫神经或腓神经，为了特殊目的也可用其他部位的上述神经或其他神经。

（二）视觉诱发电位

视觉诱发电位（visual evoked potential，VEP）是通过光刺激单眼或双眼，在枕部记录诱发电位，主要反映视网膜神经通路和视皮质功能状态。它产生于大脑皮质枕叶矩状裂的皮质，主要反映视野中心 3 度圆锥细胞受刺激后的电活动。受视网膜、视神经、视交叉、视束、外侧膝状体、视丘、视放射和视皮质功能状态的影响。VEP 异常大致分为两类：一类为视神经炎和多发性硬化等脱髓鞘疾病，其主要特征是 P100 潜伏期延长达 35～45 ms 或更多，VEP 检出上述疾病的阳性率极高；另一类为轴索变性，VEP 的主要表现是振幅下降以至于记不出，还可以有波形畸变，但潜伏期延长不多。

（三）脑干听觉诱发电位

脑干听觉诱发电位（brainstem auditory evoked potential，BAEP）是用声音刺激单耳或双耳，记录诱发电位，主要反映听神经和脑干部分听传导功能。

（四）运动诱发电位

运动诱发电位（motor evoked potential，MEP）是用电或磁刺激皮质运动区或脊髓，主要反映中枢运动传导状态。运动诱发电位对实验性脊髓损伤较躯体感觉诱发电位敏感，与运动功能一致，运动诱发电位的恢复先于运动功能的恢复。头颅运动诱发电位与脊髓诱发电位结合可以比较准确地评定中枢的运动传导功能，经颅刺激在肌肉处记录的诱发电位与经椎间隙刺激在同一处记录的运动诱发电位的差值即是中枢运动传导时间，临床用于多发性硬化病、运动神经元疾病、脊髓型颈椎病、偏瘫等。

（五）诱发电位在康复医学中的应用

1. 诊断相应神经通道的功能　诊断神经通道的功能是否正常，尤其是中枢部分是否正常，也可大致分辨出是以髓鞘病变为主还是以轴索病变为主。前者主要表现为传导时间延长，而后者主要表现为振幅下降。

2. 作为预后的依据　昏迷而有脑干听觉诱发电位者表示脑干损害，预后不良。

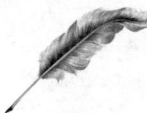

3. 作为监测的手段 在手术治疗和临床用药中经常测定相应的诱发电位，当其有轻度改变时应立即停止或改变手术和药物治疗，以免造成其他损害。

4. 作为疗效评定的手段 诱发电位的指标都是定量的，而且比较恒定，尤其是潜伏期。

● 思考题 ●

肌电图的基本参数有哪些？

（陈 红）

第八节 心肺功能评定

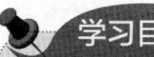 学习目标

1. 掌握心功能的分级，心电运动试验方法及禁忌证、停止指征。
2. 熟悉肺功能的测定。
3. 了解呼吸功能的主观评定。

 案例 3-2

女性，54 岁，患冠心病，在进行平板运动试验时，患者在第 4 分钟突然出现头晕、气促、出冷汗，测血压为 200/130 mmHg。

思考题：
对该患者应该采取哪些应急措施？

心肺功能是人体吐故纳新、新陈代谢的基础，是人体运动耐力的基础。循环系统和呼吸系统虽然属于两个系统，但功能密切相关，功能障碍的临床表现接近。通过心肺功能评定了解心肺功能的动态变化及功能障碍的程度，有助于临床康复疗效及预后判断。

一、概述

心肺功能包括循环系统功能及呼吸系统功能。

1. 循环系统功能 主要是心脏的泵血功能及血液运输功能，任何心脏问题，即循环驱动力障碍、心脏和血管结构的完整性和柔顺性/弹性受损、组织代谢障碍等，都会导致氧及二氧化碳的运输困难，产生缺氧、缺血症状。

2. 呼吸系统功能 指气体代谢过程中的气体交换能力，不仅包括通气功能还应该包括换气功能。通气功能指通过呼吸使空气进入肺泡，然后再排出体外；换气功能指二氧化碳通过肺泡壁的毛细血管弥散进入肺泡，然后随呼气排出，同时将氧气吸收进入血管，与血红蛋白结合，运输到组织进行代谢。呼吸可以分为内呼吸和外呼吸两个基本过程。内呼吸指体内细胞的气体交换过程，即氧气进入细胞，参加有氧代谢，产生能量、二氧化碳和水，再将二氧化碳排出细胞的过程。内呼吸是机体代谢状态的象征，取决于全身循环状态、组织微循环状态、细胞

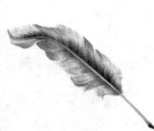

代谢状态和血液气体状态。外呼吸指气体在肺泡进行交换，并通过气道与外界空气进行交换的过程，取决于气道功能、肺泡功能、呼吸肌功能和肺循环功能。

3. **心肺运动试验（cardiopumonary exercise test，CPET）** CPET 始于 20 世纪 50 年代，1975 年由 Wasserman 提出，单独给心脏或肺增加负荷是不可能的，所有的运动均需要心肺的协调，使外周循环与肺循环相互协调来完成生存和工作所需要的气体交换。可以同时检测循环系统和呼吸系统行使它们主要功能（即细胞和外界环境气体交换）的能力，是一种客观评价心肺储备功能和运动耐力的无创性检测方法。CPET 通过监测机体在安静及运动状态下的摄氧量（VO_2）、二氧化碳排出量（VCO_2）、心率（HR）、每分通气量（VE）等来评价心肺等器官对运动的反应。由于运动需要心、肺、肌肉等器官系统密切协调才能完成，因此心肺运动试验强调外呼吸和细胞呼吸耦联，即肺-心-骨骼肌群的联系，特别强调心肺功能的联合测定，是唯一将心与肺耦联，在运动中同时对他们的储备功能进行评价的科学工具。

许多心肺疾病在静息状态下往往处于代偿状态，在运动状态下才会出现一系列病理生理学改变。目前临床广泛应用的彩色多普勒超声检查、肺功能检查仪、心电图、冠状动脉造影等方法多数只能反映静息状态下心肺及血管功能情况，易导致疾病诊断、治疗延误。20 世纪中期，心电运动试验的广泛应用初步反映了运动状态心血管功能，为心血管疾病的诊断、心血管不良事件的预测及预后提供一定依据，但仍有局限性。临床研究发现，心血管患者中多种疾病共存的现象是很普遍的。在冠状动脉旁路移植术的患者中，肺气肿的患病率为 4%～27%；在慢性心力衰竭患者中，肺气肿的患病率为 20%～30%。同样，肺气肿患者中也常存在心血管疾病。

二、心功能评定

运动可诱发心血管异常反应，而这种反应在安静时常不表现出来，因此，常用运动试验对心功能进行评定。在运动试验中，通过一些重要参数的变化来反映心脏和身体的情况，包括症状、体征、心脏电生理指标和以耗氧量和二氧化碳排出量等为基础的一系列代谢指标，如代谢当量。

（一）心功能的分级

1. 美国医学会《永久病损评定指南（Guides to the Evaluation of Permanent Impairment，GEPI）》将心功能分为 4 级，详见表 3-29。

表 3-29 心功能分级（GEPI）

心功能分级	特点
I	患者有心脏病，但未导致体力活动受限，一般体力活动并不引起不适当的疲劳、心悸、呼吸困难或心绞痛
II	患者有心脏病，导致轻度体力活动受限。患者休息时和进行轻体力活动时舒适，但在进行超过一般的体力活动时会出现疲劳、心悸、呼吸困难或心绞痛
III	患者有心脏病，导致明显的体力活动受限。患者休息时舒适，但一般的体力活动时会出现疲劳、心悸、呼吸困难或心绞痛
IV	患者有心脏病，导致不能舒适地进行任何体力活动，甚至休息时也有心排血量不足、肺充血、全身淤血或心绞痛症状，若采取任何体力活动会加剧不适

2. **代谢当量（metabolic equivalent，MET）** 量化心力衰竭患者的心功能分级标准 MET 是指单位时间内单位体重的耗氧量，1 个代谢当量系指机体在坐位休息时，摄氧 3.5 ml/（kg·min）。代谢当量是指机体运动时代谢率相对安静时代谢率的倍数，是康复医学中常用的运动强度指标。在有氧运动范围内，机体所能完成的最大运动时的 MET 值称心功能容量（functional capacity，FC），所以心功能容量的单位常用 MET 值来表示。代谢当量量化心力衰竭患者的心

功能分级标准内容见表 3-30。

表 3-30　代谢当量量化心力衰竭患者的心功能分级标准

心功能分级	代谢当量（MET）
Ⅰ	大于或等于 7
Ⅱ	大于或等于 5 而小于 7
Ⅲ	大于或等于 2 而小于 5
Ⅳ	小于 2

（二）心电运动试验

1. **定义**　心电运动试验（ECG exercise test）又称递增负荷运动试验（graded exercise test，GXT），是让患者利用定量准确的测功计进行负荷递增的运动，同时进行心电、血压、脉搏、呼吸、气体代谢等临床反应的测定，直至运动到患者出现预定的终止运动的指征为止，以测定患者心功能容量的方法。

2. **分类**　按运动量或终止运动的指征可分为极量、次极量和症状限制性 GXT。按试验的目的分诊断性 GXT 和治疗性 GXT。按所用设备分为活动平板试验、踏车运动试验和台阶试验。

3. **心脏康复中运动试验的禁忌证和停止运动试验的指征**

（1）禁忌证：未控制的心力衰竭、严重的左心功能障碍、严重的心律失常、不稳定型心绞痛、急性心包炎、心肌炎、心内膜炎、严重而未控制的高血压（高于 210/110 mmHg）、急性肺动脉栓塞、急性全身性感染等。

（2）停止运动试验的指征：若出现严重的心律失常，如心电监护发现有室性心动过速或室上性心动过速，运动试验应马上停止。

如果出现下列潜在性危险的症状、体征和情况时，运动试验也应停止。①运动产生的疼痛、头痛、眩晕、晕厥、呼吸困难、乏力等；②与一般反应不相称的面色苍白、出冷汗；③血压过度升高：收缩压＞ 240 mmHg（32 kPa），舒张压＞ 120 mmHg（16 kPa）；④血压逐渐下跌；⑤心电监护显示异常；⑥运动中 ST 段压低或升高超过 3 mm；⑦运动产生的心律失常，如室性期前收缩的频率增加及出现室上性心动过速；⑧运动产生的各种类型的传导阻滞。

4. **心电运动试验的方法**

（1）固定活动平板运动试验：让患者在带有能自动调节坡度和转速的活动平板上，按预先设计的运动方案，规定在一定时间提高一定的坡度和转速，以逐渐增加心率和心脏负荷，最后达到预期的运动目标。优点是接近日常生活活动，可以逐步增加负荷量。常用试验方案有 Bruce 方案、STEEP 方案。STEEP 方案不同时增加转速和坡度，而 Bruce 方案可同时增加转速和坡度，临床应用最广泛，详见表 3-31。

表 3-31　活动平板改良 Bruce 方案

分级	坡度 %	转速（km/h）	时间（min）	MET
0	0	2.7	3	2.0
1/2	5	2.7	3	3.5
1	10	2.7	3	5.0
2	12	4.0	3	7.0
3	14	5.5	3	10.0
4	16	6.8	3	13.0
5	18	8.0	3	16.0

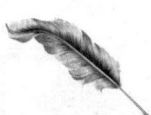

续表

分级	坡度%	转速（km/h）	时间（min）	MET
6	20	8.9	3	19.0
7	22	9.7	3	22.0

注：坡度 1°=1.75%。

（2）踏车试验：患者呈坐位或半坐卧位，在功率自行车上进行踏车运动。优点是可随时调整负荷量，直接观察机体做功负荷量。缺点是对于体力较好者，往往难以达到最大心脏负荷；受试者易因缺乏意志而终止运动；一些老年人或不会骑车者比较难以完成。踏车试验运动方案一般参照平板运动试验方案。

（3）监测：①心电监测。为避免导联线妨碍和干扰运动，常采用特殊的双极导联，最简单常用的是 CM5 导联。CM5 导联的正极在常规 V5 位置，负极在胸骨柄上，地极在正常 V5R 处。心电监测在运动中至少可于每 2~3 min 末时描记一次，达终点时维持描记 1~2 min，停止运动后描记停止后 2、4、6 min 的心电图，如 6 min 仍不恢复，每 2 min 再描记一次，直到恢复为止，有时为了方便也可只描记运动停止后 1、5、10、15 min 的心电图。②血压。每级最后的 1min 测一次，运动停止后，测第 1、3、5、10、15 min 的血压。③脉搏。每级最后 1 min 测 30 s 的脉搏，乘以 2，求出 1 min 的脉搏。

（4）试验的进行和终点的确定：安排好监测仪器和准备好安全措施后，即可按方案中规定的阶段选定坡度、进度和时间，逐级、连续地进行，直到出现上述停止试验的指征时，立即停止试验，让患者休息。

应用心电运动试验选取试验终点时的心率，血压和心功能容量值，填写 GXT 报告单。

（5）试验结果及意义：①运动中发作典型心绞痛是心电运动试验阳性的标准之一。②心电图 ST 段改变。运动中及运动后（2 min 内出现）以 R 波为主的导联出现下垂型、水平型、缓慢上斜型（J 点后 0.08 s）ST 段下移 ≥ 0.1 mV，并持续 2 min 以上，是诊断冠心病的可靠依据。③运动试验中血压未能相应升高。如运动负荷逐渐加大的过程中收缩压不升高（收缩压峰值 <120 mmHg，收缩压上升 <20 mmHg），或收缩压较运动前或前一级运动时持续降低 ≥ 10 mmHg，或低于静息水平，提示冠状动脉多支病变。出现异常低血压反应的运动负荷量越低，反映病情越重。④运动诱发心律失常。运动试验中出现频发、多源、连发性期前收缩或阵发性室性心动过速伴缺血型 ST 段改变者则提示有冠状动脉多支病变，发生猝死的危险性大。但若不伴缺血性 ST 段改变者则不能作为判断预后不良的独立指标。⑤心脏变时性功能不全。心率不能随着机体代谢需要的增加而增加并达到一定程度，或者不能满足机体代谢需求，称为心脏变时性功能不全。心电运动试验中心脏变时性功能不全可能是诊断冠状动脉病变的一个独立而敏感的阳性指标。

知识链接

心电运动试验中晕厥现象的处理

患者一旦发生晕厥，应就地抢救，并迅速报告医生。立即使患者平卧，以缓解脑部供血不足。给予氧气吸入，保持呼吸道通畅。迅速建立静脉通道，补充血容量，正确判断发生晕厥的原因，及时给予相应的急救药品及措施，密切观察患者的心电图、血压、面色及意识。及时帮助患者擦干汗液，注意保暖，避免患者受寒。关心安慰患者及家属，消除其恐惧心理，待患者的心电图、血压正常，皮肤回暖，面色红润后，方可离开检查室，视情况嘱患者留院观察。

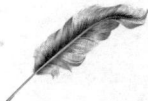

三、呼吸功能评定

（一）呼吸功能的主观评定

在对患者进行肺功能评定之前，先根据患者出现气促的程度对呼吸功能作出初步评定。

0级　日常生活能力和正常人一样。

1级　一般劳动时较正常人容易出现气促。

2级　上楼、爬坡时出现气促。

3级　慢走100 m以内即感气促。

4级　讲话、穿衣等轻微动作便感到气促。

5级　安静时就有气促，不能平卧。

（二）肺功能测定

1. 基本肺容积和肺容量的测定

（1）基本肺容积（图3-38）：潮气量、补吸气量、补呼气量和残气量是肺的4种基本容积，它们互不重叠，全部相加等于肺的最大容量。①潮气量是指平静呼吸时，每次呼出或吸入的气量，正常值为500 ml。②补吸气量是指平静吸气末再尽力吸气所能吸入的气量，正常成年人为1500~2000 ml。③补呼气量是指平静呼气末再尽力呼气所能呼出的气量，正常成年人为900~1200 ml。④残气量是指最大呼气末尚存留于肺中不能再呼出的气量，只能用间接方法测定，正常成年人为1000~1500 ml。支气管哮喘和肺气肿患者的残气量增加。

（2）肺容量（图3-38）：①深吸气量是指从平静呼气末做最大吸气时所能吸入的气量，是潮气量和补吸气量之和，是衡量最大通气潜力的一个重要指标。正常成年人男性为2600 ml，女性为1900 ml，占肺活量的75%。②功能残气量是指平静呼气末尚存留于肺内的气量，是残气量和补呼气量之和。正常成年人约为2500 ml。临床中检测方法是让患者在5000 ml纯氧中呼吸7 min，根据氧吸收情况计算而得。③肺活量：是指最大吸气后从肺内所能呼出的最大气量，是潮气量、补吸气量和补呼气量之和。正常成年男性约为3500 ml，女性为2500 ml。肺活量是反映通气功能的基本指标。④肺总（容）量：是指肺所能容纳的最大容量，是肺活量和残气量之和。正常成年男性约为5000 ml，女性约为3500 ml。

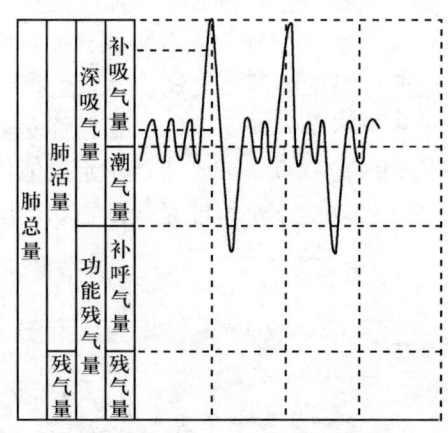

图3-38　基本肺容积和肺容量图解

2. 通气功能的测定

（1）每分通气量（minute ventilation，VE）：是指平静呼吸时，每分钟进或出肺的气体总量。VE=呼吸频率×潮气量。平静呼吸时，成人呼吸频率如为12次/分，潮气量为500 ml，则每分静息通气量为6 L。

（2）最大通气量（maximal voluntary ventilation，MVV）：是指尽力做深快呼吸时，每分钟所能吸入或呼出的最大气量。它反映单位时间内充分发挥全部通气能力所能达到的通气量，是估计一个人能进行多大运动量的生理指标。

（3）用力肺活量（forced vital capacity，FVC）：指尽力最大吸气后，尽力、尽快呼气所能呼出的最大气量。由于测定肺活量时不限制呼气的时间，所以用力肺活量不能充分反映肺通气功能的好坏。

3. 通气功能障碍的分型 通气功能障碍可分为3种类型，即阻塞型、限制型和混合型。临床上须结合病史资料与肺功能各项测定指标进行综合分析，方能作出准确评定。以下是3种通气功能障碍的肺功能表现，详见表3-32。

表3-32 3种通气功能障碍类型

		阻塞型	限制型	混合型
肺容量	肺活量（VC）	正常或下降	明显下降	下降
	功能残气量（FRC）	明显下降	明显下降	不一定
	肺总量（TLC）	正常或上升	明显下降	不一定
	残气量/肺总量（RV/TLC）	上升	不一定	不一定
通气功能	用力肺活量（FVC）	正常或下降	明显下降	明显下降
	第一秒用力呼气量（FVC1）	明显下降	下降	明显下降
	FVC_1/FVC	明显下降	正常或上升	正常或下降
	最大通气量（MVV）	明显下降	下降	明显下降
	最大呼气中期流速（MMEF）	明显下降	下降	明显下降

（陈　红）

第九节　职业能力评定

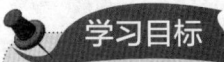

了解职业能力评定的基本内容。

职业能力可应用Grewe和Athelstan拟定的功能评估调查项目进行评定，该调查总分为93分，实际上是对较全面的功能状态进行的评定，在其他方面也可以选用。评分标准：0~5分为职业能力无明显损伤；6~31分为职业能力轻度损伤；32~62分为职业能力中度受损；63~93分为职业能力严重受损。

1. 视

0分　无显著损伤。

1分　在需要敏锐视力的操作中有困难。

2分　损伤的程度足以干扰阅读、驾车等主要活动。

3分　视力全部或几乎全部丧失。

2. 听

0分　无显著损伤。

1分　会话和用电话时有些困难。

2分　能借助读唇进行面对面的会话，但不能用电话，不能听见某些环境中有关的声音（如铃声等）。

3分　听力极差或有听力障碍，不能理解任何言语。

3. 言语

0分　无显著损伤。

1分　言语易被人理解，但音质或言语方式不悦耳；说话时特别费力才能使他人听懂。

2分　言语难于理解，往往必须重复。

3分　言语不能被他人理解。

4. 行走或活动

0分　无显著损伤。

1分　速度或距离不如常人，若用轮椅，可独自驱动和转移而无需他人帮助。

2分　只能在平地上步行短距离，若在轮椅上，也不能独立转移，但用电动轮椅至少能不用帮助驱动100米左右。

3分　无行走的可能，若在轮椅中，在他人帮助下能走100米左右。

5. 上肢功能

0分　无显著损伤。

1分　一侧上肢完全或部分丧失功能，另一侧上肢完好。

2分　双侧上肢至少在某种范围上丧失功能或利手侧上肢有严重的功能丧失。

3分　任一上肢没有有用的功能。

6. 手功能

0分　无显著损伤。

1分　不能进行大多数需要精细灵巧性、速度和协调性的作业。

2分　严重损伤，但用或不用辅助器具或假肢仍能进行书写和进食等ADL活动。

3分　几乎没有或完全没有手功能。

7. 协调

0分　无明显损伤。

1分　眼、手协调和粗大运动协调均有一些损伤，但主要功能仍完好。

2分　眼、手和粗大运动协调显著损伤。

3分　几乎没有能力去控制和协调运动。

8. 头的控制

0分　无明显损伤。

1分　保持和确立头的位置有困难，在定向、平衡或外观上可有小的问题。

2分　控制或旋转头部有困难，由于不能控制可轻度妨碍注视。

3分　由于缺乏控制，严重地干扰或妨碍了阅读时的注视和谈话时与对方保持眼的接触。

9. 用力能力

0分　无明显损伤。

1分　在需要极度用力的职业中有某些困难，但在中度用力时可以进行。

2分　在任何类型的职业中，甚至在只需中等体力的职业中也不能完成工作。

3分　即使是坐和轻度用手工作的职业都可能是对患者体力方面的苛求。

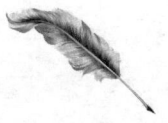

10. 耐力

0 分　无明显损伤。

1 分　安排休息阶段可以全天工作。

2 分　能半天工作。

3 分　每日工作不能超过 1～2 小时。

11. 运动速度

0 分　无显著损伤。

1 分　移动比平均速度慢。

2 分　移动极慢，需要速度的竞争性职业完全不能进行。

3 分　运动极度迟滞。

12. 学习能力

0 分　无明显损伤。

1 分　能学习复杂的就业技能，但速度不正常。

2 分　通过特殊的训练，能掌握相当复杂的概念和操作。

3 分　只能学习极简单的作业，并且只有通过充分的时间和重复才能完成。

13. 判断

0 分　无明显损伤。

1 分　有时作出不恰当的判断，不费时间去考虑替代方案或行为的后果。

2 分　经常作出仓促和不明智的决定，往往展现出不合适的行为或选择。

3 分　由于愚蠢或冲动性行为造成的结果，可能危及自己或他人。

14. 坚持性

0 分　无明显损伤。

1 分　注意广度或集中于作业或概念上的能力变化大，有时不能坚持到完成他所负责的作业。

2 分　注意广度有限，缺乏集中，为使之坚持一种活动需要大量的监督。

3 分　注意广度极有限，没有持续的监督不能坚持进行作业。

15. 知觉组织

0 分　无明显损伤。

1 分　其知觉组织使之不能进行任何需要精细分辨的作业，但无明显行为损伤的证据。

2 分　偶尔表现出空间失定向。

3 分　行为上证实有极度的知觉畸变。

16. 记忆

0 分　无明显损伤。

1 分　偶因记忆缺陷造成一些困难。

2 分　记忆缺陷显著地干扰了新的学习，必须频繁地重复指示和通知才能让受试者记住。

3 分　错乱、失定向，记忆几乎丧失。

17. 言语功能

0 分　无明显损伤。

1 分　言语能力轻到中度损伤，若听觉受损，能读唇和用言语交流。

2 分　交流有严重困难，限于说单个词或短语，或者用非发音交流形式表达简单的概念，若听觉受损，用符号语言有效，但不能读唇或说。

3 分　近乎不可能完成表达性交流。

18. 阅读写作能力

0 分　无明显损伤。

1分 由于文化背景或缺乏教育,阅读、写作有困难。
2分 阅读、写作有严重困难。
3分 功能上类似文盲。

19. 行为和康复目标的一致性
0分 无显著损伤。
1分 行为和康复目标表现出不一致。
2分 口头上同意康复目标,但往往并不遵循合适的动作。
3分 行为往往与康复的目标相抵触。

20. 对能力和受限制的准确感知
0分 无明显损伤。
1分 对于由于残疾的结果而引起的职业能力的变化有不正确的理解。
2分 不现实地理解其就业能力。
3分 拒绝接受或显著地歪曲理解其受限,关于其残疾,经常提供其他虚假的、引人入歧途的或极为不合适的信息。

21. 和人们相互作用的有效性
0分 无明显损伤。
1分 在社会交往中有些笨拙或口齿不清。
2分 缺乏在社会中有效交往所必需的技巧。
3分 表现出明显的攻击性、退缩性、防御性,有怪异或不合适的行为,常损害个人交往。

22. 个人的吸引力
0分 无明显损伤。
1分 个人外表或卫生在某些方面是不吸引人的,但能被家人忍受。
2分 在个人外表或卫生方面有较严重的问题,难以被他人甚至为家人所接受。
3分 在个人外表或卫生方面有极严重的问题,很可能被他人拒绝。

23. 由于治疗或医疗问题的缺勤
0分 无明显问题。
1分 由于医学监督、治疗或复发,每月有1～2日的请假。
2分 平均每周需要有1日请假以接受医学监督或治疗。
3分 由于需要几个阶段的住院,必须经常缺勤。

24. 状态的稳定性
0分 无显著损伤。
1分 若有饮食、训练控制或接受治疗则稳定。
2分 状态可能缓慢地进展,或者其过程难以预料,并且可导致功能的进一步丧失。
3分 状态在可以预见的将来很可能显著地恶化。

25. 技能
0分 无明显损伤。
1分 没有可以利用的为工作特需的技能,但具有一般的技能,使之能转换到其他一些工作岗位上去。
2分 可以转换工作岗位的技能没有多少,由于残疾或其他一些因素,工作特需的技能大部分缺乏。
3分 一般的技能也没有多少。

26. 工作习惯
0分 无明显损伤。

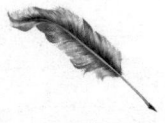

1分　工作习惯有缺陷（如不守时等），但愿意和能够学习这些技能，而且学习十分容易。
2分　工作习惯有缺陷，在受雇用之前可能需要进行工作调整、训练。
3分　工作习惯上有严重的缺陷，似乎没有可能通过工作调整、训练来改善。

27. 工作历史
0分　无明显异常。
1分　由于年轻或其他理由，没有或几乎没有大多数雇主可以接受的工作经验。
2分　工作历史中有诸如经常拖拉或经常由于失业而变换工作。
3分　可有5年的失业期，可用的工作资料贫乏。

28. 雇主的可接受性
0分　无明显影响。
1分　身体上或历史上的一些特征可能干扰某些雇主对雇员的接受度。
2分　尽管对行为没有干扰（如已控制住的癫痫等），但历史上有极少被雇主和公众接受的特征。
3分　目前和新近的特征不能避免该患者不被大多数可能的雇主接受。

29. 工作机会
0分　无明显影响。
1分　受雇用机会有些受限制。
2分　受雇用机会显著受限，几乎没有什么合适的工作条件。
3分　受雇用机会极度受限，可能只能居留在乡下或生活在工作机会很少的农村。

30. 经济上的妨碍
0分　无显著影响。
1分　受雇用的可能性受到经济上的妨碍。
2分　由于可能丧失受益，工作选择十分受限。
3分　由于会导致目前得到的好处的丧失，所有可能性都不能提供比这更好的工作。

31. 社会支持系统
0分　无显著影响。
1分　无或几乎没有支持系统可以利用。
2分　当时的支持系统与康复目标相违背。
3分　支持系统的工作明显对抗康复的行为。

思考题

职业能力评定对评定环境和患者有哪些要求？

（陈　红）

第四章数字资源

第四章 康复治疗技术

康复治疗（rehabilitation therapy）是康复医学的重要组成部分，是使病、伤、残者身心健康与功能恢复的重要手段。康复治疗技术在康复医学的发展过程中形成了自己独特的科学治疗体系，在临床康复治疗中发挥着重要作用。康复治疗技术包括运动疗法、物理因子疗法、作业疗法、言语治疗、康复心理治疗、康复工程，以及中国传统康复疗法等内容。

第一节 运动疗法

学习目标

1. 掌握运动疗法的定义、各种常用的运动疗法及运动处方。
2. 熟悉运动疗法的适应证、禁忌证及注意事项。
3. 了解运动疗法的原则、作用及运动训练的设备功能。

 案例 4-1

男性，62岁，2周前突然晕倒，神志不清，而后出现偏瘫。一般表现为右半身弛缓性麻痹，没有随意的肌肉收缩，不出现联合反应，右侧肢体基本处于全面松弛状态。

思考题：

在评估此患者后，应如何制订适宜的运动处方？

物理治疗是指徒手、运用器械进行主动、被动运动训练，以及运用力、电、声、光、水、磁、温度等物理因子进行防治疾病和改善肢体功能的治疗方法。包括运动疗法和物理因子疗法两部分。其中，运动疗法是康复治疗技术中最基本和最积极的治疗方法，在康复医学和治疗技术中占有重要地位。

一、概述

（一）定义

运动疗法（kinesiotherapy，therapeutic exercise）是以运动学、生物力学和神经发育学为基础，通过主动运动或被动运动的方式，根据疾病特点、临床表现及功能状况，徒手及采用器械进行训练，以恢复、改善、代偿和替代伤、病、残患者身体、心理、情感及社会功能障碍的方法，是物理治疗的重要组成部分。运动疗法是所有康复治疗方法中最重要和应用最多的手段，

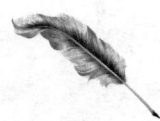

适用于各种运动功能障碍性疾病,如偏瘫、脑性瘫痪、截瘫、帕金森病、腰椎间盘突出症及骨折术后康复等。

（二）运动疗法的特征

1. **积极主动参与训练** 运动疗法强调在治疗中激发患者的主观能动性和潜在能力,要求患者积极主动参与康复训练,以促进其身心功能障碍及社会功能障碍得到全面康复,使患者能够早日回归社会,回归家庭。

2. **局部与整体相结合** 在运动治疗过程中,既要锻炼肢体的局部功能,使局部功能障碍得以康复,又要注重整体,结合其他治疗方法和手段来促进患者的全面康复,如通过神经反射和体液调节来改善全身功能、通过心理治疗和日常生活活动能力训练（activity of daily living training）来促进独立生活技能等。

3. **预防与治疗相结合** 运动疗法有锻炼肢体功能和强身健体的作用。通过一些有氧训练,如健身操、散步、游泳、登山、骑自行车等,可增强患者、亚健康人群及老年人的免疫功能,改善心肺功能及机体的代谢能力,促进身心健康,以预防疾病的发生。

（三）运动疗法的基本原则

1. **因人而异** 按照患者的自身特点、疾病诊断、病程、评定的结果及治疗目的等制订个性化的康复治疗方案,并根据患者功能状况的改变而及时调整治疗方案及方法。

2. **循序渐进** 在进行运动治疗时,既要注意量的渐进,又要注意方法的渐进,在患者适应过程中逐渐增加运动量。运动强度应由小到大,运动时间应由短到长,动作的复杂性应由易到难,动作组合应由简到繁。同时,还要根据患者的病情变化、自觉症状和体征表现随时进行相应调整。

3. **持之以恒** 运动疗法的疗效是日复一日坚持训练的结果,只有持久的康复训练才能产生良好的效应积累。治疗时间越久,效果越佳。

（四）运动疗法的作用

运动疗法注重解决患者运动功能障碍的问题。通过改善关节活动范围,增强肌力、耐力,改善平衡协调能力,加强运动控制和步行能力训练,达到提高患者整体运动功能的目的。其治疗作用主要有以下几个方面。

1. **维持和改善运动功能** 运动疗法可牵张短缩的肌肉、肌腱、关节囊及其他软组织,扩大关节活动范围,增加肌力和肌肉的耐力,抑制异常的肌张力,改善平衡和协调能力,预防和延缓骨质疏松的发生。有助于患者克服运动功能障碍,提高身体移动和步行能力。对患者的功能障碍进行运动再学习训练,可增强神经肌肉的功能,对维持和改善运动器官的型态和功能具有重要的作用。

2. **促进代偿功能** 对某些经过系统的运动治疗,其功能仍难以完全恢复的患者,通过对健侧肢体或非损伤组织的训练可以促进其代偿能力,以补偿丧失的功能,提高患者日常生活活动能力。

3. **提高神经系统的调节能力** 运动疗法可以保持中枢神经系统的兴奋性,改善神经系统的反应性和灵活性,维持其正常功能,发挥其对全身各个器官的调整和协调能力。

4. **增强心肺功能** 运动疗法的活动刺激可改善患者心、肺等内脏器官的功能。

5. **增强内分泌系统的代谢功能** 主动运动可以促进糖、脂代谢,减少胰岛素分泌,维持血糖水平;增强骨组织对矿物质（如钙、磷）的吸收,增强了内分泌系统的代谢功能。

6. **改善全身功能状态** 通过运动疗法,可以改善患者的关节活动范围,增强体力,提升心肺功能,改善全身功能状态。

7. **预防或改善长期卧床导致的并发症** 长期卧床会引起多种功能障碍,如肌肉萎缩、关节挛缩、骨质疏松等失用综合征;血液循环不良会导致深静脉血栓形成;肠蠕动减弱会导致便秘等。运动疗法可有效预防或改善上述功能障碍。

8. **调节精神和心理状况** 低、中强度的运动训练可以促进大脑皮质、尾状核、下丘脑和

小脑等处的内啡肽分泌增多，产生镇痛作用；运动中机体代谢活动增强，肾上腺素分泌增加产生的欣快感，可以缓解患者的精神和心理压力，改善情绪，增强自信心，提高适应能力和社会交往能力，改善人际关系。

（五）适应证和禁忌证

1. 适应证

（1）神经系统疾病：如脑卒中、颅脑损伤、脑肿瘤、脑性瘫痪、脊髓损伤、周围神经损伤、帕金森病、急性感染性多发性神经根炎、脊髓灰质炎、多发性硬化病等。

（2）内科疾病：如急性心肌梗死、动脉硬化、冠心病、慢性支气管炎、肺气肿、肺结核、哮喘、高血压、肥胖症、糖尿病、胃下垂、习惯性便秘等。

（3）外科疾病：如骨折、截肢术后、关节炎、肩周炎、颈椎病、腰椎间盘突出症，以及髋、膝人工关节置换术后，肌营养不良症，烧伤后瘢痕形成，骨质疏松症，内脏器官手术后等。

（4）妇科疾病：如子宫脱垂、痛经、月经不调、不孕症、盆腔炎、产后盆底肌松弛等。

（5）儿科疾病：如小儿厌食症、小儿腹泻、小儿多动症、孤独症、中枢神经发育迟缓、先天性畸形等。

（6）其他情况：如外伤后功能障碍、老年人、体质衰弱者、亚健康状态、焦虑症、抑郁症、戒毒后等。

2. 禁忌证

（1）病情不稳定、处于急性期或亚急性期：如心脏疾病发作10日以内者，有严重心律失常、安静时有心绞痛发作者。有心力衰竭表现，如呼吸困难、全身水肿、胸腔积液、腹腔积液等，癌症有明显转移倾向者。

（2）有明确的急性炎症：如体温超过38 ℃，血中白细胞计数明显升高等。

（3）全身状况欠佳、器官功能失代偿期：①脉搏加快，安静时脉搏大于100次/分；②血压不正常，患者临床症状明显，高血压患者舒张压高于120 mmHg，低血压患者收缩压低于100 mmHg；③有心力衰竭表现，呼吸困难、全身水肿、胸腔积液、腹水等；④心脏疾病发作10日以内者；⑤严重心律失常；⑥安静时有心绞痛发作。

（4）体弱、损伤或感染未作处理：包括身体衰弱、难以承受训练者；运动器官损伤未作妥善处理者；皮肤严重感染者。

（5）可能诱发严重并发症：如在运动治疗过程中可能出现大出血倾向者；存在静脉血栓，运动中有可能脱落者；存在剧烈疼痛，运动后可能加重者。

（6）其他情况：如休克、有严重精神病、认知功能障碍、神志不清或明显不合作者。

（六）注意事项

1. 运动损伤 错误的运动训练方法有可能导致组织损伤，使患者的病情加重。常见的损伤包括关节扭伤或脱位、韧带拉伤或断裂、疲劳性骨折、椎间盘突出或腰椎滑脱等。

2. 器官功能超负荷或衰竭 患病或损伤后，各器官的功能储备都会存在不同程度的下降。如果运动强度或总量过大，超过功能储备，就可能诱发器官功能衰竭。常见的器官衰竭包括心力衰竭、肾衰竭、呼吸衰竭等。

3. 诱发心脑血管意外 不恰当的运动疗法可诱发突发性心脑血管意外，如运动训练诱发血压过度增高导致脑血栓、脑梗死或脑出血；运动过程中心律失常导致完全性心脏传导阻滞、室性心动过速、心室颤动等；严重者甚至会发生心脏骤停、心脏破裂、主动脉瘤破裂等。

二、运动的基本类型

（一）按照完成动作的主动用力程度分类

1. 被动运动（passive exercise） 指运动时患者完全不用力，肌肉无收缩，肢体处于放松

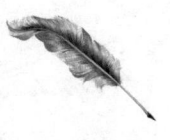

状态，由外力完成整个运动过程。外力可来自于机械力、治疗师及患者健侧肢体的帮助。

2. **助力运动**（assistive exercise） 指部分运动借助于外力的辅助，部分由患者主动收缩肌肉来完成整个运动过程。外力可来自机械（如滑轮、悬吊等），也可来自患者健侧肢体或他人的帮助。如四肢骨折患者可利用悬吊带将骨折肢体托起，以去除重力的作用来完成肢体的活动。

3. **主动运动**（active exercise） 指在既不施加辅助力也不给予任何阻力的情况下全部由患者主动独立完成的运动，整个运动过程由患者主动收缩肌肉来完成。

4. **抗阻运动**（resistant exercise） 指在有阻力的情况下，由患者主动地进行对抗阻力的运动。可以用器械施加阻力，也可以徒手施加，多用于肌肉的力量训练和耐力训练。

（二）按照肌肉收缩的形式分类

1. **等长运动**（isometric exercise） 指肌肉收缩时，肌纤维的长度保持不变，肌张力增加，关节不产生肉眼可见的运动，又称为静力性肌收缩。肌肉等长收缩产生的力量用来维持人体在静止状态和运动过程中的姿势。

2. **等张运动**（isotonic exercise） 指肌肉收缩时，肌纤维的长度缩短或延长，肌张力基本保持不变，关节产生肉眼可见的运动，又称为动力性肌收缩。肌肉等张收缩产生的力量即肌力，用来维持人体的运动功能。其中，等张收缩时肌肉的起、止点从两端向中间缩短，称为向心性收缩；等张收缩时肌肉的起、止点从中间向两端延长，称为离心性收缩。

3. **等速运动**（isokinetic exercise） 用专门的设备（如等速肌力测定及训练系统）根据运动过程的肌力大小变化调节外加阻力，控制和刺激肌肉收缩使整个关节依照预先设定的速度进行运动，而在运动过程中，只有肌肉张力和力矩输出的增加，肌肉收缩速度保持不变。这种运动突出的优点是使肌肉能得到充分锻炼且不易受到损伤，可有效增强肌力训练效果。

（三）按照能量消耗的情况分类

1. **放松性运动** 指以放松肌肉和神经为主要目标的运动，如医疗步行、医疗体操、保健按摩、太极拳等。一般适用于心脑血管疾病和呼吸系统疾病的患者、老年人及体弱者。

2. **力量性运动** 指以增加肌肉力量为主要目标的运动，如各种持器械医疗体操，抗阻训练（如沙袋、实心球、哑铃、拉力器等）。一般适用于骨骼肌及周围神经损伤导致肌力减弱的患者。

3. **耐力性运动** 指以改善心肺功能为主要目标的有氧运动，如医疗步行、骑自行车、游泳等。一般适用于有心肺疾病及需要增强肌肉耐力的体弱患者。

（四）按照局部和整体分类

1. **局部运动** 指以改善局部功能为主要目标的运动，如四肢骨折患者的关节活动。

2. **整体运动** 指以恢复体力、提高身体素质为主要目标的运动，如有氧运动、健身训练、医疗体操等。

三、运动训练的常用设备及功能

在运动疗法的实施过程中，常需要借助一些医疗设备来达到运动训练的目的，以加速促进患者运动功能的康复。常用的主要训练设备功能如下。

1. **哑铃** 主要用于增强肌力及耐力训练。
2. **沙袋** 主要用于增强肌力及耐力训练。
3. **体操棒** 主要用于改善上肢关节活动范围训练；增强身体平衡力、协调及柔韧性训练等。
4. **抛接球** 主要用于保持身体稳定性训练；增强身体坐位及站位平衡能力训练；增强上肢协调功能及手眼协调能力训练等。
5. **分指板** 主要用于手指关节痉挛的持续牵伸和保持手指正确位置训练。

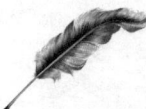

6. **肋木架**　主要用于身体下蹲站起训练、改善关节活动范围训练；矫正异常姿势训练；增强肌力及耐力训练等。

7. **悬吊架**　主要用于改善关节活动范围训练；增强肌力训练；进行姿势调整、松弛训练；颈椎牵引治疗等。

8. **肩关节训练器**　又称肩轮，主要用于改善肩关节环转、前屈、后伸活动范围训练；增强肌力的抗阻运动训练等。

9. **前臂旋转训练器**　主要用于改善前臂旋转活动范围训练；增强上肢肌力及耐力训练等。

10. **腕关节训练器**　主要用于改善腕关节活动范围训练；增强腕部肌群肌力及耐力训练等。

11. **手支撑器**　主要用于坐位平衡训练；床上坐位转移训练；床椅转移训练；增强上肢肌力和稳定性训练等。

12. **磨砂板**　主要用于改善上肢关节活动范围训练；增强上肢肌力及耐力训练及改善上肢协调性训练等。

13. **重锤式手指训练器**　主要用于改善掌指关节、指间关节活动范围训练；增强手指肌力及耐力训练等。

14. **墙壁拉力器**　主要用于增强肌力及耐力训练。

15. **上螺丝、上螺母**　主要用于改善掌指关节、指间关节活动范围训练；增强手指肌力及耐力训练；增强手指协调性及手眼协调能力训练等。

16. **弹簧拉力器**　主要用于增强上肢肌力训练；扩胸及改善上肢关节活动范围训练等。

17. **训练床**　又称PT床，主要用于肢体功能障碍患者进行良肢位摆放训练；床上翻身、坐起，以及床上转移、床椅转移训练；坐位及跪位平衡训练；治疗师与患者一对一徒手训练等。

18. **训练凳**　又称PT凳，主要作为治疗师坐凳，可调整高度及方向，以适应治疗师在训练患者时使用。

19. **起立床**　主要用于长期卧床的患者进行渐进式适应性站立训练，防止直立性低血压、压疮和骨质疏松等卧床综合征。

20. **站立架**　主要用于偏瘫、截瘫、脑性瘫痪等站立功能障碍患者进行站立训练，预防长期卧床导致的并发症。

21. **踝关节矫正板**　主要用于小腿三头肌痉挛的持续牵伸训练；足内翻、足外翻、马蹄足等畸形的矫正训练；增强下肢肌力及预防并发症训练等。

22. **踝关节训练器**　主要用于改善踝关节跖屈、背伸、内翻、外翻主动及被动关节活动范围训练；增强胫前肌、小腿三头肌肌力及耐力训练等。

23. **平行杠**　主要用于站立训练，步行训练；改善关节活动范围训练；增强肌力训练，以及作为辅助装置配合平衡板、踝关节矫正板等进行平衡功能训练和踝关节矫正训练等。

24. **平衡板**　主要用于平衡功能障碍患者的评定和训练。

25. **训练阶梯**　主要用于步行功能障碍患者进行行走和上、下楼梯训练。

26. **助行器**　主要用于步行功能障碍患者进行行走训练。

27. **运动平板**　常用的是电动跑台，主要用于步行功能障碍患者的评定和训练；心肺功能的评定和训练；减重训练；步态矫正训练及耐力训练等。

28. **平衡功能检测训练系统**　主要用于平衡功能障碍患者的平衡功能检测和训练。其手稳定检测训练装置可用来分析、训练手指的精细动作和评估治疗效果。

29. **实用步行训练装置**　主要用于步行功能障碍患者的步行训练；使用轮椅的患者进行综合基本动作训练；改善下肢关节活动范围训练；增强下肢肌力及耐力训练等。

30. **姿势矫正镜**　主要用于异常姿势患者进行姿势矫正训练；平衡能力低下患者增强平衡功能训练；面神经麻痹患者进行表情肌训练等。

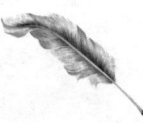

31. **运动垫**　又称体操垫，主要用于患者半坐卧位、手膝位、跪位、长坐位、爬行的动作训练及行走训练，也可与肋木架、助行器、手杖、拐杖及轮椅配合使用，作为摔倒的防护垫。

32. **楔形垫**　主要用于偏瘫、截瘫和脑性瘫痪患者的半坐卧位及坐位能力训练，包括感知功能、平衡功能、协调功能、肌力及关节活动范围训练等。

33. **功率自行车**　主要用于改善下肢关节活动范围训练，增强下肢肌力和耐力训练；提高患者平衡能力、协调能力和心肺功能训练等。

34. **训练球**　又称 Bobath 球或巴氏球，主要用于平衡能力低下患者增强平衡功能训练，脑性瘫痪患儿进行肌肉松弛训练及综合基本动作训练等。

35. **辅助设备**　包括拐杖、手杖、助行器、轮椅等，主要用于步行辅助训练；转移辅助训练，如滑板、转移支架等；生活辅助训练，如取物延伸器、穿鞋器、纽扣辅助器等。

36. **牵引装置**　其中颈椎牵引器主要用于颈椎病、颈椎错位的牵引治疗；腰椎牵引器主要用于腰椎间盘突出症的牵引治疗；四肢关节功能牵引器主要用于四肢较大关节疾病的牵引治疗；手指关节功能牵引器主要用于掌指关节、指间关节的牵引治疗。

37. **股四头肌训练器**　主要用于改善膝关节屈伸活动度训练；增强股四头肌肌力及耐力训练等。

38. **等速肌力评定与训练系统**　主要用于等速肌力的评估和训练。

39. **下肢康复机器人**　主要用于下肢步行功能障碍的患者模拟生物反馈环境，辅助进行步行训练或替代步行运动，也可用于开展远程康复训练。

40. **四肢联动训练器**　主要用于改善四肢的主动和被动关节活动范围训练；增强四肢的协调能力训练；增强四肢的肌力及耐力训练等。

四、常用的运动疗法

（一）关节活动范围训练

关节活动范围训练是指运用各种方法以维持正常的关节活动范围，或者通过逐步牵张挛缩、粘连的纤维组织改善关节功能障碍，以达到或接近正常关节活动范围的一种运动治疗技术。正常的关节运动方向包括屈伸、内收和外展、旋转和环转，关节活动功能障碍主要有骨性障碍和纤维性障碍两类。关节活动范围训练是改善纤维性关节挛缩和维持正常关节活动范围的常用训练方法（图 4-1）。

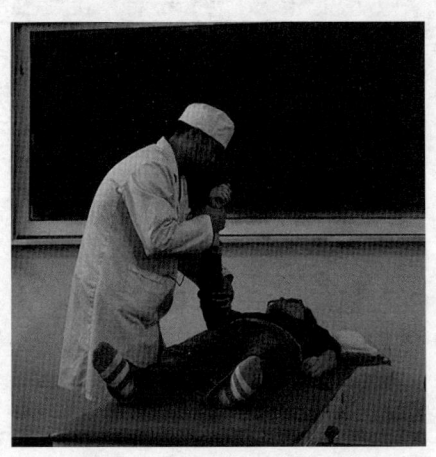

图 4-1　关节活动范围训练

1. **适用范围**　①长期制动导致的关节粘连或挛缩；②各种关节炎症及关节、关节周围组织损伤后的恢复期；③预防疾病的养生保健。

2. **禁忌证**　①骨折未愈合之前；②牵拉时有明显骨性抵抗；③炎症急性渗出期。

3. **训练方法**　①主动运动，患者主动训练时动作应平衡缓慢，尽可能使关节活动范围达到最大幅度，再稍加维持。根据关节活动受限的方向和程度，设计有针对性的动作，最常用是各种徒手体操。②助力运动，指患者健肢徒手或通过简单器械，对患肢关节的主动运动施加辅助力量的运动练习方法。助力运动主要有器械练习、悬吊练习和滑轮训练。器械练习，即利用杠杆原理，以器械为助力，带动活动受限的关节活动。治疗时可根据病情和治疗目的，选择不同的器械，如体操棒、木棒、肋木架和专门设计的练习器，如肩关节练习器、肘关节练习器等。悬吊练习，即利用挂钩、绳索和吊带组合将拟活动的肢体悬吊起来，使其在去除重力的前提下能协助关节进行主动活动，类似钟摆样运动。滑轮训练，即利用滑轮和绳索，使健侧肢体帮助患肢关节进行主动活动练习。③被动运动，指由治疗师或由患者利用健侧肢体协助患肢关节进行被动运动的训练方法。关节可动范围的运动，是由治疗师根据关节运动学原理完成关节各个方向的活动。关节松动术（joint mobilization），即利用关节的生理运动和附属运动，被动地活动患者关节，以维持或改善关节活动范围，缓解疼痛。关节牵引术，即应用力学原理，通过器械或电动牵引装置，使关节和软组织得到持续的牵拉。持续性被动活动（continuous passive motion，CPM），是利用电动机械活动装置，使手术后的患肢能进行早期、持续性、无疼痛范围内的被动活动，以缓解疼痛，改善关节活动范围，防止粘连和关节僵硬，促进血液循环、伤口愈合和关节软骨的修复和再生，消除手术和制动带来的并发症。

4. **注意事项**　①体位：患者处于舒适体位，穿宽松衣服，暴露治疗部位；②操作：治疗师动作要缓慢、轻柔、有节律，注意患者反应，避免过度牵拉；③力度：治疗时合理控制力度，一般应以治疗过程关节周围软组织有明显牵拉感，治疗后略感酸胀为宜。

 知识链接

脑卒中的运动疗法

《中国脑卒中康复治疗指南》指出：在治疗脑卒中运动功能障碍方面，没有证据表明任何一种康复治疗方法优于其他方法。治疗师选用运动疗法进行训练时，可以根据各自掌握的理论体系来实施康复治疗。指南推荐使用传统的肌力增强训练、关节活动范围训练、Brunnstrom 技术、神经促进技术、本体神经肌肉促进（proprioceptive neuromuscular facilitation，PNF）技术、Bobath 技术、运动再学习疗法、强制性运动疗法、减重步行等方法进行训练。

（二）关节松动术

关节松动术是指利用关节的生理运动和附属运动，在关节活动允许范围内被动活动患者关节，以促进关节液流动，增加本体反馈及关节软骨、软骨板无血管区的营养，缓解疼痛和改善关节活动范围为目的治疗方法。关节松动术是一种针对性很强的手法操作技术，属被动运动范畴（图4-2）。

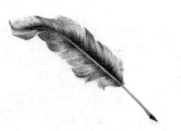

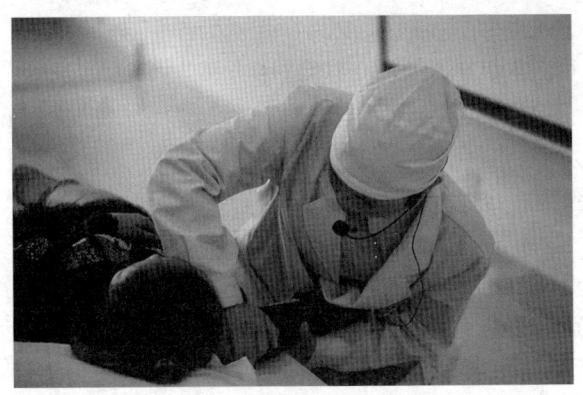

图 4-2　关节松动术手法治疗

1. **适用范围**　任何因力学因素（非神经性）引起的关节功能障碍。包括：①关节疼痛、肌肉紧张及痉挛；②可逆性关节活动范围降低；③进行性关节活动受限；④功能性关节制动。

2. **禁忌证**　关节活动过范围、关节急性炎症、关节恶性肿瘤、关节内骨折未愈合及关节因外伤或疾病引起的出血、渗出、肿胀等。

3. **基本手法**　主要包括关节的牵引、分离、滑动、挤压、旋转等。①摆动：固定关节近端，关节远端做往返运动，如关节的屈、伸、收、展、旋转等；②滚动：当构成关节的两块骨表面形成凹凸面时，其中一块骨在另一块骨上所发生的位移运动称为滚动；③滑动：根据关节凹凸原则，对着骨的长轴呈垂直方向松动，即构成关节的两骨表面形状一致时，两骨发生侧方移动，就出现滑动；④旋转：移动骨围绕旋转轴在静止骨表面转动称为旋转；⑤分离：指在外力作用下，构成关节的两骨表面呈垂直分开；⑥牵引：指在外力作用下，构成关节的两骨表面呈相反方向的水平移位。

4. **手法等级**　将操作者施加手法进行分级是关节松动术的最大特点之一。这种分级具有一定的客观性，可用于记录治疗结果，比较不同级别手法的疗效，还可用于临床研究。临床上用得最广的关节松动术手法分级是麦特兰德（Maitland）手法。根据手法操作时关节所产生的活动范围大小，一般将关节松动术手法分为 4 级（图 4-3）。

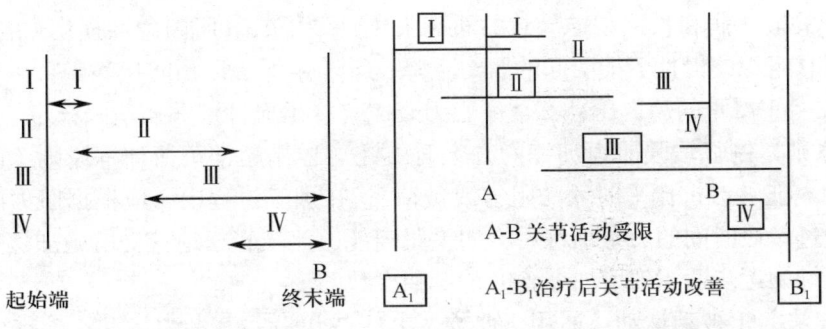

图 4-3　关节松动术手法分级　　图 4-4　松动术治疗后关节活动改善

Ⅰ级　治疗者在关节活动的起始端，小范围、节律性地来回推动关节。

Ⅱ级　治疗者在关节活动允许范围内，大范围、节律性地来回推动关节，但不接触关节活动的起始端和终末端。

Ⅲ级　治疗者在关节活动允许范围内，大范围、节律性地来回推动关节，每次均接触到关节活动的终末端，并能感觉到关节周围软组织的紧张。

Ⅳ级　治疗者在关节活动的终末端，小范围、节律性地来回推动关节，每次均接触到关活动的终末端,并能感觉到关节周围软组织的紧张。

上述4级手法中,Ⅰ、Ⅱ级用于治疗因疼痛引起的关节活动受限;Ⅲ级适用于关节疼痛并伴有僵硬患者;Ⅳ级用于治疗关节因周围组织粘连、挛缩而引起的关节活动受限。手法分级范围随着关节活动范围的大小而变化,当关节活动范围缩小时,分级范围相应减少,当治疗后关节活动范围改善时,分级范围也相应增大(图4-4)。

5. 注意事项　①治疗体位:治疗时,患者应处于一种舒适、放松、无疼痛的体位,尽量暴露需要治疗的关节并使其放松。②治疗前评定:操作前,要对拟治疗的关节进行评定,找出存在问题及程度,根据问题主次选择针对性手法。③治疗反应:治疗后,症状应有不同程度缓解,有轻微疼痛为正常现象,一般在4~6小时后消失。如第二天仍感疼痛或较前加重,提示手法太重,应调整强度。如经3~5次治疗症状仍无缓解,应重新评估,调整治疗方案。

(三)增强肌力训练

肌力是指肌肉自主收缩时产生的最大力量。增强肌力的训练方法很多,应根据患者性别、年龄、肌群分布、现有肌力水平、全身状况及场地设备等特点来选择。因此,在增强肌力训练时要因人而异,因病而异,因场地、设备而异,强调个性化的肌力训练方案(图4-5)。

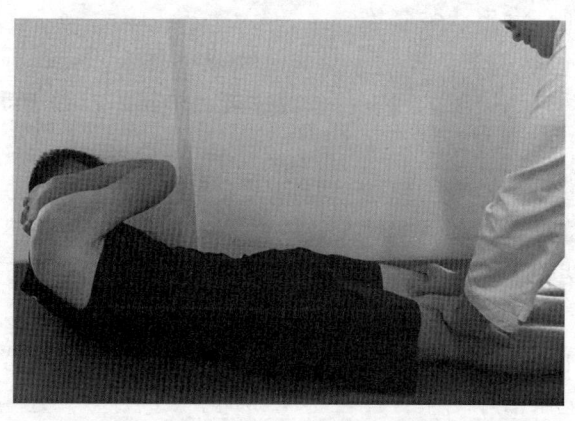

图4-5　增强肌力训练

1. 适用范围　①周围神经损伤急性期过后,部分神经支配肌肉的功能下降;②中枢神经系统损伤、骨关节疾病和长期制动导致的肌肉失用性萎缩;③肌肉急性损伤愈合后的恢复期;④肌肉及周围软组织的慢性劳损引起的肌力下降;⑤养生保健以预防疾病。

2. 禁忌证　①严重的高血压;②重度心力衰竭;③出血性疾病病情未稳定。

3. 训练原则　制订增强肌力训练的方案时要注意遵循超常负荷训练原则(即肌肉收缩或所发生的运动,能够对抗比平时大的阻力或负荷);在训练过程中,应根据肌力的大小逐渐增加负荷;当经过一段时间的力量训练后,如果肌肉能够比较轻松地接受所施加负荷的重量,可以在以后的训练中逐步适当地增加训练的重量和次数。

4. 训练方法　①被动运动:适用于肌力为0级的患者。②助力运动:根据助力来源分为徒手助力和悬吊助力运动。徒手助力适用于肌力为1级或2级时,治疗师帮助患者进行主动锻炼,或者患者利用健侧肢体辅助患侧肢体运动。随着主动运动能力的改善,应逐渐减少给予的帮助。悬吊助力适用于肌力为2~3级时,悬吊是一种比较理想的方法。患者可借助于滑轮悬吊带、挂钩、滑板等减轻重力来进行运动。利用这些简单装置,将运动肢体悬吊起来,减轻肢体的自身重量,然后在水平面上进行运动训练。③主动运动:当肌力达到3级时,可以让患者将需要训练的肢体放于抗重力位,进行主动运动。④抗阻运动:是克服外来阻力的主动训练方法。当肌力增至3级或以上时,可以让患者进行抗阻运动。根据肌肉收缩类型分为等张抗阻运动(动力性运动)、等长抗阻运动(静力性运动)和等速抗阻运动。等张抗阻运动根据肌力的大小，可徒手也可借助器械增加阻力。在肌力达到4级或4级以上时，运动阻力可以用沙袋、哑铃或专用的肌力练习器等。等长抗阻运动中，肌肉能产生相当大的张力，由此能增加力量。可在关节被固定时、关节内损伤、手术后早期开始训练。等速抗阻运动是用专门的等速肌力练习器进行，运动时肢体带动仪器的杠杆围绕着与关节运动轴心一致的机械轴心运动。机械轴心的运动速度事先设定，利用仪器限定收缩时的肢体运动速度，在运动的全过程中，每一时刻的肌力都有较大的增加。

5. **注意事项**　①选择适当的训练方法：增强肌力的效果与选择的训练方法恰当与否有直接关系。训练前，应先评估训练部位的关节活动范围、肌力是否受限及受限程度，根据肌力等级选择适当的运动方法。②掌握合适的运动量：根据患者的身体素质、体力、关节活动情况、肌力强弱等选择合适的运动量。③合理调整训练阻力：阻力通常加在需要增强肌力的肌肉远端附着部位，以较小的力量产生较大的力矩。④防止过度疲劳和疼痛：肌力训练后，出现短时间内的肌肉酸痛和疲劳是正常的，但若训练后第3天肌肉仍然感到酸痛和疲劳，说明运动训练的强度过大，应当适当减少运动时间和调整运动量，并注意在运动训练前做好准备活动和在运动训练后做好放松活动。⑤防止心血管反应：患者在做等长抗阻运动训练时，特别是抗较大阻力时，具有明显的升压反应，很容易出现血压升高的异常情况，故高血压、冠心病或其他心脑血管疾病患者应避免在进行等长抗阻运动训练时过分用力或屏气。

(四) 增强耐力训练

增强耐力训练是由全身大肌群参与的以发展体力为主的一种持续性、周期性运动训练方法。因其能量代谢以有氧代谢为主，故又称有氧训练。这种运动训练的特点是要持续一定时间，保持一定强度（中等强度），多属周期性、节律性的运动项目。对增强心肺功能和改善新陈代谢具有很好的作用。常用于一般健体、强身，以及心血管、呼吸等系统疾病的康复。

1. **适用范围**　①以强身健体为目的的不同年龄阶段健康人群和亚健康人群；②心血管疾病：包括陈旧性心肌梗死、稳定型心绞痛、隐性冠心病、轻/中度原发性高血压、轻度慢性充血性心力衰竭、心脏移植术后、经皮冠状动脉腔内成形术后、冠状动脉分流术后等；③代谢性疾病：包括糖尿病、单纯性肥胖症等；④慢性呼吸系统疾病：包括慢性阻塞性肺疾病和慢性支气管炎、肺气肿、哮喘（非发作状态）、肺结核恢复期、胸腔手术后恢复期等；⑤其他慢性疾病状态：包括慢性肾衰竭稳定期、慢性疼痛综合征、慢性疲劳综合征、长期缺乏体力活动及长期卧床恢复期等。

2. **禁忌证**　①各种疾病急性发作期或进展期、癌症晚期及恶病质；②感知认知功能严重障碍的患者；③严重骨质疏松患者或情况不明的脊椎受伤患者；④训练不配合或不能理解，精神疾病发作期或有严重神经症患者；⑤肢体功能障碍而不能完成制订运动强度和运动量的患者；⑥临床要求制动的各类患者：包括脊髓损伤、颅脑损伤、骨折愈合期、伤口愈合期、严重感染期、高热不退、抽搐发作、低血糖反应、休克等患者；⑦各种心血管疾病不稳定阶段：包括未控制的心力衰竭或急性心力衰竭、严重心律失常、不稳定型心绞痛、增剧型心绞痛、急性心包炎、心肌炎、心内膜炎、未控制的严重高血压等。

3. **运动程序**　①预备运动（warm-up）：也称热身运动，是一个逐渐增加运动强度的过程，大约10分钟，可进行全身柔软体操、牵伸肌群练习、呼吸练习等。通过预备运动能提高肌肉温度和心肺功能，还可防止因突然进行较大强度的运动而造成的肌肉损伤和心脏缺血性改变。②有氧运动：即根据运动处方制订的运动方式、强度、时间、频率进行练习，使机体的内在功能逐步得到调整和提高。③整理运动（cool-down）：即运动后不立刻停止，而是做一些放松的整理运动，以保持良好的静脉回流，维持一定的心排血量。整理运动包括轻松的体操、散步、抖动肢体或自我按摩等。

4. **训练方法**　①散步：一般速度缓慢，放松全身，每次持续时间为10～30分钟。运动强度小，目的在于精神和躯体的放松及对心脏进行温和的锻炼。②医疗步行：在平地或适当的

坡道上做定距离、定速度的步行，中途可进行必要的休息，也可爬坡或登台阶。每日或隔日进行一次，并按计划逐渐延长距离。③慢跑：又称健身跑，要求放松肌肉，全脚掌着地。慢跑时要掌握跑步速度，使心率增快至需要的高度，然后维持一定时间。开始练习时，可进行间歇跑（慢跑和行走相交替）或短程健身跑，以后可改为常规全程健身跑。④蹬自行车：主要指蹬固定功率的自行车。可根据需要调节蹬车速度、阻力及时间。⑤其他方法：包括游泳、登山、跳绳、上下楼梯、运动平板训练、划船器训练等。

5. 注意事项　①注意安全：对于健身跑、骑自行车、跳绳等运动强度比较大的训练项目，训练前应认真进行必要的体格检查，特别是心脑血管系统和运动器官的检查。②进行必要的医疗监护：对存在潜在风险的患者，应有一定的医疗监护措施，防止运动过程中出现运动损伤和心脑血管意外，一旦有异常反应，要立即停止运动，及时处理。③循序渐进：按患者病情及体质情况制订训练计划，并严格按照进度中规定的运动量（速度、距离、运动频度）训练。④选择适当的运动方式：训练前，要全面评估患者病情，根据患者自身情况制订运动处方，选择个性化的运动训练方案。肌力训练与耐力训练可交互间隔实施。

（五）牵伸疗法

牵伸疗法（stretching therapy）是指拉长挛缩或短缩的软组织的治疗方法。对肢体或局部软组织施行牵引、拉伸，以拉长挛缩、短缩软组织或痉挛肌的治疗，从而达到改善或恢复关节周围软组织的伸展性，降低肌张力，增加或恢复关节的活动范围，防止发生不可逆的组织挛缩，预防或减少运动时出现的软组织损伤的一种方法（图4-6）。

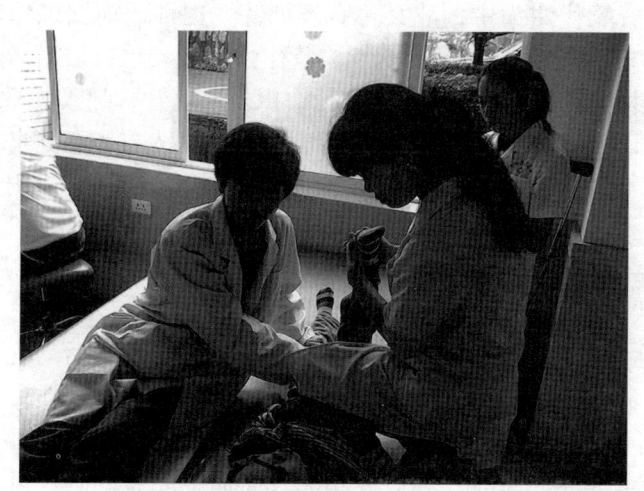

图4-6　牵伸疗法

1. 适用范围　①短缩和挛缩组织的牵伸，如肩关节周围炎、各种原因引起的关节炎；②预防由于固定、制动、失用造成的肌力减弱和相应组织短缩等造成的畸形发生，如制动或外周神经损伤所致的失用性肌无力造成的挛缩等；③缓解软组织挛缩、粘连或瘢痕形成，如皮肤严重挫伤后所致的粘连和瘢痕；④肌张力高导致的挛缩，如血管意外、小儿脑性瘫痪、脊髓损伤、颅脑损伤所致的肌张力异常和挛缩；⑤体育锻炼前后牵伸，以预防肌肉骨骼损伤，减轻运动后肌肉疼痛。

2. 禁忌证　①关节内或关节周围组织有特异性炎症，如结核、感染，特别是在急性期；②骨折未愈合及严重的骨质疏松患者；③肌肉韧带等软组织急性损伤，神经损伤或神经吻合术后早期；④组织内有血肿或有出血倾向；⑤关节活动或肌肉稍被牵伸即产生剧痛者；⑥当挛缩或短缩的组织具有维持关节的稳定性或使肌肉保持一定力量、增加功能活动的作用时，牵伸应慎重，特别是截瘫或严重肌无力的患者；⑦当肌无力和拮抗肌紧张同时存在时，应先牵伸紧张的拮抗肌，再增强无力肌肉的力量。

3. **牵伸方法** 软组织牵伸方法可采用徒手操作、利用机械装置或患者自身重量来进行。①机械装置牵伸：是利用牵引装置、滑轮系统或系列夹板对患部进行小强度、较长时间牵伸，以作用于短缩组织的一种牵伸方法。一般牵伸时间要较长，20分钟至数小时不等，才能产生治疗效果。②手法牵伸：将患者摆放于方便操作的合适姿势或体位，治疗师对紧张或挛缩的组织或活动受限的关节施加手力牵伸。根据患病部位具体情况控制牵伸的力量、方向、速度和持续的时间。一般而言，牵伸力量应使患者有明显的酸胀感，但不产生过分的疼痛。牵伸方向应与肌肉紧张或挛缩的方向相反，速度缓慢平稳，持续20~30秒。③自我牵引：指通过特定动作对肢体所产生的牵拉作用，由患者自己完成的一种软组织伸展性训练。

4. **注意事项** ①合理选择适应证：牵伸前先评估患者，明确关节活动受限的原因是软组织还是关节本身引起的，并了解牵伸这些结构的可能性及实际价值。避免过度牵伸已长时间制动或不活动的、肿胀的组织或肌力弱的肌肉。②做好必要的准备工作：牵伸局部可先进行热疗，如蜡疗、红外线照射、热水浴等，或者给予一般手法放松，以增加组织的伸展性以及降低发生损伤的可能性。③摆放合适的体位：尽量让患者保持在舒适、放松、便于操作的体位，被牵伸部位处于抑制反射、易于牵伸的体位。

（六）平衡功能训练

平衡功能是指人体保持身体处于稳定状态的能力。人体的平衡依赖于外感受器、本体感受器和特殊感受器的综合作用，同时也依赖于运动系统和正常固有姿势反射来维持。平衡的体位包括跪位、坐位、站位等姿势，临床上最常见的是坐位和站位平衡训练。

1. **平衡分类** 人体的平衡一般分为以下3类。

（1）静态平衡：即Ⅰ级平衡，指的是人体或人体某一部位处于某种特定的姿势，如坐或站等姿势时保持稳定的状态。

（2）自我动态平衡：即Ⅱ级平衡，指的是人体在进行各种自主运动，如由坐到站或由站到坐等做各种姿势间的转换运动时，能重新恢复稳定状态的能力。

（3）他人动态平衡：即Ⅲ级平衡，指的是人体对外界干扰，如推、拉等，产生反应并恢复稳定状态的能力。

2. **平衡功能障碍的表现** 主要是由缺少视觉信息输入、前庭功能紊乱、本体感觉障碍、肢体缺失、瘫痪（如截瘫）、小脑共济失调等因素引起。下列情况均为平衡功能障碍的表现。

（1）不能维持身体的稳定状态，摇晃欲倒。

（2）身体的稳定状态受到外力干扰时不能做出保护性反应。

（3）在自身的运动中不能找到合理的姿势使身体随时趋于稳定。

3. **适用范围和禁忌证** ①适用范围：平衡功能训练适用于有神经系统疾病、下肢骨折、软组织损伤或手术后等各类具有平衡功能障碍的患者。②禁忌证：严重的心、肝、脑、肺、肾等重要器官疾病；严重的感染；严重的痉挛；严重的精神障碍；严重的认知功能障碍；生命体征不稳定的患者。

4. **训练方法** 平衡功能训练要遵循安全性、由易到难、个性化和综合训练的原则。要求在训练时，支撑面积由大到小，身体重心由低到高，从静态平衡过渡到动态平衡，从睁眼过渡到闭眼、从注意时保持平衡到不注意时保持平衡，要通过破坏前庭器官的平衡来训练保持身体的平衡。常用训练方法如下。

（1）一般性平衡功能训练：采用Bobath法中的平衡功能训练方法。反应的训练应先在比较稳定的基础上进行，然后转至活动的基础上进行。如先在治疗床、轮椅或椅子上进行训练，再逐步过渡到用摇板、滚筒、巴氏球、抛接球等器械进行训练（图4-7）。

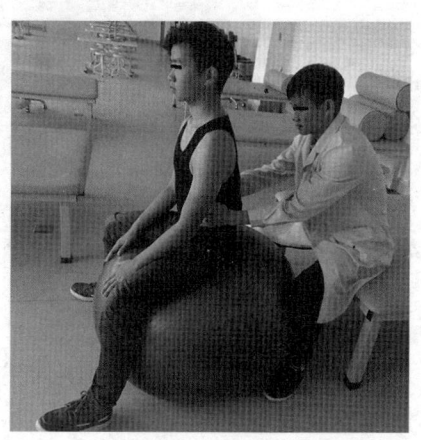

图 4-7　一般性平衡功能训练

（2）增加复杂性训练：在一般性平衡功能训练的基础上，采用遮挡患者视线，或者罩住头部，或者增加上肢、下肢和躯干的扭动，或者有针对性地对患者进行推、拉等方法来增加训练的难度。

（3）利用平衡训练仪器训练：患者两足分别放在平衡训练仪器的两块压力传感台上，正常人每足各分担体重的 50%，仪器的屏幕上用两个方柱的高低显示两足所分担的重量。治疗师可提示患者根据显示调整自身平衡进行训练。

5. 注意事项　平衡功能训练时要注意以下事项：①训练前要求患者学会放松，减少紧张或恐惧心理。②密切监控，以防意外。③做好安全防护，要让患者有安全感，否则会因害怕、紧张而诱发全身痉挛。下肢运动协调功能障碍的患者应特别注意保护，防止跌倒。④操作时切忌过分用力，以免引起兴奋的扩散，从而加重患者的不协调运动。⑤严格掌握训练方法和运动量，过度疲劳会影响以后的平衡功能训练。⑥进行综合训练。平衡功能训练不是孤立进行的，应同时进行肌力训练、协调功能训练等其他相关训练。

（七）协调功能训练

协调功能是指人体的自我调节按照一定的方向和节奏，采用适当的力量和速度，完成平滑、准确且有控制的随意运动的一种能力。协调功能分为平衡性协调功能和非平衡性协调功能，感觉输入、感觉整合和动作策略 3 个环节保证了人体协调动作的完成。在运动的过程中，动作是否准确、流畅取决于主动肌、协同肌、拮抗肌及固定肌对运动关节在速度、幅度和力量等方面控制的密切配合协调，协调功能训练的目的是为了改善协调功能障碍患者对主动运动的控制能力，恢复动作的协调性和精确性，提高动作质量。协调功能训练已广泛用于深部感觉障碍，小脑性、前庭迷路性、大脑性共济失调，以及一系列由不随意运动导致的协调运动障碍（图 4-8）。

1. 协调功能障碍的临床表现　协调功能障碍包括小脑共济失调、基底节共济失调和脊髓后索共济失调。

（1）小脑共济失调：主要表现为缺乏精细协调能力及对距离的判断力，可影响步态、姿势和运动方式。①辨距不良，对距离的判断力不好，双脚分开较宽、不规则，步态不稳；②意向性震颤，震颤发生于随意运动时；③姿势性震颤，站立时身体前后摇摆；④轮替运动障碍，完成快速交替运动有困难；⑤运动分律，所完成动作不是平滑的，而是由一连串运动成分组成。

（2）基底节共济失调：主要表现为随意运动功能控制障碍和肌张力发生改变。①静止性震颤，静止时身体各部位出现节律性颤动，随着有目的的运动而减轻或消失；②运动不能，肌张力控制障碍，导致肌肉僵硬或出现抽搐，活动时启动困难；③手足徐动，四肢末端出现缓慢的、不规则的、扭曲的运动；④偏身舞蹈症，一侧身体突然出现痉挛性的、有力的、无目的、不规则的鞭打样运动；⑤肌张力障碍，躯干及四肢部分肌肉不断痉挛，肌张力从高到低的变化无法预测。

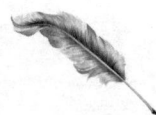

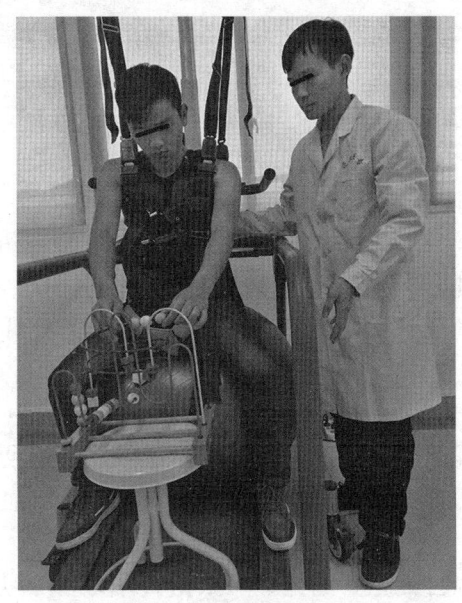

图4-8 协调功能训练

（3）脊髓后索共济失调：主要表现为大脑皮质不能识别本体感觉和辨别性触觉的信息，患者闭眼时，不能确定各关节的位置。①平衡功能紊乱。当闭上眼或光线太暗时，由于视反馈的减弱，患者站立时身体摇晃。②步态异常。两脚分开较宽，摇摆不定，步距不等，高抬腿，落地有声，走路看脚。③辨距不良。患者不能准确摆放四肢位置或不能触及某一特定物体，闭眼时，不能说出检查者在其皮肤表面所画图形或所写数字。

2. 适用范围和禁忌证 ①适用范围：协调功能训练适用于有神经系统疾病、上肢骨折、软组织损伤或手术后等各类具有协调功能障碍的患者，例如脑卒中、脑外伤、手指骨折、周围神经损伤等患者。②禁忌证：严重的心、肝、脑、肺、肾等重要器官疾病；严重的感染；严重的痉挛；严重的精神障碍；严重的认知功能障碍；生命体征不稳定的患者。

3. 训练原则 ①要系统地、有顺序地进行，如先行卧位训练，熟练后再到坐位和站位训练。②从容易的动作开始，如先进行简单的动作，再进行复杂的动作；最初睁眼做动作，熟练之后交替睁眼和闭眼做动作，最后闭眼做动作。③训练先从功能障碍较轻的一侧肢体开始，到功能障碍较重的一侧肢体结束。若两侧肢体功能障碍程度相似，一般先从右侧开始。④每个训练动作连续做3~4次。⑤每个训练动作完成后，休息的时间应不少于完成动作所花费的时间。

4. 训练方法 协调功能训练侧重于动作的灵活性、稳定性和准确性，以肢体远端关节的精细动作、多关节共同运动的控制为主，同时强调动作完成过程的质量。常用方法包括：①对指训练。②交替指鼻和对指训练。③前臂旋转训练。④轮替动作训练，如双上肢交替上举、摸肩、前伸、屈肘及双手交替掌心拍掌背等。⑤用木钉盘和手指协调训练器练习。⑥采用一些家务活动及文娱活动来训练手指精细动作的准确性和协调性，如拧螺丝、拧螺母、打毛衣、梳头、化妆、写字、画图、套圈、翻牌、堆积木、拿跳棋、玩游戏等。

5. 注意事项 ①平衡与协调功能的提高须通过正确的动作，长时间、反复练习而获得。如果以患者的能力无法正确完成动作，宁可暂时不做，以免形成错误的动作模式。②训练过程中切忌过分用力，避免兴奋扩散。③要确保运动在正常活动范围内进行，做好保护，防止跌倒，确保安全。④严格掌握训练方法和运动量，过度疲劳会加重运动不协调。⑤配合平衡功能进行综合训练。

（八）呼吸训练

呼吸训练是指通过呼吸肌训练、呼吸方法训练、胸腔松动训练和咳嗽训练等方法改善肺功

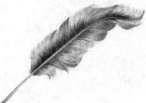

能，是肺功能康复训练的重要组成部分。呼吸训练可改善呼吸功能，防止肺部感染、胸膜粘连及肺不张，广泛应用于慢性呼吸系统疾病和胸腹部手术前、后，以及需长期卧床的患者。其康复机制主要是改善胸廓活动度，增强呼吸肌的肌力、耐力及协调性，增大肺活量，增加吸氧量，以改善心肺功能。

1. **适用范围** ①急、慢性肺部疾病：包括慢性阻塞性肺气肿、肺不张、急性呼吸窘迫综合征等；②支气管痉挛或分泌物滞留造成的继发性气道阻塞：包括慢性支气管炎、哮喘等；③中枢神经系统疾病：包括脑卒中、高位脊髓损伤、颅脑损伤、脊髓肿瘤、重症肌无力等；④胸背部骨骼畸形：如胸廓畸形、脊柱侧弯等；⑤胸背及腹部疼痛：如手术或外伤造成的胸背部、腹部疼痛。

2. **禁忌证** ①病情不稳、感染未控制及有认知功能障碍的患者；②合并严重肺动脉高压或充血性心力衰竭、呼吸衰竭的患者；③有不稳定型心绞痛及近期心肌梗死发作的患者；④肝功能明显异常及晚期癌转移的患者；⑤脊柱损伤、肋骨骨折、咯血、呕血等患者。

3. **常用训练方法**

（1）腹式呼吸训练：训练时，患者的体位可根据其体力和练习时的需要进行选择，但应处于舒适、放松的体位，松开衣扣和腰带。体质较弱或病后初愈者一般取仰卧位或半坐卧位。

训练方法：①先练习用鼻吸气，用口呼气，进行自然呼吸练习；②患者两手置于双侧肋弓及肋弓下部，感受自然呼吸时肋弓的变化；③在尽量保持胸部无明显活动的前提下，用鼻吸气感知下肋弓向外扩展，同时腹部隆起；④达到最大吸气位后，用口自然呼气，同时双手在两侧稍用力加压，感知肋弓下沉并且小腹部下陷，将空气缓慢地排出体外，嘱患者重复练习3～4次后休息，不宜过度换气（图4-9）。按上法练习到能自如进行腹式呼吸后，可取仰卧位，在下腹部加0.5～2kg的沙袋继续练习。

（2）改善通气的呼吸训练：在患者呼吸时，治疗师施行各种手法，来有效地改善肺通气，防治肺炎、肺不张及胸膜粘连。

训练方法：①患者取仰卧位，治疗师双手（指尖朝上）分别置于患者两侧前胸部，指尖达锁骨水平，在患者吸气时，沿肋骨运动方向用力向下压迫胸壁；或者治疗师双手分别置于患者下胸部两侧前侧方，在患者呼气时，用力向内下方压迫胸壁。这样可使呼气量和呼气量增大。②患者取仰卧位，治疗师一手按住床以助力，另一手贴于患者背部，手指跨过脊柱至对侧，在患者吸气时，用力托起患者的胸背部进行颤动或抖动。

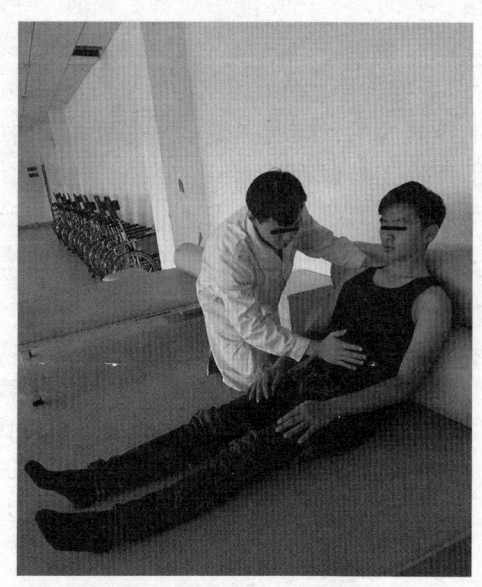

图4-9 腹式呼吸训练

> **知识链接**
>
> **改善肺功能的其他方法**
>
> 　　利用呼吸训练器或吹蜡烛练习来增强呼吸肌肌力,同时配合胸部及上肢的体操动作,如主动或被动地进行胸部的屈曲、伸展、侧屈、回旋,以及上肢的上举、放下动作。这些动作有助于改善胸廓及肺的顺应性,增强呼吸功能。

(九) 神经生理学疗法

神经生理学疗法 (neurophysiological therapy, NPT) 是根据神经生理和神经发育的规律,应用促进正常运动形式,抑制异常的姿势和动作模式的方法,以提高运动控制能力,改善中枢神经病损者功能障碍的一类康复治疗技术。这些疗法均以神经系统作为重点治疗对象,将神经发育学、神经生理学的基本原理和法则应用到脑损伤后运动障碍的康复治疗过程。其目的是将治疗与患者的功能活动结合起来,在治疗环境中学习动作,在实际环境中使用已经掌握的动作,并进一步发展技巧性动作。

在治疗顺序上,一般按照头-尾、近端-远端的顺序治疗,将治疗变成学习和控制动作的过程。在治疗中强调先做等长练习,后做等张练习;先练习离心性控制,再练习向心性控制;先掌握对称性的运动模式,后掌握不对称性的运动模式。神经生理学疗法强调早期治疗、综合治疗以及各相关专业的全力配合,重视患者及其家属的主动参与。代表性疗法有 Bobath 技术、Brunnstrom 技术、Rood 技术和本体感神经肌肉促进技术 (proprioceptive neuromuscular facilitation, PNF) 等。

1. Bobath 技术 强调要灵活运用运动发育控制理论,认为神经生理学疗法绝不是单纯的运动发育控制理论的框架;强调运动感觉的学习,认为运动是人类固有的特性,运动的感觉可以通过不断的学习而获得;重视技巧性动作的掌握,技巧性动作以姿势控制、调正反应、平衡反应及其他保护性反应为基础,基本技巧包括中线对称、直立反应、躯干旋转等;重视整体治疗,强调在治疗中把患者作为一个整体,不仅治疗瘫痪肢体,更重要的是鼓励患者积极参与治疗,去体会和掌握肢体运动时的感觉,而不是运动时的动作本身。

基本技术与手法:①控制关键点 (key point)。对关键点的控制是 Bobath 技术中手法操作的核心。关键点是指人体的某些特定部位,这些部位对其他部位或肢体的肌张力具有重要影响。包括中心关键点,即胸骨柄中下段,相当于第 7、8、9 胸椎平面,主要控制躯干肌张力;近端关键点,即头部、肩部、上臂、骨盆、大腿等,分别控制全身、肩胛带和骨盆部位的肌张力;远端关键点,即前臂、手、小腿、足,分别控制患者上肢、手部、下肢和足等部位的肌张力。通过对患者进行关键点控制训练,可影响身体其他部位的肌张力,从而促进正常姿势反应及主动运动(图 4-10)。②反射性抑制。反射性抑制是针对偏瘫患者及脑性瘫痪患者原有痉挛引起的异常姿势和运动模式而设计的一种被动运动。通过与原来痉挛导致的相反方向的被动运动来抑制上肢屈肌张力和下肢伸肌张力,促使患者正常姿势和运动的恢复。这是用来抑制肌张力和姿势的一种有效方法,可防止异常的感觉输入。③促进正常姿势反应。正常的姿势反应可直接影响人体的坐、站、行等运动功能,当身体偏离正常姿势时,人体会自发性地出现恢复正常姿势的动作。当中枢神经系统受损时,患者不仅出现痉挛、异常的姿势及运动模式,一些正常的姿势反应也会随之减弱或消失。因此,在治疗时首先应抑制痉挛,降低肌张力,强化正常姿势反应的训练,促进正常姿势反应的恢复,使之具备正常的姿势控制能力,才能进行各种功能活动,以促进患者正常运动功能的恢复,训练方法包括促进调正反应、保护性伸展反应等。④促进平衡反应。平衡反应是人体在任何体位时均能维持平衡状态的一种自主反应能力，受大脑皮质的控制，属于高级水平的发育性反应。当人体突然受到外界刺激引起重心变化时，四肢和躯干会出现一种自发运动，以恢复重心到原有稳定状态。平衡反应训练一般是先在患者稳定的基础上进行，然后逐渐过渡到适合患者活动的基础上进行。训练过程中，治疗师从患者的前、后、左、右，以及对角线的方向上进行适当力量的推、拉，每次都应让患者达到或接近失衡的位置。训练时，治疗师应位于患者体侧，保持一定安全距离并密切观察，防止意外发生，切勿紧扶患者。⑤促进固有感受器。促进固有感受器是一种感觉刺激性促进技术，正常的运动功能离不开感觉的参与，刺激本体感受器可促进患者对患病肢体的感知，本体感觉的恢复有利于患者对肢体运动的控制、增强肢体运动的稳定性，感觉功能的刺激可促进患者运动功能的恢复。常用方法包括肢体负重及关节挤压、位置反应、保持反应、轻拍等。

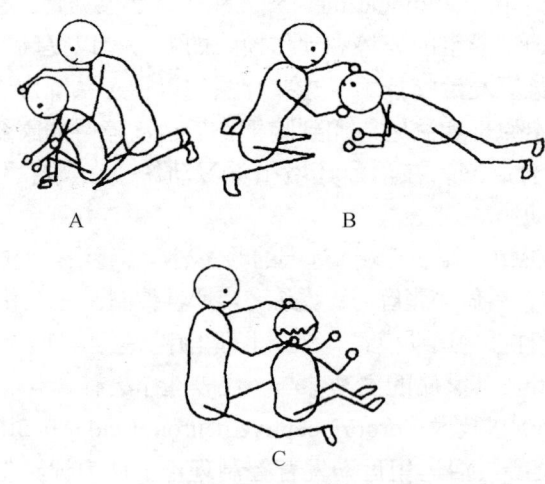

图 4-10　头部关键点控制

2. Brunnstrom 技术　瑞典物理治疗师 Signe Brunnstrom 在 20 世纪 70 年代创立了一套中枢神经系统损伤后运动功能障碍的治疗方法，提出了"偏瘫恢复六阶段"理论（表 4-1），该理论成为指导偏瘫患者进行运动康复训练的理论基础。

表 4-1　中枢神经系统损伤后"偏瘫恢复六阶段"

阶段	临床表现
第Ⅰ阶段	迟缓期：急性期发作后，患肢处于软瘫状态，没有任何运动
第Ⅱ阶段	痉挛期：随着恢复的开始，肌张力逐渐增高，患肢开始出现联合反应、联合运动（associated movement）
第Ⅲ阶段	联合运动期：痉挛达到顶峰，联合运动随意出现
第Ⅳ阶段	部分分离运动期：痉挛开始减弱，联合运动模式逐渐减弱，出现部分分离运动的组合
第Ⅴ阶段	分离运动期：痉挛进一步减弱，联合运动模式进一步减弱，出现难度较大的分离运动的组合
第Ⅵ阶段	基本正常期：痉挛消失，每个关节可完成随意的运动，协调性与速度均接近正常

理论基础：①原始反射（primitive reflex），出生后的新生儿具备了许多运动反射，这些反射是生来就有的正常反射，又称为原始反射。随着婴儿神经的发育和不断完善，大部分的原始反射在 1 岁以后逐渐消失。当脑部受损后，这些反射又会出现，称为病理性反射。②联合反应，是在某些环境下出现的一种非随意运动或反射性肌张力增高的表现。脑损伤患者在进行健侧肢

体抗阻练习时,可以不同程度地增加患侧肢体的肌张力,或者患侧肢体出现相应的动作,这种反应就称为联合反应。③联合运动,是中枢神经系统损伤后常见的一种肢体异常活动表现。临床表现为患侧肢体不能做单关节的、随意的分离运动,当患者活动患侧上肢或下肢的某一个关节时,相邻的关节甚至整个肢体都出现同一种不可控制的运动模式。患者只能做多关节的同时运动,形成了特有的运动模式,此种运动模式称为联合运动,分为屈曲模式和伸展模式(表4-2)。

表 4-2　偏瘫患者联合运动模式

	部位	屈肌联合运动	伸肌联合运动
上肢	肩胛骨	上提、回缩	伸展、前伸
	肩关节	后伸、外展、外旋	前屈、内收、内旋
	肘关节	屈曲	伸展
	前臂	旋后(有时旋前)	旋前
	腕关节	屈曲	伸展
	手指	屈曲	屈曲
下肢	骨盆	上提、后缩	—
	髋关节	屈曲、外展、外旋	伸展、内收、内旋
	膝关节	屈曲	伸展
	踝关节	背屈、内翻	趾屈、内翻
	足趾	背屈	趾屈

基本技术与手法:Brunnstrom 技术重视运动感觉,注意早期的良姿位摆放。最基本的治疗方法是早期充分利用一切方法引出肢体的运动反应,并利用各种运动模式(正常的或异常的),如联合反应、联合运动,再从异常模式中引导、促进分离运动,最终脱离异常运动模式,逐渐向正常、功能性模式过渡,完成随意运动。常用训练方法包括坐位平衡诱导训练、上肢屈肌联合运动诱导训练、手指抓握诱导训练、双侧抗阻划船样动作训练、分离运动训练、下肢伸肌联合运动抑制训练(图4-11)等。

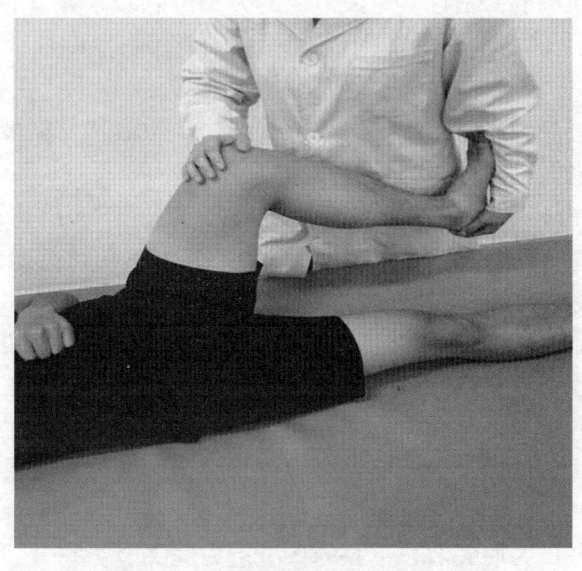

图 4-11　下肢伸肌联合运动抑制训练

3. Rood 技术 又称多种感觉刺激疗法或皮肤感觉输入促通技术。其特点是在皮肤的特定区域内利用较轻的机械刺激或温度刺激,影响该区域的皮肤感受器对各种刺激的反应,从而获得局部促通作用。理论基础为利用多种感觉刺激运动的产生,适当的感觉刺激能帮助保持正常的肌力,还可以反射性地诱发所需的肌肉反应,这是获得运动控制的最早发展阶段;利用运动控制的发育阶段;利用个体发育的运动模式;利用个体发育规律促进运动的控制能力。Rood 技术多用于由脑性瘫痪、成人偏瘫及颅脑损伤引起的运动控制障碍患者的康复治疗,常用治疗用具及使用方法见下表(表 4-3)。

表 4-3 Rood 技术常用治疗用具及使用方法

治疗用具	使用方法
毛刷	用各种硬度的毛刷及电动毛刷轻刷皮肤表面
振动器	振动频率不要太高,否则神经纤维无反应
冰	诱发时用刚从 -17 ~ -12 ℃冰箱里取出的冰,抑制时无特殊限制
橡胶物品	各种弹性的橡胶以诱发肌肉的共同收缩
圆棒、压舌板	压迫、抑制舌紧张
手膝位支撑器	帮助完成患侧负重
婴儿舔弄的玩具	用于进食训练的初期
各种诱发嗅觉的物品	嗅觉训练
音乐刺激	节奏性强的音乐具有易化作用,轻音乐或催眠曲则具有抑制作用
沙袋	用于固定体位、诱发动作的引出
各种重量的球	用于重量觉训练

基本技术与手法:①利用多种感觉刺激来诱发肌肉反应,如触觉刺激、温度刺激、牵拉肌肉、轻叩肌腱或肌腹、挤压肌腹或关节,或者一些特殊的感觉刺激等;②利用感觉刺激来抑制肌肉反应,如轻微的挤压关节可以缓解肌肉痉挛,挤压背部竖脊肌可以放松全身肌肉。

应用:康复治疗的机械刺激可利用电动旋转式毛刷在皮肤表面按逆毛发生长的方向旋转,或者是拍打,对欲收缩肌肉进行轻拍,可产生类似牵张反射的作用;温度刺激可用冰块沿肌肉走行轻划数次,可提高肌肉的兴奋性。两关节面的分离可刺激该关节的屈曲,两关节面相互加压可刺激该关节的伸展。当关节向两个方向缓慢地、有节律地运动时,可起到放松肌肉的作用。

4. 本体感神经肌肉促进技术 又称为 Kabat-Knott-Voss 技术。主要以人体发育学和神经生理学原理为基础,通过刺激人体组织的本体感受器,来激活和募集最大数量的运动单位参与活动,同时激发其潜力来促进神经肌肉功能的恢复。

PNF 以正常的运动模式和运动发展为基础技术,强调整体运动而不是单一肌肉的活动,其特征是肢体和躯干的螺旋形和对角线主动、被动、抗阻运动,类似于日常生活中的功能活动,并主张通过手的接触、语言命令、视觉引导来影响运动模式。

PNF 的运动模式是在 3 个平面上同时发生组合运动,即矢状面上进行肢体的屈曲和伸展,冠状面上进行肢体的内收和外展或脊柱的侧屈,水平面上进行四肢或躯干的旋转。其中屈曲和伸展为主要成分,并与内旋或外旋和内收或外展组合起来,形成对角螺旋形运动。

(1)头颈和躯干的对角线模式为屈曲伴右旋或左旋,伸展伴右旋或左旋。

(2)肢体对角线模式在肩关节和髋关节有 3 个方向的运动:屈 - 伸、内收 - 外展、内旋 - 外旋。上肢屈、伸的参考点为肩关节,下肢的参考点为髋关节。

在进行功能性活动中,并不需要每一种动作模式的所有成分都参加或关节的全范围运动。

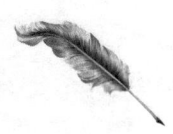

此外，对角线运动相互影响，可以从一种模式向另一种模式转变，或者两者结合，临床中很少有真正运用单一模式来进行训练的患者。

基本技术：①手法接触。治疗人员的手与患者皮肤接触，诱导患者向所需方向运动。②口令与交流。有效地使用语言指导和视觉反馈诱导运动。③牵张。治疗人员在每个动作的开始使主动肌快速的牵伸至最长位置，可提高本体感觉的兴奋性。④牵引和挤压。利用对躯干和四肢关节的牵引和负重以激活关节感受器。⑤最大阻力。治疗人员给予适宜的最大阻力，对较粗壮的肌群施加阻力，以使兴奋向较弱的肌群扩散。⑥扩散和强化。治疗人员通过对较粗壮肌肉的抗阻，刺激身体的各个部位而引出有目的性的协调的运动。⑦时序。时间顺序是在任何运动中肌肉收缩的顺序，通过"强调顺序"增加肌肉收缩，由身体较强的部位易化肌力较弱的部位。⑧视觉。用视觉帮助患者控制和纠正体位和运动。⑨体位和身体力线。治疗人员的身体和手的力线引导、控制运动或稳定（图4-12）。

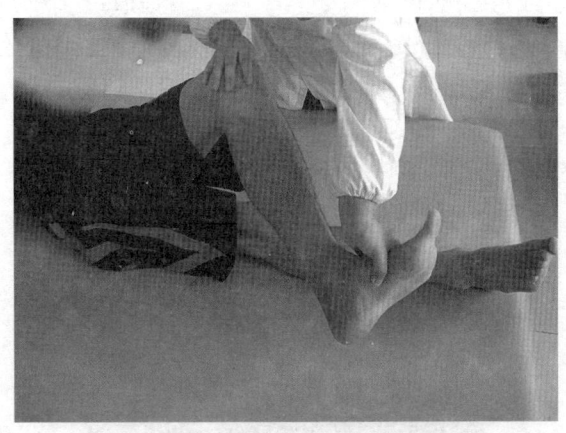

图4-12 下肢PNF训练

特殊技术：①节律性启动。在关节活动范围中由被动活动开始逐渐转为主动抗阻运动。②等张收缩组合。一组肌肉（主动肌）持续向心、离心、稳定收缩。由治疗者施加阻力，患者在关节活动范围中做向心性抗阻收缩，在运动的终末端患者保持该位置（稳定性收缩）。稳定后治疗者加大阻力，使患者缓慢地回到开始收缩的位置。③拮抗肌逆转。运动中在不停顿或放松的前提下，主动改变运动的方向。④稳定性逆转。通过改变阻力的方向来改变等长收缩的方向，但关节不运动或运动范围很小。⑤重复牵伸。通过牵伸肌肉增加肌张力，以诱发肌肉的牵张反射。⑥收缩放松。活动受限的关节等张抗阻收缩，然后放松。⑦保持收缩、放松。肌肉等长抗阻收缩后放松。

 知识链接

本体感觉

本体感觉是指肌、腱、关节等运动器官本身在运动或静止时产生的感觉，因位置较深，又称深感觉。主要包括关节位置的静态感知能力、关节运动的动态感知能力、肌肉收缩反射和肌肉张力的调节能力，其中，关节位置的静态感知能力、关节运动的动态感知能力主要反映本体感觉的传入活动能力，而肌肉收缩反射和肌肉张力的调节能力反映本体感觉的传出活动能力。本体感觉包括以下三个级别：一级，肌肉、肌腱、韧带及关节的位置感觉、运动感觉、负重感觉；二级，前庭的平衡感觉和小脑的运动协调感觉；三级，大脑皮质综合运动感觉。

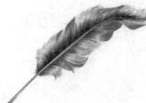

(十)运动再学习疗法

运动再学习疗法(motor relearning program,MRP)是澳大利亚物理治理师Carr等人在20世纪80年代初创立的一种将中枢神经系统损伤后运动功能的恢复训练视为一种再学习或再训练过程的运动疗法。在强调患者主动参与和认知重要性的前提下,按照科学运动学习方法对患者进行教育、训练,以恢复其运动功能的一套完整的方法。重点是特殊运动作业训练、可控制的肌肉活动练习和控制作业中的各个运动成分,中枢神经系统损伤患者运动功能的恢复是一个再学习过程,故应加强对瘫痪肢体的训练,重新学习运动功能。临床上常用于脑卒中及其他运动功能障碍的患者。

理论基础:运动再学习疗法以神经生理学、运动科学、生物力学、行为科学等为理论基础,脑损伤后的可塑性和功能重组为理论依据,认为实现功能重组的主要条件是需要进行有针对性的练习活动、练习越多,功能重组就越有效。并提倡与早期练习有关的运动,而缺少练习可能产生继发性神经萎缩或形成不正常的神经突触。主张通过多种反馈来强化训练效果,如视、听、皮肤、体位、手的引导,充分利用这些反馈在运动控制中的作用。

基本技术:运动再学习疗法包含日常生活中的基本运动功能,如上肢功能训练、口面部功能训练、仰卧到床边坐起训练、坐位平衡训练、站起与坐下训练、站立平衡,以及步行训练、下肢膝关节控制训练(图4-13)等。

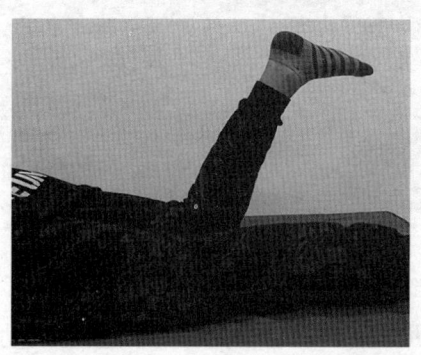

图4-13 屈膝肌群控制训练

治疗人员可根据具体问题选择最适合患者的方式进行训练,每一部分分为四个步骤:①了解正常的活动成分,并通过观察患者的动作来分析缺失的基本成分;②针对患者丧失的运动成分,通过简洁的解释和指令,反复多次练习,还可配合语言、视觉反馈和手法指导,重新恢复已经丧失的运动功能;③把患者所掌握的运动成分与正常的运动结合起来,不断纠正其异常,使之逐渐正常化;④在真实生活环境中练习已经掌握的运动技能,并不断熟练。

五、运动处方

康复小组对患者的临床和功能状况进行检查评估后,根据评估结果,以处方的形式为患者安排合适的运动治疗项目,规定适宜的运动量并注明在运动疗法中的注意事项,称之为运动治疗处方,简称为运动处方。一个完整的运动处方应包括运动治疗项目、运动治疗强度、运动治疗时间、运动频率及注意事项。

(一)运动治疗项目

1. 耐力性项目 一般属于周期性、节律性的运动,以健体、改善心脏功能和代谢功能,防治冠心病、糖尿病、肥胖症等为目的。包括医疗步行、健身跑、骑自行车、游泳、登山,也可以做原地跑、跳绳、上下楼梯等。此外,还可以打乒乓球、篮球、网球、羽毛球等,对改善心血管功能也有良好作用。

2. 力量性项目 一般适用于骨骼肌和周围神经损伤引起的肌肉力量减弱，以训练肌肉力量和消除局部脂肪为主要目的。如各种持器械医疗体操、抗阻训练（沙袋、实心球、哑铃、拉力器等）。

3. 放松性项目 多适用于有心血管和呼吸系统疾病的患者、老年人及体弱者，以放松肌肉、消除身心疲劳和调节神经为主要目的。如医疗步行、医疗体操、保健按摩、太极拳等。

4. 矫正性项目 以纠正躯体解剖结构或生理功能异常为目的。如脊柱畸形、扁平足的矫正体操，增强肺功能的呼吸体操，治疗内脏下垂的腹肌锻炼体操，骨折后的功能锻炼等。

5. 恢复肢体功能的项目 包括主动、助动、被动运动，以及渐进抗阻训练、短暂最大负荷训练、等速练习等，对增强肌力、改善关节活动范围、防止肌肉萎缩有良好的效果。

（二）运动治疗量

运动治疗量是指运动治疗中的总负荷量，运动治疗量的大小取决于运动治疗强度、运动治疗时间及运动频率3个要素。

1. 运动治疗强度 是确定运动治疗量的重要因素，直接影响运动治疗的效果和治疗中的安全性。根据运动项目的不同，运动强度的设定有不同的方法。对以骨关节或神经肌肉疾病为主的患者常以达到最大的活动范围、最强的肌力程度为目标，其运动强度一般偏大，常通过观察运动后肢体有无疼痛、酸胀、关节活动范围是否有改善、局部反应等情况来调整强度。对以内脏或代谢系统疾病为主的患者，调整强度比较复杂，常用的方法有活动控制法和心率控制法。

（1）活动控制法：指根据已知运动项目的能量消耗大小，让患者在规定的能量消耗范围内进行活动。适用于非心血管疾病的患者，如糖尿病、肥胖症等患者。患者合适的能量消耗范围可以通过运动试验测试制订。

（2）心率控制法：除去环境、心理应激或疾病等因素，心率和运动强度之间呈线性相关。达到最大运动强度时的心率为最大心率，通常采用年龄预计最大心率和运动试验测得最大心率。为获得运动效果，选择安全、适宜的运动心率称为目标心率或靶心率（target heart rate，THR）。在制订运动治疗处方时，常用靶心率作为指标，即将通过运动试验获得的个人最大心率的70%~85%作为每次运动的靶心率。靶心率仅相当于最大吸氧量的60%~80%，这是一个极为合适的运动强度。此方法适用于心血管病患者。

（3）靶心率的确定方法：常用自行车功量仪或活动平板。在测试中，如出现以下任何一种情况，其心率即为最高心率。①运动中出现呼吸急促、胸闷、冷汗、面色苍白、头晕等不适症状；②心电图出现ST段下移2mm以上；③血压下降达10mmHg以上；④心率达到该年龄允许的最高心率。如下为临床常用的靶心率估算公式。

靶心率=170-年龄（岁）。此法未考虑除年龄以外的其他因素，特别是个体因素。

靶心率=静息时心率+（按年龄预计的最高心率-静息时心率）×60%。适用于体力尚好、心肺功能中等者。如果被测者体弱多病，可将60%改为40%~50%。

运动开始和结束时心率不要求达到靶心率，但规定运动治疗时间内的心率要求达到靶心率。

2. 运动治疗时间 指每一次运动持续的总时间。除准备活动和整理活动外，运动治疗时间为15~60分钟。运动治疗时间长短与运动强度呈反比。运动强度低，则治疗时间较长，这种适于体质较弱者；运动强度高，则治疗时间应较短。对坐位工作和有症状的患者应进行低强度、长时间的运动，这不易引起骨关节损伤和能量的消耗。在运动的第1周，应进行中等强度运动20~30分钟，2周后产生正常运动反应和无并发症时，运动时间逐渐延长到45分钟。

3. 运动频率 指两次运动之间的间隔时间，或每周接受运动治疗的次数，取决于运动强度和每次运动治疗的时间。根据需要和功能状态，运动频度一般为每周3~7次。小运动治疗或以增强肌力、改善关节活动范围为目时，可每日1次。大运动治疗量或以增加耐力训练为主时，可隔日1次或每周3次。

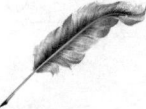

4. 每次运动的安排 每次运动治疗一般可分为准备阶段、训练阶段和结束阶段 3 个阶段。准备阶段是为适应即将接受的运动治疗强度而进行的热身活动,以防止运动中出现肌肉损伤和心脑血管意外;训练阶段是每次治疗的主要部分;结束阶段主要做一些放松性活动,包括步行和放松运动。

5. 运动训练的监测 监测运动适用于中、高危险分层的冠心病患者,临床稳定期的心肺疾病患者,左心功能不全、运动时心律失常发生频率增加、血压降低或心肌缺血明显者,以及不能用心率或自觉运动强度来监测运动的患者。应配备训练有素的医务人员,备有监测和抢救的仪器设备。在康复医师定期指导下,低风险冠心病患者可在家中或附近单位进行运动,但应备有急救设备和药物,以及能即刻到达的急救人员。健康的中老年人在运动治疗前应先做医学检查,运动中进行自我监测,在制订和调整运动处方时,最好咨询专业医师。

（三）运动处方的格式

1. 基本格式 运动处方的基本格式如下（表 4-4）。

表 4-4　运动处方基本格式

姓名：_____　性别：___　年龄：___ 周岁　职业：_____

联系地址：_____　电话：_____

一、现有诊断：_____　就诊日期：____年____月____日

1. 心电图检查：_____　静息心率：____次/分　血压：____mmHg

2. X 线检查：_____　CT 或 MRI 检查：____　B 超检查：____

3. 实验室检查　血常规：____　尿常规：____　空腹血糖：____　三酰甘油：____

　　　　　　　脂蛋白：____　总胆固醇：____　肝功能：____　肾功能：____

4. 运动试验：_____　最大运动负荷心率：____次/分

5. 体质强壮指数：强壮　优良　中等　体弱　体型：一般　消瘦　超重　肥胖

二、体质测量及身体素质测验：_____

三、肢体长度、围度及皮脂厚度测量：_____

四、运动处方选定

预计每日得分：____　每周得分：____　锻炼预计消耗能量：____ 千焦/日或千焦/周

1. 锻炼目的：_____

2. 最大有氧能力：_____　代谢当量（MET）：_____

3. 运动项目及时间分配：_____

4. 运动强度：心率控制在____次/分,相当于最大摄氧量的____%,靶心率____次/分

5. 锻炼次数及每次持续时间：每天____次,每周____次,每次____分钟

6. 最大运动负荷心率：____次/分

7. 注意事项：_____

8. 准备活动项目：_____（5～10 分钟）心率：____次/分

9. 放松活动项目：_____（5～10 分钟）心率恢复时间：____分钟

10. 运动处方注意事项：_____

医师签名：_____

____年____月____日

2. **简要格式** 运动处方的简要格式如下（表4-5）。

表4-5 运动处方简要格式

阶段	慢跑	步行	重复时间	总时间（min）	总距离（m）
第1周	30 s	30 s	开始8次，每天增加1次，加至12次	8~12	500~800
第2周	1 min	30 s	开始6次，每天增加1次，加至10次	9~15	1200~2400
第3周	2 min	30 s	开始6次，每天增加1次，加至10次	15~25	2400~4000
第4周	4 min	1 min	开始4次，以后加至6次	20~30	3200~4800

（四）注意事项

1. **重视体检** 为了保证运动的安全性，参加运动前要认真地进行全面的身体检查，特别要注意心血管系统的功能检查和运动器官的检查。

2. **循序渐进** 必须遵守运动生物学原理，严格制订运动量和运动程序，循序渐进地安排运动流程，否则会超出人体的负荷能力，损害患者健康，甚至发生致命的危险。

3. **运动处方与良好生活规律相结合** 运动处方的制订与参加运动的良好生活规律相结合，能提高训练效果。运动时间可不受限制，但下午运动比上午好；患者要尽力戒除不良嗜好，如嗜烟、酗酒等；要根据气温的变化随时采取相应的措施；运动后大汗淋漓，不要立刻洗澡，冷水和热水均不适宜。

4. **预防运动性损伤的发生** 充分的准备活动和放松活动是预防发生运动性损伤和心脑血管意外的重要措施，除此以外，还要选择适当的运动方式。

5. **注意加强营养** 营养是患者在运动中维持体能的基础，不合理摄入营养会造成患者运动器官的生物结构出现问题，运动时所需的营养物质供应不足会导致运动功能下降，不能很好地完成运动处方制订的运动计划。能量供需应平衡，蛋白质供给应充足，水、维生素和无机盐的摄入应充分，食物应多样化，培养良好的饮食习惯。

● 思考题 ●

1. 运动疗法的基本原则和作用是什么？
2. 常用的运动疗法有哪些？常用的肌力训练方法有哪些？
3. 运动处方的基本格式包含哪些内容？

（张润洪）

第二节 物理因子疗法

学习目标

1. 掌握各种物理因子疗法的概念、治疗作用、临床应用。
2. 熟悉各种物理因子疗法的适应证、禁忌证及注意事项。
3. 了解各种物理因子疗法的物理性质。

应用天然（空气、日光等）或人工（电、光、声、磁等）物理因子作用于人体，通过神经、体液、内分泌等生理机制的调节，来提高人体健康水平，预防和治疗疾病，恢复或改善身体功能的治疗方法称为物理因子疗法，简称理疗。物理因子疗法是临床不可或缺的一部分，可以成为某些病症的主要治疗手段，该类方法只要求操作规范，严格掌握好适应证、禁忌证及注意事项。具有无创伤性、无痛性、副作用小、起效快和疗效持久等治疗特点。

一、电疗法

应用电流作用于人体以治疗疾病的方法称为电疗法（electrotherapy）。根据所采用电流频率的不同，电疗法通常分为低频电疗法（电流频率小于 1 kHz）、中频电疗法（电流频率为 1 k～100 kHz）和高频电疗法（电流频率为 100 k～300 MHz），此外还有直流电疗法、高压静电疗法等。电流频率的基本计量单位为赫（赫兹，Hz）、千赫（KHz）、兆赫（MHz）、吉赫（GHz），1 MHz=1000 KHz，1 GHz=1000 MHz。各级之间按千进行换算，即 1 KHz=1000 Hz。直流电疗法包括：直流电疗法（galvanization, direct current therapy）、直流电药物离子导入疗法（electrophoresis）等；低频电疗法（low frequency electrotherapy）包括：感应电疗法、电兴奋疗法、神经肌肉电刺激疗法（neuromuscular electrical stimulation, NMES）、经皮神经电刺激疗法（transcutaneous electrical nerve stimulation, TENS）、痉挛肌电刺激疗法等；中频电疗法（medium frequency electrotherapy, MFE）包括：等幅正弦中频电疗法、正弦调制中频电疗法（sine regulating medium frequency electrotherapy）、干扰电疗法（interferential current therapy, ICT）等；高频电疗法（high frequency electrotherapy）包括：短波疗法（short wave therapy）、超短波疗法（ultrashort wave therapy）、微波疗法等。

（一）直流电疗法和直流电药物离子导入疗法

1. 直流电疗法 直流电是电流方向恒定不变、强度不随时间改变的电流。用低电压（30～80 V）、小强度（50 mA）的平稳直流电作用于人体治疗疾病的方法称为直流电疗法。

（1）治疗作用：在直流电场作用下，人体组织内各种离子发生极向迁移，离子的动态平衡和恒定比例关系发生变化而主要产生以下效应。①神经肌肉的兴奋性改变。阳极下钙、镁离子的浓度相对升高，膜电位上升，易于超极化，神经肌肉兴奋性降低，称为阳极电紧张，有镇痛、镇静作用；阴极下钠、钾离子的浓度相对升高，膜电位下降，易于去极化，神经肌肉兴奋性增高，称为阴极电紧张。②细胞膜通透性改变。由于水分向阴极迁移（电渗），因此阴极下组织水分较多，蛋白质密度下降，细胞膜相对疏松，通透性升高，可促使炎症消散；由于蛋白质向阳极迁移（电泳），易于凝结，因此阳极下组织水分相对较少，蛋白质密度增高，细胞膜相对致密，通透性下降，利于渗出液与水肿消散。③小血管扩张。电解产物使血管扩张，局部血流量增加，改善局部营养和代谢，有利于炎症的消退。这种血管扩张反应在阴极下更为明显。④对静脉血栓的作用为血栓从阳极松脱，退缩回阴极，而使血管重新开放。⑤对骨折的影响为阴极通以 10～20 μA 的微电流，磷酸氢根、过磷酸钙等物质在碱性环境下易在阴极附近沉淀，可促进骨痂形成，加速骨折愈合。

知识链接

电解、电渗、电泳

电解（electrolysis）：是将电流通过电解质溶液或熔融态物质（又称电解液），在阴极和阳极上引起氧化还原反应的过程。人体的体液和组织在正常情况下处于偏碱性的环境中，电解后，在阳极下产生强酸，阴极下产生强碱，从而引起局部出现相应的反应。

电渗：指在电场作用下，液体（通常是水）相对于和它接触的固定的固体做相对运动的现象。在体液中电渗指水向阴极移动。

电泳：由于胶体粒子带有电荷，在电场的作用下，胶体粒子在分散剂里做定向移动，这种现象称为电泳。在体液中电泳指蛋白质向阳极移动。

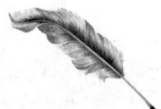

（2）治疗技术：①采用直流电疗仪及其所附的导电橡胶电极和导线，并配以电极衬垫。电极衬垫由吸水棉绒布制成，厚约 1 cm，其边缘要比电极长 1 cm，此衬垫可吸附电极下电解产物，浸湿用以降低皮肤电阻。②以温水将衬垫浸透，按照治疗需要将衬垫和电极依次放在患部皮肤上，作为作用极；另一个衬垫和电极为辅极，与作用极对置或并置，将电极与衬垫固定稳妥，电极与导线夹不得直接接触皮肤，以免引起烫伤；治疗电流密度为 0.03～0.1 mA/cm^2，通电时，电极下可有轻度针刺感；每次治疗 15～25 min，每日或隔日 1 次，10～20 次为一个疗程。

（3）临床应用：①适应证。周围神经炎、神经根炎、神经症、神经损伤、自主神经功能紊乱、颞颌关节功能紊乱、高血压、血栓性静脉炎、淋巴结炎、淋巴管炎、慢性盆腔炎、慢性溃疡、骨折、颈椎病、肩关节周围炎、关节炎、术后粘连、瘢痕增生、胃溃疡、牙痛、扁桃体炎等。②禁忌证。恶性肿瘤、结核、血小板减少性紫癜、高热、昏迷、出血倾向、心力衰竭、急性化脓性炎症、急性湿疹、皮肤破损、有局部金属异物、植入心脏起搏器及其周围、对直流电过敏者，以及孕妇腰、骶、腹部等。皮肤感觉障碍者慎用，以防烧伤。

（4）注意事项：①使用前检查治疗仪的输出是否平稳、正常，导线、电极是否完整无损。②治疗前应除去患者治疗部位及附近的金属物品。③电极与电极衬垫必须放置平整，衬垫必须与治疗部位皮肤紧贴，以防烫伤。④在治疗过程中，患者不得随意挪动体位，防止电极衬垫位置移动和电极脱落直接接触皮肤而引起灼伤。不得触摸治疗仪器或接地的金属物品，避免发生短路或触电。⑤治疗开始时及治疗过程中要缓慢调节电流强度。⑥结束治疗时，要缓慢将电流调低至零位，从患者身上取下电极。⑦治疗后，告诉患者不要搔抓治疗部位皮肤，如局部出现痒觉或小丘疹等时，可涂以甘油溶液保护皮肤，防止抓破，皮肤有破损时不宜进行直流电治疗。⑧电极衬垫使用后，必须用清水充分清洗干净，置于阴凉处晾干备用。

2. 直流电药物离子导入疗法　利用直流电将药物离子或带电胶粒导入机体来治疗疾病的方法称为直流电药物离子导入疗法。

（1）治疗作用：此疗法是指在直流电场作用下，利用同性电荷相斥、异性电荷相吸的原理，使药物溶液中的离子或带电胶粒通过皮肤的汗腺管口、皮脂腺管口、毛孔或黏膜的细胞间隙而进入机体，主要有以下特点。①药物及直流电的综合治疗作用。②进入机体药物的有效成分被组织吸收后直接发挥药理作用。③药物能直接导入浅表局部，使该处药物浓度比其他给药途径更高，疗效更好。④药物导入后，在皮肤内形成"离子堆"，逐渐进入血液或淋巴，作用较持久。⑤治疗无痛苦，对肠胃无影响。常用于阳极导入的有钙、锌、普鲁卡因、维生素 B_1、小柴胡草乌等；常用于阴极导入的有碘、氯、溴、维生素 B_{12} 等。

（2）治疗技术：多采用衬垫法。①采用直流电疗仪及其所附的铅板电极或导电橡胶电极和导线，并配以电极衬垫，电极衬垫由白色吸水绒布制成，厚约 1 cm，其边缘要大出电极 1 cm，用以降低皮肤电阻，吸附电极下电解产物，衬垫所使用的极性必须固定，应标记"+"或"-"符号以示区别。②将需要导入的药液均匀散布于滤纸或纱布上，将有药液的滤纸或纱布置于治疗部位，先后在其上方放上用温水浸透的相应大小的衬垫和电极，以此作为作用极，另一电极与衬垫为辅极，与作用极大小相应，对置或并置于治疗部位，两极的导线分别连至直流电疗仪的阴极与阳极，作用极的极性必须与需导入的药物离子的极性相同，即阳离子的药物置于阳极下，阴离子的药物置于阴极下。治疗电流的强度按衬垫面积计算，一般为 0.05～0.1 mA/cm^2，治疗时电极下有轻度针刺感，每次治疗 15～20 min，每日或隔日 1 次，10～15 次为一个疗程。

（3）临床应用：①适应证。神经官能症、周围神经炎或损伤、软组织慢性炎症、瘢痕、粘连等。②禁忌证。除直流电疗法的禁忌证外，对拟导入的药物过敏者也不得使用。

（4）注意事项：除了具有直流电疗法的注意事项外，还须将浸药滤纸于使用后弃去。

（二）低频电疗法

应用频率 1 kHz 以下的脉冲电流治疗疾病的方法称为低频电疗法。低频率脉冲电流在机体内引起离子和带电胶粒呈冲击式移动，由于离子浓度的急剧改变，出现感觉、运动和自主神经的反应。目前康复治疗中常用的低频电疗法有神经肌肉电刺激疗法、功能性电刺激疗法（functional electrical stimulation，FES）及经皮神经电刺激疗法。

1. **神经肌肉电刺激疗法**　应用低频脉冲电流刺激神经或肌肉，引起肌肉收缩，以恢复神经肌肉功能，从而治疗疾病的方法称神经肌肉电刺激疗法，亦称电体操疗法。

（1）治疗作用：神经肌肉电刺激疗法在临床作用广泛，其主要的治疗作用包括加速神经再生和传导功能恢复，促使失神经支配肌肉恢复运动功能；利用肌肉收缩的泵效应改善肌肉内血液循环，减轻水和电解质代谢紊乱，延缓或预防失用性肌肉萎缩和肌肉纤维化的发生；对痉挛肌的拮抗肌进行刺激，可引起拮抗肌收缩，通过交互抑制作用使痉挛肌张力下降；刺激平滑肌可提高平滑肌的张力；刺激运动神经可引起较大的募集活动，肌肉发生收缩，肌力增强。

（2）治疗技术：①采用低频脉冲电疗仪，仪器设有片状电极、点状电极和手柄电极。②取两个点状电极和衬垫置于患肌肌腹的两端，一般近端电极为阳极，远端电极为阴极。电刺激时，以点状电极（阴极）刺激病损肌肉的运动点，使其收缩 40~60 次，每日治疗 1~2 次，15~20 次为一个疗程（图 4-14）。

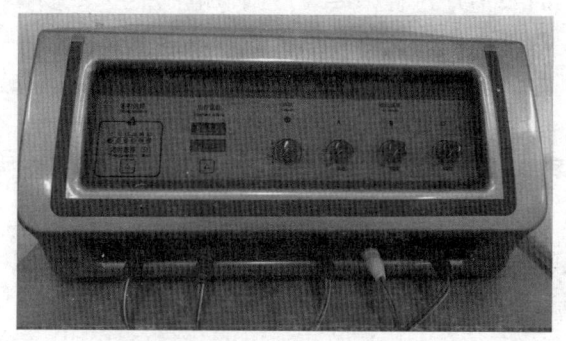

图 4-14　神经肌肉电刺激治疗仪

（3）临床应用：①适应证。上运动神经元损伤所致的痉挛性瘫痪；下运动神经元损伤引起的肌肉失神经支配、失用性肌萎缩。②禁忌证。严重心力衰竭、感觉过敏者、植入心脏起搏器者。

（4）注意事项：①肌肉失神经支配后的早期，特别是第 1 个月，肌肉萎缩发展较快，故应争取及早开始治疗；②电极放置应避开瘢痕、骨突位置，避免因电流集中引起烧伤。

2. **功能性电刺激疗法**　是利用适当的低频电流刺激作用于功能不全或已丧失功能的器官或肢体，以产生的即时效应来代替或矫正器官或肢体功能的一种疗法。应用低频脉冲电流刺激失神经肌肉以补偿或矫正肢体功能的疗法称神经肌肉功能性电刺激疗法。

（1）治疗作用：神经肌肉功能性电刺激是上运动神经元病损所致痉挛性瘫痪的有效治疗手段，由于其下运动神经元结构完整，如给以适当的电刺激，可产生相应的肌肉收缩，以补偿所丧失的肢体功能。此外，电刺激可经感觉传入神经，经脊髓投射到高级中枢，这种对中枢神经系统反复传入的电刺激，可促进功能重建，改善患者的心理状态。

（2）治疗技术：①采用微机控制的多通道便携式或微型电刺激系统，此系统包括脉冲刺激发生器、体表的或植入体内的刺激电极、开关等部件。②将刺激电极置于瘫痪肢体的几个运动点上，按所要求的动作，由微机控制依次刺激各个运动点，以产生较完美的动作，如手的日常生活动作和步行动作。一般每次刺激 10 min，每日刺激多次。随着患者耐受程度的提高，可

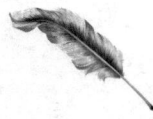

逐渐延长刺激时间。

（3）临床应用：①适应证。脑卒中、颅脑外伤、脊髓损伤与脑性瘫痪所致的站立步行障碍与手功能障碍，马尾或脊髓损伤后排尿功能障碍等。②禁忌证。植入心脏起搏器者，意识不清、肢体关节挛缩畸形、下运动神经元受损、神经反应不正常者。

（4）注意事项：操作者要准确掌握刺激点的解剖、生理等知识。同时结合运动训练、心理治疗等综合措施，以取得良好的效果。

3. 经皮神经电刺激疗法 是指将特定的低频脉冲电流作用于人体体表，以减轻或消除疼痛的疗法。

（1）治疗作用：①镇痛是 TENS 的主要作用；②改善局部血液循环；③促进骨折和伤口愈合；④降低偏瘫患者的肌张力，缓解痉挛。

（2）治疗技术：①目前通用的治疗仪能输出不同频率的单相或双相不对称方波，有较低频率（1～10 Hz）、较宽波宽（150～500 μs）的类针刺型，较高频率（75～100 Hz）、较窄波宽（10～150 μs）的常规型，较高频率（150 Hz）、较宽波宽（>300 μs）的暂时强烈型。②将两个电极对置或并置于痛点、运动点、穴位或相应神经节段，每次治疗 20～60 min，每日 1～3 次。治疗急性疼痛时，数天为一个疗程，治疗慢性疼痛的疗程可稍长（图 4-15）。

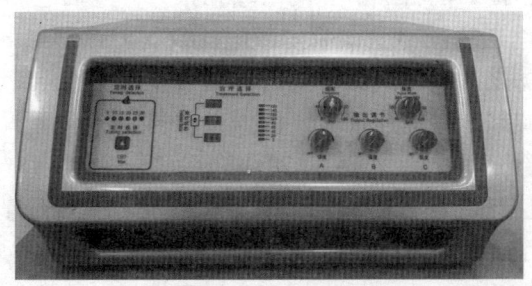

图 4-15　TENS 治疗仪

（3）临床应用：①适应证。各种急、慢性疼痛，如神经痛、头痛、关节痛、术后伤口痛、截肢后残端痛、幻肢痛等。②禁忌证。植入心脏起搏器者、颈动脉窦部位、孕妇下腹部和腰骶部、局部化脓性炎症等。

（4）注意事项：综合治疗时，先采用温热疗法，再行 TENS 进行镇痛，可以增加局部血流量，降低皮肤电阻，增强治疗作用。

（三）中频电疗法

应用频率为 1～100 kHz 的正弦交流电治疗疾病的方法称为中频电疗法。由于中频电流为正弦交流电，故无正、负极之分，电极下也不发生电解反应；由于交流电频率越高，组织容抗就越小，组织总电阻下降，故可应用较大的电流强度并使电流达到较大深度；中频电流须综合多个刺激的连续作用，并要求足够强的刺激才能引起一次收缩，因此对运动、感觉神经的刺激作用不如低频电流明显，而对自主神经及内脏功能的调整作用却优于低频电流。

常用的中频电疗法有等幅中频电疗法、正弦调制中频电疗法和干扰电疗法。

1. 等幅中频电疗法 应用频率为 1～20 kHz 音频段的等幅正弦电流治疗疾病的方法称为等幅中频电疗法，通常称为音频电疗法（audiofrequency current therapy）。

（1）治疗作用：①使组织痛阈上升而镇痛；②改善组织血液循环及营养，从而达到镇痛、消炎、消肿、促进神经血管功能恢复的作用；③消散硬结，松解粘连，软化瘢痕；④提高细胞膜的通透性，促使药物渗透入人体。

（2）治疗技术：①一般等幅中频电疗仪可输出 2～8 kHz 等幅正弦电流，电极为导电橡胶

片，衬垫由 2～3 层的棉布制成。②治疗时，先将用温水浸湿的衬垫拧干平放于治疗部位，然后再将电极放于其上并固定，一对电极可对置或并置于治疗部位，治疗电流密度为 0.1～0.3 mA/cm²，以电极下产生可耐受的麻、刺、颤动感为度。每次治疗 20～30 min，每日或隔日 1 次，10～15 次为一个疗程，治疗瘢痕、粘连时疗程可适当延长。

（3）临床应用：①适应证。瘢痕、术后粘连、关节纤维性挛缩、炎症、硬结、血肿、狭窄性腱鞘炎、肩关节周围炎、血栓性静脉炎、慢性盆腔炎、术后尿潴留、术后肠麻痹、肠粘连、关节炎、肱骨外上髁炎、神经炎、神经痛、带状疱疹后神经痛等。②禁忌证。植入心脏起搏器、有急性感染性疾病者。对电流不能耐受者，患恶性肿瘤、急性炎症、有出血倾向者，局部有金属异物、心前区、孕妇腹腰骶部。

（4）注意事项：①不能将电极并置或对置在心前区及其附近进行治疗；②治疗时，患者治疗部位的金属物品应除去；③电极不要随便折叠或扭曲，以免损坏；④治疗期间，随时观察患者有无不适或其他异常反应。

2. 正弦调制中频电疗法　应用由低频（10～150 Hz）调制的中频（2～5 kHz）正弦电流治疗疾病的方法，称为正弦调制中频电疗法。

（1）治疗作用：①作用于机体时，有明显的舒适振动感，使皮肤痛阈升高，有镇痛作用；②可提高神经肌肉兴奋性，提高内脏平滑肌的活动和张力；③促进局部血液循环和淋巴回流。

（2）治疗技术：①目前通用的电脑调制中频电疗仪（习惯称电脑中频电疗仪），应用微机与数控技术，内存多个程序处方，可输出不同的调制中频电流，治疗采用导电橡胶电极，操作简便、安全。②使用电脑调制中频电疗仪时，根据患者的病情选用不同处方。治疗时，电极下有麻木、震颤、肌肉收缩感，每次治疗 15～20 min，每日 1 次，15～20 次为一个疗程。

（3）临床应用：①适应证。颈椎病、腰椎病、关节炎、骨性关节炎、肩周炎、肌筋膜炎、周围神经损伤、神经痛、胃肠张力低下、尿潴留、术后肠麻痹、术后粘连、瘢痕等。②禁忌证。有恶性肿瘤、活动性肺结核、出血性疾病、金属物品，以及植入心脏起搏器者，有严重心脏、肺、肾疾病者等。

（4）注意事项：同等幅中频电疗法。

3. 干扰电疗法　又称交叉电流疗法，将两组或三组不同频率的中频电流交叉输入人体，在体内发生干扰后产生低频调制的中频电流，这种电流称作干扰电流，应用干扰电流治疗疾病的方法称为干扰电疗法。临床上常用 90~100 Hz 或 0~100 Hz 扫频及 100 Hz 固频来治疗疼痛。干扰电疗法通常分为静态干扰电疗法、动态干扰电疗法和立体干扰电疗法 3 种。

（1）治疗作用：①可抑制感觉神经，使皮肤痛阈升高，有较好的镇痛作用。②可使毛细血管与小动脉持续扩张，改善血液循环，促使渗出物吸收。③可引起骨骼肌强直收缩，改善肌肉血液循环，锻炼骨骼肌。④可提高平滑肌张力，增强血液循环，改善内脏功能。⑤可调节自主神经功能。⑥促进骨痂形成，加速骨折愈合。国内在动物实验中发现，干扰电流可治疗骨折延迟愈合、骨不连。

（2）治疗技术：①目前国内外干扰电疗机的两组输出电流多为频率相差 100 Hz 的正弦交流电，一组为 4000 Hz，另一组为 4000 ± 100 Hz。②采用 4 个电极，电极与皮肤间放置 2～3 层绒布制成的薄衬垫。治疗时，使病变部位处于两路电流交叉的中心，按病情需要选用 1～3 种差频，每种差频治疗 5～15 min，电流强度以引起麻木、震颤感或肌肉收缩活动为度。带有负压装置的治疗仪电极装在吸盘内，治疗时，负压电极吸附于治疗部位上，可产生有规律的抽吸按摩感，每次治疗 15～30 min，每日或隔日 1 次，15～20 次为一个疗程。

（3）临床应用：①适应证。颈椎病、肩周炎、关节炎、扭挫伤、肌纤维组织炎、坐骨神经痛、术后肠粘连、肠麻痹、胃下垂、弛缓性便秘、尿潴留、失用性肌萎缩、雷诺病、骨折延迟愈合等。②禁忌证同等幅中频电疗法。

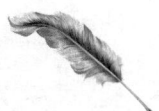

（4）注意事项：①正确放置电极，保证交叉电流能通过病变部位；②治疗仪有电流输出时，同路电极不得相互接触，两组电极必须交叉放置；③其他注意事项同等幅中频电疗法。

（四）高频电疗法

用频率高于 100 kHz 的交流电及其所形成的电磁场治疗疾病的方法，称为高频电疗法。根据波长将高频电流分为长波、中波、短波、超短波、微波等 5 个阶段，目前在临床上使用较多的是短波疗法、超短波疗法、微波疗法。高频电疗法因其热效应和非热效应广泛应用于各科疾病的治疗中，成为临床治疗的重要手段之一。

1. **短波疗法**　应用波长 10～100 m，频率 3～30 MHz 的高频正弦交流电所产生的高频电磁场作用于人体治疗疾病的方法称为短波疗法。

（1）治疗作用：①促进血液循环，改善组织供血，有利于组织的营养供给及水肿和炎症产物的消散。②降低感觉神经的兴奋性而达到镇痛作用，血液循环的改善有利于致痛物质的排除，从而也有利于减轻疼痛。③单核-吞噬细胞系统的功能增强，激活酶的活性，提高人体免疫功能。④促进组织的生长修复。⑤降低肌肉张力、缓解痉挛。⑥抑制恶性肿瘤生长。⑦短波疗法除有明显的热效应外，还有非热效应。非热效应有影响神经的兴奋性、提高免疫系统的功能等作用。

（2）治疗技术：①目前常用的短波治疗仪能输出波长 22.12 m（13.56 MHz）、频率 13.56 MHz，或者波长 11.06 m（27.12 MHz）、频率 27.12 MHz 且连续输出电压为 100～500 V、功率为 250～300W 的短波，附有矩形或圆形电容电极。②治疗常采用电容场法，治疗时，将两个电容电极对置（作用较深）或并置（作用较浅）于病患部位，用于较大、较深部位的治疗功率为 250～300 W，用于五官或较小、较表浅部位的治疗功率为 50～80 W。③按患者治疗时的温热感觉程度，治疗剂量分为 4 级。无热量（Ⅰ级剂量），无温热感，适用于急性炎症早期、水肿显著、血液循环障碍部位；微热量（Ⅱ级剂量），有能感觉到的、轻微的温感，适用于亚急性、慢性疾病；温热量（Ⅲ级剂量），有明显而舒适的温热感，适用于慢性疾病；热量（Ⅳ级剂量），有强烈热感，适用于恶性肿瘤。④治疗时，应按治疗仪的输出功率与病灶部位的深度，在治疗仪输出谐振（输出电流最大、测试氖光灯最亮）的情况下，调整电极与皮肤的间隙来达到患者治疗所需的剂量。电极与皮肤间隙的调节一般应是，大功率治疗仪治疗时电极间隙较大，小功率治疗仪治疗时间隙较小；病灶较深时间隙宜适当加大，较浅时间隙较小；无热量治疗时间隙大于微热量、温热量治疗时。⑤治疗急性伤病时采用无热量，每次 5～10 min，每日 1～2 次，5～10 次为一个疗程；治疗亚急性伤病时采用微热量，每次 10～15 min，每日 1 次，15～20 次为一个疗程；治疗恶性肿瘤时采用热量，40～60 min，每周 1～2 次，6～15 次为一个疗程，常与化疗、放疗同步进行。

（3）临床应用：①适应证。软组织损伤、化脓性炎症、关节炎、扭挫伤、神经炎、神经痛、胃十二指肠溃疡、结肠炎、肾炎、骨折愈合迟缓、颈椎病、肩周炎、腰椎间盘突出症、静脉炎、急性肾衰竭等。②禁忌证。高热、有出血或出血性疾病、心血管功能代偿不全、活动性结核、妊娠、植入心脏起搏器、局部有金属异物。

（4）注意事项：①治疗时，输出电缆不得打圈，以免形成线圈，产生反向感生电流而抵消远端对患者的输出；②治疗时，输出电缆不得交叉，以免交叉处形成短路而减弱了远端对患者的输出或烧坏电缆；③治疗部位应保持干燥，潮湿的衣服、伤口的湿敷料应去除，汗液、泪液、伤口的分泌物必须擦拭干净；④治疗过程中，患者不得任意挪动体位或触摸金属物，操作者应经常询问患者治疗反应；⑤治疗室需要绝缘，使用木地板、木床，治疗仪接地线。

2. **超短波疗法**　应用波长为 1～10 m、频率为 30～300 MHz 的电流为超短波电流。应用超短波电流作用人体以治疗疾病的方法称为超短波疗法。

（1）治疗作用：超短波电场作用于人体，除作用部位较短波深，可到达骨，其他治疗作用

与短波相同。

（2）治疗技术：一般超短波治疗仪输出电流的波长为 7.37 m，频率为 40.68 MHz。输出功率分为两种，小功率 50～80 W，用于五官或较小、较浅表部位伤病的治疗；大功率 200～300 W，用于较大、较深部位伤病的治疗；而治疗肿瘤的超短波治疗仪功率 1000～2000 W，其他治疗方法同短波治疗。

（3）临床应用：①适应证包括各种亚急性和慢性炎症、骨关节退行性变、血肿、关节积液、肌肉、韧带劳损、肌肉痉挛、平滑肌痉挛。②禁忌证包括恶性肿瘤（大功率热疗除外）、有出血倾向、活动性肺结核、植入心脏起搏器、妊娠。

（4）注意事项：①小儿骨骺、眼、睾丸、心脏、神经节、神经丛对超短波敏感，不宜用大剂量。妇女月经期应避免进行下腹部治疗。②慢性炎症、慢性伤口及粘连患者不宜进行过长疗程的治疗，以免引起结缔组织过度增生而使局部组织变硬，加重粘连。其他同短波治疗。

3. 微波疗法 微波疗法是应用波长为 1 mm～1 m、频率为 300～30 0000 MHz 的一种高频电磁波作用于人体治疗疾病的方法。根据波长的不同可分为 3 个波段：分米波（波长 10 cm～1 m，频率 300～3000 MHz）、厘米波（波长 1～10 cm，频率 3000～3 0000 MHz）、毫米波（波长 1～10 mm，频率 3 0000～30 0000 MHz）。应用分米波治疗疾病的方法称为分米波疗法（decimeter wave therapy），应用厘米波治疗疾病的方法称为厘米波疗法（centimeter wave therapy），应用毫米波治疗疾病的方法称为毫米波疗法（millimeter wave therapy）。微波疗法的波长介于红外线与超短波之间，有类似的物理特性，微波作用于人体时，不同波长的穿透能力不同，分米波的作用深度为 7～9 cm、厘米波为 3～5 cm、毫米波大约为 300 μm。分米波疗法和厘米波疗法产生的生物效应相似，且在临床上较为常用。

（1）治疗作用：①分米波疗法和厘米波疗法的治疗作用与超短波疗法类似，其热效应可使组织血管扩张、改善血液循环、镇痛、消散急性或亚急性炎症、促进组织细胞再生修复、缓解骨骼肌痉挛、调节神经功能；分米波作用较厘米波深，可达深层肌肉。②毫米波疗法对人体的作用与分米波疗法和厘米波疗法有所不同，非热效应作用明显，能通过人体内 RNA、DNA、蛋白质等大分子相干振荡的谐振效应向深部传达而产生远隔效应。具体治疗作用为改善组织微循环，促进水肿吸收、炎症消散；促进上皮组织生长，加速伤口愈合，并有加速神经再生、骨折愈合作用；降低神经兴奋性，辐射于病患部或穴位有较好的镇痛作用；增强免疫功能；作用于神经节段或反射区时，可调节相应区域的神经、血管或器官的功能；保护骨髓造血功能，增强骨髓增殖活动；对肿瘤细胞有抑制作用。

（2）治疗技术：①分米波疗法，采用输出波长 33 cm、频率 915 MHz 或波长 69 cm、频率 434 MHz 的分米治疗仪，功率 300 W，治疗仪附有圆形、长形、凹槽形的体表辐射器及阴道、直肠腔内辐射器。②厘米波疗法，采用波长 12.24 cm、频率 2450 MHz 的厘米波治疗仪（习惯上将波长 30 cm 以下的微波划分为厘米波），功率 200 W，附有圆形、长形、马鞍形体表辐射器及阴道、直肠腔内辐射器。有的治疗仪可输出脉冲形波。③毫米波疗法，多采用输出 8 mm 波段的毫米波治疗仪。④用分米波、厘米波进行体表治疗时，一般将辐射器与皮肤保持 3～10 cm 距离，有冷却装置时可将辐射器直接接触皮肤进行治疗，进行体腔内治疗时，将辐射器套上清洁乳胶套，外涂液状石蜡后插入体腔内进行治疗，治疗剂量的分级法和疗程安排与短波、超短波疗法相同。⑤用毫米波治疗时，将辐射器放在患者体表部位或穴位、痛点上，紧贴皮肤，或距离 1～2 mm，也可垫薄层干燥衣服或纱布。

（3）临床应用：①适应证：软组织、内脏、骨关节的亚急性、慢性炎症，伤口愈合迟缓、慢性溃疡、坐骨神经痛、扭挫伤、冻伤、颈椎病、腰椎间盘突出症、肌纤维组织炎、肩周炎、网球肘、溃疡病等。②禁忌证：与短波、超短波疗法相同。避免在眼、小儿骨骺、睾丸部位进行治疗，腹部治疗慎用。

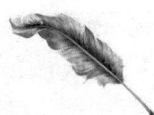

（4）注意事项：①治疗前检查治疗仪的各部件能否正常工作，支臂有否松动，辐射器馈线是否完好无损；②辐射器与输出电缆必须紧密接触，未接触辐射器前不得开机；③严格遵照操作常规进行操作，切勿过量。④治疗时，治疗部位体表应保持干燥，伤口的湿敷料及软膏应除去；⑤腹部治疗前，患者必须先排空粪便，也不得在饱餐后进行治疗；⑥治疗感觉障碍或血液循环障碍的部位时，不应依靠患者的感觉来调节剂量，治疗剂量宜稍小；⑦手表、手机、收录机、电视机、精密电子仪器必须远离治疗仪，以免发生干扰；⑧治疗操作时，须注意工作人员及患者眼部的保护，避免微波直接辐射眼部或由金属物反射至眼部，可戴微波专用防护眼镜，以免引起白内障。

二、超声波疗法

人耳能听到的声音频率为 16 ~ 2 0000 Hz，频率高于 2 0000 Hz 的声波称为超声波。应用超声波治疗疾病的方法称为超声波疗法（ultrasound therapy）。目前物理治疗的常用频率为 800~1000 kHz，称为标准频率。超声波是一种机械振动波，在媒质中传播时，在不同介质的分界面上发生反射与折射。超声波在传播过程中通过声能作用于人体而达到治疗作用。

（一）治疗作用

超声波的机械振动作用于人体时，引起热效应、微细按摩效应、空化效应等多种理化效应。连续式超声波的热效应较明显，脉冲式超声波的非热效应、激活作用较明显。

1. 降低神经兴奋性，有较好的镇痛、解痉作用。
2. 改善组织的血液循环，提高细胞膜的通透性，从而改善组织营养，促进水肿吸收。
3. 提高结缔组织的弹性，使胶原纤维分解，起到松解粘连、软化瘢痕的作用。
4. 低强度或脉冲式超声波可促进组织的生物合成和再生修复，加速骨痂的生长愈合。
5. 低强度超声波作用于神经节段可以调节其支配区组织和器官的功能。

（二）治疗技术

1. **超声波设备**　传统的超声波疗法多采用 800 ~ 1000 kHz 的连续超声波，近年开展了脉冲超声波的应用，超声波治疗仪有不同直径的声头（换能器）和声头耦合剂（图4-16）。

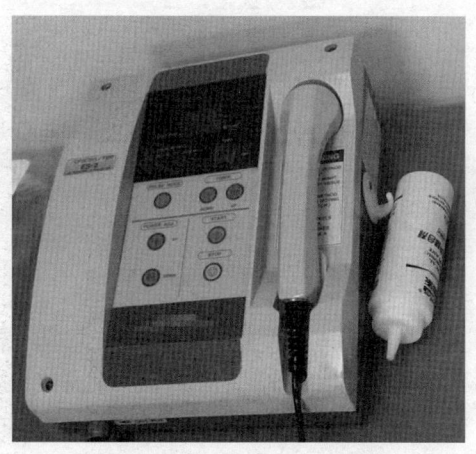

图 4-16　超声波治疗仪

2. **治疗方法**

（1）直接疗法：①在治疗部位上均匀涂抹布耦合剂后，将声头紧压其上，声头固定不动（固定法）或做螺旋形、直线形缓慢移动（移动法）。②药物透入法，在耦合剂中加入药物，利用超声波的振动作用使药物粒子经皮脂腺或汗腺的开口透入人体，以治疗相应的疾病。可用于透入的药物有地塞米松等激素类药、烟酸与硝酸盐等血管扩张药，以及布洛芬等消炎镇痛药、溶栓药等。

（2）间接疗法：指声头通过水、水袋等介质或辅助器，间接作用于治疗部位的一种治疗方法，又分为水下法和辅助器治疗法。

（3）超声波的治疗剂量：常用治疗强度一般小于 3 W/cm^2，0.1～1 W/cm^2 为小剂量、1～2 W/cm^2 为中剂量、2～3 W/cm^2 为大剂量，在实际应用中多采用小剂量和中剂量，应用水袋法、水下法时剂量可稍大。超声波治疗每日或隔日进行 1 次，10～15 次为一个疗程。以上操作时，声头与皮肤之间不得有任何空气间隙，以免超声波发生全反射而不能进入人体。

（三）临床应用

1. **适应证**　软组织损伤、软组织粘连、关节纤维性挛缩、血肿机化、腱鞘炎、瘢痕、骨性关节炎、肱骨外上髁炎、骨折后连接不良、压疮、坐骨神经痛等。超声波药物透入法适用于皮肤癌、类风湿关节炎、冠心病等。

2. **禁忌证**　恶性肿瘤（超声波抗癌药物透入时例外）、有出血倾向、急性炎症、孕妇腰腹部、儿童骨骺部、高度近视患者的眼部及邻近部位、放射性或同位素治疗间及治疗后半年。眼与睾丸慎用。

（四）注意事项

1. 注意保护声头，不可碰撞，不可空载，治疗时声头必须通过接触剂紧密接触皮肤，不可调节输出。采用移动法时，声头的移动要均匀，使超声能量分布均匀。

2. 超声药物透入时，禁用对患者皮肤有刺激性和对声头有腐蚀性的药物。

3. 注意机器和声头的散热，如果过热，则应等散热后再继续使用。

4. 治疗中，注意不能用增大强度来缩短治疗时间，也不能通过延长治疗时间来降低治疗强度。

 知识链接

超声雾化疗法

超声波作用于液体时，液体在超声波正负相声压作用下发生空化效应，将药液变成细微的气雾，即雾化。其特点是雾量大小可调节，雾滴小而均匀（直径在 5 μm 以下），药液随着深而慢的吸气被吸入终末细支气管及肺泡以达到治疗目的，又因雾化器电子部分能产热，对雾化液有加温作用，所以患者可吸入温暖、舒适的气雾。

三、光疗法

利用日光或人工光线的辐射治疗疾病，促进机体康复的治疗方法称为光疗法（phototherapy）。光具有电磁波和粒子流的特性，光子是组成粒子流的物质微粒。光波是电磁波谱的一部分，光波的波长短于无线电波，波长为 1000 μm～180 nm。按波长排列，光波依次分为红外线、可见光、紫外线 3 个部分。光波的波长和频率与其能量有关，光的频率越高，波长越短，光的能量就越大。因此，光的能量与其频率呈正比，而与其波长呈反比。常用的光疗法有红外线疗法（infrared therapy）、可见光疗法、紫外线疗法（ultraviolet therapy）和激光疗法（laser therapy）。

（一）红外线疗法

红外线是不可见光，在光谱中是波长最长的部分，位于红光之外，故称为红外线。红外线可分为两段：波长为 1500～40 0000 nm 的波段为远红外线，波长为 760～1500 nm 的波段为

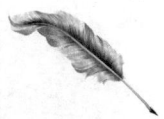

近红外线。应用红外线治疗疾病的方法称为红外线疗法。

1. 治疗作用 红外线作用于人体组织,使细胞分子运动速度加快,局部产生热,组织温度升高,其对人体最主要的是热作用。热能使细胞吞噬能力加强、局部代谢旺盛、细胞氧化过程加快等。机体血液循环传送可使较深层组织温度升高,血管扩张,血流加速,降低神经的兴奋性,因而可改善组织血液循环、增强组织营养、促进水肿吸收、促进炎症消散、减轻术后粘连、软化瘢痕,并有镇痛、解痉作用。

2. 治疗技术 治疗时充分暴露病患部位,使红外线治疗仪的灯头对准治疗部位中心,灯与皮肤距离视灯的功率而异,一般为 30~100 cm,以患部有舒适的温热感为度。每次照射 15~30 min,每日 1~2 次,15~20 次为一个疗程。

3. 临床应用

(1)适应证:红外线疗法适用于各种亚急性及慢性损伤和炎症、急性软组织扭挫伤 24 小时后、肌纤维组织炎、关节炎、术后浸润、伤口愈合迟缓、压疮、烧伤、冻伤、肌痉挛、关节纤维性挛缩,以及按摩前、主被动功能训练前的准备等。

(2)禁忌证:恶性肿瘤、高热、急性化脓性炎症、急性扭伤 24 小时内、有出血倾向、活动性结核、系统性红斑狼疮、血栓深静脉炎等。

4. 注意事项

(1)患者局部有温热感觉障碍或照射新鲜的瘢痕部位、植皮部位时,治疗时间宜短,并密切观察局部反应,以免发生灼伤。

(2)治疗时,应严防眼部受红外线辐射,戴防护眼镜或以浸水纱巾敷于患者眼部,以免引起视网膜损伤。

(3)治疗过程中,患者不要随意变换体位或拉动灯头,防止身体触及灯泡,引起烫伤。

(二)可见光疗法

可见光疗法是应用波长为 335~760 nm 的光线防治疾病和促进机体康复的方法。可见光经棱镜片分光后,成为一条由红、橙、黄、绿、蓝、靛、紫 7 种颜色组成的光带,这条光带称为可见光光谱。可见光对组织的穿透能力以红光为最强,其他光随其波长缩短穿透能力依次减弱,紫光仅为表皮所吸收。临床常用的可见光疗法包括红光疗法和蓝紫光疗法。

1. 治疗作用 ①红光疗法:红光照射使机体深部血管扩张,血流加快,并可降低血浆黏性,改善微循环,具有促进炎症吸收消散、镇痛、缓解肌痉挛、促进组织愈合和周围神经再生的作用。②蓝紫光疗法:蓝紫光照射患儿皮肤后,血液中的胆红素吸收光线,产生光化学效应,变成水溶性的低分子产物,通过胆汁、尿液、粪便排出体外,从而降低了患儿血液中的胆红素浓度。

2. 治疗技术

(1)红光疗法:红光治疗仪光谱波段约有 90% 在 600~700 nm,10% 在近红外波段,红光的输出功率密度可达 30~50 mW/cm^2。治疗时使灯头中心对准患处,距离治疗部位 30~50 cm,每次治疗 15~30 min,每日 1~2 次,15~20 次为一个疗程。

(2)蓝紫光疗法:蓝紫光波长在 335~600 nm,功率密度可达 0.25~0.4 mW/cm^2。治疗时,将 10 支 20 W 的蓝光荧光灯或日光荧光灯按半月形悬挂在距治疗部位 70 cm 的高度,使灯管长轴与床的长轴平行。照射分为四区(以婴儿胸骨柄、背部、双膝关节前部、双膝关节窝等为中心),照射 6~12 h,停照 2~4 h,灯管的总功率不得超过 200 W。患儿体温应保持在 37.5~37.7 ℃。如照射总时间达到 24~48 h 仍不退黄,且症状不缓解,须改用其他治疗方法。

3. 临床应用

(1)适应证:红光疗法适用于软组织损伤、烧伤、术后组织粘连、皮肤溃疡、压疮、浅静

脉炎、关节炎、慢性胃炎、慢性肠炎、气管炎、肺炎、慢性盆腔炎、周围神经损伤、神经炎、神经痛、神经性皮炎、斑秃、湿疹等；蓝紫光疗法适用于未结合胆红素增高的婴幼儿高胆红素血症。

（2）禁忌证：红光疗法禁用于恶性肿瘤、高热、急性化脓性炎症、活动性出血或有出血倾向、活动性结核等；蓝紫光疗法禁用于阻塞性黄疸或肝脏疾病引起的高胆红素血症。

4. 注意事项 同"红外线疗法"。

（三）紫外线疗法

应用紫外线治疗疾病的方法称为紫外线疗法。紫外线是不可见光，在光谱中是波长最短的部分，位于紫光之外，故称为紫外线。紫外线可分为3个部分：①长波紫外线，波长为400～320 nm；②中波紫外线，波长为320～280 nm；③短波紫外线，波长为280～180 nm。紫外线作用于人体组织后主要产生光化学效应。

1. 治疗作用 紫外线的生物学作用很复杂，包括对细胞代谢、酶系统、活性递质、细胞膜、机体免疫功能和遗产物质等的直接和间接作用，这部分的光子能量较大，能使某些化学键断开，因此能引起一系列的光学反应，如光分解效应、光化合效应、光聚合作用和光敏作用。紫外线具体的治疗作用包括消炎杀菌、刺激组织再生、提高机体免疫力、改善局部血液循环、促进伤口愈合、促进维生素D的形成、脱敏、促进色素沉着等。

2. 治疗技术

（1）紫外线治疗灯有两类：高压汞灯，功率为300～500 W，主要产生中、长波紫外线，有少量短波紫外线，用于体表照射；低压汞灯，功率为10～15 W，主要产生短波紫外线，有少量中波紫外线，用于体表照射（图4-17）。

（2）紫外线体表照射的剂量以最小红斑量（minimal erythema dose，MED）表示，即某一紫外线灯管在一定的距离下，垂直照射人体一定部位皮肤引起最弱红斑所需要的时间。MED反映机体对紫外线的敏感性，又称生物剂量（BD），其计量单位为秒。

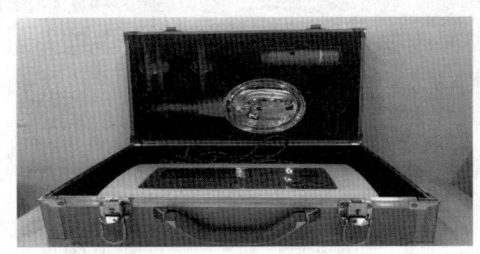

图4-17 紫外线治疗仪

（3）紫外线体表照射的剂量按受照射区皮肤的红斑反应进行分级，照射剂量因不同疾病、不同方法而异。紫外线照射的剂量分级法及其应用如下。

0级红斑量：1个MED以下，照射后局部皮肤无明显红斑反应，用于全身或区域性照射。

Ⅰ级红斑量：1～3个MED，照射后6～8 h皮肤出现微弱的红斑反应，24 h后消退，皮肤无脱屑，用于区域性照射。

Ⅱ级红斑量：4～6个MED，照射后4～6 h皮肤出现明显的红斑反应，轻度肿胀、灼痛，2～3天后消退，伴轻度色素沉着，用于病灶局部照射。

Ⅲ级红斑量：8～10个MED，照射后2 h皮肤出现较强的暗红色红斑，皮肤水肿、灼痛，4～5天后消退，伴色素沉着，用于局部炎症或疼痛病灶。

Ⅳ级红斑量：10个MED以上，照射后2 h皮肤出现强烈的暗红色红斑，皮肤水肿，出现水疱、灼痛，5～7天后消退，伴明显色素沉着，照射面积不宜超过30 cm^2，用于严重感染病

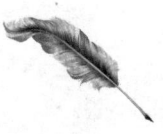

灶中心。

全身照射法：全身紫外线照射按照患者本人的MED计算照射剂量，采用0级红斑量照射。据患者的不同情况，照射治疗有基本、缓慢、加速3种不同进度，全身分区照射，隔日1次，15~20次为一个疗程。

局部照射法：局部紫外线照射时，一般根据首次照射后皮肤红斑反应及治疗需要，逐步递增每次照射的剂量，治疗严重感染的病灶或伤口时，可对病灶中心加大剂量。治疗伤口时，应根据创面情况增减剂量。局部紫外线照射每日或隔日1次，以Ⅰ级红斑量照射5~10次为一个疗程，以Ⅱ~Ⅳ级红斑量照射3~5次为一个疗程。

（4）紫外线体腔内照射通常采用低压冷光紫外线灯，接以合适的石英导子插入体腔内进行照射，照射剂量的掌握原则与体表照射相同，黏膜部位照射的剂量可加大1倍。

（5）紫外线照射时，操作者应戴防护眼镜，患者可戴防护眼镜或以纱布盖眼，以免紫外线损伤眼角膜、结膜造成电光性眼炎等眼部损伤。

（6）紫外线照射时应注意保护皮肤，操作者穿长袖衣、长裤，患者的非治疗部位均应以纱布盖严。局部照射时，要严格掌握照射野和照射剂量，不得任意扩大照射野，以免引起皮肤过强红斑，甚至出现水疱、糜烂，或破坏创面肉芽组织。

3. 临床应用

（1）适应证：①局部照射适用于疖、痈、蜂窝织炎、甲沟炎、乳腺炎、淋巴结炎、静脉炎、烧伤、伤口感染、慢性溃疡、压疮、急性关节炎、肺炎、支气管哮喘等；②体腔照射适用于外耳道、口腔、阴道、直肠、窦道等腔道感染；③全身照射适用于佝偻病、骨软化症、骨质疏松症、免疫功能低下、玫瑰糠疹、斑秃等。

（2）禁忌证：恶性肿瘤，心、肺、肝、肾衰竭，活动性结核，有出血倾向，急性湿疹，红斑狼疮，日光性皮炎，光敏性疾病等。

4. 注意事项

（1）不得直视紫外线灯管。

（2）患者的非治疗部位应以纱布遮盖。

（3）要严格控制照射剂量。

（四）激光疗法

激光是受激辐射而产生的光。应用激光技术防治疾病和促进机体康复的方法称为激光疗法。激光既具有一般光所共有的反射、折射、干涉等物理特性，又具有高亮度性、高单色性、定向性好、相干性好等特点。激光作用于机体所产生的生物学效应因激光的种类、性质和功率而异。一般来说，对生物组织造成不可逆性损伤的激光称为高能激光，又称强激光；对生物组织不会造成不可逆性损伤的激光称为低能激光，又称弱激光。

1. 治疗作用 目前广泛用于康复领域的是低能激光，作用于生物体后，不能引起生物组织的不可逆性损伤，仅可引起一系列生理生化改变，从而调节机体功能，达到治疗疾病的目的。低强度激光的治疗作用包括消炎、镇痛、促进组织再生、促进伤口愈合、调节血液、内分泌功能和调节神经系统功能；高能激光强烈的热效应可使组织蛋白凝固，甚至炭化、气化。

2. 治疗方法 ①激光手术：采用高能激光器，暴露治疗部位，常规消毒，局部麻醉，将激光的聚焦光束对准病患部位，烧灼病患组织，时间短暂，组织出现炭化、气化时即止。烧灼后，用1%甲紫溶液或抗生素软膏涂抹创面。②高能激光照射：主要采用二氧化碳激光，利用其温热效应进行治疗，照射距离在50 cm以上，操作方法与红外线疗法相似。③低能激光照射：多采用氦-氖激光，采用光导纤维照射时，距离保持0.2~0.5 cm即可，每次照射10~20 min。照射伤口或穴位时，每点照射3~5 min，每日或隔日1次，5~10次为一个疗程。

3. 临床应用

（1）适应证：①高能激光手术适用于皮肤赘生物、疣、痣、血管瘤、痔、尿道瘢痕狭窄、包皮过长、宫颈糜烂、尖锐湿疣、扁桃体炎、视网膜剥离、黄斑裂孔等，较大功率时，强烈的热效应可使组织蛋白凝固，甚至炭化、气化；②激光照射适用于软组织扭挫伤、关节炎、慢性溃疡、窦道感染、外阴白斑、神经性皮炎、神经痛、面肌痉挛、喉炎、过敏性鼻炎等。低能激光的温热效应可改善组织血液循环，增强代谢，促进炎症消散，缓解疼痛，加速组织修复。

（2）禁忌证：高热、昏迷、精神异常、认知障碍、植入心脏起搏器者。

4. 注意事项

（1）激光治疗时，必须注意保护患者及操作者的眼睛，戴镀铬或墨绿防护眼镜，或者使用相应的专用防护眼镜。

（2）激光手术时，注意保护正常组织，防止烫伤。

（3）激光手术时，必须使用吸烟排气装置，及时吸去烟尘和臭味。

四、磁疗法

利用磁场作用于人体穴位或患处、局部和全身，以达到治疗疾病的方法称为磁疗法（magnetotherapy）。多用于消炎、消肿、镇痛及镇静等。根据磁场强度和方向是否发生变化的情况分为①恒定磁场：磁场的大小和方向不随时间而变化。②交变磁场：磁场的大小和方向随时间发生变化。③脉动磁场：磁场的强度随时间的改变而改变，而磁场方向不随时间发生变化。④脉冲磁场：磁场的强度随时间的变化突然发生、突然消失，两个脉冲之间有间隙的磁场。如各种磁疗机所产生的磁场，其频率、波形和峰值可根据需要进行调节。

（一）治疗作用

1. **镇痛**　磁疗法有明显的镇痛作用，磁场可抑制神经的生物电活动，降低末梢神经的兴奋性，提高痛阈，并可加强血液循环，促进致痛物质的迅速清除，还可提高某些致痛物质水解酶的活性，使致痛物质分解、转化而镇痛。

2. **消炎、消肿**　磁场可改善血液循环，使血管通透性增高，促进炎性产物的排出，促进渗出物的吸收，并能提高机体免疫功能，增强白细胞吞噬功能，解除毛细血管静脉端的淤滞，从而消炎、消肿。

3. **镇静、催眠**　磁场可促进大脑皮质的抑制过程，调整自主神经功能，改善睡眠。

4. **降压作用**　磁场影响神经系统的兴奋性，调节血管舒缩功能，降低血管平滑肌的紧张度，减少外周阻力，使血管扩张，从而降低血压。

5. **软化瘢痕与松解粘连**　磁场可使粘连松解，瘢痕由硬变软，颜色变浅。

6. **止泻**　磁场可以使肠道分泌液减少，肠蠕动减慢，促进肠粘连上皮细胞对水分、葡萄糖等物质的吸收，还有抗渗出功能，具有良好的止泻作用。

7. **促进骨痂生长**　磁场作用于骨折部位，促进成软骨细胞、软骨细胞与骨细胞释放大量的钙，从而加快了骨折区的钙沉淀，有利于骨痂的生长。

（二）治疗技术

1. **治疗剂量**　按磁场强度将治疗剂量分为3级。

（1）小剂量磁场强度为 0.1 T 以下，适用于头、颈、胸部及年老体弱者。

（2）中剂量磁场强度为 0.1 ~ 0.3 T，适用于四肢、背、腰、腹部。

（3）大剂量磁场强度 > 0.3 T，适用于肌肉丰满部位、急性疼痛或癌性疼痛者。

2. **治疗方法**

（1）静磁场法：直接将磁片敷贴于体表病变部位或穴位，一般持续贴敷 3 ~ 5 天，磁场强度为 0.05 ~ 0.3 T。

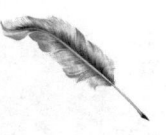

（2）动磁场法：①旋磁疗法，即用微电机带动机头固定板上磁片旋转产生旋磁场，对局部进行治疗；②电磁疗法，即用电流通过感应线圈产生磁场进行治疗的方法；③磁振热疗法，采用交变磁场、生物磁振、温热3种物理因子相结合的同步治疗方法。动磁场法常用的磁场强度为 0.2~0.3 T，局部治疗时间为 20~30 min，每日1次，10~20次为一个疗程（图4-18）。

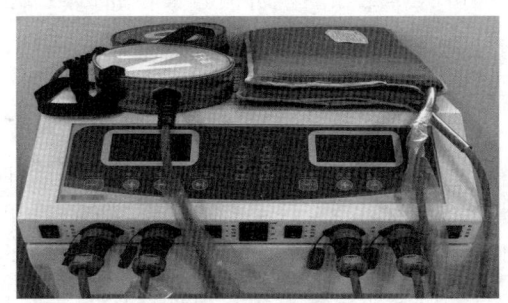

图4-18 动磁场治疗仪

（三）临床应用

1. 适应证 软组织扭挫伤、注射后硬结、乳腺增生、关节炎、肋软骨炎、颞下颌关节功能紊乱、胃肠功能紊乱、原发性高血压、神经衰弱等。

2. 禁忌证 高热、有出血倾向、结核、妊娠、心力衰竭、极度虚弱、恶性肿瘤、植入心脏起搏器者。

（四）注意事项

1. 手表勿靠近治疗设备。

2. 少数患者进行磁疗后可出现头昏、恶心、失眠、心悸、血压波动等反应，多数患者停止治疗后即可消失，个别反应严重者应即刻停止治疗。

 知识链接

经颅磁刺激技术

经颅磁刺激技术（transcranial magnetic stimulation，TMS）是利用脉冲磁场作用于中枢神经系统，使之产生感应电流，改变皮质神经细胞的动作电位，引起一系列生理生化反应，从而影响脑内代谢和神经电活动的磁刺激技术。TMS是一种非侵入性、无痛、安全的神经调控技术，它主要通过不同的频率来达到治疗目的，高频率（大于1 Hz，快速）主要起到兴奋作用，低频率（小于等于1 Hz，慢速）主要起到抑制作用。临床上主要用于难治性脑功能疾病的治疗，涵盖精神科、神经科、康复科、儿科等疾病。目前TMS对于抑郁症的疗效已得到医学界广泛的认可。

五、生物反馈疗法

在生物机体的控制系统中发生的反馈称为生物反馈（biofeedback，BF）。这里讨论的仅限于借助电子仪器进行的生物反馈治疗。应用现代电子技术将人体组织器官的生物电、血管运动和温度变动等信息，转换可识别的声、光、图像、曲线等信号经感官传回大脑，患者根据这些信号自主地进行训练，使人能对自身异常的不随意生理活动进行自我调节控制以治疗疾病的方法称为电子生物反馈疗法（electronic biofeedback therapy）。

(一)治疗作用

在一般情况下,人体是通过神经体液途径进行自我调节以适应内、外环境的变化,从而保持体内环境的相对平衡,但人体感觉不到自己体内的生理活动,也不能随意控制自己体内的生理活动。电子生物反馈治疗技术则是采用电子仪器将人体的肌电、血管紧张度、心率、脑电等不随意生理活动的信息转变为可直接感知的视听信号,再通过患者的学习和训练对这些不随意生理活动进行自我调节控制,改变异常的活动,使之正常化。

(二)治疗技术与临床应用

1. 肌电生物反馈疗法(electromygraphy biofeedback therapy,EMGBFT) 指利用肌电信号反馈的信息进行治疗的方法。肌电生物反馈治疗仪有3个附有传感器的表面电极,电极可采集肌电信号。电极所取得的肌电等信号经仪器处理显示出可感知的不同信号,反映所测肌肉的紧张度。引导患者根据不同的信号,仔细体会肌肉紧张和放松的感觉,通过反复学习和训练,逐渐达到能按治疗需要自我调节肌电输入量,从而使肌肉完成收缩或舒张。一般每次治疗训练20~30 min,每日可训练1~3次。本疗法适用于脑卒中或脑外伤后的偏瘫、截瘫、脑性瘫痪、周围神经损伤、痉挛性斜颈、姿势性腰背肌痛等。

2. 血压生物反馈疗法(blood pressure biofeedback therapy,BPBFT) 通过训练使患者能够根据变化的血压信号,随意调节血压的治疗方法。采用血压生物反馈治疗仪,每次训练30~40 min,每日1~3次,适用于原发性高血压、直立性低血压。

3. 心率生物反馈疗法(heart rate biofeedback therapy,HRBFT) 通过电极将患者的心电引入生物反馈仪中,通过训练,使患者情绪、睡眠得到改善,神经系统调节功能增强,冠状动脉、末梢血管得到扩张,从而减轻心肌缺血状态,改善心律失常。适用于心房颤动、心动过速及预激综合征等。

4. 脑电生物反馈疗法(electroencephelography biofeedback therapy,EEGBFT) 是一种重要的生物反馈,又称"神经反馈",常利用脑电波的α波和θ波作为反馈信息。此技术适用于抑郁症、神经症、失眠症、癫痫等。

5. 手指皮肤温度生物反馈疗法(finger skin temperature biofeedback therapy,FSTBFT) 手指皮肤温度与肢体外周血管功能状态和血液循环密切相关。生物反馈治疗能使患者降低交感神经兴奋性,从而缓解小动脉痉挛、改善局部血液循环,使手指皮肤温度升高。手指皮肤温度的变化情况通过一个温度感受器显示,该感受器常为红外线测量装置。适用于高血压、偏头痛、更年期综合征、疼痛综合征等。

(三)注意事项

1. 治疗室保持安静、舒适、光线稍暗,将外界的干扰降到最低。

2. 治疗前,向患者解释该疗法的原理、方法及要求达到的目的,解除患者疑虑并取得配合。

3. 治疗人员在治疗前要找好合适的测试记录笔、量表和电极放置部位,并且治疗后在皮肤上作好标记,以便提高治疗效果。

4. 患者在治疗时注意力要集中,密切配合治疗人员的指导。

5. 治疗训练时,治疗人员指导的语速、音量、音调要适宜,患者熟悉指导语后,可让患者默诵指导语进行训练。

6. 5岁以下儿童、智力障碍者、交流障碍者和精神分裂症急性发作期等禁止使用。

7. 每天治疗训练结束后,患者要进行自我训练,在不使用训练仪的情况下,把在治疗室学习的感受和自我控制技术自己反复训练3~5次,每次15~20 min,以强化和巩固治疗效果。

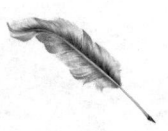

六、传导热疗法

将加热后的介质(蜡、沙、泥、中药等)直接作用于机体以治疗疾病的方法称为传导热疗法（conductive heat therapy）。各种传导热源作用于人体时，有的传导热源除具有温热作用外，还具有机械和化学作用。临床康复中常用的主要是石蜡疗法（paraffin therapy）和湿热袋敷疗法。

（一）石蜡疗法

以加热、熔解的石蜡作为传导热的介质作用于机体以预防和治疗疾病的方法称为石蜡疗法。石蜡的物理特性是热容量大、导热系数小，具有良好的可塑性、黏滞性和延展性；加热熔解的石蜡冷却时，能放出大量的热能，每千克石蜡熔解或凝固时，吸收或放出的热能平均为 39 cal；由于石蜡不含水分，且气体和液体不能透过，使热量不易向周围辐射和传导，因而其保温能力强。

1. 治疗作用

（1）温热作用：石蜡加热后吸收大量热，冷却凝固时缓慢放出大量热，能维持较长时间的温热作用，但石蜡导热性差，所以人体皮肤能耐受较高的蜡温（55～60℃），有利于热能向深部组织传递。可以减轻疼痛，缓解痉挛，增加血液循环，促进炎症吸收，加速组织修复，降低纤维组织的张力，减轻其弹性增加，这是石蜡疗法的主要治疗作用。此外，对瘢痕组织及肌腱挛缩有软化松解作用，使因瘢痕挛缩而引起的疼痛。

（2）机械作用：受热后，石蜡具有良好的可塑性、柔韧性和延展性，因此受热的石蜡可以紧贴皮肤，冷却变硬的石蜡，其体积可缩小10%～20%，对组织产生机械压迫作用，有利于水肿的消散。

（3）化学作用：石蜡中的某些碳氢化合物能刺激上皮生长，加速表皮再生过程和真皮结缔组织的增生过程，有利于皮肤表浅溃疡和创面的愈合。由于石蜡含油性物质，可增加敷蜡部位皮肤的润滑性，软化瘢痕，增强局部血管的弹性。

2. 治疗技术　根据疾病的性质、程度、病变部位和治疗目的不同而采取相应的卧位。治疗前应将治疗部位的皮肤清洗擦净，如有汗液，用毛巾擦干，毛发处可涂凡士林，然后按规定的方法进行治疗。治疗结束后，除去石蜡，拭去汗液，穿好衣服，休息20～40 min，出汗过多的患者应补充饮料或热茶。常用的蜡疗方法有以下几种。

（1）蜡饼法：将加热后完全熔解的蜡液倒入搪瓷盘内，蜡液厚2 cm～3 cm，冷却至初步凝结呈块状（表面温度45～50℃）时，取出敷贴于患部，外包塑料布与棉垫保温，适用于躯干或肢体较平整部位的治疗，是最常用的蜡疗法。每次治疗20～30 min，每日1次，15～20次为1个疗程。

（2）浸蜡法：将熔蜡槽内的石蜡完全熔化后并恒温在50～60℃时，患者将手或足浸入蜡液后立即提出，反复多次，直到体表的蜡膜厚达0.5 cm～1 cm呈手套样或袜套样，稍冷却后，再次浸入蜡液中。注意再次浸蜡时，蜡的边缘不可超过第一层蜡膜的边缘，以免烫伤。治疗完毕，患者将手或足从蜡液中提出，将蜡膜剥下清洗后放回槽内。治疗时间为每次30～40 min，可每日1次。

（3）刷蜡法：将熔蜡槽内的石蜡完全熔解后，待温度冷却至55～60℃，用排笔蘸蜡液后在患处迅速而均匀涂刷多次，使蜡液在皮肤表面冷却呈膜，再继续刷蜡液，直到蜡膜厚达0.5 cm～1 cm时，外面再包蜡饼保温，然后用塑料布、棉垫包裹保温。适用于躯干凹凸不平部位的治疗。每次治疗20～30 min，每日1次，15～20次为1个疗程。

3. 临床应用

（1）适应证：软组织扭挫伤恢复期、肌纤维组织炎、坐骨神经炎、慢性关节炎、腱鞘炎、肩关节周围炎、骨折或骨关节术后关节纤维性挛缩、术后粘连、瘢痕增生、周围神经损伤、慢性结肠炎、胆囊炎、盆腔炎、冻伤等。

（2）禁忌证：对石蜡过敏者，恶性肿瘤、结核病、高热、急性化脓性炎症、急性损伤、皮肤感染、有出血倾向、有开放性伤口、妊娠、甲状腺功能亢进、心力衰竭、肾衰竭患者，1岁

以下婴儿等。

4. 注意事项

（1）熔解石蜡时，应间接加热，以免石蜡烧焦变质或燃烧。

（2）加热时，应防止水汽进入蜡液，以免引起烫伤。

（3）治疗时准确掌握蜡温，严格执行操作常规，防止烫伤。

（4）治疗时，治疗师将已浸入过蜡液的患处再次浸入蜡液时，不要超过第一层蜡膜的边缘。

（5）治疗时随时注意患者的反应并询问治疗部位情况，若局部出现感觉过烫或皮疹、瘙痒等过敏反应，应立即停止治疗，检查原因并予以处理。

（6）用于治疗的石蜡可重复使用，经过一定时期后，须加入10%～20%的新蜡，并进行定期清洁和消毒，以保证石蜡质量。

（7）石蜡在加热过程中释放出的有毒气体能够对人体造成伤害。因此，熔蜡室内应保持良好的通风。

（8）对儿童，以及皮肤感觉障碍、血液循环障碍等部位进行治疗时，蜡温宜稍低，骨突部位垫胶布。

（二）湿热袋敷疗法

湿热袋敷疗法是将加热的特制吸水热袋置于患处以治疗疾病的方法，也称为热包裹法。该方法简便易行，在国内外均广泛应用于临床。

1. 治疗作用 除不像石蜡因有油性而具有润滑作用外，其他治疗作用与石蜡疗法相同。其主要的治疗作用为温热作用，且温热作用较深且持久。

2. 治疗技术

（1）将湿热袋悬挂在80℃电热恒温水箱中加热20～30 min。

（2）患者取舒适卧位，充分暴露治疗部位。在治疗部位垫数层干燥毛巾，面积稍大于拟定放置湿热袋的面积。

（3）将湿热袋从电热恒温水箱内取出，拧去多余的水分，将湿热袋置于治疗部位的毛巾上，再用干燥毛巾保温、固定；随湿热袋温度的下降，逐层撤去毛巾。

（4）每次治疗20～40 min，每日或隔日治疗1～2次，10～20次为1个疗程。

3. 临床应用 其适应证、禁忌证与石蜡疗法相同。

4. 注意事项

（1）经常检查电热恒温水箱内的水量，避免干烧。

（2）注意检查控温装置和温度指示计，以保证加热温度的准确。

（3）检查湿热袋是否有裂口，避免加热后颗粒漏出引起烫伤。

（4）治疗时，要垫足够的毛巾，并有效固定，以免湿热袋滑下造成烫伤。

（5）不要将湿热袋压在身体下面，以免将湿热袋内的水分挤出导致过热或烫伤。

（6）治疗过程中要经常巡视、询问患者的感觉，过热时要及时调整包裹毛巾。

（7）老年、局部有感觉障碍、血液循环障碍的患者不宜使用温度过高的湿热袋。

七、水疗法

利用水的物理性质，以各种方式作用于人体以治疗疾病或进行功能康复的方法称为水疗法（hydrotherapy）。由于水具有的物理性质：水的比热大、热容量大、导热性强，具有良好的溶解性，有浮力、流体静压和动压作用，广泛存在于自然界，取用方便，因此，水疗法在康复治疗中具有重要的作用。

（一）治疗作用

液态的水可与身体各部分密切接触、传递理化刺激而产生如下治疗作用。

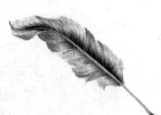

1. **冷、热作用** 冷水浴和凉水浴可使血管收缩，神经兴奋性升高，提高肌张力，使精力充沛。温水浴与热水浴可使血管扩张、充血，促进血液循环和新陈代谢，降低神经的兴奋性，降低肌张力，有减轻疼痛及镇静作用。热水能促进汗液排出，温水浴还有镇静的作用。

2. **机械作用** 流体静压可增强呼吸运动，挤压体表静脉和淋巴管，促使血液和淋巴液回流，有利于减轻水肿；水的浮力可减轻负重关节的负荷，便于运动功能训练；较弱的水流对皮肤有温和的按摩作用；较强的水流对人体有较强的机械冲击作用，可引起血管扩张、肌张力增高、神经兴奋性升高。

3. **化学作用** 水是良好的溶剂，可以溶解许多物质，水中加入某种药物时，对皮肤、呼吸道具有化学刺激作用，可使机体产生相应的反应。

（二）治疗技术与临床应用

水疗法的种类很多，按温度划分有冷水浴（水温低于25 ℃）、低温水浴（水温为25～32 ℃）、不感温水浴（水温为33～35 ℃）、温水浴（水温为36～38 ℃）、热水浴（水温在38 ℃以上）等；按作用方式划分有蒸汽浴、擦浴、浸浴（immersion bath）、淋浴、湿包裹、淋浴、漩涡浴（whirlpool bath）、蝶形槽浴、步行浴等；按作用部位划分有全身浴、局部浴。因所应用的水温、水的成分，以及作用方式、作用压力与作用部位的不同，其治疗作用及适应范围也不同。

1. **浸浴** 患者的全身或局部浸入水中进行治疗的方法称为浸浴。

（1）全身浸浴疗法：患者全身浸入水中进行治疗的方法称为全身浸浴法。全身浸浴时，向浴盆或浴桶内注入2/3水量，让患者半卧于浴盆或浴桶中后，水面高度应不超过胸部乳腺以上，使头、颈及前胸露出水面，以减少对心脏的机械压迫。

（2）半身浸浴法：是让患者坐于浴盆中，伴以冲洗和摩擦，在治疗中逐渐降低水温的一种柔和的治疗方法。具体分为兴奋性半身浸浴法、强壮性半身浸浴法、镇静性半身浸浴法、退热性半身浸浴法。

（3）局部浸浴法：将患者身体某一部分浸入不同温度的水中，由冷、热水的直接作用刺激，引起局部或全身产生一系列生理性改变，从而达到治疗目的的一种方法。

2. **漩涡浴** 又称涡流浴，是利用漩涡水的冲击作用对患者全身或肢体进行治疗的方法。水流和气泡有机械刺激作用和按摩作用，加强了温热水改善血液循环的作用。适用于肢体瘫痪、截肢后残肢痛、血液循环障碍、雷诺病、关节炎、肌炎、神经痛等。每次治疗10～20 min，每日或隔日1次，15～20次为1个疗程。注意水流喷射方向，严禁水流喷射头、面、心脏、脊柱、生殖器部位。

3. **水中运动（underwater exercise）** 在水池中借助水的浮力等力学作用进行运动训练的方法称水中运动。水的浮力减轻了身体的重力，使在水中运动比在地面运动更轻松。水池中可设治疗床（椅）、平行杠、充气橡皮圈、软木等设备。采用温热水，患者在水中躺（或坐）在治疗床（椅）上，或者抓住栏杆进行顺浮力方向或水平方向的运动，肢体做屈伸、外展、内收训练等，治疗师在水池边或水中指导患者进行运动。适用于骨折后功能训练，脑卒中、偏瘫、颅脑损伤、脊髓损伤、脑性瘫痪等神经系统伤病所致的肢体运动功能障碍，类风湿关节炎、强直性脊柱炎等骨关节伤病。每次治疗5～30 min，每日或隔日1次，15～20次为1个疗程。根据运动方向与水的浮力方向的不同关系可分为以下3种。

（1）辅助运动：指躯体或四肢沿水的浮力方向运动，浮力对运动起到了辅助作用，使患者的动作易于完成。

（2）支托运动：肢体沿水平方向运动时，由于向上的浮力抵消了肢体的部分重力，使其运动易于完成。

（3）抗阻运动：躯体或四肢做与浮力方向相反的运动时，浮力成为阻力，身体所做的是抗阻运动。

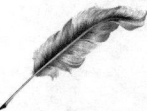

（三）禁忌证

1. 绝对禁忌证 精神错乱或失定向力、传染病、呼吸道感染、频发癫痫，严重的心、肝、肾疾病，活动性肺结核、狂犬病、皮肤破溃、身体极度衰弱、有出血倾向患者。此外，妊娠、月经期、二便失禁、过度疲劳等禁忌全身浸浴。

2. 相对禁忌证 对血压过高或过低患者可酌情进行水中运动，但治疗时间易短，治疗后休息时间宜长；二便失禁患者，入浴前应排空粪便，宜短时间治疗，防止患者于水池中排便。

（四）注意事项

1. 水疗室应光线充足、通风良好、地面防滑、室温在 23 ℃左右。
2. 水源清洁，无污染，定时对浴水、浴器及各种用品消毒并做细菌学检查。
3. 水疗不宜在饥饿或饱餐后 1 h 内进行，水疗前患者应排空二便。
4. 治疗师应在患者水疗前了解患者健康状况，排除传染病、重症动脉硬化、皮肤破损感染、出血等禁忌证，检查患者是否有二便失禁等。
5. 活动不便的患者进行水疗时，必须由工作人员协助上、下轮椅，穿、脱衣服及出、入浴室等。对年老、体弱、儿童或有特殊情况的患者，治疗中应严格观察，注意安全，加强护理。
6. 患者水疗结束后应注意保暖，休息 20～30 min，适当喝水，并注意观察患者有无异常变化。

八、压力疗法

通过在身体患部的外侧施加压力以治疗疾病的方法称为压力疗法（compression therapy）。压力疗法包括正负压疗法、负压疗法、体外反搏疗法及压力衣等，其中，正负压疗法最常用。正负压疗法是将高于或低于大气压的压力作用于人体局部以促进血液循环的物理疗法，可单独或交替作用于治疗部位。

（一）治疗作用

1. 在肢体外部施加正压可提高血管外和淋巴管外间质内组织液的流体静压，克服毛细血管内压及组织间胶体渗透压，导致液体进入组织间质的阻力增大，有助于组织间液向静脉和淋巴管回流，减轻或限制组织肿胀；如在肢体外部施加负压可降低血管外和淋巴管外间质内组织液的流体静压，相对增加毛细血管内压及组织间胶体渗透压，促进静脉和淋巴管的液体进入组织间质，有助于改善组织的微循环，从而改善组织的营养及代谢。
2. 外部施加压力可以限制组织增生、变形。
3. 对瘫痪肢体交替施加正负压可刺激神经、肌肉，有助于肢体感觉及运动功能的恢复。
4. 促进侧支循环建立，改善血液黏稠度，加快血流速度。

（二）治疗技术

1. 正负压疗法 目前常用的设备为舱式正负压治疗仪，主要有高度和倾斜角度可调的透明筒状压舱、肢体固定装置、操作控制系统及压力表。可以单纯进行正压治疗，也可以进行负压治疗，还可以进行正负压交替治疗。正、负压力值通常设定为 –6.7～13.3 kPa，每次治疗 30～60 min，一般每日 1 次，20～30 次为一个疗程。

2. 正压顺序循环疗法 为气袋式治疗装置，目前广泛应用于临床。该设备由主机（气泵和控制系统）、导气管道和上下肢气囊 3 部分组成。目前，厂家生产有 4～12 腔不等的气袋治疗设备，每腔压力为 0～24 kPa，可调节，采用梯度加压的工作模式，可作用于上、下肢。治疗时，选择大小合适的气囊套在患肢上，并拉好拉链，由远端向近端充气，每次充、排气的周期为 12～14 s，其末端压力可设定为 13.3～17.3 kPa，其他各段压力由计算机控制相应递减，每次治疗时间为 15～20 min，特殊患者可适度调整，但以小于 60 min 为宜，每日 1～2 次，6～10 次为一个疗程。

> **知识链接**
>
> **体外反搏疗法**
>
> 体外反搏疗法是以心电 R 波为触发信号，在心脏进入舒张期早期时，将扎于四肢与臀部的气囊充气，并由远端向近端依次快速加压，促使主动脉流向四肢的血液受阻，并产生逆向压力波，提高主动脉的舒张压，从而增加冠状动脉、脑动脉的血液流量，起到辅助循环的一种无创性治疗方法。1975 年，中山大学附属第一医院的郑振声教授发明了体外反搏疗法，被称为"体外反搏之父"。体外反搏疗法的作用机制是提高动脉舒张压，促进侧支循环建立，进而改善器官组织的缺血状态。最初主要用于治疗冠心病，但目前通过大量的临床观察和实验研究发现，此法还可以用于其他缺血性疾病，如短暂性脑缺血发作（TIA）、腔隙性脑梗死、脑血管栓塞等。

（三）临床应用

1. 适应证　适用于四肢动脉粥样硬化、单纯性静脉曲张、雷诺病、外伤后血管痉挛、弛缓性瘫痪合并循环障碍（如肩-手综合征）、糖尿病性血管病变、多动脉炎、硬皮病、系统性红斑狼疮、类风湿关节炎合并脉管炎、淋巴水肿、冻伤、局部循环障碍引起的皮肤溃疡、压疮、组织坏死等，还可预防术后下肢深静脉血栓形成。

2. 禁忌证　血栓形成和血管栓塞早期、动脉瘤、有出血倾向、近期外伤、治疗部位的感染和恶性肿瘤、大面积坏疽、血管手术后等。

（四）注意事项

1. 治疗前应首先检查设备是否完好和患肢有无出血倾向。
2. 每次治疗前应检查患肢，若存在尚未结痂的溃疡面或压疮，应加以保护后再治疗。
3. 应在患者清醒和感觉正常的状态下进行治疗。
4. 治疗过程中，应注意观察患肢的颜色变化，并询问患者的感觉，根据情况调整剂量。
5. 治疗前应向患者说明治疗作用，以解除其顾虑，鼓励患者积极参与并配合治疗。
6. 患者对负压治疗的感觉不如正负压治疗舒适，负压过大时，患者会出现胀感，应根据患者耐受情况，将压力调到适宜强度。

九、低温疗法

利用低于人体温度的物理因子刺激皮肤或黏膜以治疗疾病的方法称为低温疗法（hypothermia therapy）。利用低于体温与周围空气温度，但在 0 ℃以上的低温治疗疾病的方法称为冷疗法（cold therapy）；用 0 ℃以下的低温治疗疾病的方法称冷冻疗法（cryotherapy）。康复医学在临床上常用的低温疗法即冷疗法，下面主要介绍冷疗法。

（一）治疗作用

1. 降低皮肤温度　冷作用于皮肤时刺激冷感受器，通过轴索反射立即引起小血管收缩，降低血流速度，被作用的组织温度下降，此状态超过 15 min 时可反射性地引起血管扩张，但过长时间的冷作用则能使血流淤滞，皮肤发绀甚至造成冻伤。

2. 减轻疼痛，消除肿胀　冷疗可降低感觉神经纤维的兴奋性，使痛阈提高而减轻疼痛。冷刺激可引起皮肤及邻近组织温度下降，组织代谢率及耗氧量降低可有利于控制急性炎症，减轻水肿。

3. 提高肌肉收缩或缓解肌肉痉挛　瞬间的冷刺激可易化 α 运动神经元的活性，刺激松弛的肌肉立即发生收缩；延长冷刺激时，γ 运动神经元的活性降低，神经传导速度下降，肌力

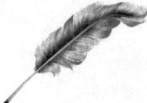

与肌张力下降，使肌痉挛得到缓解。

（二）治疗技术

1. **设备** 常用设备有浴桶、浴盆、毛巾、冰块、冰水、冰敷袋、冷冻剂、冷冻仪等（图4-19）。

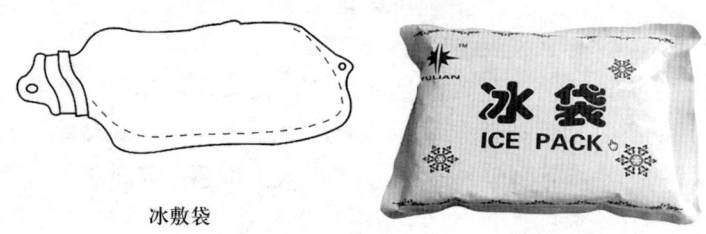

图4-19 冰敷袋、化学冰袋

2. **治疗方法**

（1）冷水浸浴：将患者的肢体或手足浸入4～10℃的冷水中，视患者的病情和耐受能力设定水温。

（2）冰水冷敷：将毛巾浸入冰水后拧出多余水分，敷于患部，每隔2～3 min更换一次，可持续15～20 min。

（3）冰袋冷敷：将碎冰块放入橡胶囊内或使用化学冰袋敷于患部，或者缓慢移动摩擦，持续15～20 min。

（4）冰块按摩：将冰块直接放在患部，反复移动按摩，一般每次5～7 min。

（5）冰水局部浸浴：将患者的手、肘或足浸入含有碎冰的4～10℃的水中，数秒钟后拿出、擦干，做被动活动或主动活动，复温后再浸入，如此反复浸入、拿出，半小时内浸入3～5次，以后逐渐延长浸入时间达20～30 s。

（6）冷气雾喷射：在冷气雾喷射器距体表2 cm处向患部喷射5～20 s，间歇0.5～1 min后再喷，反复喷数次，共3～5 min，直到皮肤变苍白为止。常用于肢体急性损伤，头、面部禁用，以免造成眼、鼻、口腔及呼吸道的损伤。

（7）冷疗与其他疗法的联合应用：在关节松动术后进行冷疗可预防或减少渗出；主、被动运动与冷疗交替使用，可减轻肌肉痉挛，提高主动运动和牵张的效果。

（三）临床应用

1. **适应证** 高热、中暑、软组织急性扭伤早期、肌肉痉挛、关节炎急性期、感染性炎症早期、鼻出血、皮下出血、骨关节术后肿痛、上消化道出血等。

2. **禁忌证** 动脉硬化、动脉栓塞、雷诺病、红斑狼疮、原发性高血压、心肺肾功能不全、血红蛋白尿、对寒冷过敏、感觉障碍、恶病质者，以及老年人、婴幼儿。此外，冷疗慎用于局部血液循环障碍、认知障碍、言语障碍者。

（四）注意事项

1. 治疗前须向患者说明治疗的正常感觉和可能出现的不良反应。

2. 掌握治疗时间，治疗过程中患者出现明显疼痛或寒战、皮肤水肿、苍白时应立即中止治疗，防止因过冷而发生冰灼伤、冷冻伤、皮肤出现水疱、渗出，甚至皮肤、皮下组织坏死。

3. 冷疗时，注意保护冷疗区周围非治疗区的正常皮肤，防止受冻。

4. 对冷过敏者，如果接受冷刺激后出现皮肤瘙痒、潮红、水肿、荨麻疹等应立即中止治疗；重者如表现有心动过速、血压下降或虚脱等，应即刻中止治疗，并平卧休息、保暖，喝热饮料。

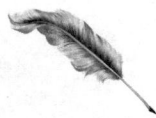

十、冲击波疗法

冲击波是一种利用电能产生脉冲磁场与液体之间的物理作用而产生的具有声、光、力学特性的机械脉冲压力波。利用高能量冲击波进行治疗的物理治疗方法称冲击波疗法。冲击波疗法是一种非侵入、安全的治疗技术，临床上得到广泛应用，常用于骨骼和软组织疾病。

（一）治疗作用

1. 能够增加骨痂中骨形态发生蛋白的表达，加强诱导成骨作用，促进骨痂形成，加速骨折愈合。已用于治疗骨不连、股骨头缺血性坏死等多种运动系统疾病。

2. 通过对骨髓间充质干细胞、成骨细胞、成纤维细胞及淋巴细胞等代谢的影响而促进骨细胞增殖及骨再生，促进治疗部位组织内形成新生血管。

（二）治疗技术

1. 设备　根据冲击波波源的不同形式，体外冲击波治疗仪分为4种类型：液电式、电磁波式、压电式和气压弹道式，前3种治疗仪属于传统体外冲击波治疗仪（图4-20）。

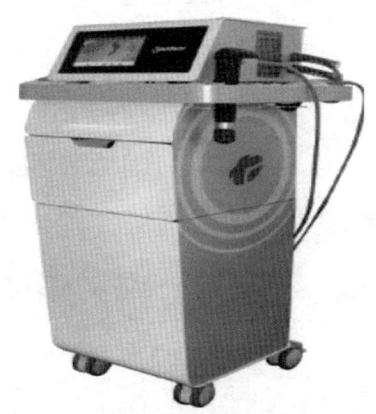

图 4-20　体外冲击波治疗仪

2. **治疗方法**　① 剂量的选择：冲击波最重要的参数是能量密度，目前的研究结果仍不能确定各种疾病的最佳治疗能力，但安全的能量流密度应控制在 0.08~0.28 J/mm。② 治疗部位的选择：一般选择肌腱附着点、肌腱压痛点、结石钙化点、治疗时异常感觉点（痛或酸）、骨折部位等。③ 操作方法：治疗前，充分暴露治疗部位，并交代注意事项；患者取利于操作的卧位，选择合适的治疗头；治疗头用乙醇消毒，在治疗部位上涂抹适量的耦合剂；接通电源，定位（常见定位方法有痛点定位、X线定位和B超定位）好后将治疗头轻压于治疗部位，选择好治疗参数，开始治疗；治疗结束，擦拭患处和治疗头，关闭仪器。一般每周1~2次，3~5次可以达到最大的效果。

（三）临床应用

1. **适应证**　钙化性肌腱炎、肱骨外上髁炎、跟痛症、骨折延迟愈合和骨不连等。

2. **禁忌证**　急性期患者，孕妇，凝血功能障碍、外科手术后、疼痛超敏患者，骨质疏松症患者，生长期儿童。治疗时避开肺部和脊柱部位。

（四）注意事项

1. 治疗前，患处须涂抹耦合剂，禁止在空腔状态下扣动扳机。冲击头未接触患处时禁止开启输出，以避免对设备和患者造成非必要损伤。

2. 体外冲击波治疗仪如需搬运，在搬运前须对油泵放气，使泵内气压归零。

3. 搬运中，冲击波治疗仪必须保持直立，严禁歪斜、倒置。每次治疗完毕后，对枪头表面耦合剂进行清洁。每天于治疗结束后将冲击头拆卸、清洁。

思考题

1. 电疗法包括哪些方法？各自有哪些作用？
2. 传导热、辐射热分别由那种物理因子产生？其作用区别是什么？

（陈　旭）

第三节　作业疗法

学习目标

1. 掌握作业疗法的概念、分类及治疗作用、临床应用。
2. 熟悉作业疗法的评定、训练方法和作业活动的选择。
3. 了解作业疗法的注意事项。

一、概述

（一）基本概念

作业疗法（occupational therapy，OT）是一种以患者为中心，有选择性和目的性地应用与日常生活、工作、休闲娱乐有关的各种活动为治疗媒介，来维持、改善患者躯体、心理、社会等方面功能的康复治疗方法。有效的作业疗法需要患者主动参与治疗活动，学习或再学习新的或失去的技能，以达到有目的地利用时间、精力进行日常生活、工作和娱乐活动。选择性活动不仅包括那些可以达到治疗目标的活动，而且包括那些对患者适应环境和适应工作有帮助的活动。

作业疗法是主要的康复治疗手段之一，其最终目标是预防伤病带来的残疾和残障，维持健康，促进生活独立程度，提高患者生活质量，使患者回归家庭、回归社会。在患者进行选择性活动的过程中，可以达到身体功能、心理功能、社会功能的康复，从而提高日常生活活动能力。因此，作业疗法既是治疗手段，也是一种创造性活动，可帮助患者适应生活，是患者从医院回归家庭正常生活、重返社会的桥梁和纽带。

作业疗法与物理因子疗法相比，在治疗目标、范围、手段和患者参与情况等方面都有很大区别。作业疗法主要使患者在生活适应能力上发挥最大的潜能，不仅治疗躯体疾病，而且能治疗心理疾病。其内容丰富，形式多样，具有浓厚的趣味性。功能的进步、训练的成果，又进一步激发患者训练的信心与热情。作业疗法的环境设施与家庭接近，有利于患者较快地过渡到正常生活。

（二）作业疗法的对象

作业疗法的对象是所有功能障碍人士及患慢性病的老年人，主要以是否有功能障碍来界定。这与传统医疗服务以是否有疾病来界定服务对象不同。

医疗服务与作业疗法对正常与不正常的界定是有分别的。作业正常指大部分健康人士，这些人一般不需要接受医疗或作业疗法服务，有短暂疾病，如流感、轻度损伤等并不会导致永久性病损的人，除临床药物治疗或手术外，一般也不需要接受作业疗法服务。作业不正常指因患病导致肢体功能和心理功能障碍，尤其是上肢精细功能、手眼协调功能和认知功能等作业活动功能障碍的人，包括老年性退化、先天发育障碍（如精神发育迟滞）、失明或听力障碍人士，可受惠于作业疗法服务；

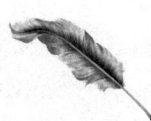

因脑卒中、精神病等疾病导致永久残障的人需要长期进行康复治疗,其中包括作业治疗。

(三)作业疗法理念

国际上普遍的治疗理念及思路为:人通过自己的作业活动行为,可以协调和改善躯体及心理功能,人、环境和作业活动之间的相互作用可促进人的身心健康。人对于活动的控制和调节,可通过大脑的控制和各系统的协调完成。例如,当一个人伸手去拿东西或做某项活动时,视觉、听觉或触觉便能感觉信息,并将这些信息不断地反馈到大脑神经中枢,人体控制系统通过不断地修正和调节,最后拿到所需要的东西或完成某项活动。因此,人在学习和掌握某种活动技能或完成某项任务的过程中,即是通过这种程序进行学习,掌握新的技能,促进功能恢复。

人的各种活动或运动技能,可通过不断地学习而获得。作业疗法就是运用有目的性和选择性的活动,不断、反复地进行训练,掌握活动技巧,提高日常生活活动能力,促进患者肢体功能和心理功能康复,建立适应环境要求的生活习惯。作业疗法的架构包括四个层次(图4-21),第一层或最底层是理论,第二层是实践模式,第三层是参考架构,第四层或最高层是治疗方案。这个架构不一定由下而上解读,也可以由上而下解读。理论是基本的学说及原则,作业疗法的理论源于对作业活动的解释及对人健康的影响。例如:一位手外伤患者,我们可以从生物力学的角度,在手部肌力和强度方面由下而上推敲其工作的意志力、习惯性是否受到影响;对于进行作业活动的一位脑卒中患者不能穿上衣,我们可以由上而下推敲其不能穿上衣的原因,是否患有神经心理学中的结构性失用及左右混淆。

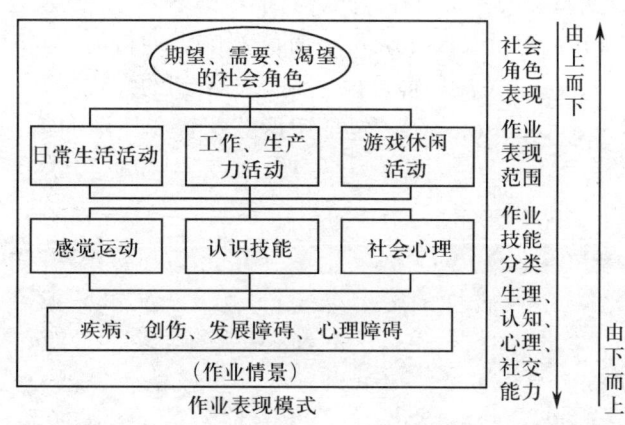

图 4-21　作业疗法构架

2015年,香港职业治疗学院资深作业治疗师梁国辉提出"重建生活为本"的康复理念。这是一种集身体功能、生活能力和幸福生活为一体的前瞻性康复理念,属于整体康复理念范畴,倡导在促进身体基本功能、认知及言语功能恢复的基础上,增加更贴近生活的训练方法。这种理念旨在把基本功能转化为生活能力,以建立能维持身心健康的生活方式。

"重建生活为本"的康复理念更侧重于作业疗法,其架构基于"生物-心理-社会"现代医学模式,强调"以人为本",建立一套作业疗法通用模式,这个模式含多维内容,其核心内容包括"能力阶梯""重建生活6步曲""作业疗法核心手段""三元合一重建过程""作业活动效果8要素"和"重建生活为本OT36项目"等。

二、分类

作业疗法根据分类方式的不同,有不同的项目。

(一)按作业名称分类

按作业名称可分为手工艺作业;文书类作业;治疗性游戏作业;园艺作业;木工作业;黏

土作业；皮工作业；编织作业；金工作业；制陶作业；设备装配与维修；认知作业；计算器操作，书法、绘画作业等。

（二）按治疗的内容分类

按治疗的内容可分为日常生活活动训练；工艺治疗；文娱治疗；园艺治疗；自助具、矫形器制作及训练，假肢训练；就业前功能评定和功能性作业活动等。

（三）按治疗目的和作用分类

按治疗目的和作用可分为用于减轻疼痛的作业；训练肌肉耐力的作业；用于改善步态的作业；用于改善整体功能的作业；用于调节心理、精神和转移注意力的作业；用于提高认知能力的作业等。

（四）按作业疗法的功能分类

1. **功能性作业疗法（functional OT）** 又称为日常生活活动能力训练或ADL训练，生活自理是患者回归社会的重要前提。因此ADL训练是康复治疗中非常重要的环节，其内容一般可分为基本日常生活活动（如进食、穿衣、转移、个人卫生清洁、如厕、洗澡等）及工具性日常生活活动（如小区生活技能、家务劳动等）。

2. **职业能力作业疗法（vocational OT）** 包括职业前评定、职业前训练及职业训练3部分。

3. **娱乐活动** 包括娱乐及游戏活动评定和娱乐及游戏活动治疗2部分。

4. **作业宣教和咨询（educational OT）** 在康复过程中，对患者及其家庭的宣教和咨询是指提供各种学习机会，帮助患者改变不良的健康行为并坚持这种变化以实现预期的、适合患者自身健康水平的目标。健康知识是宣教的主要内容，而教和学是贯穿于整个宣教过程中的2个基本方面。

5. **环境干预（environment intervention）** 环境影响人的行为，同时，人的行为也改变着环境。在临床康复过程中，通过关注环境可以达到意想不到的疗效。

6. **辅助技术（assistive technology）** 包括矫形器配置和使用训练、辅助器配置和使用训练及假肢使用训练。

知识链接

作业疗法的发展史

人们在长期的劳动、生活当中，认识到采用适当的工作、劳动和文娱活动能够调节某些患者的身心状况，并获得治疗的效果，在20世纪初其逐渐发展成一个专业，早期主要用于治疗精神病患者。由于康复医学的兴起，尤其是全面康复观念的提出，作业疗法的工作重点由对精神病的治疗发展到对患者整体功能的康复治疗及职业和劳动能力的恢复上。由于对作业疗法的需求不断增加，世界作业疗法师联合会（World federation of occupational therapists，WFOT）于1954年正式成立。

此后，作业疗法在欧洲、美洲、澳大利亚、日本等地开始广泛推行，成为康复治疗技术的一个重要组成部分。近年来，作业疗法发展很快，在基础理论、作业的分析和选择、新技术的开拓、新的治疗性作业理论研究、作业疗法的纵向分科发展，以及作业疗法在保健和康复中的应用等许多方面都有了显著的进步。随着我国康复医学的发展，陆续出现了专业的作业疗法师，很多医院及康复中心建立了作业疗法科，在一些医学院校还设立了授予大学本科学位的作业疗法专业。

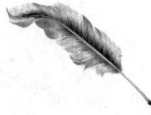

三、治疗作用

1. **增强躯体运动和感觉功能** 通过功能性作业训练，可以改善肢体尤其是上肢的活动能力，如增大关节活动范围、增强肌力和协调性等，改善手的精细动作，改善协调性和平衡功能。

躯体运动可促进全身新陈代谢，调节神经系统功能，增强体力与耐力，促进感觉功能的恢复。

2. **改善和提高认知功能** 通过认知、感知作业活动训练（如读写、拼图、搭积木等），提高患者定向力、注意力、理解能力、记忆力、思维能力等认知功能。

3. **提高 ADL 能力** 通过 ADL 能力的训练及矫形器和自助具的使用，提高患者基本的和工具性的 ADL 能力。生活和工作环境的改造有利于患者恢复正常生活和工作。

4. **调节心理状态** 完成日常生活活动、生产性活动、娱乐活动、认知活动等作业活动可增强患者的成就感及处理问题的能力和心理抗压能力。作业活动可分散转移注意力，提高生活兴趣，使精神放松。作业的成品可增强患者的自我价值感、生活信心和愉悦心理。通过作业活动中有效的沟通与疏导可调整情绪，调适心理状态。

5. **提高职业能力和社会适应能力** 通过作业活动和职业规划训练可增强自我概念、自我价值、兴趣，强化介入社会、人际关系、自我表达、应对能力等，提高职业及社会适应能力。

四、作业疗法评定

作业疗法评定是指应用康复医学方法对残疾者或功能障碍者的残存功能或恢复潜力进行评估，制订作业疗法康复治疗计划，对治疗结果和随访结果进行综合分析的过程。因此，作业疗法评定是康复评定的重要组成部分。

（一）作业表现评定

作业表现（occupational performance）指个体从事某项作业活动时的表现，是作业治疗的根本目标，其涉及的范围包括与个体相关的所有作业活动。作业表现不仅指机体结构本身的作用和效能，更强调个体完成作业的能力及表现，在不同文化环境和物理环境背景下能否很好地表达自我。作业表现的评定主要是针对特定个体的角色和需求展开，与服务对象的意愿和其对作业表现的满意度密切相关。作业表现通常采用加拿大作业表现测量表（Canadian occupational performance measure，COPM）进行评定，COPM 是由加拿大作业治疗学会推广、实施的一种以患者为中心，以患者意愿为主要治疗目标的评定方法，其包含的内容可以概括为日常生活活动、工作和休闲活动的所有领域。使用 COPM 可以帮助作业治疗师和患者确立功能受限的活动项目。初评在最初访问患者时进行，复评则可以在治疗的过程中随时进行。

（二）作业活动评定

1. **ADL 评定** ADL 的评定方法有 Barthel 指数、Katz 指数、修订的 Knney 自理评定、PULSES 量表和功能独立性评定（FIM）等。目前，临床上常用的是改良 Barthel 指数、PULSES 量表和 FIM。

2. **生产性活动评定** 生产性活动包括工作、家务管理、照顾他人、学习和上学等，由于工具性日常生活活动（IADL）反映了大部分操持家务的能力，因此 IADL 的评定常作为生产性活动评定的内容之一。常用评定方法为功能综合评定（FCA）量表和 Fenchay 活动指数等。

3. **娱乐休闲活动评定** 在进行休闲娱乐活动评定时，应注意个人兴趣和需要、参加活动的范围、活动需要的资源，以及患者对体验活动的成功水平和满意度的衡量。

（三）躯体功能评定

主要进行感觉功能及运动功能方面的评定。包括感觉、肌力、耐力、关节活动范围、关节稳定性、原始反射、肌腱反射、精细运动、协调运动、平衡功能、单侧肢体活动、双侧肢体活动及对外界刺激的接受和处理活动情况等（详见康复评定章节）。

（四）认知功能评定与心理社会因素评定

认知功能包含认知与知觉，是综合运用脑的高级功能的能力，包括意识觉醒水平、定向力、注意力、记忆力等，临床上常见的认知功能障碍有定向力障碍、注意障碍、记忆力障碍、躯体构图障碍、空间关系障碍、失认症及失用症等。

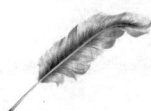

心理社会因素评定是对个体与社会相互作用和处理情绪的能力进行评定。它包括心理技能、社会技能和自我管理技能。评定方法有正式评定和非正式评定两类，作业治疗师多运用非正式评定方法。在非正式评定过程中，治疗师主要通过面谈和观察等方法详细了解患者的自我感觉、自尊水平、文化程度、家庭关系、社会角色与责任、价值观、兴趣、社会行为、自我表达能力、应变力、时间管理能力、情绪控制能力等，然后制订一个个体化的治疗方案。

（五）环境评定

主要评定患者生活、工作、社会活动的周围环境条件是否对个体造成一定的障碍，如对于坐轮椅的患者，评定在其经常出入的道路中有无轮椅通道等，以此提出改进建议。

（六）职业能力评定

职业能力评定是一项综合性能力的评定，涉及躯体、心理、认知、作业技能和社会因素等。评定内容包括残存功能、智力检查、职业倾向测验和职业操作能力检查等。

五、作业活动的分析和治疗方法的选择

（一）作业活动的分析

在选择作业活动之前，首先应对作业活动的性质、特点、治疗作用等进行全面的分析，以选择简单、有效的作业活动。

1. 要分析该作业活动的性质主要属于体力性的还是脑力性，是日常活动、职业活动还是娱乐活动，是否与患者的病情相匹配。

2. 要分析该作业活动主要涉及哪方面的技能和素质，对训练哪方面的技能和素质有帮助（如运动方面、感觉方面、智力方面、心理方面及社交方面等）。

3. 要分析该作业活动在克服功能障碍方面能否达到预期目标。

4. 即使是同一作业，但患者的姿势、体位、用具、材料和作业技巧不同，可使结果产生很大的差异。以木工的拉锯作业为例：推锯需要肘伸肌及躯干屈肌的力量，拉锯则需要肘屈肌及躯干伸肌的力量，其作用结果就大不相同，因此要进行具体分析。

5. 要分析该作业活动患者是否能独立完成，或者须借助器具才能完成。

（二）作业疗法的选择原则

1. **选择作业活动应与治疗目标相一致**　根据患者的功能障碍程度，对于恢复实用功能、恢复辅助功能、获得新功能及发挥代偿功能等不同的目标，应选择针对性的作业活动。

2. **根据患者的愿望和兴趣选择作业活动**　选择作业治疗时，不仅考虑治疗目的和患者的能力，患者的愿望、要求、兴趣等也是考虑因素之一。治疗师应根据患者的年龄、性别、文化水平、社会背景及观念等综合考虑。

3. **选择患者能完成 80% 以上的作业活动**　在制订作业治疗方案时，应根据患者的具体情况，选择患者能完成 80% 以上的作业活动。

4. **作业活动的选择应注重全身功能的康复**　以木工作业活动为例，在拉锯作业的同时，让患者完成制作板凳的成品作业，既提高了患者上肢力量和关节活动范围，又提高了患者身体耐力和高级脑功能等全身综合能力。

5. **作业活动的选择需与所处的环境相结合**　根据患者的残疾和环境评定，采取相应的作业疗法，训练患者适应所处的生活环境，必要时进行环境改建，方便患者自强自立。

（三）作业治疗方法的选择

在对作业活动分析和功能评定的基础上，进行治疗方法的选择，具体实施时，要根据如下情况进行治疗方法的选择。

1. **因地制宜**　在选择作业活动时，要考虑当地的一些有利条件，如在以纺织业为主的地区，可以开展纺织作业活动；在以制陶业为主的地区，可以开展制陶作业活动。因地制宜，就

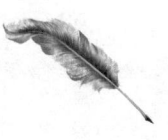

地取材，方便易行。

2. **因人而异** 选择作业活动时，必须考虑患者的性别、年龄、文化程度、职业、残疾种类、功能障碍的程度和个人爱好。因人而异，选择适宜的作业活动方法。

3. **趣味性强** 作业活动要尽可能具有趣味性，并且通过作业活动能完成一个产品或成果，用于作业活动的材料要安全。

4. **按治疗目的选择**

（1）按运动功能训练的需要选择：主要是根据生物力学的原理，从某活动的动作特点出发进行选择。目的在于增加关节活动范围、增强肌力和耐力、掌握实用性动作技巧。

 a. 增加肩肘屈伸活动能力的作业训练：锯木、擦桌面、推砂磨板、推滚筒等。
 b. 增加腕关节活动能力的作业训练：粉刷、锤打、绘画、和泥、打乒乓球等。
 c. 增加手指精细活动能力的作业训练：编织、弹琴、打字、捡黄豆、拧螺丝等。
 d. 增加髋关节屈伸活动能力的作业训练：踏自行车、上下楼等。
 e. 增加踝关节活动能力的作业训练：脚踏缝纫机、踏自行车、脚踏风琴等。
 f. 增强上肢肌力的作业训练：砂磨、拉锯、和黏土等。
 g. 增强手部肌力的作业训练：捏橡皮泥或黏土、和面、捏饺子、木刻等。
 h. 增强下肢肌力的作业训练：踏功率自行车、蹬圆木等。
 i. 改善眼手协调能力的作业训练：剪贴、编织、刺绣、木钉盘嵌插、木刻、打字。
 j. 改善下肢协调能力的作业训练：脚踏缝纫机、脚踏钢琴等。
 k. 改善上下肢协调能力的作业训练：健身操、保龄球、用脚踏缝纫机做缝纫等。
 l. 改善平衡能力的作业训练：套圈、推小车、扔保龄球、投球等。

（2）按调整心理及精神状态的需要选择：适用于慢性病情绪不佳者及神经症者。

 a. 转移注意力的作业训练：绘画、下棋、泥塑、玩游戏、养鱼、做手工艺品、社交等。
 b. 提高兴奋性的作业训练：观看或参加竞技比赛、玩游戏等。
 c. 舒缓情绪的作业训练：园艺、针织、绘画、钓鱼、书法、音乐欣赏等。
 d. 增强自信心和自我价值观念的作业训练：编织、泥塑等能完成作品的活动。
 e. 减轻罪责感的作业训练：打扫卫生、帮助别人劳动等。
 f. 宣泄情绪的作业训练：锤打、钉钉子、锄草、锯木、挖土、玩电子游戏等。

（3）按社会生活技能和素质训练的需要选择

 a. 培养集体观念的作业训练：集体性游戏或球类活动、文娱活动等。
 b. 培养时间观念、计划性和责任感的作业训练：计件作业、有明确的质量检验标准的生产性作业、协助治疗师安排作业疗法康复治疗计划等。

六、临床应用

（一）适应证与禁忌证

1. **适应证** 作业疗法的临床应用十分广泛，其治疗对象包括所有因疾病及创伤所导致的在自理、工作或休闲娱乐活动等方面存在能力障碍的伤残者。

 神经科：脑卒中、颅脑损伤、脊髓损伤、周围神经病变、阿尔兹海默病等。
 骨科：骨性关节炎、截肢、腰腿痛、关节置换术后、骨折等。
 儿科：脑性瘫痪、发育迟缓、孤独症等。
 内科：类风湿关节炎、冠心病、糖尿病、高血压、慢性阻塞性肺疾病等。
 精神科疾病：抑郁症、焦虑症、精神分裂症等。

2. **禁忌证** 意识不清、严重认知障碍不能合作者，病情危重，心力衰竭及肺、肝、肾衰竭者，有活动性出血或需绝对卧床者等。

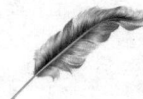

（二）日常生活活动能力训练

1. 床上活动训练　床上活动是日常生活活动中非常重要的内容，功能障碍的患者要达到最大限度的生活独立，一般由治疗师指导其从床上活动开始训练，即通常所说的"床边训练"。床上活动主要包括床上翻身、床上卧位移动、桥式运动、床上坐起与躺下、床上坐位移动等。

（1）床上翻身：是患者最基本的日常活动，是完成穿衣、站立、转移等基本日常生活活动的前提条件。包括向患侧翻身和向健侧翻身。

（2）床上卧位移动：目的是让患者学会转移重心，使患者用臀部在床上移动，包括床上横向移动和纵向移动等，旨在提高患者床上生活自理能力、移动能力和训练意识，对预防压疮的发生具有重要作用。

（3）桥式运动：在提高床上生活自理能力的同时，有助于训练骨盆的控制能力，也是床上移动、坐起、行走的基本保证（图4-22）。

（4）床上坐起：是患者独立进食、洗漱、排便的前提条件，与此同时能激励患者增强自信心，为日后下床活动做好准备。包括从健侧卧位坐起和从患侧卧位坐起。

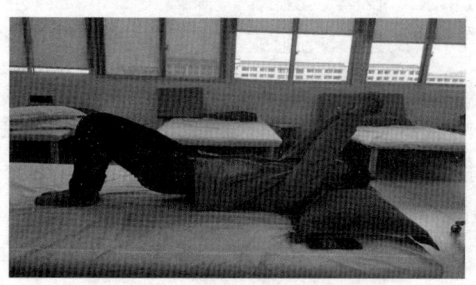

图 4-22　桥式运动

2. 转移活动训练　转移活动是指人的整个身体在不同地方的位置变化，是一个人做到生活独立的基本前提条件。包括站立、床-轮椅之间的转移、室内外行走及乘坐交通工具，同时还应包括如厕和进入浴室等转移活动。转移活动的前提条件是患者必须具备一定的坐位平衡能力，即要求身体在进行每项作业时配合重心的转移。这种姿势变化可以增强患者主动训练的意识，也是由坐位到站起的必备条件。

（1）站立与坐下：包括由坐位站起、由站位坐下及保持站位的静态平衡和动态平衡训练。

（2）床-椅之间的转移及轮椅活动：床-椅之间的转移包括床与扶手椅、床与轮椅之间的转移；轮椅活动包括乘坐轮椅进入厕所与浴室等。偏瘫患者进行床与轮椅之间的转移时，主张从健侧转移，轮椅与床呈45°进行转移。

（3）室内外行走及乘坐交通工具：室内行走包括在地板及水泥地面上行走。室外行走包括在水泥路面、碎石路面、泥土路面上行走，上/下坡、上/下楼梯等。乘坐交通工具包括上/下汽车、自行车、火车等。

3. 自我照顾训练　对于有功能障碍的成年患者来说，日常生活独立是其恢复以前生活方式的首要步骤，也意味着每天的日常活动不再需要别人的帮助，学会自我照顾，重新恢复往日的自信。其主要内容包括更衣、饮食及个人卫生训练等。

（1）更衣：包括自己穿、脱不同样式的上衣（内衣、外衣、开衫、套头衫等）、裤子（前开口、侧方开口等）及鞋、袜等。例如，在训练偏瘫患者穿、脱衣服时，先穿患侧、后穿健侧，先脱健侧、再脱患侧。

（2）饮食：包括使用餐具及如何改进餐具以适合患者的需要。

（3）个人卫生训练内容：主要包括洗漱（洗脸、洗手、拧毛巾、刷牙、洗澡等）、修饰（梳头、剪指甲、女性患者做发型、使用化妆品、男性患者剃胡须等）、二便的控制及排便后清洁等。

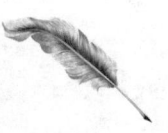

4. 家务活动及社会活动能力训练

（1）家务活动训练：家务又称家事、家政，是指家庭的日常生活事务。家务活动内容较为丰富，如洗衣、做饭、购物、清洁卫生、经济管理、照顾儿童等。

（2）社会活动能力训练：社会活动能力体现一个人在社会中的角色及适应行为和能力。其训练内容主要包括购物、使用交通工具、外出就餐、进行公共娱乐及与他人的交流能力等。

（三）良姿位摆放

作业治疗中常用的体位有半坐卧位、坐位、站位等，在治疗过程中，要针对功能障碍的特点选择合适的体位摆放方法，即良姿位摆放。正确的体位是预防压疮、抑制痉挛、保持肢体良好体位的关键，应在发病后立即训练，并在 ADL 训练中持续进行。良姿位的保持和体位变换必须结合进行，卧床患者应每隔 1～2 小时翻身一次，这对预防并发症的发生和促进患者的功能恢复有着重要的意义。这里仅介绍偏瘫患者和脊髓损伤患者的良姿位摆放。

1. 偏瘫患者良姿位 是为了防止或对抗痉挛模式的出现，保护肩关节及早期诱发分离运动而设计的一种治疗性体位。偏瘫患者在卧床期间应采取正确的姿势和体位，以利于今后功能的恢复，同时可避免患者长期卧床造成的心肺功能下降，并为将来的功能恢复创造条件。

（1）患侧卧位：是卧位姿势中对患者最有利的体位。采取患侧卧位时，增加了对患侧的感觉输入，有利于患侧功能恢复；同时患侧躯体得到伸展，可避免诱发或加重痉挛，使患者健侧的活动能力得以增强。

摆放方法：头颈稍前屈，患侧肩胛带前伸，肩关节屈曲、肘关节伸展，前臂旋后，腕关节背伸，手指伸展或握一毛巾卷。患侧下肢呈自然伸展位，稍屈髋屈膝，踝关节呈中立位。健侧上肢放松处于舒适体位即可。健侧下肢屈髋、屈膝放在患侧下肢上面，在其下放一长枕防止压迫患侧下肢。躯干稍向后倾，背部放一枕头给予支撑，取放松体位（图4-23）。

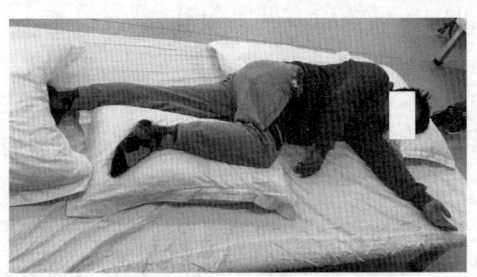

图 4-23　偏瘫患者患侧卧位

（2）健侧卧位：该体位有利于患侧肢体的血液循环，预防患肢水肿。

摆放方法：躯干与床面保持直角，背部放一枕头，使其放松。健侧上肢在下，置于舒适放松体位，患侧上肢在上，肩向前伸出，肩关节前屈约90°，在其下方放一个枕头支持，伸肘腕、前臂旋前，手伸展。健侧下肢髋关节伸展，膝关节稍屈曲平放在床上，患侧下肢髋、膝关节屈曲，置于健侧下肢上，患肢下放一个长枕，踝呈中立位。注意患足不可悬空（图4-24）。

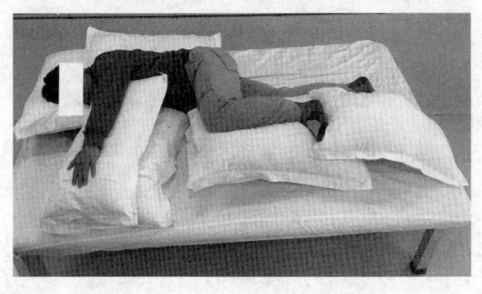

图 4-24　偏瘫患者健侧卧位

（3）仰卧位：偏瘫患者痉挛明显时尽量少采取仰卧位，由于患者仰卧位时受紧张性颈反射和紧张性迷路反射的影响，异常反射活动加强，同时该体位易引起骶尾部、足跟外侧和外踝等处发生压疮。但患者在卧床期间进行体位变换时，需要将这种体位与其他体位交替使用。因此要注意仰卧位的正确摆放方法。

摆放方法：头部置于枕头上，枕头高度适宜，注意不能使胸椎屈曲。患侧骨盆下垫一薄枕，使患侧骨盆向前突，并防止患侧髋关节屈曲、外旋。患侧肩关节和上肢下垫一长枕使肩胛骨前伸；患侧肩关节稍外展、肘关节伸展、腕关节背伸、手指伸展，平放于枕上。患侧下肢髋关节伸直，在膝关节下垫一小软枕或毛巾卷，保持膝微屈，注意防止膝关节过于屈曲；同时要避免将软枕垫于小腿下方，防止膝过伸或对下肢静脉造成压迫。下肢大腿及小腿中部外侧各放枕头防止髋关节外展、外旋，踝关节保持背屈、外翻位，防止足下垂（图4-25）。

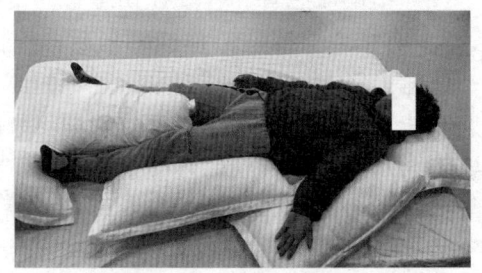

图 4-25　偏瘫患者仰卧位

2. 脊髓损伤患者良姿位　在脊髓损伤患者急性期卧床阶段，正确的姿势摆放不仅有利于维持脊柱稳定，而且对预防压疮、关节挛缩及痉挛均非常重要。应于发病后立即协助患者摆放正确体位。脊髓损伤患者常见的正确体位有仰卧位和侧卧位。

（1）仰卧位

a. 头部及上肢体位：头下枕一薄枕，将头两侧固定，需要保持颈部过伸展位时，在颈部垫上圆枕。四肢瘫患者双侧肩胛下垫薄枕使双肩向前，确保双侧肩不后缩。双上肢放在身体两侧的软枕上，肘伸展，用毛巾卷将腕关节保持在30°~45°的背伸位，手指自然屈曲，有条件者可使用手功能位矫形器。截瘫患者上肢功能正常，采取自然体位即可。

b. 下肢体位：双侧髋关节伸展但不旋转，在双下肢之间放1~2个软枕，以保持髋关节轻度外展，防止发生髋关节屈曲、内收挛缩，并可防止股骨内侧髁和内踝受压。膝关节伸展，膝下可放小枕，以防止膝关节过伸展。双足底可垫枕，以保持踝关节背屈，预防足下垂的发生，有条件者可使用踝足矫形器。足跟下放小软垫，以防止出现压疮（图4-26）。

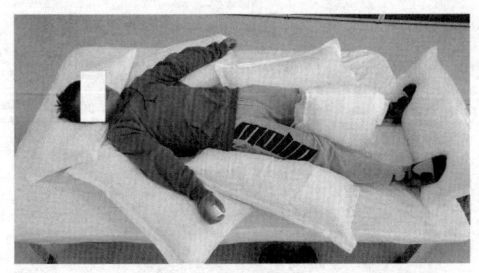

图 4-26　脊髓损伤仰卧位

（2）侧卧位：双侧肩均向前伸，肩关节屈曲。下方肘关节屈曲，前臂旋后，髋、膝关节伸展。上方上肢呈伸展位、置于胸前枕头上，腕关节自然伸展，手指自然屈曲，髋、膝关节呈屈曲位，肢体下垫软枕与下方肢体分开，踝关节自然背屈，踝关节下垫一软枕以防止踝关节跖屈内翻；背部用长枕等给予支撑以保持侧卧位。四肢瘫患者双手应取功能位。

（四）计算机辅助训练

计算机辅助训练是目前较为先进的作业疗法之一，正被广泛应用于康复治疗。计算机辅助训练对感觉、运动及认知功能都会有极大帮助，同时还会促进患者ADL能力的进一步提高。常用的计算机辅助训练项目很多，例如虚拟现实（virtual reality，VR）技术、远程教育康复、各种计算机评估与训练软件等。

（五）矫形器与自助具的应用训练

1. **矫形器**　是在人体生物力学的基础上，作用于人体四肢或躯干，用于改变或代偿神经、肌肉、骨骼系统的功能或结构的体外装置。常按照治疗部位分为脊柱矫形器、上肢矫形器、下肢矫形器3大类。矫形器应具备以下特点：有良好的治疗作用，重量轻，坚固、耐用，便于调整、维修，使用安全，患者愿意接受（详见本章康复工程一节）。例如，抗痉挛矫形器具有对抗手屈肌痉挛、降低屈肌张力的作用，适用于脑卒中、脑性瘫痪、颅脑损伤等痉挛型患者（图4-27）。

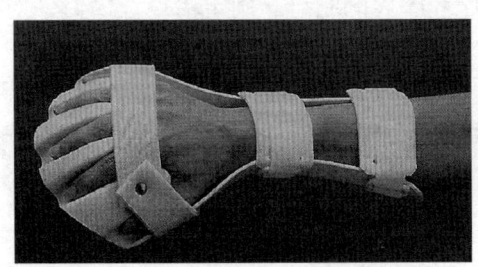

图4-27　抗痉挛矫形器

2. **自助具**　是提供给有能力障碍的患者使用的生活辅助具。自助具制作简单并且操作方便，用以辅助患者独立或部分独立完成自理、工作或休闲娱乐等活动。厂家可根据治疗师的设计方案生产出各种类型的自助具并在市场销售。常用的、比较成熟的自助具有进食、饮水自助具（图4-28），更衣自助具，梳洗自助具，如厕自助具，写字与通讯用自助具，厨房劳动自助具等。

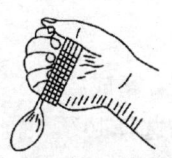 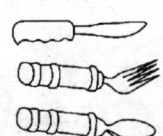 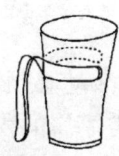 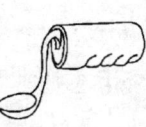

图4-28　进食、饮水自助具

七、作业疗法的程序

作业疗法的程序即作业疗法过程，主要包括6个步骤。

（一）评定

评定可概括为数据的收集及处理。即收集患者资料，逐项分析、研究其意义，作为设定预期目标、制订治疗程序时的判断数据。针对具体活动障碍可以采用活动分析，而不是简单地进行徒手肌力评定或日常生活活动测试。

1. **收集数据**　要收集有关患者的性别、年龄、诊断、病史、用药情况、社会经历、工作、护理记录等方面的数据，先对患者有大致的了解。然后对患者进行有目的的评定，以决定患者目前的功能水平、病程阶段等。

2. **问题分析**　将上述数据进行全面分析，找出最明确的需要解决的问题。这些问题主要反映功能受限最明显或影响生活最突出的困难所在，妨碍其恢复的各种可能因素，和（或）导致畸形及个人社交能力产生不良适应的症结。另外，还要仔细分析引起这些问题的实质是什么和最终解决的目标。

（二）设定预期目标

治疗目标可分为最终目标（长期目标）和近期目标（短期目标）。在评定中将各种有价值的数据综合起来，分析其残存功能，确定妨碍恢复的因素（恢复受阻时因素），从而预测出可能恢复的限度，即为预测目标的设定。其步骤如下。

1. 首先了解必要的最低残存能力。
2. 发现妨碍因素，进一步核查。
3. 灵活运用个人经验。

（三）制订治疗方案

在详细了解残疾程度及功能障碍基础上，可确定出大体上能达到的目标。根据残疾评定试验亦可预测出可能出现的继发性畸形以及挛缩等，以此制订一个包括预防对策在内的，为达到目标的治疗程序，这就是治疗程序表的制订。确定治疗程序后，对各近期目标提出具体的作业疗法，并用简明的形式表示出来。

（四）治疗的实施

根据处方或确定的治疗程序表，与各专科治疗师密切联系，按照总治疗方针，结合自己的经验及专业技术进行治疗。治疗师可依评定时的结果和自己的补充评定选择最佳治疗手段，可以分步骤、分阶段完成。

（五）再评定

根据处方或制订的治疗方案进行治疗之后，患者逐渐恢复，但也可能与预期相反，并未接近目标。因此，要进行客观的复评，并要不断观察、记录，这就是再评定。要定期对患者的治疗情况进行检查，并和原来的结果进行比较，观察治疗方法是否正确。如未能完成预定目标，要检查原因，修正治疗方案。

（六）决定康复后去向

通过再评定，确认患者康复已达极限、症状已固定之后，则要决定患者今后的去向。

八、注意事项

1. **积极参与** 由于作业疗法活动必须由患者本人主动参与来完成，应充分调动患者的主观能动性，使其竭尽全力，并取得家属的积极配合。活动内容的选择必须根据患者的兴趣、爱好、病情、体力、注意力、工作需要，因人而异；充分利用当地的有利条件，因地制宜。

2. **训练量适度** 训练活动量要适时调节，循序渐进，适宜的训练量是训练次日无疲劳感，训练时动作轻柔、手法准确，防止产生剧烈疼痛，以及肌腱的再发断裂、关节再发脱臼及病理性骨折等并发症的发生。训练中，若患者疼痛明显应立即停止。

3. **训练过程中密切观察患者反应** 采取正确的姿势和体位，治疗台的高度要合适，作业疗法活动中注意密切观察患者，如有头晕、视物模糊、心悸、气促或其他不适应暂停训练。训练前、后患者的脉搏比平时加速30%以上，或者脉搏快（>120次/分），或者有心律失常（>10次/分）应停止训练。

4. **合理设置环境** 不同的环境对患者的治疗也起着不同作用。治疗室内床、椅、轮椅的摆放，患者衣物的摆放等须考虑到患者的认知功能。

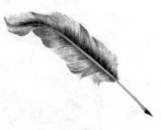

5. **注意安全** 作业疗法的实施过程中必须要有医护人员或家人监护和指导，保证患者训练质量，保护患者的安全。对行动不便的患者尤须予以保护，防止意外。

6. **定期评价** 治疗过程中要定期评价，了解患者的治疗状况，根据病情的变化及时制订和调整治疗计划，进一步修订、完善治疗方案使治疗更适用和有效。

7. 团队协作　康复治疗需要团队协作，作业疗法须与其他疗法密切结合，以提高疗效。

● **思考题** ●

1. 作业疗法的定义、分类、治疗作用是什么？
2. 作业疗法的原则有哪些？如何为患者选择作业活动？
3. 简述作业疗法的注意事项。

（张　慧）

第四节　言语治疗

学习目标

1. 掌握失语症、构音障碍、吞咽障碍的定义及治疗方法。
2. 熟悉言语治疗的原则，失语症及构音障碍的分类及治疗目标。
3. 了解言语功能的医学基础，言语治疗的影响因素。

一、概述

言语治疗在发达国家已有半个多世纪的历史，早在19世纪，美国的雄辩运动、达尔文的进化论以及人脑的研究，为言语治疗技术的产生奠定了重要的理论基础。第一次世界大战和第二次世界大战的爆发促进了语言病理学的研究工作和言语障碍临床治疗技术的发展，到目前，该领域已形成完整的教育体系。

言语治疗在我国起步较晚，大约开始于20世纪80年代，近年来发展较快，但目前我国从事言语治疗的专业人员仍然十分匮乏，在标准上也缺乏科学系统的言语、听觉康复教育理论体系，因此，发展壮大言语治疗人员队伍和提高从业人员的专业水平是当前紧要任务。

1. 定义　言语治疗，又称为言语训练或言语再学习，是指通过各种手段对有言语障碍的患者进行针对性治疗。言语治疗的目的主要是改善言语功能，使患者重新获得最大的沟通与交流能力。所采用的手段是言语训练或借助于交流替代设备如交流板、交流手册、手势语等进行训练。常见的言语障碍有失语症、构音障碍等。由于吞咽器官同时也是构音器官，吞咽障碍的患者往往合并有语言障碍，因此，将吞咽障碍的治疗也放在本节内容中一并叙述。

2. 适用对象　凡是有言语障碍的患者都可以接受言语治疗，但由于言语训练需要训练者与被训练者之间的双向交流，因此，对伴有严重意识障碍、情感障碍、行为障碍、智力障碍或有精神疾病的患者，以及无训练动机或拒绝接受治疗者，常难以进行言语训练或达不到预期效果。

3. 言语功能的医学基础　人类的大脑由大脑纵裂分成左、右两个大脑半球，两半球经胼胝体（连接两半球的横向神经纤维）相连。19世纪60年代，Broca研究发现，只有极少数的人是由于右侧大脑半球损伤才引起语言障碍，而绝大多数语言障碍是由左侧大脑半球损伤引起的，因此左侧大脑半球被认为是语言优势半球。现代认为，两侧大脑半球各有自己的优势功能，即大脑的功能侧化（表4-6）。左侧大脑半球善于科学思维，右侧大脑半球善于艺术思维。人类的一切正常心理活动，都

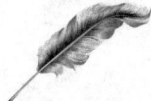

是在两侧大脑半球功能相对侧化的基础上，通过两侧大脑半球之间的协同作用实现的，也就是说虽然存在着功能上的分工，但是大脑始终是作为一个整体而工作的。左、右侧大脑半球各有优势，相互补充、相互制约、相互代偿，以完成各种高级神经活动。以语言为例，左侧大脑半球分管语义和话语连贯性，右侧大脑半球分管语调，给话语提供韵律，两者结合起来才能说出准确、动听的话。两侧大脑半球的功能充分发挥出来，并密切协作，提高人类的智慧和创造性。

表 4-6　左、右侧大脑半球各自的优势功能

左侧大脑半球	右侧大脑半球
语言能力	绘画、绘图能力
左、右定位	建造能力
计算能力	面容识别
手指识别	穿衣
数字	躯体和空间定向能力
推理	持续运动
逻辑	音乐、想象力

言语的产生通过呼吸系统、发声系统、共鸣构音系统的协调活动来实现。贮存在肺、气管与支气管内的气体有规律地随着呼气运动排出、形成气流，到达声门处，转变成一系列的脉冲信号（声门波）；然后通过声道的共鸣作用，形成具有适当形态的声波，最终由口和鼻腔发出言语声波信号。

二、言语治疗的原则

1. **早期开始**　言语治疗开始的越早，效果越好，因此，早期发现有言语障碍的患者是治疗的关键。只有早期发现才能早期开始治疗。

2. **根据评定设定训练项目**　在确定训练项目和方法前，应首先对患者进行全面的言语功能评定，了解障碍的类型及其程度，针对语言障碍症状的各个方面，制订有针对性的治疗方案。并要定期评定以了解治疗效果，根据评定结果及时调整治疗方案。

3. **治疗要循序渐进**　确定治疗方案后，进一步制订科学的训练程序，将训练项目进行分解，应本着从易到难、先听后说等循序渐进原则，如听、说、读、写均有障碍，治疗应从听理解开始，重点放在口语的训练上。合理安排治疗时间及内容，避免患者疲劳及出现过多的错误。

4. **及时强化与反馈**　言语治疗就是治疗人员给予某种刺激，使患者做出反应，训练中要仔细观察，及时给予强化和适时反馈，正确的反应要强化，错误的反应要加以更正。如训练后项目正答率能达到 80% 以上，而且正确反应能固化下来，就可以考虑将训练上升一个阶段，如果错误反应较多，说明训练难度大，需要调整。

5. **患者主动参与**　言语治疗的本身是一种交流过程，需要患者的主动参与，治疗师和患者、患者和家属的双向交流是治疗的重要内容。

三、言语康复的影响因素

1. **医者对言语障碍的认识**　在康复医学领域，言语障碍的治疗方法存在一些分歧，这成为影响失语症和构音障碍治疗的一个重要因素，对于已具有言语能力的成年人来说，很多学者认为失语症和构音障碍的最佳治疗方法是再训练。

2. **良好的医患关系直接影响言语的康复**　失语康复常是长达数月的过程，因此治疗师要给予患者高度的理解和适时的鼓励，建立互相信任、和谐的医患关系，进而调动患者康复的主动性。

3. **患者心理状况和认知能力**　患者心理状况是否良好也直接影响言语的康复。此外，由

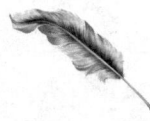

于言语是以认知过程（注意、知觉、记忆、思维等）为基础的，如言语治疗效果不理想，要从认知上找原因，如有认知缺陷，应使用认知康复方法配合治疗。

四、失语症的治疗

（一）失语症概述

1. 定义　失语症为获得性语言障碍，是大脑受损后使已获得的语言能力丧失或受损，以及口语和（或）书面语的理解、表达过程中的信号处理障碍。

2. 病因　导致失语症常见的病因为由脑卒中、脑肿瘤、外伤、中毒等引起的脑损伤，其中，脑血管病是导致失语症最常见的病因。失语症患者的言语症状各不相同，即使是同一患者在发病初期和恢复期的症状也不相同，一般可表现为听理解障碍、口语表达障碍、阅读障碍及书写障碍。

3. 分类　迄今为止，失语症的分类仍有多种方法，我国学者以美国 Benson 失语症分类为基础，根据失语症临床特点以及病灶部位，结合汉语特点将失语症分为外侧裂周失语综合征（运动性失语、感觉性失语、传导性失语）、经皮质失语（经皮质运动性失语、经皮质感觉性失语、经皮质混合性失语）、完全性失语、命名性失语、皮质下失语、纯词听障、交叉性失语、儿童获得性失语、原发性进行性失语。

（二）治疗目标

利用各种方法改善患者的语言功能和交流能力，使之尽可能像正常人一样生活。①轻度失语：包括命名性失语、传导性失语、部分运动性失语、经皮质运动性失语，其治疗目标是改善言语障碍和心理障碍，适应职业需要。②中度失语：包括运动性失语、感觉性失语以及经皮质感觉性失语，其治疗目标是充分利用残存的语言功能以改善功能障碍，适应日常交流需要。③重度失语：包括混合性失语和完全性失语，治疗目标是尽可能利用残存的语言能力和代偿方法，进行最简单的日常交流，适应回归家庭需要。这类患者一般都不能达到日常生活自由交流的水平。

（三）治疗时机

言语训练开始时患者应意识清楚，病情稳定，能够耐受集中训练 30 分钟左右。训练前应做言语评估，根据患者的不同失语类型及程度给予针对性的训练。

（四）治疗方法

失语症的治疗环境要尽可能安静，防止患者分散注意力。为患者安排舒适、稳定的座椅和高度适当的桌子，室内温度、照明、通风等要适宜。常用的训练器材和仪器包括录音机、录音带、呼吸训练器、镜子、秒表、压舌板、喉镜、单词卡、短语和短文卡、动作画卡和情景画卡、各种评估表和评估用具、常用物品（与文字配套的实物）等。

1. Schuell 刺激促进法　是各种失语症的基础治疗方法，应用最广泛，由 Schuell 创立，这是一种针对受损的语言中枢进行控制下强的听觉刺激的言语训练方法。可最大限度地促进失语症患者的语言再建和恢复。Schuell 刺激促进法包括 6 个原则：①利用强的听觉刺激；②适当的语言刺激；③多途径的语言刺激；④反复利用感觉刺激；⑤刺激应引出反应；⑥正确反应要强化以及矫正刺激（表 4-7）。

表 4-7　失语症 Schuell 刺激促进法的主要原则

刺激原则	说明
利用强的听觉刺激	是刺激促进法的基础，因为听觉模式在语言过程中居于首位，而且听觉模式的障碍在失语症中也很突出
适当的语言刺激	采用的刺激必须能输入大脑，因此，要根据失语症的类型和程度，选用适当控制下的刺激。难度上以使患者感到有一定难度但尚能完成为宜

续表

刺激原则	说明
多途径的语言刺激	多途径输入，如给予听觉刺激的同时给予视、触、嗅等（如实物）刺激，可以相互促进效果
反复利用感觉刺激	一次刺激得不到正确反应时，反复刺激可能提高其反应性
刺激应引出反应	一项刺激应引出一个反应，这是评定刺激是否恰当的唯一方法，它能提供重要的反馈而使治疗师能调整下一步的刺激
正确反应要强化以及矫正刺激	当患者对刺激反应正确时，要给予鼓励和肯定（正强化）。得不到正确反应的原因多是刺激方式不当或不充分，要修正刺激

根据言语形式的不同采用不同的训练形式。

（1）听理解训练：包括听词指物、指图、指词；听功能描述后指物、指图、指说明；执行口令；按口令辨认身体部分；反应性命名（例如，问喝水要用什么，答杯子）；回答是或否问题；听长句或段落后回答提问等。

（2）口语表达训练：包括单词、句子和短文练习；物体命名；图命名；复述单词、句子和短文；口语描述情景画；口头描述当前或过去发生的事（病程、工作、家人、朋友等）。以相互关联的词进行练习可增强效果，如吃饭、米饭、碗、筷子。

（3）阅读理解及朗读训练：将写有词的卡片和图配对；将写有词的卡片和实物配对；听词找出相应的字；朗读写有单词的卡片，先反复读给患者听，鼓励患者一起朗读及自己朗读；朗读写有句子或短文的卡片。选择患者感兴趣的读物反复练习，每日坚持，以提高朗读的流畅性。

（4）书写训练：从抄写和听写单词、简单的短句到抄写和听写复杂的长句、短文；用文字描述情景画；用文字描述物品功能；写姓名、地址；写个人简况等。

 知识链接

失语症的其他治疗方法

阻断去除法：是Weigl提倡的方法，指失语性患者基本上保留了语言能力，而语言的运用能力存在障碍，在训练过程中，通过将同样意思的训练内容用两种语言反应来处理，使患者重新获得语言运用能力的一种方法；程序学习法：此方法是把刺激的顺序等分成各个阶段，对刺激的方法、反应的强度进行严密限定。还包括功能重组法、脱抑制法、非自发性言语的自主控制、针灸治疗等。

2. 实用交流能力训练 是失语症患者为了现实生活的需要，应用通过训练学得的任何言语的和非言语的交流方式以改善交流能力的方法。大多数失语症患者的非言语功能（如手势语、绘画等）损害的程度可能比言语功能的损害程度要轻，即非言语交流能力完全或部分保留，因此，对失语症患者需要同时进行非言语交流的训练。特别是临床上，失语症患者如经过系统的言语治疗，言语功能仍然没有明显的改善，则应考虑进行实用交流能力的训练，以便患者能掌握日常生活中最有效的交流方法。

促进实用交流能力的训练主要原则：①重视日常性的原则。以日常活动的内容作为训练课题，通过多种方式提高交流能力，并在日常生活中练习和体会训练的效果。②重视传递性的原则。通过多种方式，达到综合交流能力的提高。③调整交流策略的原则。患者学会选择适合不同场合及自身水平的交流方法，并让其体验运用不同策略的成败。④重视交流的原则。设定更接近于实际生活的

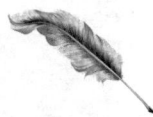

语境变化，并在交流中得到自然的反馈。目前应用较多的训练方法是交流效果促进疗法（promoting aphasics communication effectiveness，PACE），即是在训练中利用接近实用交流的对话结构，在治疗人员与患者之间双向交互传递信息，使患者尽量调动自己的残存能力，以获得实用化的交流技能。

 知识链接

PACE 的原则

治疗者和患者交换新的信息；治疗者和患者同样作为信息的接收者和发出者；患者可自由地选用任何传达信息的交流方式；治疗者作为信息接收者，要根据患者传达信息的成功状况给予反馈。

具体训练方法为：将叠图正面向下扣置于桌上，治疗师与患者交替摸取，不让对方看见自己手中图片的内容。然后双方运用各种表达方式（如呼名、迂回法、手势语、指物、绘画等）将信息传递给对方，接收者通过重复确认、猜测、反复提问等方式进行适当反馈，以达到训练目的。

五、构音障碍的治疗

（一）构音障碍概述

1. **定义**　构音障碍是指在言语活动中，由于构音器官的运动或形态结构异常，环境或心理因素等原因所导致的语音不准确的现象。不包括由于失语症、儿童语言发育迟缓、听力障碍所致的发音异常。

2. **分类**　根据病因可将构音障碍分为运动性构音障碍、器质性构音障碍和功能性构音障碍。

（1）运动性构音障碍：是指参与构音的器官（肺、声带、软腭、舌、下颌、口唇等）的神经系统病变所致肌肉麻痹、收缩力减弱、运动不协调等引起的言语障碍。

（2）器质性构音障碍：是指由于先天和后天原因的构音器官形态、结构异常导致功能异常，从而出现的构音障碍，临床上最常见的是先天性唇腭裂所致的构音障碍，其次是舌系带的短缩。

（3）功能性构音障碍：是指发音错误表现为固定状态，但找不到明显原因的构音障碍。构音器官无形态、结构异常和运动功能异常，听力在正常水平，语言发育已达4岁以上水平，构音错误已经固定化。临床多见于儿童，特别是学龄前儿童。大多数患儿通过构音训练可以完全治愈。

（二）治疗原则

1. **针对言语表现进行治疗**　治疗侧重点针对的是异常言语表现，而不是按构音障碍类型进行治疗。

2. **按评定结果选择治疗顺序**　一般情况下是按呼吸、喉、腭和腭咽区、舌体、舌尖、唇、下颌运动逐个进行训练。

3. **选择适当的治疗方法和强度**　治疗要循序渐进、由易到难，选择适当的治疗方法和强度，以主动练习为主，重度患者需要采取手法辅助。治疗师起引导作用。

（三）治疗方法

构音障碍的治疗是针对异常的言语表现而不是类型，治疗从纠正影响言语质量的肌张力、肌力和异常的运动协调开始。

1. **呼吸训练**　呼吸气流的量和呼吸气流的控制是正确发声的基础，重度构音障碍患者往往呼吸很差，特别是呼气相短而弱者，很难在声门下和口腔形成一定压力。因此，呼吸训练主要是延长呼气的训练，如吹吸管、吹蜡烛、吹气球，重症患者更应重视此项训练，可采用坐位或半坐卧位，让患者放松并平稳地呼吸，治疗师的手放在患者上腹部，在吸气末时，随着患者

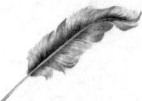

的呼气动作平稳地施加压力，通过横膈的上升运动使呼气相延长，并逐步让患者结合 [f]、[ha] 等发音呼气。

2. 放松训练 痉挛性构音障碍的患者，通常有咽喉肌群紧张，同时肢体肌张力也增高，通过放松肢体的肌紧张可以使咽喉肌群也相应得到放松。在构音改善的同时也帮助调整患者的情绪。放松训练包括用于足、腿、臀、腹部、胸部、手和上肢、肩、颈、头、声带、构音器官的一系列放松运动。

3. 舌唇运动的训练 训练患者唇的张开、闭合、前突、缩回、吹、吸及发爆破音，重者帮助做下颌上举和下拉的动作，以完成双唇闭合。唇的训练不仅为患者发双唇音做好准备，也可使流涎逐步减轻或消失。训练患者舌的前伸、后缩、上举、侧方运动，重者治疗师戴上指套或用压舌板协助患者做舌的各种运动。做上述训练须让患者面对镜子，便于模仿和纠正动作。另外，可以用冰块摩擦面部、唇以促进运动，每次 1~2 min，每日 3~4 次。

4. 发音的训练 让患者尽量长时间保持双唇闭合、伸舌等动作，然后做无声的构音运动，最后做轻声的引导发音，先训练发元音，如 [a]、[u] 等，然后发辅音，辅音先由双唇音开始，如 [p]、[m] 等，待能发辅音后，要训练将已掌握的辅音与元音结合，如 [pa]、[ma]、[fa]，这些发音较熟练后，就采用元音加辅音再加元音的形式，最后过渡到单词和句子的训练。

5. 言语速度和辨音的训练 轻或中度构音障碍的患者可能表现为绝大多数音可以发，但由于痉挛或运动不协调而使多数音发成歪曲音或失韵律。拖长音说话是降低语速最简单易行的方法，如"妈妈爱宝贝"拖长音说"妈 - 妈 - 爱 - 宝 - 贝"，随着语言清晰度的改善可逐渐增快语速。或者可以利用节拍器控制速度，由慢而快。另外须训练患者对声音的分辨能力，可以通过口述或放录音，或者采取小组训练形式，由患者说一段话，其他患者评议，最后由治疗师纠正，效果会较好。

6. 克服鼻音化的训练 鼻音化构音是软腭运动减弱，腭咽部不能适当闭合而将非鼻音发成鼻音，使发音清晰度降低，可采用引导气流通过口腔的方法，如吹纸片、吹蜡烛、吹哨子等练习。

7. 韵律训练 韵律可使说话更富于情感，很多患者由于构音障碍而缺乏抑扬顿挫和重音变化，表现为音量、音调单一及节律异常。可利用电子琴等乐器让患者随声音的变化训练音调和音量，还可利用唱歌、吟诗等进行训练。

8. 非言语交流方式的利用和训练 对于经过系统训练后仍不能使用口语表达进行有效交流的患者，应考虑用非言语交流方式进行代偿，如手势语、绘画、交流板或交流手册，或者选用计算机交流装置，如发音器、计算机说话器、环境控制系统等。

六、吞咽障碍的治疗

（一）吞咽障碍概述

吞咽障碍是指食物经咀嚼形成食团经口腔、咽和食管入胃这一生理过程发生障碍，是一个总的症状名称。吞咽障碍的症状因病变发生的部位、性质和程度不同而有很大的差别，轻者仅感吞咽不畅，重者滴水难进。

正常人的吞咽运动可分为 5 个阶段：口腔前期、口腔准备期、口腔期、咽期和食管期。吞咽中枢位于脑干，主要是延髓，至少有 6 对脑神经参与吞咽运动的过程。

吞咽障碍是神经系统疾病及咽喉部病变中常见而严重的并发症。吞咽障碍除影响患者的正常食物摄入、无法保证全身营养之外，还可引起呛咳、误吸而致肺内感染，甚至可造成生命危险，故须积极进行治疗。

（二）治疗目的

吞咽障碍治疗的目的主要是恢复或提高患者的吞咽功能，维持患者基本营养的摄入；改善

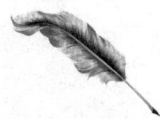

因不能经口进食产生的心理恐惧与抑郁；增加进食安全，减少食物误咽、误吸入肺的机会，预防吸入性肺炎的发生。

（三）治疗方法

1. 保证营养摄入 营养是吞咽障碍患者需要首先解决的问题，若患者不能安全经口摄取足够的营养，须改变营养摄入方式，例如经胃管喂食。近年来，间歇性经口胃管喂食的应用逐渐增多。间歇性经口胃管喂食是指进食时经口插入胃管，非进食时拔除胃管的进食方法，其主要特点为间歇性。此方法可使消化道保持正常的生理结构，促进吞咽功能的恢复，手法简单、安全，且不会对皮肤黏膜造成压迫，避免长期置胃管所致的呃逆及反流性疾病等，减轻了重病感，不影响患者的吞咽训练及日常活动，减少了对患者的心理影响。

2. 摄食训练

（1）食物选择：应根据吞咽障碍的程度及阶段来选择食物的性状及质地，容易吞咽的食物密度均一，有适当的黏稠性，通过咽及食管时容易变形、不在黏膜上残留。食物给予的黏稠度顺序通常是由半流质、流质到水，质地顺序通常由软食、半固体到固体。

（2）进食体位：最好取端坐位进食，若患者不能取端坐位，则抬高患者躯干30°～45°呈半坐卧位，头部前屈，辅助者位于患者健侧，此体位有利于食团向舌根运送，还可以减少食物向鼻腔逆流及误吸的危险。严禁在仰卧位及侧卧位下进食。

（3）进食量：正常人最适于吞咽的每次摄食入口量，液体为1～20 ml，浓稠泥状食物为3～5 ml，布丁或糊状食物为5～7 ml，固体食物为2 ml。对患者进行摄食训练时，如果一口量过多，会从口中漏出或引起咽部残留导致误咽；过少则会因刺激强度不够，难以诱发吞咽反射。确认前一口已吞完，方可进食下一口。如患者出现呛咳，应停止进食。

3. 吞咽器官运动训练 加强唇、舌、下颌的运动及面部肌群的力量及协调，从而提高吞咽的生理功能。可根据患者的能力借助一些小工具如压舌板、舌肌康复器、压舌抗阻反馈训练仪等进行被动或抗阻训练，包括唇、舌、下颌、软腭等吞咽相关器官的肌肉在正常生理运动范围内循序渐进式的训练。

4. 吞咽器官感觉训练 主要是改善口腔的感觉及口周、舌的运动功能。

（1）触觉刺激：用手指、棉签、压舌板、电动牙刷等刺激面颊内外部、唇周、整个舌部等，以增加这些器官的敏感性。

（2）舌根及咽后壁冷刺激与空吞咽：咽部冷刺激可使用棉棒蘸少许冷冻的水，轻轻刺激腭、舌根及咽后壁，然后嘱患者做空吞咽动作。也可用冰棒或冰块刺激腭咽弓、颈部的喉区和舌区，以促进吞咽反射。

（3）味觉刺激：用棉棒蘸不同味道的果汁或菜汁（酸、甜、苦、辣等），刺激舌面部味觉，增强味觉敏感性及食欲。

嗅觉刺激、k点刺激、振动训练、气脉冲感觉刺激训练等也是常用的吞咽器官感觉训练方法。

5. 特殊吞咽技术 对吞咽中出现的特殊问题采用特殊的处理技术。

（1）唇、下颌闭合不良：治疗师用一只手紧紧地向上托将下颌闭上，用另一只手用力刺激口周围的部分，重复数次。

（2）舌运动不良：治疗时，用示指下压和略向后推舌的前1/3，以刺激舌后1/3的抬高和口腔后部的闭合。用中指在舌外缘的下方以对角线的方向对舌进行指颤，可刺激舌缘卷起。在舌的前半部用指颤下压，可刺激舌肌的收缩，有助于准备食团和吞咽。重复数次。

（3）口腔感觉降低：可揉摩牙龈外面、颊内面和对舌进行指颤。

（4）口腔过敏及反射亢进：先在最不敏感的区域上加坚定的压力。将下颌保持闭合位，沿唇闭合的方向按摩患者的唇，患者能耐受后，将手指放入口内用力摩擦其牙龈，先外面、后内面，对舌进行指颤以脱敏。

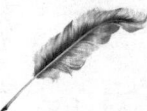

（5）呕吐反射过弱：揉摩牙龈外面、颊内面和对舌进行指颤。直接用软毛刷或棉棒迅速刺激悬雍垂和软腭，继之进行唇和下颌的闭合训练。

（6）帮助食和饮：进餐前，用以上适合于患者的技术改善患者的口功能。将食物放在患者能嗅到、看到的位置。患者采取坐位或半坐卧位，条匙入口后，在舌前1/3向下后压，并倾出食物，然后迅速撤出，立即闭合唇和下颌，使头轻屈，以利吞咽。

6. **神经肌肉电刺激** 利用低频电刺激咽部肌肉，可以改善脑损伤引起的吞咽障碍（图4-29）。神经肌肉电刺激疗法是其中最常用的电刺激方法，包括刺激完整的外周运动神经来激活所支配肌肉的电刺激，以及直接激活去神经支配的肌肉纤维的电刺激两种。主要治疗目标是强化无力肌肉及进行感觉刺激，帮助恢复喉上抬运动控制、延缓肌肉萎缩、改善局部血流。

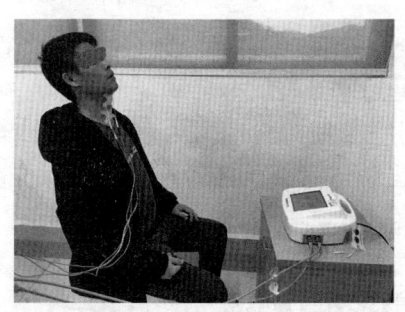

图4-29 吞咽障碍患者神经肌肉电刺激疗法

7. **球囊扩张术** 此项技术主要通过脑干神经反射弧和大脑皮质及皮质下中枢的神经调控发挥作用。现已发展经口、经鼻两种途径扩张，有主动、被动扩张之分。常用于神经源性吞咽障碍，如脑干损伤所致环咽肌功能障碍，也可用于头颈部肿瘤放疗术后所致的环咽肌良性狭窄。此项技术相当安全可靠，操作简单，患者依从性高，大量临床循证实践证明其疗效。

8. **其他治疗** 如辅助器具口内矫治、手术治疗等。

● **思考题** ●

1. 言语治疗的原则有哪些？
2. 简述失语症Schuell刺激疗法的主要原则和构音障碍的治疗方法。
3. 如何对吞咽障碍患者进行治疗？

（张　慧）

第五节　康复心理治疗

学习目标

1. 掌握心理治疗的概念，康复心理治疗的常用方法。
2. 熟悉心理治疗的治疗机制。
3. 了解心理治疗师应具备的条件。

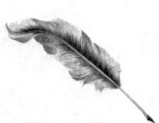

一、概述

心理治疗（psychotherapy）又称精神治疗，是指运用心理学方法，通过治疗者与患者之间的相互作用，影响和改变患者的心理、情绪、认知行为等心理过程，帮助患者消除或缓解心理痛苦，改变不良认知和行为方式的治疗过程。

心理治疗的作用是通过语言、表情、姿势、行为，以及特定情境或药物，向患者施加心理上的影响，解决心理上的问题，达到治疗疾病的目的。从广义上来讲，心理治疗是使用语言的和非语言的交流方式等各种方法，通过解释、支持、共情、相互理解来改变对方的认知、信念、情感、态度、行为等，以降低患者的痛苦。因此，家人、朋友等各种关系之间都可构成治疗作用。从狭义上来讲，心理治疗则专指经过严格专业训练的治疗者运用心理学的理论和技术实施心理治疗的过程，如心理支持疗法、行为疗法、认知疗法等。

康复心理学是心理学的分支，是将心理学的系统知识应用于康复医学的各个领域，主要研究和揭示康复患者的心理活动及心理因素在疾病的发生、发展和转归中的作用。因此，康复心理治疗的对象主要包括伤、病、残患者的心理功能障碍，慢性病患者的身心恢复过程和儿童、老年人的身心问题。其工作内容是解决康复对象的一系列心理行为问题、心理障碍，帮助患者接受残疾的现实并逐渐适应，充分挖掘其潜能，使之重新回归家庭和社会。同时，康复心理学还探索残疾人与社会的相互影响，躯体与心理的相互作用及对残疾的相互影响等问题。

 知识链接

心理咨询与心理治疗

心理咨询是指经过严格培训的心理咨询师运用心理学的理论和技术帮助来访者依靠个人自我探索解决心理问题，增进心身健康，提高适应能力，促进个人成长和发展以及潜能的发挥；而心理治疗是指运用心理学方法，通过治疗者与患者之间的相互作用，影响或改变患者的心理、情绪、认知行为等心理过程，帮助患者消除或缓解心理痛苦，改变不良认知和行为方式的治疗过程。

两者的区别：①工作对象不同。心理咨询的对象主要是正常人，而心理治疗的对象则主要是有心理障碍的人。②处理的问题不同。心理咨询着重处理正常人所遇到的各种问题，例如，日常生活中经常出现的失业、下岗心理问题，人际关系问题，青少年学习及教育问题，成年人的婚姻问题等；心理治疗的适用范围主要是某些神经症、心理障碍和身心疾病等。心理咨询不需要辅以药物治疗，而心理治疗常需要辅以药物治疗。③所需时间不同。心理咨询用时短，一般一次就可以，不需要住院和在专业医院门诊进行；心理治疗则较费时间，需要交谈多次或更长时间，心理治疗一般需要在专业的医院门诊进行，有的还需要住院。④涉及意识深度不同。心理咨询注重教育、指导性和支持，而心理治疗则需要进入人的无意识领域，重建患者的人格等。两者的联系：①它们所采用的理论方法常是一致的，即在心理咨询和心理治疗的理论上没有明确的界限。②两者都重视建立治疗者与求助者之间的人际关系，认为这是帮助求助者改变心理和健康成长的必要条件。

二、治疗机制

心理治疗比较强调治疗者和患者之间的良好治疗关系，这是整个治疗的前提条件。治疗是一个艰苦的过程，需要治疗者和患者的共同努力。

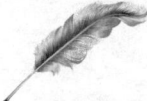

1. **支持与辅助** 治疗者只有提供适当的支持与辅助，才能培养患者的希望，恢复其动机。这是心理治疗的前提，也是它的基本工作。

2. **了解与领悟** 治疗者应帮助患者分析自己的内心，看透自己的潜意识，了解自己的心理、动机与行为的意义，并帮助患者找到解决困难、处理问题的方向。

3. **训练与学习** 以适当的进展程度训练新的适应方式，治疗者可选择适当程度的训练，去改变、纠正患者的不良观念与态度，帮助患者建立一种比较积极的基本态度，以使其能适应人生的不同阶段。

4. **促进自然痊愈与成长** 帮助患者尽量减少心理压力和挫折，并能发挥自己的长处，慢慢去克服、解除困难，渡过危机和难关，或从过去的经验里学习新的经验，从新知识里获取克服困难的要领。

三、治疗者的条件

心理治疗师除了应具备专业的知识技能外，还应具备一些特有的品质，才能赢得患者的信任，达到治疗的目的。

1. 要有善待他人和善待自己的品格，有平衡的心理状态，有能力处理好自己的问题，也愿意帮助别人，理解、同情患者。

2. 要能尽量保持中立的立场，不把自己的私人情感、判断与利害参与进去，保持治疗的客观性。

3. 要有敏锐的感知力和了解心理的能力，能及时发现问题。

4. 要有扎实的精神病理学知识。

5. 要有丰富的经验，包括有一定的人生经历和治疗经验。

6. 要有健康、良好的心理素质和积极的人生态度。

四、治疗方法

根据心理治疗的理论和方法一般分为认知疗法、心理支持疗法、行为疗法、精神分析疗法等；根据参与心理治疗人数的多少分为个别心理治疗和集体心理治疗；根据治疗场所不同分为诊所治疗、社会治疗和家庭治疗。心理治疗的方法很多，选择哪一种方法取决于患者个体特点和所患疾病类型。此外，还应考虑到患者的年龄、文化水平、职业、民族、性格、与社会环境的关系等因素。

（一）心理支持疗法

是一种较简单又常用于临床各科室的治疗方法，也是最基础的心理治疗方法之一。常用的方法主要有倾听、解释、鼓励、保证、指导和环境改善。通过这些方法给患者以心理上的支持和安抚，使其改变对挫折的看法，从而减轻挫折的影响，增强患者对残疾和疾病的适应能力，减轻患者的应激反应。因此，心理支持疗法的主要原则是：①提供适当的支持。主要是心理上的支持，包括安慰鼓励、提供处理问题的方向与要领，以协助患者渡过困境等。②善于利用各种"资源"。最大限度利用各种内、外资源，包括家人与亲人的关心与支持、家庭的财源与背景、周围的生活环境及社会可供给的支持条件等，来帮助患者对付面临的心理困难和挫折。③调整对"挫折"的看法并进行"适应"方法指导。

疾病引起的心理变化，一方面通常与疾病本身轻重缓急及躯体痛苦程度有关；另一方面也受患者对病痛的认知影响。当疾病或残疾发生后，患者往往处于焦虑、恐惧、抑郁、悲观等负性情绪之中，治疗者应充分倾听患者的陈述，就患者有关的躯体和心理问题给予解释和知识教育，矫正不正确的认知，例如，医生把有关疾病的本质、患病因素以及主要防治办法等基本知识向患者解释说明，使其正确地认识并正确对待疾病，消除顾虑，树立战胜疾病和残疾的乐观

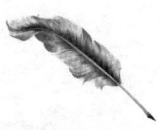

信念，积极主动地进行康复训练；理解患者因遇到挫折而感到悲观绝望、愤怒敌对的情感体验，鼓励患者通过表达情绪来减轻苦恼或心理压抑；鼓励患者提高自信心，学会自助，学会使用治疗过程中学到的各种知识或技术来调节自己的心理功能，而不是长期依赖于医生。采用心理支持疗法的目的是通过加强精神活动的防御能力，促使患者更快、更好地适应环境，利用各种条件，最大限度地调动患者的主动积极性，使其由消极被动转变为积极主动的态度。

（二）行为疗法

行为疗法是从心理学原理出发，主要应用巴甫洛夫的经典条件反射作用原理、斯金纳的操作条件反射作用原理和班杜拉的社会学习理论，来逐步纠正和消除患者的异常或不良行为，并建立新的行为反应的一种治疗方法。主要通过强化良好行为，抑制不良行为进行。常应用于部分神经症（恐惧症、焦虑症、强迫症等）、不良习惯（职业性肌痉挛、口吃、咬指甲、遗尿等）、自控不良行为（肥胖症、神经性厌食、烟酒及药物成瘾等）和性变态行为（恋物癖、窥阴癖、露阴癖、异性装扮癖等）。常用治疗技术如下。

1. **系统脱敏疗法**　是一种减轻恐惧、焦虑、敏感的治疗方法，是在条件反射和肌肉放松结合的基础上，通过交互抑制原理治疗疾病的方法。基本思想是给予一个可引起微弱焦虑与恐惧的刺激，从而使患者逐渐消除焦虑与恐惧，不再对有害的刺激敏感产生病理性反应。治疗采取3个步骤：放松训练、建立焦虑或恐惧的等级层次、患者在放松状态下进行想象或实地脱敏。这样循序渐进、由弱到强依次对患者的症状予以消除。主要用于治疗恐惧症、焦虑症、强迫性神经症以及某些适应不良行为。

2. **厌恶疗法**　是将某些不愉快的刺激与要治疗的症状反复多次结合起来，当病态行为出现时，立即出现一种厌恶性或惩罚性刺激（如电击、弹拉橡皮筋、使用催吐剂或言语责备等），从而达到减少或消除病态行为的一种方法。临床上多用于戒除吸烟、吸毒、酗酒、各种性行为异常和某些适应不良性行为，也可以用于治疗某些强迫症。如治疗酒精依赖患者，患者饮酒时给其注射阿扑吗啡，当即出现恶心症状，经过数日治疗后，患者在不注射药物而单纯饮酒时也会恶心，从而对饮酒产生厌恶情绪。

3. **正性强化疗法**　即正性强化，是指给患者一定的愉快刺激（如奖励、表扬）来强化某种良性行为，并且是在良性行为后立即以明确而肯定的方式给予。例如，用此法治疗儿童遗尿症，在白天让其多饮水，当要求排尿时，让他忍住，坚持3 min，并逐渐增加患者憋尿时间和能力，同时给予实物奖励，以达到睡眠中能控制排尿的目的。

4. **冲击疗法**　又称满灌疗法，其基本原则与系统脱敏疗法相反，不需要进行放松训练，而是直接呈现最强烈的恐惧、焦虑刺激，使其受到更大的冲击，这时如没有真正的危害发生，患者的恐惧情绪最终会消退。此法在治疗恐惧症、强迫症方面疗效较好，但应注意选择病例，要考虑到患者的人格特征、神经类型及身体状况，且治疗前要做好解释工作，患者及家属同意后在治疗协议上签字。

5. **生物反馈疗法**　是借助现代生理科学仪器，将患者的某些生理功能加以描记，同时转换为声、光等反馈信息，使患者根据反馈信号学习间接控制体内原本不能自由支配的活动，达到强化生理功能的目的。治疗前，治疗者向患者讲解基本原理和方法，指导患者用对生理功能的训练和心理意念进行调整和控制。通过反复训练、学习，掌握自我暗示的手段，调整患者自己的血压、心率、肠壁肌与括约肌功能。通过放松，减轻焦虑、恐惧、精神紧张等问题，经过一段时间后，要求患者在无仪器监测的情况下每日做家庭作业，并持之以恒。

（三）精神分析疗法

精神分析疗法是由奥地利神经精神科医生弗洛伊德（S.Freud，1856—1939）于19世纪末创立的一种心理治疗技术，强调把无意识的心理冲突提升到意识当中，揭露防御机制的伪装，使患者了解到症状的真正原因和真实意义，从而摆脱自身症状，重塑健康人格。弗洛伊德认

为，心理疾病的根源在于早年生活的心灵创伤，以及由此遗留下来的被压入潜意识的心理冲突。精神分析的工作，就是要把压抑在潜意识中的那些童年创伤和痛苦体验挖掘出来，成为意识的东西。患者一旦洞悉问题的根源，就有可能去正视这些冲突，理智地对待它们，症状也随之消失。精神分析疗法有4种方法挖掘潜意识。

1. 自由联想 患者遵守联想的规则，把陆续积满心头的一切想法毫无压抑、毫无批判地都说出来。然后治疗者把患者报告的材料加以分析和解释，直到治疗者和患者都认为已找到无意识之中的矛盾冲突，即病根为止。

2. 阻抗分析 阻抗是患者有意或无意地回避某些敏感话题或采取其他不合作的态度或行为。它表明分析已接近患者高度敏感的东西，这往往正是患者问题的症结所在。阻抗分析技术即是为了消除患者不愿触及的早年创伤经验或无意识冲突的抵抗心理。

3. 移情分析 移情即是患者把自己早年生活中对某个人（通常是父母）的情感或态度，转移到治疗者身上。治疗中，移情至少有3点非常积极的作用：为治疗者提供患者早年感情经验及人际关系的线索，以揭示患者的潜意识内容；给患者提供一个机会，表达多年埋藏在内心的感情体验；有助于患者对自身问题形成正确、深入的理解，以及对内心冲突在现实生活中的"异常"表现的认识，从而达到对自身问题的领悟。不能产生移情的患者和自恋神经症患者无法接受精神分析疗法。

4. 梦的分析 弗洛伊德认为，梦是一种有价值的、有意义的精神现象，是通往潜意识的王牌途径。也就是说，梦的隐意总是表达着潜意识中的愿望。当治疗者与患者合作揭开某个梦的秘密时，其真正意义是使患者更进一步走向对自我的了解。对梦的隐意加以分析，有助于揭露患者症状的真意，达到治疗成功的目的。

（四）认知疗法

认知是指一个人对事物或人的认识、看法和见解。认知疗法就是通过纠正和改变患者歪曲的、不合理的、消极的信念或思想，即不良认知，以减弱或消除情绪障碍和不良行为。不良认知往往会导致情绪障碍和非适应性行为，因此认知疗法主要针对由不合理认知导致的心理问题。认知疗法中比较有代表性的有艾利斯的合理情绪疗法（rational-emotive therapy，RET）和贝克的认知疗法（cognitive therapy）。

1. 合理情绪疗法 艾利斯认为，合理的、有理性的思维产生愉快的情绪，不合理的、非理性的思维产生情绪困扰。合理情绪疗法就是以理性治疗非理性，帮助患者以合理的思维方式代替不合理的思维方式，以合理的信念代替不合理的信念，最大限度地减少不合理信念给他们情绪带来的不良影响。其中，与不合理信念辩论是改变不合理信念最常用的技术，其他技术还有合理的情绪想象技术、认知性的家庭作业、促进患者完成作业而提出来的自我管理技术等。

2. 认知疗法 其治疗目标是要改变错误的信息加工过程，矫正那些使情绪和行为失调的信念或假设。为此，首先把患者的信念当做某种假说来探索，治疗者和患者一起对假说按逻辑来考察并以常规的经验进行检验。通过检验来矫正不良假设，代之以与现实更接近的假设，并尝试新的行为。认知的改变会推动行为改变，行为改变又会对认知改变的有效性加以证实。

（五）家庭治疗

是指将家庭作为一个整体进行心理治疗的方法。其特点是以家庭成员的互动关系为中心，从家庭视角去治疗患者的心理问题，个体的改变依赖于家庭整体的改变，因此，这种方法可以让患者充分取得家庭成员的协助，帮助执行健康的家庭功能。家庭是给人们最初和最深影响的环境，会影响家庭成员的一生，改变家庭中的不良因素，将有利于每个家庭成员的身心健康。因此，家庭治疗认为所有个人心理问题的形成源于过去的家庭问题，是目前家庭问题的表现，而家庭问题的产生是对个人心理问题的反映，两者共存、相互影响。在治疗中，通过角色排演

等具体的方法显示家庭的结构关系、人际关系，更改认知上的看法，维护家人的亲热感情，消化"缺点"，强调"优点"，以解决患者和家庭的心理行为问题，重建正常、健康的家庭结构。

（六）集体治疗

有条件时，可将情况类似或相同的心理障碍患者组织在一起，进行集体治疗。治疗前应详细全面地了解病史，在与患者交谈的过程中，要注意观察患者的情感变化和其对某些问题的认识及评价。根据所得信息，整理、分析出患者存在的主要问题和求治动机，抓住靶症状或问题进行治疗。采集集体治疗患者的全部资料后，要进行整理、归纳、分析，找出普遍存在的带有共性的问题，针对性地给予解决。对个别问题，还要通过个别治疗解决。集体治疗可通过讲课形式进行。此外，还要进行分级讨论，让患者交流各自的经验和体会，治疗者要注意观察讨论中患者仍存在的疑问及顾虑，了解其建议和要求，并观察患者之间的相互影响。利用患者之间相互启发的暗示作用，请曾经接受治疗的、康复较好的、比较有影响的患者参加讨论。

思考题

1. 心理支持的方法有哪些？
2. 行为疗法有哪些具体治疗方法？
3. 什么是认知疗法？

（张　慧）

第六节　康复工程

学习目标

1. 掌握假肢、矫形器、助行器和轮椅的作用及临床应用。
2. 熟悉康复工程、假肢、矫形器、助行器的基本概念。
3. 了解假肢、矫形器、助行器及轮椅的分类。

康复工程（rehabilitation engineering）全称为生物医学康复工程，是现代生物医学工程的分支，是指工程技术人员在康复医学临床中，运用工程学的原理和工艺技术手段，通过补偿、替代或辅助重建等方法来矫治畸形、弥补功能缺陷、预防和改善功能障碍，最大限度地提高患者的生活质量和社会参与能力的一种康复治疗技术。疾病或损伤常导致功能障碍，使患者不能独立完成日常生活活动、工作学习及休闲活动，这时就需要一些专门设计的产品、器具和设备来改善其减弱的功能或代偿其丧失的功能。这些器械统称为康复辅助器具，是康复工程的重要组成部分，包括有助于移动的假肢、助行器和轮椅，有助于预防畸形、纠正姿势和提供保护的矫形器，有助于增强日常生活活动、工作和沟通能力的自助具，以及能改造环境的无障碍设施等。随着现代科技的高速发展，信息技术、微电子技术、仿生技术、光机电一体化技术等手段被大量的应用到康复医学中来，例如临床应用较为广泛的康复机器人等。本节主要介绍假肢、矫形器、生活辅助用具、助行器及轮椅在该领域中的应用。

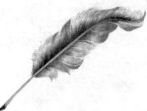

知识链接

康复机器人

康复机器人是帮助残疾人解决生活中活动困难问题的一种工具，使残疾人获得更强的独立生活能力，并大大提高他们的生活质量。康复机器人可划分为康复训练机器人和辅助型康复机器人2种。康复训练机器人的主要功能是帮助患者完成各种主、被动康复训练，减轻服务人员的劳动强度，帮助解决人工锻炼达不到全身所有肌肉和关节长时间活动的问题，包括行走训练、手臂运动训练、脊椎运动训练、颈部运动训练等。辅助型康复机器人有智能假肢、智能轮椅、导盲机器人、服务机器人等，主要用来帮助肢体运动有困难的患者完成各种动作。

一、假肢

（一）概述

1. 定义 假肢（prosthesis）是用于弥补先天肢体缺损或后天截肢所致的肢体缺损，代偿失去的肢体功能，应用工程学原理、技术和手段结合人体解剖结构而进行专门设计、制造和装配的人工假体。

2. 分类 按解剖部位分为上肢假肢和下肢假肢；按用途不同分为装饰性假肢、功能性假肢、作业性假肢和运动假肢；按结构不同分为内骨骼式假肢和外骨骼式假肢；按装配时间长短分为临时假肢和正式假肢；按驱动来源不同分为自身动力源假肢和外部动力源假肢。

3. 选用假肢的原则 虽然每个截肢者都希望能恢复截去的肢体，尽可能保持正常的肢体外观，但在装配假肢时，要充分考虑到穿戴假肢后对基本功能的影响，以功能代偿为主。有时不一定要勉强装配假肢，例如有些截肢者装配了装饰假手，反而失去残手的感觉，由此妨碍了残手残余功能的发挥。此外，还应注意实效和价格效益比，要了解相关假肢的性能、特点和价格。

4. 康复评定 包括一般情况的评定、残肢的评定和假肢的评定。

（1）一般情况的评定：包括评估患者全身状况和心理、精神状态，详细询问患者的年龄、性别、肢体缺损的原因、截肢日期、截肢部位、截肢水平、术后伤口处理，了解家庭、工作以及经济情况。

（2）残肢的评定：通过评估残肢的基本情况，及时发现和解决问题，有助于发挥残肢的最大潜能。理想的残肢有一定的长度、无畸形、关节活动正常、皮肤及软组织条件良好、皮肤感觉正常、肌力正常、血运良好、无幻肢痛和残肢痛。

（3）假肢的评定：是在装配假肢时，进行舒适度和对位、对线等检查，使其达到代偿功能最佳而又符合人体形态要求的过程。

（二）上肢假肢

1. 基本要求 使用上肢假肢的目的是用与上肢外观类似的假体改善外观形象，并利用残存功能或借助外力，代替部分功能。其基本要求是功能好、能满足上肢截肢患者的最基本需求，外观逼真，操作灵活，重量轻，经久耐用，可以自我穿/脱等。

2. 常用类型 上肢假肢按截肢部位可分为假手指、掌部假肢、上臂假肢、前臂假肢、肘离断假肢、肩离断假肢；按动力来源可分为自身动力源假手与外部动力源假手；按手的使用目的可分为功能手、装饰手、工具手。常用的上肢假肢有功能手、装饰手、工具手和外部动力源假手等。

(三)下肢假肢

1. 基本要求　对下肢假肢的基本要求是安全、稳定、省力、步行节律正常,达到在穿戴假肢行走时的站立期稳定、摆动期自然。能支撑人体稳定、步行、坐、转身、上下楼梯等,有良好的承重的功能,佩戴时不应产生不适感,残肢应无压痛,穿脱假肢方便、卫生,易于清洗。长期使用承重部位不合理的假肢会引起残肢皮肤擦伤、溃疡,以及滑囊炎等并发症。

2. 常用类型　常用的下肢假肢有部分足假肢、小腿假肢、大腿假肢、膝离断假肢和髋离断假肢等。

二、矫形器及生活辅助用具

(一)矫形器

矫形器(orthosis)是在人体生物力学的基础上,装配于人体四肢、躯干等部位,通过力的作用以预防、矫正畸形,用于改变或代偿神经、肌肉、骨骼系统的功能或结构的体外装置。用于躯干和下肢的矫形器又称支具,用于上肢的矫形器又称夹板(splint)。

1. 矫形器的基本作用

(1)稳定和支持:通过限制关节的异常活动或运动范围来保持关节的稳定性,减轻疼痛,恢复承重或运动功能。

(2)固定和矫正:对已经出现畸形的肢体或躯干,通过对病变肢体或关节的固定来矫正畸形或预防畸形加重。

(3)保护和免负荷:通过固定病变的肢体或关节,防止或限制其不合理的活动,减轻疼痛,保持肢体、关节的正常对线关系。对某些承重的关节(如髋关节),可以减轻或免除肢体或躯干的长轴承重。

(4)代偿与助动:通过某些装置如橡皮筋、弹簧等来提供动力或储能,代偿已经失去的肌肉功能,或者对肌力较弱的肢体或躯干给予一定的助力,来辅助肢体的活动,或者使瘫痪的肢体产生运动。

2. 分类与命名　矫形器的常用分类方式是按安装配部位分类,可分为上肢矫形器、下肢矫形器和脊柱矫形器3大类(图4-30),每类矫形器的具体命名见表4-8。

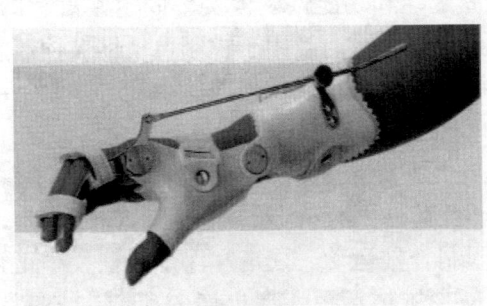

Ⅰ.上肢矫形器

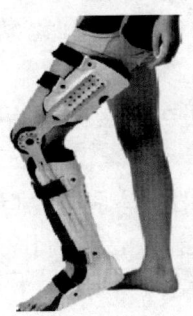 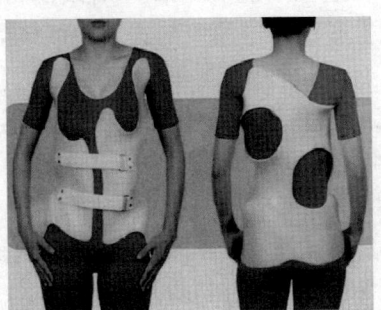

Ⅱ.下肢矫形器　　Ⅲ.脊柱矫形器

图 4-30　矫形器分类

表 4-8 矫形器命名中、英文对照表

中文名称	英文缩写	英文名称
上肢矫形器	ULO	upper limb orthosis
肩-肘-腕-手矫形器	SEWHO	shoulder elbow wrist hand orthosis
肘-腕-手矫形器	EWHO	elbow wrist hand orthosis
平衡式前臂矫形器	BFO	balanced forearm orthosis
腕-手矫形器	WHO	wrist hand orthosis
手矫形器	HO	hand orthosis
下肢矫形器	LLO	lower limb orthosis
髋-膝-踝-足矫形器	HKAFO	hip knee ankle foot orthosis
膝-踝-足矫形器	KAFO	knee ankle foot orthosis
踝-足矫形器	AFO	ankle foot orthosis
足矫形器	FO	foot orthosis
膝矫形器	KO	knee orthosis
脊柱矫形器	SO	spinal orthosis
颈矫形器	CO	cervical orthosis
胸-腰-骶矫形器	TLSO	thorax lumbar sacrum orthosis
腰-骶矫形器	LSO	lumbar sacrum orthosis
骶-髂矫形器	SIO	sacro-iliac orthosis

（1）上肢矫形器：上肢矫形器的使用目的是保持肢体处于功能位，提供牵引力以防止关节挛缩，预防或矫正上肢畸形，补偿上肢肌肉失去的力量，辅助无力肢体的运动或替代手的功能等。常用的有手矫形器、腕-手矫形器、肘-腕-手矫形器、肩-肘-腕-手矫形器、平衡式前臂矫形器等。根据功能分为固定性和功能性两大类，固定性没有助动装置，用于固定、支持、制动；功能性有助动装置，允许肢体活动或用于控制、辅助肢体运动。

（2）下肢矫形器：能支撑体重、辅助或替代肢体功能，限制下肢关节不必要的活动，保持下肢的稳定性，改善站立和步行时的姿态，预防和矫正畸形。选用下肢矫形器必须注意，穿戴后不应对肢体有明显的压迫，对下肢水肿的患者，矫形器不宜紧贴皮肤。常用的有金属条 AFO、塑料布 AFO、KAFO、负荷性下肢矫形器等。

（3）脊柱矫形器：用于限制脊柱运动、固定和保护脊柱，矫正脊柱的异常对线，稳定病变关节，减轻躯干局部疼痛，减少椎体承重，促进病变愈合，支持受累的肌肉，预防和矫正畸形，通过对躯干的支持、运动限制和对脊柱对线的再调整以达到矫治脊柱疾病的目的。常用的有围腰、屈曲控制式矫形器、屈伸控制式 TLSO、屈侧旋转控制式 TLSO 和脊柱侧弯矫形性 TLSO 等。

3. 临床应用 临床应用程序主要有评定、矫形器处方、装配前治疗、矫形器制作、训练和使用。

（1）评定：装配矫形器前要对患者存在的问题、一般身体情况、心理状态和经济条件，以及拟制作或穿戴矫形器部位的关节活动范围、肌力、感觉情况等进行全面综合的评定；装配矫形器后通过患者对矫形器的试穿，评估矫形器的设计、结构、质量、松紧度、大小和康复作用是否达到处方要求，对线是否正确，动力装置是否可靠，以便及时进行相应的调整；穿戴矫形器期间，评估患者熟练穿戴程度和舒适度，以及穿戴矫形器后，能否达到预期目的和效果，对

日常生活、工作和社会活动是否存在积极作用。

（2）矫形器处方：处方包括患者的一般情况、临床诊断、存在的功能障碍、佩戴目的和要求，以及矫形器种类、所用材料、佩戴部位、作用力分布、使用时间及注意事项等。

（3）装配前治疗：根据患者的功能障碍特点，应进行相应的装配前治疗，为使用矫形器创造条件。

（4）矫形器制作：包括设计、测量、绘图、取模、制造、装配程序。根据评定结果结合矫形器的结构、材料和形式等特点，量取佩戴矫形器部位的有关尺寸，绘制肢体轮廓图，并根据生物力学的要求修整石膏模型，制作及装配矫形器。

（5）训练和使用：指导患者及其家属掌握矫形器正确的穿、脱方法，操作时按照程序逐步进行，做到安全、便利和不损害矫形器。并进行有助于消除水肿，增强相关肌群的肌力、耐力，改善关节活动范围和协调功能等训练。经常清洗矫形器、保持矫形器的整洁和干燥。存放低温热塑材质的矫形器时，应远离热源。矫形技师应每3个月或半年随访一次，了解矫形器的使用情况、疗效，有无不良作用以及病情变化等，并根据情况调整矫形器。

4. **注意事项**　在康复训练过程中，应根据不同治疗阶段、训练的特点，相应调整、更换或穿脱矫形器；穿戴矫形器期间，注意观察接触部位的皮肤有无发红、肿胀、疼痛和破损等，并保持皮肤清洁、干燥，在骨突处加软衬垫或请矫形技师调整等，预防皮肤感染和压疮的发生；鼓励患者积极进行功能训练，以免对矫形器产生依赖。

（二）生活辅助用具

残疾患者的全面康复、回归社会还需要一些生活辅助用具来弥补降低或丧失的功能，便于患者省时、省力地独立完成一些日常生活活动、工作和娱乐活动，改善和提高生活质量。

1. **穿衣自助具**　包括穿衣钩、纽扣器、穿袜器、鞋拔等（图4-31）。

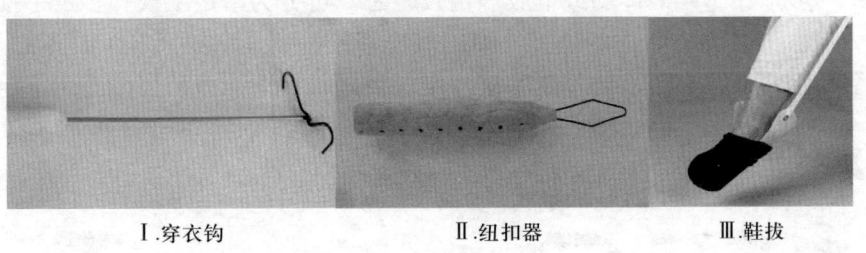

Ⅰ.穿衣钩　　　　Ⅱ.纽扣器　　　　Ⅲ.鞋拔

图4-31　穿衣自助器

2. **家务管理辅助器**　主要是解决残疾者"食"的特殊问题。

（1）炊事用具：如单手切菜板、水果削皮器、单手炒锅架、单手开瓶器。

（2）饮食用具：如夹持式筷子、防洒碗碟、防滑布，带辅助柄的餐具、水杯，重度残疾者的喂食用具。

（3）清扫用具：如持物钳、长把扫把、长把簸箕、吸尘器等。

（4）家庭缝纫、编织工具：如专用缝纫机、编织机、剪刀、顶针、洗衣机、刷鞋用具。

3. **家庭及其他场所使用的家具及适配件**　这是以"住"为主的辅助器具。

（1）桌子：如书桌、站立桌、床头桌。

（2）固定灯：读书灯、工作用灯、台灯。

（3）坐具：如可调坐椅、工作椅、工作凳、站立椅子、髋关节炎症椅子、助站坐椅、高靠背椅、腿托、足凳、靠背、靠背垫。

（4）床：高度可调床和不可调床、可调整躺下姿势的床、一次性尿不湿床垫等。

（5）门、窗开闭装置：如滑动门、转动门。

（6）家用升降装置：上下楼梯的助行架、上下楼梯的滑轨、轮椅升降台。

（7）家庭安全设备：地板、楼梯防滑材料、急救信号铃、防护栏、煤气安全阀。

4. 通信、信息及信号辅助器具 除了衣、食、住、行等需要一些特殊设备以辅助生存外，为使残疾者全面回归社会尚需建立一些信息交流设备，以辅助其参与社会交往。

（1）视觉辅助器：放大镜、眼镜、双筒望远镜、视野扩大镜，以及为躺着读书、看电视配备的棱镜眼镜。

（2）电视觉辅助器：如盲人语言阅读机。

（3）肢残人手写辅助用具。

（4）阅读辅助器：翻页器、图书阅读架。

（5）盲人有声读物。

（6）电话辅助用具：有盲文的电话机、声音放大的电话机。

（7）助听器：有耳后式、眼镜架式、盒式、触觉助听器。

三、助行器

助行器（walking aid）是辅助人体支撑体重、保持平衡和行走、减轻下肢负荷的工具。助行器具有保持身体平衡、减轻下肢负荷、缓解疼痛、改善步态、辅助移动及行走等功能。包括杖、步行器等。

（一）杖

1. 种类 根据杖的结构和使用方法，可分为手杖、前臂拐（肘杖）、前臂支撑杖、腋杖。

（1）手杖：是最常见的助行器，有木制的和金属制的。带有"C"形手柄的传统手杖重量最轻而结构坚实，外形美观，售价低廉，深受患者欢迎，此外还有"T"形或其他式样。手杖稳定性较差，一般适用于年老体弱或下肢病情较轻者。可分为单足手杖和多足手杖。①单足手杖适用于握力好、上肢支撑力强的患者，如偏瘫患者的健侧、老年人等（图4-32）。②三足手杖。由于3个足呈"品"字形，比单足手杖稳定。可用于平衡能力稍欠佳而用单足手杖不安全的患者（图4-33）。③四足手杖。由于有4个足，所以更为稳定。用于平衡能力欠佳而用三足手杖也不够安全的患者（图4-34）。

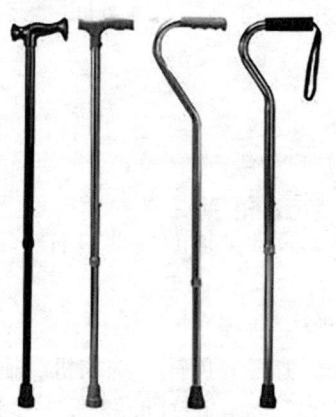
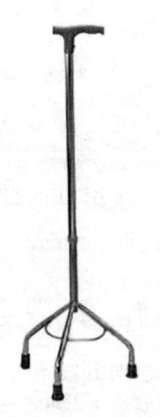
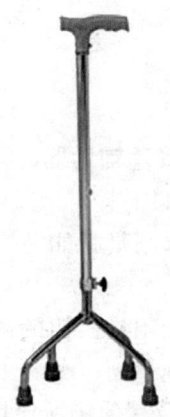

图4-32 单足手杖　　图4-33 三足手杖　　图4-34 四足手杖

（2）前臂拐（肘杖）：是带有一个手柄、一个立柱和一个向后倾斜前臂支架的助行器，因前臂支架上部的肘托托在肘部的后下方，故命名为前臂拐，常成对使用（图4-35）。前臂拐可以支持和加强腕部力量，为下肢提供较大支持，适用于上肢支撑力和握力不足而不能使用手杖者，及双侧上、下肢肌力下降或不协调者。

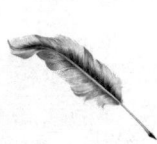

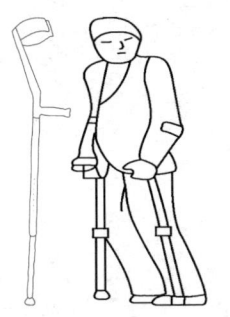 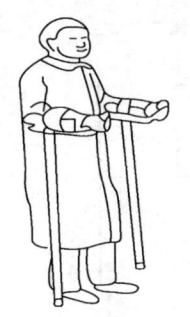 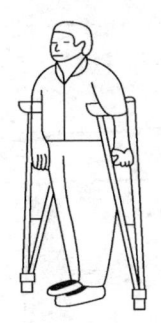

图 4-35　前臂拐（肘杖）　　图 4-36　前臂支撑杖　　图 4-37　腋杖

（3）前臂支撑杖：是带有一个特殊手柄和前臂支撑支托的助行器，常用于下肢单侧或双侧无力而腕、手又不能承重的患者，如类风湿关节炎，上、下肢均损伤的患者等（图 4-36）。

（4）腋杖：是人们熟悉、常用的助行器，对减轻下肢负荷和维持身体平衡具有较好的作用。可用木头和轻金属制成。在拐托上可装海绵拐托套，避免在腋窝处压迫神经。为了保证使用腋杖后能步行，上肢和躯干必须要有一定程度的肌力。为固定上肢来支撑体重，需要背阔肌、斜方肌、胸大肌、肱三头肌等用力，为使腋杖前后摆出，需要三角肌用力，为牢固地握住把手，需要前臂屈肌和伸肌、手部屈肌用力。常用于截瘫而上肢功能正常者或其他原因所致下肢损伤、步行不稳定者（图 4-37）。

2. 高度调节　高度合适的杖类助行器是保证患者安全和最大限度发挥其助行功能的关键。

（1）手杖：高度适合的手杖为使用者持杖站立，杖足位于小趾前外侧 15 cm，肘关节屈曲约 30°，此时伸肘下压手柄步行可获得较好支撑。测量时患者站立，上肢自然下垂，手杖的高度则为地面至大转子的高度或尺骨茎突的高度。若使用者没有穿鞋，则须在测得的结果上再加 2.5 cm，这是留有穿鞋时鞋后跟的高度。

（2）前臂拐（肘杖）：手柄的高度等于手杖的高度；前臂套的高度在肘与腕关节连线中点的稍上方，以免太低前臂支撑力不足或太高妨碍肘的活动和碰擦尺神经，引起神经损伤，导致小指和环指的感觉丧失或刺痛。

（3）前臂支撑杖：其高度等于尺骨鹰嘴至地面（穿鞋）的距离或足跟底的距离加上 2.5 cm。

（4）腋杖：腋杖的高度应为身高减 41 cm，或腋窝下 5 cm 处，手柄高度的测量同手杖（图 4-38）。拐托套过高，则会压迫臂丛神经，拐托套过低，则不能抵住侧胸壁，难以稳定肩部和提供平衡，导致步态不良。若患者下肢或上肢有短缩畸形，可让患者呈仰卧位，下肢穿上鞋或佩戴矫形器，上肢放松置于身体两侧，将腋杖轻轻贴近腋窝下 3 横指或 5 cm 处，小趾前外 15 cm 与足底平齐处即为腋杖最适当的高度，肘关节屈曲 25°~30°，腕关节背伸时的掌面为手柄部位（图 4-39）。

（二）步行器

步行器可支撑体重，便于站立或步行。

（1）助行架：适用于步行平稳性非常差的患者或长期卧床引起下肢肌力减弱的老年人等，主要用于室内步行（图 4-40）。装有 4 个轮子的四轮式步行器，移动容易但步行姿势差，因此只能在短期内应用。拾起式步行器和交替步行式步行器的重量轻，步行姿势也好。①交互型。使用时，先向前移动一侧，然后再向前移动另一侧，如此交替移动前进。适用于站位平衡力差、下肢肌力差的患者或老年人，其优点是如厕也很方便。②固定型。常用来减轻一侧下肢的负荷，如下肢损伤或骨折不允许负重时等。双手提起两侧扶手，同时向前放于地面代替患足，然后健腿迈步。③前方有轮型。单侧手整个提起步行器有困难者须用此型，它可以前轮着地，提起步行器，后脚向前推即可。④老年人步行车。有 4 个轮子，可将前臂平放于垫圈上推着前

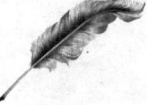

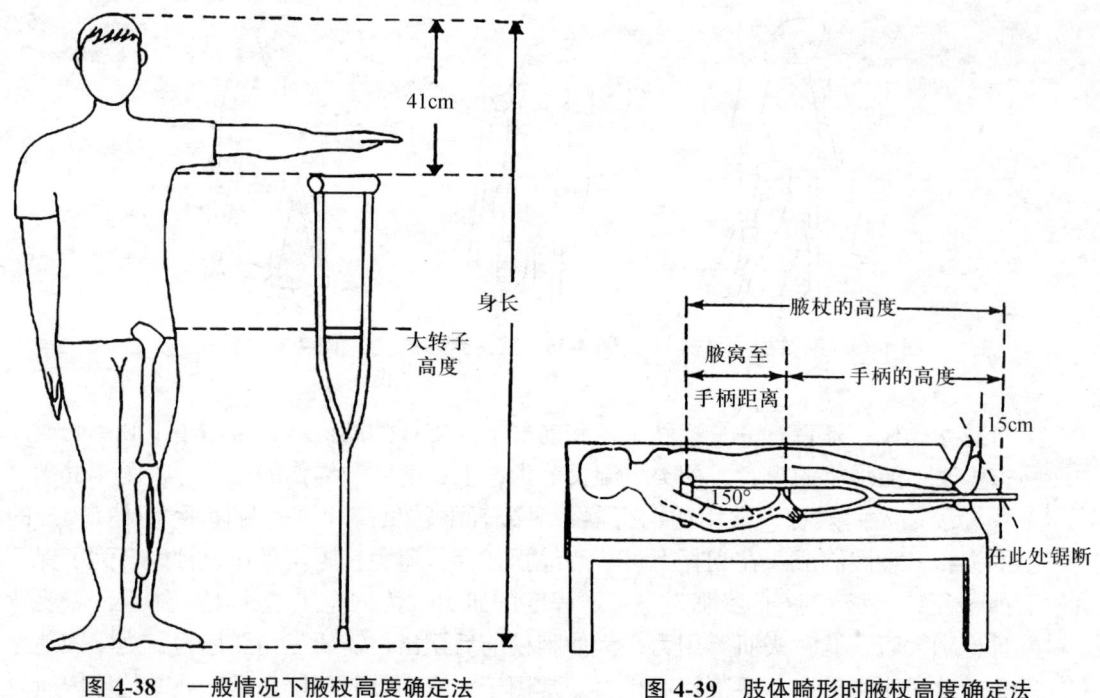

图 4-38　一般情况下腋杖高度确定法　　图 4-39　肢体畸形时腋杖高度确定法

进。此车适用于步行不稳的老年人。⑤单侧步行器。很稳定，适用于偏瘫患者或用四足手杖仍不满足的患者，缺点是比四足手杖重。

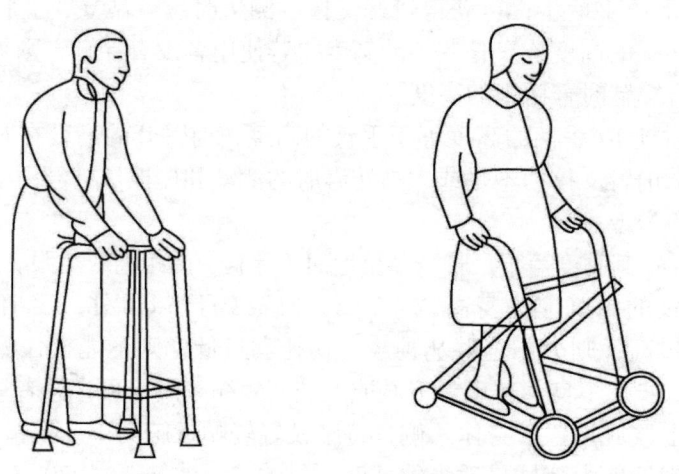

图 4-40　固定型和前方有轮型助行架

（2）截瘫行走器：是根据钟摆原理设计的一类行走器，适用于颈椎以下损伤的截瘫患者，需要根据患者的情况制定。常见的有互动式截瘫行走器、交替式截瘫行走器、双侧髋膝踝足矫形器附加骨盆带行走器、髋关节向导性行走器等。

四、轮椅

（一）轮椅的类型

1. **固定式轮椅**　结构简单，但不用时占用空间较大，上、下车不方便。

2. **折叠式轮椅**　车架等可折叠，轮椅的扶手或脚踏板均为拆卸式，便于携带和运输。这是目前国内外应用最为广泛的一种。

3. **躺式轮椅**　靠背能由垂直向后倾斜，直至水平位。脚踏板也能自由变换角度。

4. **运动型轮椅** 椅根据比赛而设计的特种轮椅。质量轻，在室外应用时能较快运行。有些运动型轮椅不仅能将扶手和脚踏板拆除，还可将靠背的把手部分拆除。

5. **手推型轮椅** 这是由他人推动的轮椅。此种轮椅可以前后皆采用直径相同的小轮以降低造价和减轻重量，其扶手可用固定式、开放式或拆卸式，手推型轮椅主要作为护理用椅。

6. **电动轮椅** 有不同规格，可分别供成人或儿童使用。电动轮椅有多种不同的控制方式，手或前臂功能有部分残存者，可选用手或前臂进行操作的电动轮椅。此种轮椅的电钮或遥控杆非常灵敏，利用手指或前臂的轻微接触即可进行操作。对于手和前臂功能完全丧失的患者，有以下颌进行操纵的电动轮椅可供应用。现今更有应用呼吸和眼睛进行控制的电动轮椅，进一步扩大了轮椅的应用范围，使许多过去不敢设想可能摆脱终生卧床状况的高位颈椎损伤患者得以实现一定程度的自由活动。

7. **其他特殊轮椅** 为了某些残疾患者的特定需要，还有多种特殊轮椅。如：①单侧运动型轮椅；②如厕专用轮椅；③附有升降装置的轮椅。

（二）轮椅的选择

1. **座位的宽度** 指轮椅两侧扶手侧板之间的距离。测量坐下时两臀间或两股间的距离，将测量结果加 5 cm，即可使坐下后两边各有 2.5 cm 的空隙。座位太窄，臀部及大腿组织容易受压，座位太宽则不易坐稳，操作轮椅不方便，双上肢易疲劳。

2. **座位长度** 指轮椅靠背到座位前缘之间的距离。测量坐下时后臀部至小腿腓肠肌之间的水平距离，将测量结果减 6.5 cm 为宜。座位过短会使坐骨结节承重过大，容易产生压疮，座位过长又会使座位前缘压迫腘窝部小腿的上端而影响血液循环，并易致皮肤擦伤。

3. **座位高度** 测量坐下时足跟（或鞋跟）至腘窝的距离，再加 4 cm，在放置脚踏板时，板面至少离地 5 cm。

4. **坐垫** 为了舒适和防止压疮，座位上应放坐垫，可用泡沫橡胶（5～10 cm 厚）或凝胶垫子。为防止座位下陷可在坐垫下放一张 0.6 cm 厚的胶合板。

5. **靠背高度** 靠背越高越稳定，靠背越低，上身及上肢的活动度就越大。低靠背为座面至腋窝的距离减去 10 cm；高靠背为座面至肩部或后枕部的距离。

6. **扶手高度** 指轮椅座面至扶手面的高度。坐下时，上臂垂直，前臂平放于扶手上，测量座面至前臂下缘的高度，将测量结果加 2.5 cm。适当的扶手高度有助于保持正确的身体姿势和平衡，并可使上肢放置在舒适的位置上。

7. **轮椅其他辅助件** 为了满足特殊的患者需要而设计，如增加扶手摩擦面，延伸车闸，安装防震装置、防滑装置，扶手安装臂托，安装轮椅桌方便患者吃饭、写字等。

（三）轮椅的使用

无论何时，当患者在轮椅上进行活动或上、下轮椅时，必须掌握操纵刹车（制动器）、卸除扶手和脚踏板、在轮椅上将臀部提向前方等基本动作，并能在轮椅上进行从地上拾物，将双手移向脚踏板以拴紧足趾护带等动作。患者及家属要学会在平地上推动轮椅、在斜坡上推动轮椅、上下台阶等技术。

1. **自行使用**

（1）在平地上推动轮椅：在平地上推动轮椅时，臀部坐稳，身躯保持平衡，头仰起，向前。双臂向后，肘关节稍屈，手抓轮圈后部，双臂向前，伸肘。此时身体略向前倾，多次重复，上身产生的前冲力能使手臂力量增强。轮椅在平地上倒退时，①双臂在轮把之间绕过椅背，伸肘置双手于轮圈上；②倾身向后，压低双肩，使手臂能用足够力气将车轮向后推动，对于不能将轮椅推上斜坡者，亦可运用这一方法使轮椅倒上斜坡；③偏瘫患者患肢与健侧肢体协调运动推动轮椅行进。

（2）在斜坡上推动轮椅：①上坡时身体前倾，双手分别置于轮圈顶部之后，腕关节背伸、肩关节屈曲并内收向前推动车轮。通过转换车轮方向，使之与斜坡相交并能使轮椅在斜坡上立足。②下坡时伸展头部和肩部，并应用手制动，可将双手置于车轮前方或在维持腕关节背伸

时,将一掌顶在轮圈下方进行制动。

(3)转换轮椅方向:以转向左侧为例。①左手置于轮圈后方;②左臂略向外侧旋转,从而将身体重量通过左手传递至车轮内侧;③以左手将左侧车轮向后转动,同时右手在正常姿势下将右侧车轮转向前方。

2. 辅助者使用

(1)前进或后退:①四轮着地法,轮椅保持水平推进或四轮着地;②二轮着地法,方向轮腾空,大轮着地,轮椅后倾,推或拉。

(2)上台阶:①用二轮着地法,向后拖上台阶;②手柄向后下方拉,脚踩后倾杆,方向轮上台阶、提手向前上方,顺势将大轮滚上台阶、推进。

(3)上、下楼梯:①一人式用二轮着地法,向后拖,逐级而上。下楼梯反之。②二人式同一人式,另一人致轮椅前方协助。③四人式同一人式,轮椅前后方各两人,协调一致。

思考题

1. 假肢的选用原则是什么?
2. 矫形器的基本作用有哪些?简述矫形器的临床应用程序。
3. 如何确定轮椅的选择?

(张 慧)

第七节 中国传统康复疗法

学习目标

1. 掌握针灸疗法的临床应用及施术方法,拔罐及推拿的方法。
2. 熟悉刮痧疗法、饮食疗法。
3. 了解中药疗法、传统运动疗法。

中国传统康复疗法是以中医基础理论为核心,以整体观念和辨证论治为特点,采用一系列传统疗法进行诊治疾病和促进机体康复的治疗方法。主要分为外治和内治2种,外治以针灸、推拿为主,刮痧、拔罐等为辅,内治主要包括服用各种中药及饮食等治疗方法。

一、针灸疗法

(一)概述

针灸包括针刺法和灸法。针刺法是用金属制成不同形状的针具,运用不同的手法在人体的腧穴上进行不同程度的刺激,通过调整人体脏腑气血,从而达到治疗和促进机体康复目的的一种方法。灸法是以艾绒或其他药物点燃以后,对体表的一定腧穴或特定部位熏灼、温熨,借灸火温热、刺激人体,通过经络的传导,从而达到预防或治疗疾病的一种疗法。

(二)临床应用

1. 治疗作用 针刺法、灸法都是通过腧穴,作用于经络、脏腑,以疏通经络、调理阴阳、

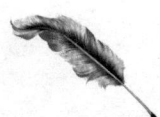

行气活血、扶正祛邪，而达到防病、治病、康复的目的。

（1）疏经活络，促进康复：对于原发性高血压、脑卒中及后遗症、脊髓灰质炎的恢复期、截瘫、脑性瘫痪、癔症性瘫痪、各种神经损伤、神经炎和精神障碍者，有促使肢体功能恢复的作用。

（2）行气活血，散寒止痛：对软组织损伤、颈肩腰腿痛、风湿性关节炎、类风湿关节炎、骨质增生性疾病、扭伤、各种慢性疼痛等，针灸具有较好的镇痛作用。

（3）扶正祛邪，调理阴阳：对胃肠功能紊乱、腹泻、便秘、月经不调、痛经、闭经、遗精、阳痿、遗尿、尿失禁、尿潴留、哮喘、心律失常、性功能障碍、肝胆疾病及机体免疫力低下等均有一定的调节作用。

2. 选穴的原则

（1）近部取穴：选取病变部位或附近的腧穴进行治疗。

（2）远部取穴：选取病变部位所属和相关的经络，根据"经脉所过，主治所及"的原则取穴。如四总穴歌，肚腹三里留，腰背委中求，头项寻列缺，面口合谷收。

（3）随症取穴：有些疾病可出现全身的症状，可针对症状选取有特定作用的腧穴，如发热用大椎、呃逆用内关等。

3. 配穴方法　常用的配穴方法有远近配穴法、前后配穴法、上下配穴法、左右配穴法等。

（三）针灸疗法的施术方法

1. 针刺法

（1）针具：治疗时，根据患者的病情、性别、体质、年龄、胖瘦及针刺部位的不同选择合适的针具，并注意检查针具是否带钩、变钝或弯曲等。临床上，长 25～75 mm、直径 0.32～0.38 mm 的针具最常用。

（2）体位：根据处方腧穴所在部位，选择适当的体位，以既有利于腧穴的正确定位，又便于针灸的施术操作和长时间的留针而不致疲劳为原则，常见体位有仰卧位、侧卧位、坐位等。患者接受针刺治疗时，应尽量全身放松，取持久舒适的体位。

（3）消毒：应用针刺法必须严格消毒，针具要无菌，施针部位和医者的手均要用 75% 乙醇溶液等进行常规消毒。

（4）进针方法

a. 单手进针法：用刺手的拇指、示指持针，中指指端紧靠腧穴，中指指腹抵住针身下端，当拇指、示指向下用力按压时，中指随势屈曲将针刺入，直刺至所要求的深度。

b. 双手进针法：刺手和押手相互配合，协同进针。常用的有①指切进针法，又称爪切法，临床最为常用。即左手拇指或示指端切按在腧穴的旁边，右手持针紧靠左手指甲缘将针刺入皮肤内。②夹持进针法。左手拇指、示指持捏消毒棉球夹住针身下端，将针尖固定在腧穴皮肤表面，右手将针迅速刺入。③提捏进针法。左手拇指、示指将针刺部位的皮肤捏起，右手持针从捏起的皮肤上端将针刺入。④舒张进针法。左手拇指、示指将针刺部位的皮肤向两侧撑开，使皮肤绷紧，右手持针从左手拇指、示指的中间刺入。

2. 灸法

（1）艾条灸：点燃艾条熏烤腧穴或患处。艾条灸分为悬起灸和实按灸。

a. 悬起灸：是将点燃的艾条悬于腧穴上方 2 mm～3 cm 处进行熏烤，使皮肤有温热感而无灼痛感，以出现红晕为度。①温和灸。将艾条的一端点燃，对准施灸部位，使患者局部有温热感。一般每穴灸 10～15 min，使皮肤红润即可。②雀啄灸。将艾条一端点燃，手持艾条在施灸部位上方，像雀啄一样上下移动熏灸。雀啄灸一般用于皮肤敏感度较高的部位。③回旋灸。将点燃的艾条在腧穴或患处做左右方向的移动或反复旋转，使艾条与皮肤的距离有规律地变化。

b. 实按灸：是先在施灸腧穴部位或患处垫上数层布或纸，然后将药艾条的一端点燃，趁热按到施术部位上，稍停 1～2 s 后将艾条移开，反复多次，使热力透达深部。最常用的为太

乙神针灸和雷活针灸。

（2）艾炷灸：艾炷是指用艾绒捏成的上小下大的圆锥体，每燃完一个艾炷称为一壮。艾炷灸即将艾炷置于施灸部位点燃而治疗疾病的方法。分着肤灸和隔物灸。

a. 着肤灸：是将艾炷直接放在皮肤表面上施灸。分为化脓灸和非化脓灸两种。

b. 隔物灸：①隔姜灸、隔蒜灸。将鲜生姜或鲜蒜切成约0.3 cm厚、直径为2 cm的薄片，中间以针刺小孔后放在准备施灸的腧穴上，上面再放上艾炷并点燃，当艾炷燃尽或局部感到灼痛温热时，换艾炷再灸，一般燃5～10壮，以局部皮肤红润而不起水疱为度。②隔饼灸。将附子研成细末，以酒和成饼，做成直径1～2 cm、厚度约3 mm的施灸衬垫物，中间用针刺小孔，置于施灸处，上面放艾炷。③隔盐灸。隔盐灸多用于脐部神阙。方法是用细食盐填平脐部，然后放艾炷施灸。一般可以连续燃3～5壮，以有温热感为度。

（3）温针灸：是针刺与艾灸结合施治的一种方法，适用于既需要针刺又要施灸的疾病。操作方法是在针刺时，将毫针留在适当深度，留针时将一小团艾绒捏裹在针柄上或将一小段艾炷穿孔套在针柄上，将艾炷点燃，使热力通过金属针体传入体内，达到增加温热刺激的效果，具有针刺和艾灸的双重作用。

（4）温灸器灸：将艾绒及药物装入温灸器，点燃后将温灸器盖好，置于腧穴或施灸部位进行熨灸，直到施灸部位皮肤红润。常用的温灸器有灸架、灸盒、灸筒。

（四）注意事项

1. **解释**　向患者及家属解释治疗目的和方法，告知患者治疗时的正常感觉及配合要求。

2. **体位**　在针刺前，先让患者选择一个舒适的体位，避免发生弯针、滞针、断针等意外。

3. **避免意外情况**　避免在过饥、过劳、过度紧张时针灸，以减少晕针。高热、患病、实证及阴虚发热者，皮肤有溃疡、伤口感染者，孕妇腹部、腰骶部，以及儿童不宜用灸法；颜面、五官、大血管处、黏膜附近及毛发生长部位不宜直接施灸；关节活动部位，不宜瘢痕灸。

4. **异常情况的处理**　若出现晕针、断针、气胸、血肿等，要马上出针，并对症处理，滞针、弯针时不能强行出针，要使肌肉放松后，顺着进针相反方向缓慢出针。施灸后，如患者皮肤起小水疱，可暴露皮肤部位，通风干燥，以使水疱自行吸收、修复。

5. **出针时注意**　用力轻，出针顺序先上后下或先内后外，并核对针数。出针后注意止血，对头皮、眼眶等容易出血的部位，出针后应用消毒棉球压迫针孔较长时间止血，必要时冷敷。

知识链接

晕针的处理

在针刺过程中，患者可能会发生的晕厥现象，即晕针。出现这样的情况时，应立即停止针刺，将针全部取出。让患者去枕平卧，呈头低足高位，并松开衣带，注意保暖。轻者仰卧片刻，饮用开水或糖水后，即可恢复正常；重者再刺人中、内关、足三里，灸百会、气海等穴，即可恢复。预防：初次接受针刺治疗或精神过度紧张、身体虚弱者，先向其做好解释，消除患者对针刺的顾虑；针刺时，最好让患者采用半坐卧位，选穴宜少，手法要轻；在患者饥饿或疲劳时，应令其进食、休息后再进行针刺。

二、拔罐疗法

拔罐疗法是指以罐或筒为工具，利用热力排出罐内空气，形成负压，使罐或筒吸附于腧穴部位皮肤上或施术部位的体表，产生良性刺激，以达到防治疾病目的的方法。拔罐疗法的工具有竹罐、陶罐、玻璃罐、抽气罐、多功能罐等，以玻璃罐最为常用（图4-41）。

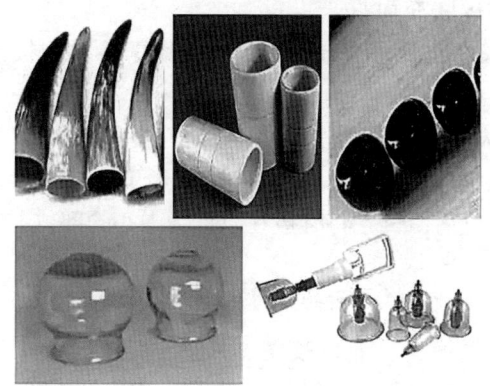

图 4-41 拔罐疗法的工具

（一）拔罐方法

1. **火罐法** 根据燃烧方法分为闪火法、投火法、贴棉法等，其中闪火法最为简便易行、安全可靠，不易烫伤。

（1）闪火法：用血管钳夹住蘸95%乙醇溶液的棉球，棉球点燃后，快速伸入罐内，在底部旋转一下迅速退出，再速将火罐扣在施术部位或腧穴上（图4-42）。

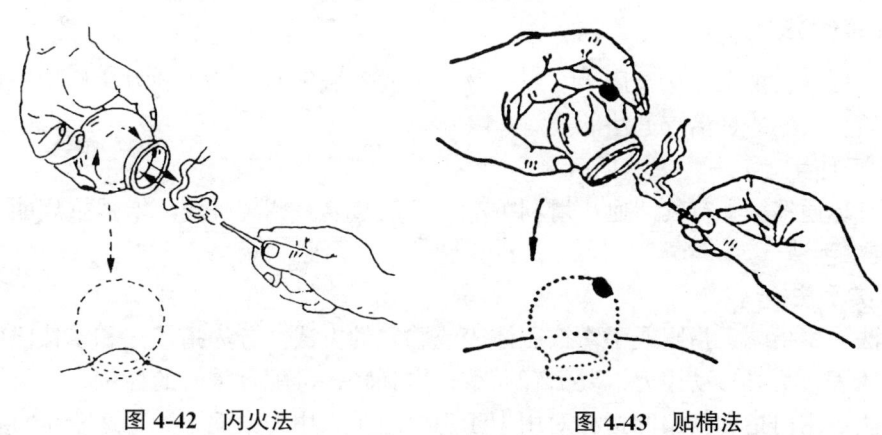

图 4-42 闪火法　　　　图 4-43 贴棉法

（2）投火法：将蘸95%乙醇溶液的棉球或纸片点燃后，投入罐内，然后速将火罐扣在施术部位。

（3）贴棉法：将蘸有适量乙醇溶液的小块棉片贴在罐壁上，点燃棉片后，速将火罐扣于施术部位（图4-43）。

2. **水罐法** 把竹罐放在清水或药液内煮开后，用镊子将罐口朝下夹出，迅速用凉毛巾紧扪罐口，并快速扣在拔罐部位。

3. **抽气法** 是用抽气设备排出罐内气体，使之产生负压吸附的拔罐方法。

（二）起罐方法

拔罐后5～20 min，即可取罐。取罐时一手将罐向一面倾斜，另一手按压皮肤使空气经缝隙入罐即可取下。

（三）拔罐特殊技术

1. **留罐** 将罐吸定在体表后，使罐吸附并留置施术部位10～15min，然后将罐取下。

2. **走罐** 先在所拔部位的皮肤或罐口上涂一层凡士林等润滑油作为介质，再以闪火法将罐吸拔于所治疗部位的皮肤上，随即医者以右手握住罐体，稍用力向上下左右以及病变部位做往返推动，直到走罐部位的皮肤充血。

3. **闪罐** 用闪火法将罐拔住后立即起罐，如此反复多次的拔罐、起罐、起罐、拔罐，直到皮肤潮红。

4. **刺血拔罐法** 将应拔部位的皮肤消毒后，用三棱针点刺出血或用皮肤针叩刺，然后拔罐于所刺部位，以加强刺血治疗的作用。

5. **留针拔罐** 在针刺得气后留针，将罐拔在以针为中心的部位上，待皮肤红润、充血时起罐。

（四）适应证与禁忌证

1. **适应证** 疼痛性疾病，包括头颈背痛、腰腿痛、胃痛、风湿性关节炎等；胃肠炎、消化性疾病；感冒、咳嗽、支气管炎；蛇毒咬伤、丹毒、疮疡早期。

2. **禁忌证** 严重心脏疾病、精神分裂、婴幼儿、出血性疾病、水肿、大血管处、孕妇腰腹部，以及过饥、过饱、烦渴时等。

（五）注意事项

1. 拔罐时，室内应保持温暖，避开风口，防止患者受寒。
2. 拔罐时，根据患者所需拔罐的不同位置，选择不同口径的罐。
3. 拔罐时的操作动作要熟练，要做到稳、准、轻、快。
4. 初次治疗的患者、年老体弱者、儿童及精神紧张等患者以选择小罐为宜，拔罐时间宜短、负压宜小、手法宜轻。

三、推拿疗法

推拿又叫按摩，推拿疗法是用手、肘、膝、足或器械等通过一定的方法作用于人体体表特定部位来防治疾病的一种治疗方法。

（一）治疗作用

按摩具有疏通经络、行气活血、滑利关节、理筋整复、调理脏腑、增强抗病能力等功能。

（二）推拿手法

1. 挤压类手法

（1）按法：用指端、指腹或手掌按压体表或腧穴的方法。分为指按法和掌按法两种。着力部位要紧贴体表，不可移动用力，要由轻而重，再到轻，可配合重心的移位，不可用暴力。

（2）拿法：用拇指和其余四指相对用力于患处组织，用力紧而不死，适于全身各处。具有解表发汗、镇静开窍的作用。

（3）捏法：用拇指或其他手指在施术部位作对称性的挤压。包括三指捏和五指捏。操作时，相对用力挤压动作要循序移动，均匀而有节律。

（4）点法：用拇指指尖或示指、中指的第一指间关节突起部按压一定部位的手法。

2. 摩擦类手法

（1）摩法：用手指（指摩法）或手掌（掌摩法）在体表做直线往返或环形移动的手法。操作时，肘关节自然屈曲，腕部放松，指掌自然伸直，动作缓和而协调。指摩法每分钟120次，掌摩法每分钟80次。

（2）擦法：用手掌的鱼际（鱼际擦法）、掌根（掌根擦法）或小鱼际（小鱼际擦法）附着在一定部位以直线来回摩擦。操作时，腕关节伸直，使前臂与手接近相平，要紧贴体表，推动幅度要大，频率为每分钟100~120次，使用擦法前可在皮肤上涂抹按摩油。

（3）推法：用手或拳在体表做直线缓慢运动。可分为指推法、掌推法和拳推法。操作时紧贴体表，以带动皮下肌肉组织，要单方向直线缓慢运动。操作前要在局部涂抹按摩油。

（4）搓法：用双手掌面挟住一定的部位，相对用力做快速搓揉，同时做上下往返移动。操作时，肩及上臂放松，肘关节微屈。双手用力要对称，搓动要快，移动要慢，即以双掌夹持肢

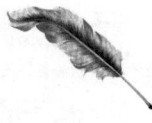

体两侧，在对夹持肢体施加一定力的基础上进行持续往返的搓动，因既有垂直于皮肤的压力，也有与皮肤呈水平运动之力，可带动肢体该侧的软组织，一起向前活动，对肢体的软组织有被动扭转的作用。

3. 摆动类手法

（1）一指禅推法：以拇指端或螺纹面着力，通过腕部的往返摆动，使所产生的力通过拇指持续不断地作用在施术部位或腧穴上。其动作要领为沉肩、垂肘、悬腕、掌虚、指实，紧推慢移，力集中于拇指，蓄力于掌，发力于指，着力于指端或螺纹面。紧推慢移是要求腕部摆动要快，拇指着力点移动要慢。

（2）㨰法：以小鱼际及手背尺侧吸附于治疗部位，以腕关节的伸屈动作与前臂的旋转运动相结合，使小鱼际与手背在治疗部位上持续不断地来回滚动的手法。

（3）揉法：用手指（指揉法）或手掌（掌揉法）在体表腧穴处做揉动的手法。操作时紧贴体表，以带动皮下肌肉组织。腕部放松，以肘部为支点，前臂做主动摆动，带动腕部做轻柔、缓和的摆动。频率为120～160次/分。

4. 振动类手法

（1）抖法：用单手或双手握住患肢远端做连续上下抖动。

（2）振法：用手或手掌着力在体表一定的部位或腧穴，前臂和手部的肌肉强力地静止性用力，做小幅度、连续性的快速振动。

5. 叩击类手法

（1）拍法：用手掌拍击治疗部位，注意手部肌肉的放松，手腕放松，以前臂发力。用力沉而不僵、富于弹性，适用于躯干、四肢。

（2）击法：用拳背、指尖、手掌尺侧、掌根或桑枝棒击打一定部位或腧穴。

6. 运动类手法

（1）摇法：指使关节沿运动轴的方向做被动性的环形运动的手法。

（2）扳法：用双手向同一方向或相反方向用力，使关节伸展或旋转，扳动肢体，使关节做伸展或旋转活动。根据用力方向和施行方法的不同分为侧扳、后扳、斜扳等多种。

（3）拔伸法：固定关节或肢体的一端，牵拉另一端，应用对抗的力量使关节或半关节得到伸展的手法。

（三）注意事项

在行上述推拿疗法时，应为患者摆好体位，以患者感到舒适、不易疲劳，操作方便为宜，冬季注意室内温度，给予保暖，避免受寒。初次为患者行推拿手法时，应尽量采用轻法，然后再根据患者的适应情况逐渐加大手法力量。若患者体质虚弱，也宜采用轻法。如有患者在推拿的次日皮肤出现青紫现象，可改用轻法或变换推拿部位。推拿腰骶部、腹部时，应先让患者排空膀胱。皮肤有破损、感染、肿瘤、皮炎等时禁止推拿，妊娠及妇女月经期禁止按摩腹部、腰部、臀部。

四、传统运动疗法

传统运动疗法是指传承中华文化的传统养生方法，倡导自主运动，强调在运动过程中配合意念和呼吸，以增强体质、防治疾病，改善功能障碍。传统运动疗法种类繁多，各具特色，流传于我国民间。经过几千年的修整、提炼、归纳，普遍被认为具有养生、治疗作用的传统运动疗法有：太极拳、八段锦、五禽戏、道家的内养功、佛家的易筋经等。传统运动疗法之所以能达到健身、防病治病的作用，是因为它有一套较为系统的理论、原则和方法，注重和强调机体内外的协调统一、和谐适度。

五、中药疗法

中药疗法是在中医理论的指导下，辨证应用中药，以治疗疾病或促进康复的一种方法。中药包括植物药、动物药、矿物药，及部分化学、生物制品类药物，在临床康复治疗中应用范围较广。中药既可内服，又可外用，具有疏经活络、强筋健骨、行气活血、化瘀止痛、益气养血、扶正祛邪等作用。在临床上，可根据患者的临床症状及体征，四诊合参，辨证论治，选择适宜的治法和方药。

六、刮痧疗法

刮痧疗法是以中医基础理论为指导，运用特制的边缘钝滑的刮痧器具施术于体表的一定部位（图4-44），使皮肤局部出现痧痕，让脏腑秽浊之气外散，从而达到防治疾病的一种外治疗法。刮痧疗法操作简便，适应范围广泛，对防治各种疾病、促进病后恢复、强身健体、减重、养颜美容、消斑除痘、延缓衰老等都有积极作用。但刮痧疗法并不是万能的，在临床操作中，要注意刮痧疗法的适应证和禁忌证，使其能充分发挥作用。

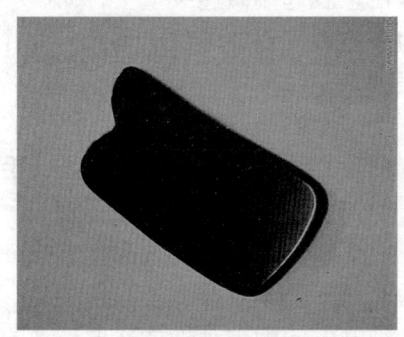

图4-44 刮痧器具（刮痧板）

七、饮食疗法

中医认为在疾病的治疗和康复过程中，饮食的选择必须符合辨证施治的原则，所用之食物必须与用药相辅佐。主张饮食清淡，反对膏粱厚味、过食肥甘，提倡饮食有节，五味不偏。善用饮食调补，药食配伍调补。中医饮食康复疗法重视以食代药，食药并重，主张合理的饮食能够调治疾病，促使疾病早日康复。

● 思考题 ●

1. 简述共有哪几种针刺法？灸法有何作用？
2. 常用的推拿手法有几种？如何操作？

（陈　旭）

第八节 康复治疗技术的新进展

学习目标

1. 掌握经颅直流电刺激和经颅磁刺激的临床应用。
2. 熟悉减重步行训练、镜像疗法、音乐疗法的临床应用。
3. 了解康复机器人技术、虚拟现实技术和丰富环境疗法的最新进展。

随着现代科学技术的不断进步,很多传统的康复治疗技术与治疗手段也在与时俱进、不断发展。为了给患者提供更加优质的康复治疗服务,我们必须要关注康复治疗技术的最新进展,以满足患者不断增长的康复治疗需求,从而为完善康复医疗的服务体系和服务质量提供保证。

一、电磁刺激康复技术

（一）经颅直流电刺激

经颅直流电刺激（transcranial direct current stimulation，tDCS）是一种非侵入性的,利用恒定、低强度直流电（1～2 mA）调节大脑皮质神经元活动的技术。tDCS 的刺激方式包括 3 种：阳极刺激、阴极刺激和伪刺激。阳极刺激通常能增强刺激部位神经元的兴奋性；阴极刺激则能降低刺激部位神经元的兴奋性；伪刺激多是作为一种对照刺激。tDCS 对皮质兴奋性调节的基本机制是依据刺激的极性不同引起静息膜电位超极化或者去极化的改变。膜的极化是 tDCS 刺激后即刻作用的主要机制。tDCS 主要通过刺激大脑皮质,调节神经网络的活性而发挥神经功能的调节作用,可提高再学习能力,获取新的执行能力,激活潜在神经通路,提高认知功能。

tDCS 技术在神经康复领域中的应用已逐渐得到推广,研究发现,tDCS 对于脑卒中后肢体运动障碍、认知障碍、失语症、阿尔茨海默病、帕金森病及脊髓神经网络兴奋性的改变都有不同的治疗作用,对于纤维肌痛综合征、神经痛及下背痛等也有一定的治疗作用,是神经康复领域一项非常有发展前景的无创性脑刺激技术。tDCS 联合其他康复治疗技术共同使用可以明显提高常规康复治疗的效果。但由于该技术仍处于试验推广阶段,到目前为止,尚未把 tDCS 作为一种常规的康复治疗技术使用。

（二）经颅磁刺激

经颅磁刺激（transcranial magnetic stimulation，TMS）是一种在颅外特定部位利用脉冲磁场透过颅骨作用于中枢神经系统,在颅内诱发时变的感应电场,使之产生感应电流刺激邻近神经组织,改变大脑皮质神经细胞的膜电位,影响脑内代谢和神经电活动,从而引起一系列生理生化反应的电生理技术。对皮质代谢、脑血流和神经递质具有调节作用。

根据 TMS 刺激脉冲不同,可以将 TMS 分为 3 种刺激模式：单脉冲 TMS（single-pulse TMS，sTMS）、双脉冲 TMS（paired-pulse TMS，pTMS）和重复性 TMS（repetitive TMS，rTMS）。sTMS 由手动控制无节律脉冲输出,也可以激发多个刺激,但刺激间隔较长（例如 10 秒）,多用于常规电生理检查。pTMS（又称作 double-coil TMS，dTMS）能以极短的间隔在同一个刺激部位连续给予两个不同强度的刺激,或者在两个不同的部位应用两个刺激仪,多用于研究神经的易化和抑制作用。rTMS 分为高频和低频两种,需要设备在同一个刺激部位给出慢节律低频或快节律高频 rTMS。不同刺激参数的 rTMS 产生不同的神经生理效应,低频刺激模

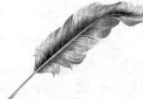

式引起皮质的抑制，高频刺激模式则引起皮质的兴奋。

TMS 目前广泛应用于神经病学基础及临床研究领域，具有无痛、无创、安全、方便且能评价大脑皮质兴奋与抑制功能等优势。TMS 主要通过改变大脑局部皮质兴奋性，改变皮质代谢及脑血流来达到治疗目的：高频 TMS 有易化神经元兴奋作用，能瞬间提高运动皮质兴奋性，而低频 TMS 有抑制兴奋作用。在临床上，TMS 对癫痫、抑郁症、精神分裂症、脑卒中、小儿脑性瘫痪、睡眠障碍等疾病的康复治疗都取得了很好的疗效（图 4-45）。

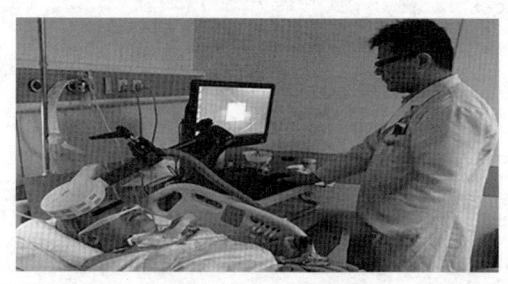

图 4-45 经颅磁刺激

二、智能康复技术

（一）康复机器人技术

康复机器人技术已经广泛应用于康复护理、假肢和康复治疗等方面，这不仅促进了康复医学的发展，也带动了相关领域的新技术和新理论的发展。上肢机器人训练技术已在临床得到逐步推广，可对脑卒中、颅脑损伤、周围神经损伤、帕金森病等上肢功能障碍患者进行被动、半主动、主动训练及组合训练，也可用于社区康复和家庭康复中的个性化康复训练；下肢辅助步态训练系统，也称下肢机器人步态训练系统，由动力性运动平台、减重系统和一个与下肢相连的驱动装置共同组成，通过计算机对步行速度进行调控，能够提供符合人体生理特性的步态训练模式，通过髋、膝、踝的协调控制，模拟正常人行走的整个步行周期过程，加速患者步行康复进程。可实现早期、中期、后期、骨盆自由摆动的全程式步态训练，常用于脑卒中、颅脑损伤、脊髓损伤、帕金森病等疾病的康复训练。也可配合虚拟步行情景互动系统训练，实时生物反馈，改善患者心理状态，优化康复效果，患者置身于丰富多彩的虚拟步行训练情景中进行步态训练，能提高训练的积极性和主动参与的程度。

（二）虚拟现实技术

虚拟现实技术（virtual reality，VR）是利用计算机生成一种模拟真实事物的虚拟环境（如行走、跑步、取物、绘图等），通过多种传感设备使患者产生身临其境的感觉，并且能直接参与该环境中事物的变化与相互作用的技术。虚拟现实疗法对于中枢神经损伤患者互动反馈的康复训练有一定效果，为康复治疗师提供了一种新的治疗手段。

虚拟场景可以轻松地引导患者完成特定的动作任务，患者可以单独安全地进行练习，反复强化特定动作，提高神经系统重建。通过抠像技术，使患者可以在屏幕上看到自己以虚拟图形式出现，根据屏幕中情景的变化和提示做各种动作，以推进屏幕中情景模式，直到最终完成训练目标。VR 系统可专门用来为神经康复、骨科康复、老年康复和儿童康复开发虚拟的康复治疗系统。使患者以自然方式与具有多种感官刺激的虚拟环境中的对象进行互动练习，提供多种形式的反馈信息，让枯燥、单调的康复训练过程更轻松、更有趣和更容易。临床上可用于脑卒中、帕金森病、髋膝关节置换术后、多发性硬化、阿尔茨海默病等疾病的坐姿训练、上肢功能训练、平衡协调训练、步行训练、日常生活活动能力训练等，也可作为老年人的一般健身活动。

三、其他康复疗法

（一）减重步行训练

减重步行训练是指采用计算机控制的身体悬吊装置，以减少患者体重对下肢的负荷，然后进行步行训练的一种训练技术和手段。其突出的优点是避免身体负荷过重影响患者的步行和心态，可用于患者的平衡功能、运动功能、步行速度、步行耐力和步态矫治的练习，能降低心脏负荷，减轻肌肉痉挛，提高步行能力。不仅适用于脊髓损伤和脑卒中患者，还可用于脑外伤、小儿脑性瘫痪、多发性硬化、帕金森病、马尾神经损伤、格林-巴利综合征等各种上运动神经元或下运动神经元性病变，以及下肢骨折、关节成形术后、截肢后安装假肢的患者的步行训练（图4-46）。

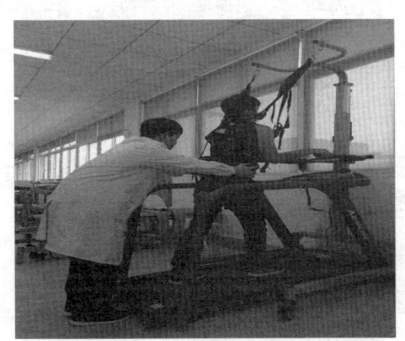
图4-46 减重步行训练

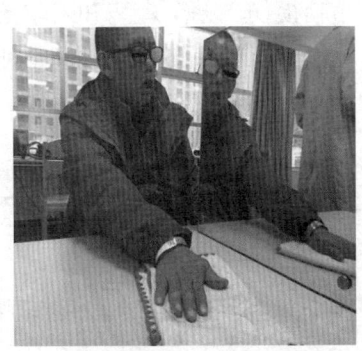
图4-47 镜像疗法

（二）镜像疗法

镜像疗法（mirror therapy），又称镜像视觉反馈（mirror visual feedback，MVF）疗法或平面镜疗法，最早由Ramachandran等提出，用于康复医学实践及神经科学研究，最初用于治疗截肢后的幻肢痛与脑卒中后的运动功能障碍，现在多用于单侧肢体受累的患者。在镜像治疗中，患者看到完好侧肢体运动的镜像，就可以激活相应皮质的镜像神经元。脑电图证明，其放电形式与实际执行动作时的脑电活动一致，有助于恢复受累侧肢体的运动功能。正是由于视觉反馈可以影响中枢感觉、运动区的皮质电活动，同时中枢又具有部分可塑性，因此，在临床上可通过视觉反馈的手段来达到康复治疗的目的。镜像神经元的发现给现有的神经科学研究带来了很大的补充和挑战，也为神经系统疾病的治疗和康复带来新的理论和方法。随着时间推移，镜像疗法将尝试应用于治疗越来越多的疾病，如截肢、幻肢痛、脑卒中、脑外伤、小儿脑性瘫痪、不完全性脊髓损伤、周围神经损伤、慢性区域性疼痛综合征、感觉过敏或感觉迟钝以及手外伤术后治疗等（图4-47）。

（三）音乐疗法

音乐疗法（music therapy）是利用乐音、节奏对有生理疾病或心理疾病的患者进行治疗的一种方法。音乐疗法属心理治疗方法之一，利用音乐促进健康，特别是作为消除心身障碍的辅助手段。根据心身障碍的具体情况，可以适当选择音乐欣赏、独唱、合唱、器乐演奏、作曲、舞蹈、音乐比赛等形式。心理学证实音乐能改善心理状态，通过音乐这一媒介，可以抒发感情，促进内心的流露和情感的相互交流。

音乐疗法是最古老的治疗方法之一，现在有越来越多的医务人员重新发现音乐在治疗和调整身心平衡方面的功效。音乐疗法可以改善神经系统、心血管系统、内分泌系统和消化系统的功能，促使人体分泌一种有利于身体健康的活性物质，可以调节体内血管的流量和神经传导；优美的音乐能提高人体大脑皮质的兴奋性，可以改善情绪、激发感情、振奋精神。因此，音乐疗法有助于消除心理、社会因素所造成的紧张、焦虑、抑郁、恐惧等不良心理状态，提高机体的应激能力。

（四）丰富环境疗法

丰富环境（enriched environment）是指存在多个干预因子的环境，是复杂的生命体与社会刺激的复合体。丰富环境疗法是一种基于运动再学习理论的疗法，指居住环境空间增大，成员增多，不仅提供了多感官刺激和运动的机会，而且促进了成员相互之间的社交行为。丰富环境的刺激包括社会性刺激和躯体性刺激两大类。通过丰富的感官刺激和社会刺激，使脑内的活性物质和结构随着环境刺激的改变而做出相应的调整，诱导脑内神经元结构产生多种变化，从而促进多种神经活性物质分泌，刺激大脑和小脑的胶质细胞增生，故能增强对多种神经退行性疾病的干预效果，对脑损伤具有神经保护作用，可促进脑结构重塑，促进认知、记忆功能。临床上用于脑卒中、颅脑损伤、帕金森病和阿尔茨海默病等疾病的康复治疗。丰富环境疗法是康复治疗的一种理念，但由于人类生活环境的多样性和复杂性，丰富环境疗法的判断标准存在一定的困难。

● 思考题 ●

---

1. 经颅直流电刺激和经颅磁刺激分别有哪些作用？
2. 减重步行训练和镜像疗法适用于哪些功能障碍的患者？
3. 康复机器人技术和虚拟现实技术有哪些最新进展？

（张润洪）

第五章

常见疾病和损伤的康复

第五章数字资源

第一节 脑卒中的康复

学习目标

1. 掌握脑卒中的概念，康复评定方法和治疗措施。
2. 熟悉脑卒中常见并发症的康复。
3. 了解脑卒中流行病学、病因和康复教育。

案例 5-1

男性，58岁，工人，初中学历。既往有高血压病史，不规律应用降压药物。吸烟20年，饮酒20年。2周前，饮酒后突发右侧肢体活动不利。就诊后测血压170/100 mmHg，行头颅CT检查诊断脑梗死，于神经内科住院治疗。发病以来无意识障碍，无头痛、恶心、呕吐。病情稳定后入康复科。患者目前不完全运动性失语，记忆力、计算力、理解力、定向力大致正常。右侧中枢性面舌瘫。无明显吞咽困难，偶有饮水呛咳。MMSE 28分。Brunnstrom分期：右上肢Ⅲ期、右手Ⅱ期、右下肢Ⅲ期。修订的Ashworth痉挛评定量表：右上肢屈肌1^+级、右手屈肌1级、右下肢伸肌1级。Barthel指数30分。Berg评分15分。

思考题：
1. 患者存在哪些脑卒中危险因素？应如何控制？
2. 患者目前应用哪些方法进行功能评估？请针对该患者制订一个康复计划。

一、概述

1. 概念 脑卒中（stroke）又称脑血管意外（cerebrovascular accident，CVA），是由于各种病因使脑血管发生病变（破裂或阻塞）而导致脑功能缺损的一组疾病的总称。以起病急骤、出现局灶神经功能障碍为特点。根据病因和临床表现的不同，分为出血性（脑出血、蛛网膜下腔出血等）和缺血性（脑血栓形成、脑栓塞等）两大类。

2. 流行病学 脑卒中以其高发病率和高致残率成为当前严重威胁人类健康的一大类重要疾病。根据2017年发表的《中国卒中流行病学调查》结果，我国脑卒中发病率为345.1/10万人年，死亡率为159.2/10万人年，患病率为1596.0/10万人年，每年新发病例约240万，每年死亡病例约110万，存活率约1100万，在存活者中，70%以上有不同程度的功能障碍，其中

40%为重度残疾。

3. 病因 脑卒中的发病危险因素分为两类：一类为不可干预的危险因素，如年龄、种族、性别、遗传等；另一类是可干预的危险因素，如高血压、心脏病、糖尿病、短暂性脑缺血发作（TIA），以及不良饮食习惯、饮酒过量、吸烟等。这些诱发脑卒中发病最重要的危险因素，可以通过有效干预加以预防。

二、主要功能障碍

（一）运动功能障碍

病变大脑半球对侧肢体的中枢性偏瘫。

1. 弛缓性偏瘫 脑卒中发病早期表现为弛缓性偏瘫，出现偏瘫侧肢体随意运动障碍并伴有明显的肌张力低下，腱反射消失。

2. 痉挛性偏瘫 后期逐渐表现为瘫痪侧肌张力增高，腱反射亢进，出现病理反射。典型的痉挛模式为上肢屈肌群痉挛，下肢伸肌群痉挛。严重时，上肢表现为典型的"挎篮手"，下肢伸展僵直，屈曲不利，侧身步行，划圈步态等。

3. 异常运动 ①联合反应：指当患者健侧肢体做随意的抗阻运动或主动用力时，会诱发患侧肌群不自主地出现肌张力增高或运动反应，也属于中枢受损后释放的原始反射。②联合运动：多出现于偏瘫的恢复初期，是患侧肢体出现一种不可控制的特定运动模式，当患者活动患侧肢体某一关节时，不能做单个关节运动，相邻的关节甚至整个肢体都出现一种不可控制的联合活动，如患者试着举起手臂时常见到屈肌联合运动，当举起的手臂去触碰对侧膝盖时，可见到伸肌联合运动，下肢站立行走时也可见到屈肌或伸肌联合运动。③姿势反射：脑卒中患者可表现出非对称性紧张性颈反射、对称性紧张性颈反射及阳性支持反射等，是高级中枢受损后，对脊髓和脑干的抑制减弱，使原始反射被释放的结果。姿势反射可对患者的痉挛及肢体位置产生影响。严重时可影响患者下肢运动功能。

（二）感觉障碍

感觉障碍时有患侧肢体感觉（浅感觉和深感觉）减弱或消失、一侧视野缺失（偏盲）等。

（三）认知障碍

脑卒中后最常受到影响的认知功能有注意、记忆，以及执行功能。在康复过程中，认知功能障碍是阻碍患者肢体功能与日常生活活动能力改善与提高的重要因素。

（四）言语与吞咽功能障碍

言语障碍主要表现为失语症和构音障碍。吞咽功能障碍主要表现为吞咽困难、咀嚼无力、饮食进水呛咳等。

（五）心理异常

脑卒中发生后，患者可出现思维方式、行为方式以及情绪控制能力方面的改变。常见的心理问题有抑郁症和焦虑症。

（六）脑卒中的继发障碍

继发障碍包括肩关节半脱位、肩痛、复杂性区域疼痛综合征Ⅰ型、关节挛缩、骨质疏松症、直立性低血压、深静脉血栓形成、二便障碍等。

三、康复评定

脑卒中康复评定的目的是确定患者的障碍类型及程度，以便拟定治疗目标和治疗方案，确定治疗效果及进行预后预测等。

（一）昏迷和脑损伤严重程度的评定

1. 格拉斯哥昏迷量表（Glasgow coma scale，GCS） 用于确定患者有无昏迷及昏迷严重

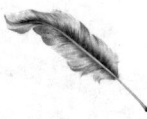

程度。GCS分数≤8分为昏迷状态（重度脑损伤），9~12分为中度脑损伤，13~15分为轻度脑损伤。

2. 脑卒中患者临床神经功能缺损程度评分和病情严重程度的评定 该量表是我国脑卒中临床神经功能缺损程度评定应用最广泛的量表之一，评定脑卒中损伤的程度。其评分为0~45分，0~15分为轻度神经功能缺损，16~30分为中度神经功能缺损，31~45分为重度神经功能缺损。

（二）运动功能评定

1. Brunnstrom 6阶段评价法 是脑卒中最常用的评定运动模式的一种方法。其将偏瘫肢体功能的恢复过程分为6个阶段来评价（表5-1）。

表5-1 Brunnstrom 6阶段评价法

阶段	特点	上肢	手	下肢
I	弛缓期，无任何运动	弛缓，无任何运动	弛缓，无任何运动	弛缓，无任何运动
II	痉挛阶段，患肢出现联合反应、联合运动	出现痉挛，出现联合反应，不引起关节运动的随意肌收缩	出现轻微屈指动作	出现痉挛，出现联合反应，不引起关节运动的随意肌收缩
III	联合运动阶段，痉挛加重，出现随意运动，联合运动贯穿始终且达到高峰	痉挛加剧，可随意引起联合运动或其成分	能全指屈曲，钩状抓握，但不能伸展，有时可由反射引起伸展	痉挛加剧 1. 随意引起联合运动或其成分 2. 坐位和站位时髋、膝可屈曲
IV	部分分离运动阶段，打破联合运动模式，出现部分分离运动组合，痉挛开始减弱	痉挛开始减弱，出现一些脱离联合运动模式的运动 1. 手能置于腰后 2. 上肢前屈90°（肘伸展） 3. 肩0°，屈肘90°，前臂能旋前、旋后	1. 能侧方抓握及拇指带动松开 2. 手指能半随意、小范围伸展	痉挛开始减弱，开始脱离联合运动出现分离运动 1. 坐位，足跟触地，踝能背屈 2. 坐位，足可向后滑动，使其背屈大于0°
V	分离运动阶段，进一步脱离联合运动模式，出现难度较大的分离运动的组合，痉挛继续减弱	痉挛减弱，联合运动进一步减弱，分离运动增强 1. 上肢外展90°（肘伸展，前臂旋前） 2. 上肢前平举并上举过头（肘伸展） 3. 肘呈伸展位，前臂能旋前、旋后	1. 用手掌抓握，能握圆柱状及球状物，但不熟练 2. 能随意全指伸开，但范围大小不等	痉挛减弱，联合运动进一步减弱，分离运动增强 1. 站位，髋伸展位能屈膝 2. 站位，膝伸直，足稍向前踏出，踝能背屈
VI	正常阶段，运动接近正常	痉挛基本消失，协调运动大致正常，V级动作的运动速度达健侧2/3以上	1. 能进行各种抓握 2. 全范围伸指 3. 可进行单指活动，但比健侧稍差	协调运动大致正常，下述运动速度达健侧2/3以上 1. 站位，伸膝位髋外展 2. 坐位，髋交替地内、外旋，并伴有踝内、外翻

2. Fugl-Meyer评定法 专门用于脑卒中偏瘫的评定，是一种定量化的评价法，主要包括5大项内容，即肢体运动（上肢和下肢运动）、平衡、感觉、关节活动范围和疼痛。共113个小项目，每个小项目分为3级，由低到高为0分、1分、2分，其中运动功能积分为100分（上肢66分、下肢34分），平衡14分，感觉24分，关节活动范围44分，疼痛44分，总分为226分。运动功能积分对运动功能障碍的评价具有临床意义，其评分为0~100分，＜50分为严重功能

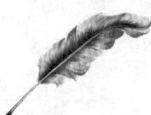

障碍，50～84分为有明显功能障碍，85～95为中度功能障碍，96～99为轻度功能障碍。

3. 上田敏法 是在Brunnstrom方法的基础上发展起来的更详细的评价方法。

（三）日常生活活动能力评定

脑卒中患者由于运动功能、认知功能、感觉功能、言语功能等多种功能障碍并存，常导致衣、食、住、行、个人卫生等基本动作和技巧能力的下降或丧失。常采用PULSES评估法、Barthel指数评估法或功能独立性评估法（FIM）对日常生活活动能力进行评定。具体请参见本书第三章第三节。

（四）认知功能的评定

老龄化、受教育水平、糖尿病、运动障碍、皮质下多发梗死被认为是脑卒中后认知障碍的危险因素。多采用量表评定认知功能，常用简易精神状态检查、蒙特利尔认知评估量表（Montreal cognition assessment，MoCA）、长谷川痴呆量表（Hasegawa dementia scale，HDS）进行筛查，详细综合的测试可应用洛文斯顿作业疗法认知评定量表（LOTCA）。

（五）吞咽功能评定

脑梗死急性期需要常规进行吞咽功能的筛查，通过床旁反复吞涎试验、洼田氏饮水试验进行评定，初筛阳性的患者应进一步进行临床吞咽功能评定以及吞咽功能仪器评定，如视频吞咽造影检查（VFSS）或纤维内镜吞咽检查（FEES）。

（六）语言功能障碍的评定

语言障碍包括失语症和构音障碍两部分。失语症常用的评估量表有西部失语成套测验、中国康复研究中心失语症检查法（China rehabilitation research center aphasia examinant，CRRCAE）和汉语失语症成套测验（aphasia battery of Chinese，ABC）。构音障碍的评价常用中国康复中心构音障碍检查表和汉语版Frenchay构音障碍评价法。

（七）其他功能障碍的评定

其他功能障碍评定量表还有心理评定量表、生存质量评定量表等。

四、康复治疗措施

脑卒中的三级康复治疗已成为脑血管病治疗体系中重要的组成部分。"一级康复"是指急性期康复治疗，多在发病后14天以内开始，此阶段多为卧床期，主要进行良肢位摆放，关节被动活动，早期床边坐位保持和坐位平衡训练；"二级康复"是指脑卒中恢复期的康复，此阶段的训练内容主要是坐位平衡、移乘、站立、重心转移、跨步、进食、更衣、排泄等，以及全身协调性训练、站位平衡、实用步行、手杖使用及上下楼梯等；"三级康复"是指在社区或家中的继续康复治疗，即后遗症期康复。

脑卒中康复的目标是通过以运动疗法、作业疗法为主的综合措施，最大限度地促进功能障碍的恢复，防治失用和误用综合征，减轻后遗症；充分强化和发挥残余功能，通过代偿和使用辅助工具等，以争取患者达到生活自理；通过生活环境改造、精神心理再适应等使患者最大限度地回归家庭和社会。

（一）急性期的康复治疗

急性期是指病情尚未稳定的时期，通常是指发病后1～2周，此期患者从软瘫到肌张力开始恢复，并开始出现联合反应和弱的联合运动，本期康复的目的主要是通过被动运动和主动参与，促进偏瘫侧肢体肌张力的恢复和主动活动的出现，预防再发脑卒中和并发症，鼓励患者重新开始自理活动，并给予患者及其家属精神支持。

1. 良肢位摆放 对于肢体瘫痪严重者，应注重良肢位的摆放，其目的是预防或减轻以后易出现的痉挛模式。常表现为仰卧位（图5-1）、健侧卧位（图5-2）和患侧卧位（图5-3）3种体位摆放。针对卧床期的偏瘫患者最有利的体位摆放是患侧卧位，取患侧卧位（图中以左侧为

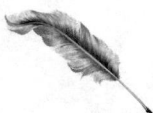

患侧）时，头部用枕头支撑，躯干稍后仰，避免患肩被直接压于身体下，患侧肩胛带充分前伸，肩屈曲90°～130°，患肘伸展，前臂旋后，腕关节自然地呈背屈位，患髋伸展，膝轻度屈曲；健侧上肢置于体上或稍后方，健腿屈曲置于前面的枕头上。注意足底不放任何支撑物，避免因阳性支撑反射强化伸肌痉挛模式；手不握任何物品，避免因抓握反射使手指屈曲。应尽量避免半坐卧位，以免加重躯干屈曲、下肢伸直的痉挛模式。

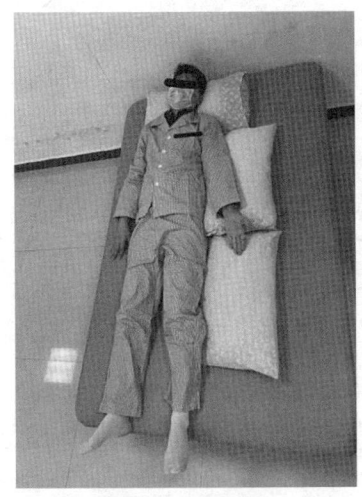
图 5-1　仰卧位

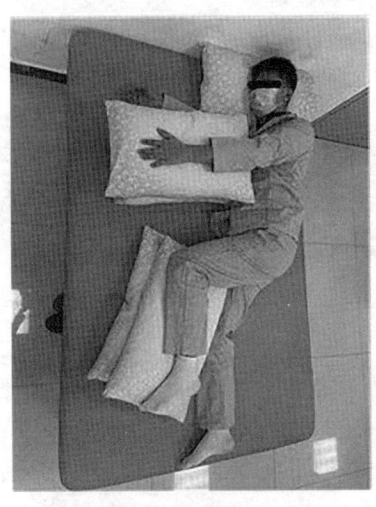
图 5-2　健侧卧位

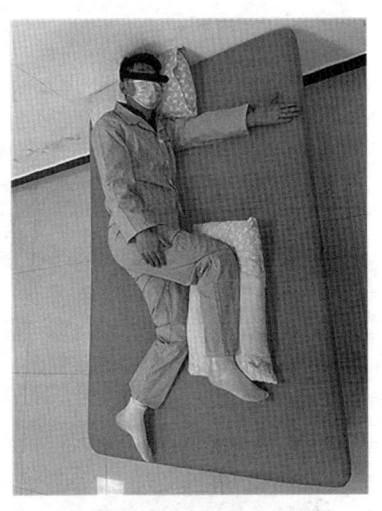
图 5-3　患侧卧位

2. **关节被动运动**　对昏迷或不能做主动运动的患者，应做患肢关节的被动活动，以利于防止关节挛缩和变形。活动顺序应从近端关节至远端关节，每日2～3次，直至主动运动恢复。避免因粗暴动作而造成软组织损伤。重点进行抗痉挛模式的活动，如肩关节外旋、外展和屈曲，肘关节伸展，腕和手指伸展，髋关节外展和伸展，膝关节屈曲，足背屈曲和外翻。

3. **床上活动**　在病情允许的情况下，要尽快进行从被动活动过渡到主动活动的康复训练。目的是使患者独立完成各种床上的早期训练后，能够独立完成从仰卧位到床边坐位的转移。①上肢自主被动运动：双手手指交叉，患手拇指置于健指之上（Bobath握手），利用健侧上肢进行患侧上肢的被动活动，注意肘关节要充分伸展（图5-4）；②桥式运动：取仰卧位，上肢按Bobath握手伸直，双下肢屈膝、屈髋，足平踏于床面，伸髋并将臀部抬离床面，下肢保持稳定，持续5～10 s（图5-5）。

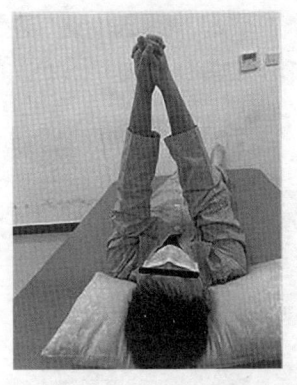
图 5-4　上肢自主被动运动

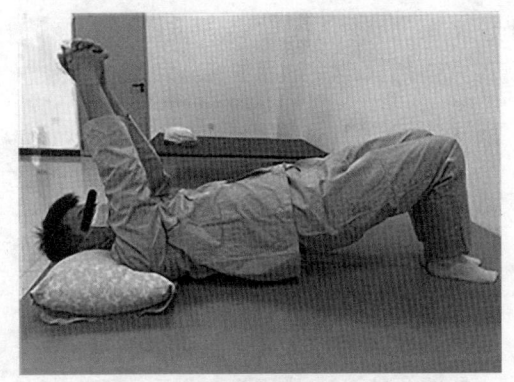
图 5-5　桥式运动

4. **体位转换训练**　包括病床上翻身训练及卧位-坐位转换训练，特别强调的是早期体位转换训练对于患者平衡功能恢复所起的积极作用，主要目的是预防压疮和肺部感染。翻身训练时，治疗者站在患者转向的一侧，患者双上肢按 Bobath 握手伸肘，头转向侧方，肩上举约 90°，健侧上肢带动患肢伸肘向前送，用力转动躯干向翻身侧，同时摆膝，完成肩胛带、骨盆带的共同摆动而达到侧卧，向患侧翻身时应防患肩受损（图 5-6）。一般每 60 ～ 120 min 变换体位 1 次。

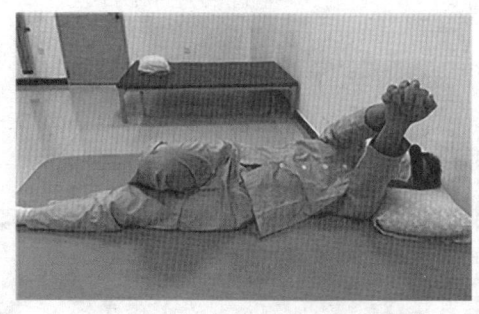

图 5-6　翻身训练

5. **其他**　包括感觉功能训练、物理因子治疗、中国传统疗法、呼吸道管理、饮食管理、二便管理以预防并发症。还应对家属进行脑卒中及其护理和康复知识的宣教和培训。

（二）恢复期的康复治疗

脑卒中恢复期一般为 1 年。发病后 1 ～ 3 个月是康复治疗和功能恢复的最佳时期。恢复期康复目标包括改善步态，恢复步行能力；增强肢体协调性和精细运动，提高和恢复日常生活活动能力；适时应用辅助器具，以补偿患肢的功能；重视心理、社会及家庭环境改造，使患者重返社会。

1. **床上与床边活动**

（1）牵伸患者的躯干肌：患者屈膝、髋内旋，治疗者在一手下压患者患膝的同时，另一手作用于肩，使患侧的躯干肌得到缓慢和持续的牵伸。

（2）骨盆和髋关节控制能力的训练：可进行骨盆控制和躯干旋转训练，髋内收、骨盆旋前训练，提腿训练，摆髋训练，桥式运动。

（3）仰卧及俯卧位屈膝运动：仰卧位时，患肢自膝部以下垂于床边，髋关节伸展，治疗者保持踝关节背屈、外翻位，让患者做伸、屈膝动作。俯卧位时，髋关节伸展下屈膝，治疗者应帮助患者控制因屈膝时产生的足内翻和屈髋。

2. **平衡训练**

（1）坐位平衡训练：从患者能无支撑坐在椅子上达到静态平衡，到身体重心左右移动、前后移动以及各方向的自动态平衡，最后能完成抵抗他人外力的他动态平衡（图 5-7）。

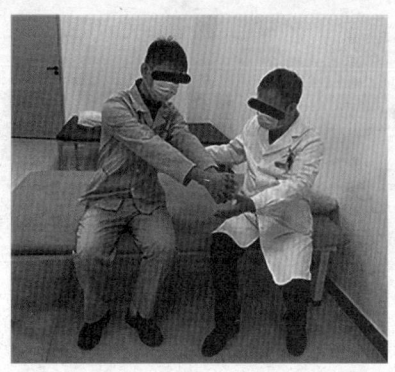 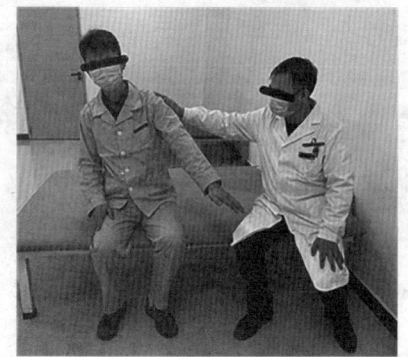

图 5-7　坐位平衡训练

（2）站位平衡训练：先站立于床边，然后逐步进入扶持站立、平行杠间站立，让患者逐渐脱离支撑，重心移向患侧，训练患者的持重能力，能独自站立后，再进行动态平衡训练，重心左右或者前后交替训练，训练时，防止膝软或膝过伸。

3. **坐站起训练**

（1）患肢负重训练：患者取坐位，双足平放于地面，双上肢按Bobath握手伸肘，肩充分前伸，躯干前倾，抬头，向前、向患侧方向触及目标物，重心移至患侧下肢。

（2）坐站起训练：常在达到坐位平衡后开始训练，站起训练时，患者呈坐位，双足与髋同宽，按Bobath握手向前方伸展，躯干前倾，抬头，目视前方。治疗者站在患侧，一手放在患侧髌骨上，提醒患者患侧负重，用脚顶住患脚正前方，一手放在患者后背，防止其向后摔倒；当患者的鼻尖超过足尖时，让患者伸髋、伸膝慢慢站起（图5-8）。

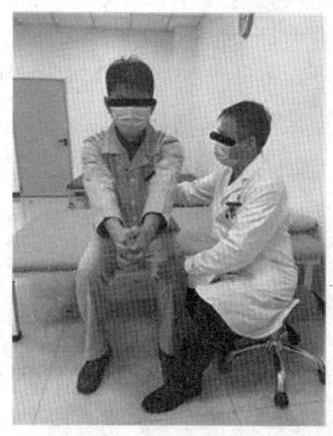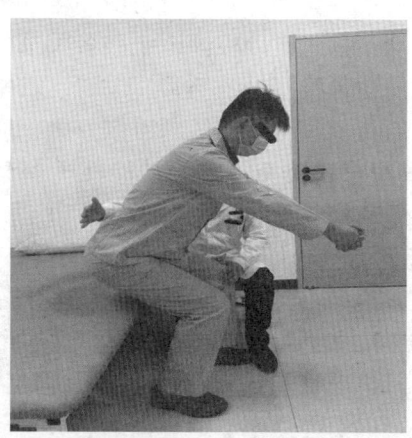

图5-8　坐站起训练

4. **步行训练**　一般在患者达到自动态站位平衡、患腿持重达体重的3/4以上，并可向前迈步时才开始步行训练。步行训练的量早期要小，否则易出现足内翻下垂动作并加重全身痉挛，对多数患者而言，不宜过早地使用手杖，以免影响训练效果。

在步行训练前，先练习患侧下肢负重训练、患侧下肢迈步训练、重心的转移和双腿交替前后迈步。多数患者不必经过平行杠内步行训练期，可直接进行监视下或少许扶持下步行训练。步行训练早期常有膝过伸和膝打软（膝突然屈曲）现象，应进行针对性的膝控制训练。在可独立步行后，进一步练习上下楼梯（健腿先上，患腿先下，图5-9）、走直线、绕圈、跨越障碍、上下斜坡及实际生活环境下的实用步行训练。步行训练除传统的康复方法外，减重步行训练

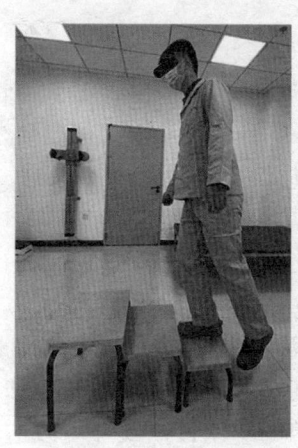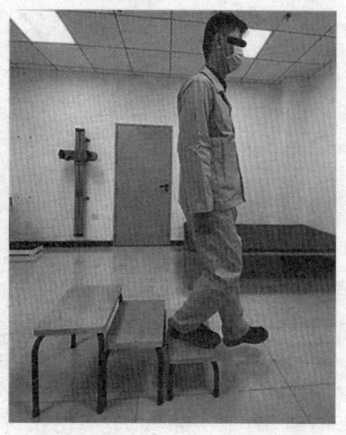

图5-9　上下楼梯练习

（body weight support treadmill training，BWSTT）通过支持一部分的体重使得下肢负重减轻，为双下肢提供对称的重量转移，使患肢尽早负重，同时增加训练的安全性，在步行速度、步行持续时间、平衡和步态对称性等方面均有较好效果。

5. 作业疗法　一般在患者能取坐位姿势后开始。

（1）上肢运动控制训练：①上肢的控制训练。主要改善影响上肢上举运动的肩胛带及肩关节周围肌肉的短缩和姿势张力。②肘部控制训练。患者取坐位，按Bobath握手，抬高双手超过头顶，屈肘用手触摸头顶、对侧肩关节、耳等部位，再慢慢伸肘，防止肩胛部出现后撤动作，治疗者可拍打肱三头肌帮助伸肘。③手的功能治疗。包括前臂旋前旋后的训练、对掌功能的训练、指间关节的训练。

（2）日常生活活动能力训练：如吃饭、个人卫生、穿衣、移动、洗澡及家务活动等，掌握一定的技巧，多可单手完成。必要时可应用生活辅助具，应尽量使用患手。

（3）作业活动：如用磨砂板训练上肢各关节的粗大运动；用编织、剪纸等训练两手的协同操作；用垒积木、插各种型号的插片、书写、拧螺丝、拾小物品等训练患手的精细活动。经过一段时间的训练后，如预测瘫痪的利手恢复差，应开始利手转换训练。

6. 物理因子治疗和针灸治疗　功能性电刺激、生物反馈及针灸治疗等对增加感觉输入、促进功能恢复与运动控制等有一定的作用。

7. 强制性运动疗法　是通过限制健侧上肢，达到强制使用和强化训练患肢的目的。强制性运动疗法的入选对象必须符合基本的运动标准：患侧腕关节伸展达到20°以上，每个手指伸展达到10°以上；没有感觉和认知功能的缺损。治疗方法是每天6小时，每周训练5天，同时使用手套和吊带限制健侧上肢的使用，连续进行两周强化训练。强制患者在日常生活中使用患侧上肢，并短期集中强化、重复训练患肢。

8. 运动再学习疗法　该方法认为脑卒中患者的功能恢复主要依靠脑的可塑性，重新获得运动能力是一个再学习的过程，注重把训练内容转移到日常生活中去。它是以任务为导向的训练方法，强调多系统的相互作用，能显著提高运动功能和ADL能力。

9. 基于"镜像神经元"理论的疗法　包括运动模仿、运动想象、镜像疗法、虚拟现实技术等。这些疗法在脑卒中康复中的应用研究还不多，但已经有资料显示其与康复训练相结合有可能更好地改善患者的功能。

10. 重复经颅磁刺激　高频刺激受累侧皮质运动区或低频刺激健侧皮质运动区可用于治疗运动区脑卒中。

 知识链接

镜像神经元

人类能够快速理解别人的动作，主要是大脑中的镜像神经元在起作用。镜像神经元就像一面镜子，可以在大脑中映射出别人的行为。镜像神经元分布十分广泛，在大脑两个半球的重要区域都有分布。它是模仿他人动作以及学习能力的基础。

（三）后遗症期康复

脑卒中后遗症期是指脑损害导致的功能障碍经过各种治疗，受损的功能在相当长的时间内不会有明显的改善，患者功能恢复达到平台期。此期的康复应加强残存和已有功能的恢复，即代偿性功能训练，包括矫形器、辅助器具和轮椅等的应用，以及环境改造和必要的职业技能训练，提高日常独立生活能力。

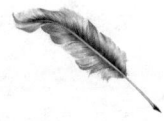

（四）常见并发症的处理

1. **肩关节半脱位**　是偏瘫患者常见并发症。其原因有：以冈上肌为主的肩关节周围肌肉功能低下；肩关节囊和韧带松弛、破坏及长期牵拉所致的延长；肩胛骨周围肌肉瘫痪、痉挛及脊柱竖脊肌的影响等所致的肩胛骨下旋。表现为在放松坐位下，可在患侧肱骨头和肩峰间触及明显的凹陷。X线下可见肱骨头和肩关节盂之间的间隙增宽。

康复治疗：①预防肩关节囊及韧带的松弛延长。软瘫期维持肩关节于正常位置的唯一组织是关节囊和韧带，在上肢重力及外力的牵拉下易延长、松弛甚至受损而出现肩关节半脱位，应加以保护。上肢 Brunnstrom 分级为 2 级以下者，取坐位时患侧上肢应给予支撑，如放在前面的小桌上、使用吊带、他人扶持等（图 5-10）。护理和治疗时，应避免牵拉肩关节。卧位时注意防止肩胛骨后缩。②纠正肩胛骨的位置。关键是抑制使肩胛骨内收、后伸和向下旋转的肌肉的肌张力。③刺激肩关节周围起稳定作用的肌肉，即徒手和用电刺激等方法增加肩关节周围起稳定作用的肌肉的肌张力。④维持全关节活动范围的无痛性的被动运动范围。进行关节被动运动和自主被动运动，防止出现肩痛和关节挛缩。在治疗中，应注意避免牵拉损伤而引起肩痛和半脱位。

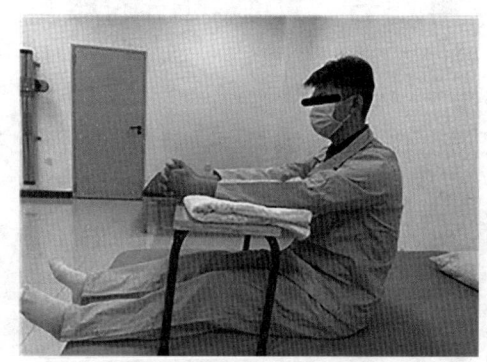

图 5-10　坐位上肢正确体位

2. **肩痛**　多在脑卒中后 1～2 个月时出现。其原因可能主要是在肩关节正常运动机制受损的基础上，不恰当地活动患肩造成局部损伤和炎症反应。起初表现为肩关节活动范围终末时局限性疼痛，随着症状加重，范围可越来越广泛，可涉及整个患肩，甚至上臂和前臂。多为运动痛，重者表现为休息痛。

康复治疗：①合理的体位摆放，尤其要注意肩胛带的位置。②抗痉挛，恢复正常肩肱节律。偏瘫患者由于肌痉挛，当被动外展患侧上肢时，肩胛骨的旋转落后于肱骨的外展，肩峰突起及喙肩韧带和肱骨头之间的局部组织被机械地挤在前两者和肱骨头之间而受到损伤。故在帮助和训练患者使患肩外展时，应及时使上臂外旋，避免造成损伤。③增加关节活动范围。在降低相关肌肉肌张力的同时，进行主动关节活动和被动关节活动。注意被动活动要缓慢，外展至 90°时肱骨要外旋。④可口服和局部注射消炎镇痛药、类固醇药、抗痉挛药，局部理疗。对于后遗症期伴有严重挛缩且肩胛骨固定的肩痛患者可行手术松解。

3. **复杂性区域疼痛综合征 I 型**　是以肢端疼痛、肿胀、营养不良、皮肤损害、血管运动障碍及出汗为特征的综合征。曾被命名为灼性神经痛、肩手综合征、痛性营养不良、反射性交感神经性营养不良等。1994 年由国际疼痛研究学会重新命名为复杂性区域疼痛综合征 I 型。

康复治疗：治疗的主要目标是尽快地减轻水肿，缓解疼痛和僵硬。①避免诱因。避免患者上肢尤其是手的外伤、过度牵张及长时间垂悬和腕部屈曲。避免在患侧静脉输液。②正确放置患肢。应仔细地放置患侧的上肢，确保腕部不处于掌屈位，或上肢不悬在轮椅一侧；仰卧位时，适当抬高患侧上肢；坐位时，把患侧上肢放在轮椅上安装的小桌子上，并用夹板固定腕部于背伸位。③冷疗。把肿胀的患手反复地浸泡在冰水中，可逐渐减轻水肿。④主动运动和被动运动。可防治肩痛，维持各个关节的活动度，并能够增加静脉回流。⑤药物治疗。星状交感神经节阻滞多非常有效，但对后期患者效果欠佳。可口服或肩关节腔及手部腱鞘内注射类固醇制剂，对肩、手痛有较好的效果。消炎镇痛药物多无效。⑥重复经颅磁刺激。

五、康复教育

对即将出院的患者应进行康复教育和健康指导，教育患者主动参与康复训练，积极配合治疗原发疾病，指导有规律地生活，合理饮食，睡眠充足，适当运动，鼓励患者日常生活、活动自理，指导患者保持情绪稳定，避免不良情绪的刺激。开展形式多样的健康宣教，可促使患者自觉建立健康行为模式，达到提高患者自我保健、自我康复意识，预防并发症的目的。

（刘书慧）

第二节 颅脑损伤的康复

  学习目标

1. 掌握颅脑损伤的康复评定方法和治疗措施。
2. 熟悉颅脑损伤的概念和主要功能障碍。
3. 了解颅脑损伤的流行病学、病因和康复教育。

  案例 5-2

男性，68岁，饮酒后骑自行车回家途中从自行车上摔下，出现意识丧失、昏迷、呕吐现象，经医院诊断为脑挫伤。抢救成功后，患者出现情绪低落、情感淡漠，对人物、时间、地点等不能辨认。

思考题：
1. 结合案例，患者出现了哪些功能障碍？
2. 针对以上功能障碍，如何对患者进行康复治疗？

一、概述

1. 概念 颅脑损伤（traumatic brain injury，TBI）是指直接或间接的暴力作用于头部，导致意识丧失、记忆丧失和神经功能缺损的疾病，又称为脑外伤（brain injury or brain damage，BI or BD）。

2. 流行病学 颅脑损伤是一种发病率高、死亡率高、致残率高的疾病，其发病率在各类创伤中排列第2，仅次于四肢创伤，死亡率、致残率居首位。青年组颅脑损伤的发病率相对较高，男女比例为2∶1。

3. 病因和分类 颅脑损伤的原因主要有交通事故、工伤、运动损伤、跌倒和撞击等，按损伤方式可分为开放性和闭合性两种。开放性颅脑损伤诊断主要依据硬脑膜破裂，脑脊液外流，颅腔与外界交通。闭合性损伤又可以分为原发性和继发性两类。原发性颅脑损伤常见脑震

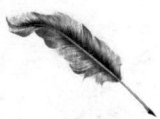

荡、脑挫伤，继发性颅脑损伤常见脑水肿和颅内血肿。

二、主要功能障碍

1. **意识障碍** 伤后可出现意识丧失、昏迷、神经系统体征阳性、颅内压增高、血压升高、呼吸和脉搏变慢等。
2. **认知功能障碍** 记忆障碍、听力理解异常、空间辨别障碍、失用症、忽略症、失认症、体象障碍、皮质盲及智力减退等。
3. **运动功能障碍** 参见脑卒中的运动障碍。
4. **言语障碍** 言语错乱、构音障碍、命名障碍及失语等。
5. **行为障碍** 如攻击性强、冲动、丧失自制力、无积极性、严重强迫观念及癔症等。

三、康复评定

（一）颅脑损伤严重程度的评定

格拉斯哥昏迷量表总分为15分。轻型：GCS 得分为 13～15 分，意识障碍小于 20 min；中型：GCS 得分为 9～12 分，意识障碍 20 min～6 h；重型：GCS 得分为 3～8 分，昏迷大于 6 h（表5-2）。

表 5-2　格拉斯哥昏迷量表（GCS）

项目	患者反应	评分
睁眼反应	自动睁眼	4
	听到言语命令时患者睁眼	3
	刺痛时睁眼	2
	刺痛时不睁眼	1
运动反应	能执行简单口令	6
	刺痛时能指出部位	5
	刺痛时肢体能正常回缩	4
	刺痛时患者身体出现异常屈曲（去皮质状态，上肢屈曲、内收内旋，下肢伸直、内收内旋，踝跖屈）	3
	捏痛时患者身体出现异常伸直（去大脑强直，上肢伸直、内收内旋，腕指屈曲，下肢伸直、内收内旋，踝跖屈）	2
	刺痛时患者毫无反应	1
言语反应	能正确回答问话	5
	言语错乱，定向障碍	4
	说话能被理解，但无意义	3
	能发声，但不能被理解	2
	不发声	1

（二）认知功能障碍评定

根据 Rancho Los Amigos（RLA）认知功能评定量表，颅脑损伤患者认知与行为变化的恢复过程从无反应到有反应分 8 个等级（表5-3）。

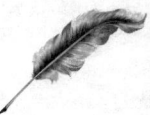

表 5-3　Rancho Los Amigos 认知功能评定

分级	反应类型	患者表现
Ⅰ级	没有反应	患者处于深睡眠，对任何刺激完全无反应
Ⅱ级	一般反应	患者对无特定方式的刺激呈现不协调和无目的的反应，与出现的刺激无关
Ⅲ级	局部反应	患者对特殊刺激有反应，但不协调，反应与刺激的类型有关，以不协调延迟方式（如闭着眼睛或握着手）执行简单命令
Ⅳ级	烦躁反应	患者处于躁动状态，行为古怪，毫无目的，不能辨别人与物，不能配合治疗，词语常与环境不相干或使用不恰当，可以出现虚构症，无选择性注意，缺乏短期和长期的回忆
Ⅴ级	错乱反应	患者能对简单命令做出正确的反应，但随着命令复杂性增加或缺乏外在结构，反应呈现无目的、随机或零碎性；对环境可表现出总体上的注意，但精力涣散，缺乏特殊注意能力，用词常不恰当并且是闲谈，记忆严重障碍，常显示出使用对象不当，可以完成以前常做的有结构性的学习任务，如借助帮助可完成自理活动，在监护下可进食，但不能学习新信息
Ⅵ级	适当反应	患者表现出与目的有关的行为，但要依赖外界的传入与指导，遵从简单的命令，过去的记忆比现在的记忆更深、更详细
Ⅶ级	自主反应	患者表现恰当，能自主地进行日常生活活动，很少出差错，但比较机械，对活动回忆肤浅，能进行新的活动，但速度慢，借助结构能够进行社会或娱乐性活动，判断力仍有障碍
Ⅷ级	有目的反应	患者能够回忆并且整合过去和最近的事件，对环境有认识和反应，能进行新的学习，一旦学习活动展开，不需要监视，但仍未恢复到发病前的能力，如抽象思维、对应急的耐受性、对紧急或不寻常情况的判断等能力尚未恢复

（三）行为障碍评定

行为障碍主要依据攻击、冲动、丧失自制力、无积极性及严重强迫观念、癔症、精神运动迟缓、感情淡漠等症状判断。

（四）言语障碍评定

相关评定内容见第三章第六节。颅脑损伤患者的言语障碍有自身的特点：言语错乱，定向障碍表现为对人物、时间、地点等不能辨认，答非所问，但没有明显的词汇和语法错误，不配合检查，意识不到自己回答的问题是否正确。

（五）运动功能障碍评定

颅脑损伤引起的运动功能障碍多种多样，一般是由上运动神经元损伤所引起的，如痉挛、挛缩、偏瘫、共济失调、手足徐动等。其评定方法可参考脑卒中所致运动功能障碍评定方法。

（六）日常生活活动能力评定

相关评定内容见第三章第三节。

（七）严重颅脑损伤预后预测（表5-4）

表 5-4　严重颅脑损伤预后预测

项目	较差	较好
GCS 评分	<7分	>7分
CT 扫描	颅内出血（大量） 两侧大脑半球水肿 / 正常	正常
年龄	年老	年轻

续表

项目	较差	较好
瞳孔对光反射	瞳孔散大	灵敏
Doll 眼征	受损	完整
冰水测量试验	眼不偏离	眼偏向刺激侧
对刺激的运动反应	去大脑强直	局部反应
体感诱发电位	缺失	正常
损伤后健忘持续时间	>2 周	<2 周

（八）颅脑损伤结局

颅脑损伤患者的结局根据严重程度分为死亡（death）、持续性植物状态（persistent vegetative state）、严重残疾（severe disability）、中度残疾（moderate disability）和恢复良好（good recover）。详见表 5-5。

表 5-5 Glasgow 结局量表

分级	简写	死亡特征
Ⅰ 死亡	D	死亡
Ⅱ 持续性植物状态	PVS	无意识、无言语、无反应，有心搏及呼吸，睡眠觉醒阶段偶有睁眼、哈欠、吸吮等无意识动作，无意识但仍存活
Ⅲ 严重残疾	SD	有意识，但生活不能自理，记忆、思维、言语、注意均有严重残疾
Ⅳ 中度残疾	MD	有记忆、思维、言语障碍、轻度瘫痪、共济失调等，可勉强利用交通工具，生活能独立
Ⅴ 恢复良好	GR	能重新进入社交活动，可工作，但可遗留某种轻度病理学和神经学的缺陷

四、康复治疗措施

颅脑损伤的康复治疗可以分为 3 个阶段进行：急性期、恢复期和后遗症期康复治疗。

（一）急性期康复治疗

1. 康复目标 稳定病情，提高觉醒能力，促进患者记忆恢复，预防并发症，促进功能康复。

2. 康复治疗

（1）药物治疗：使用促进脑组织代谢及循环的药物，如腺苷三磷酸、神经节苷脂、胞磷胆碱等。

（2）综合促醒治疗：①听觉刺激，通过音乐电疗法，或让最亲近的人定期与患者进行语言交流，通过患者的面部表情或脉搏、呼吸、睁眼等变化观察患者对各种刺激的反应；②视觉刺激，通过不断变换的彩光刺激视觉系统，如以放置五彩灯方式来促醒；③肢体运动觉和皮肤感觉刺激，给予身体皮肤以触摸、擦刷、拍打、按摩、温度刺激，以及配合关节的被动运动、挤压、牵伸，或通过变换体位提高患者觉醒水平；④穴位刺激，针刺百会、人中、内关、涌泉、十二井、十宣穴等；⑤电刺激促醒治疗，对于生命体征稳定、无禁忌证的患者尽早采用电刺激促醒治疗技术，有助于意识障碍患者的觉醒。

（3）高压氧治疗：对于生命体征稳定，颅内无活动性出血，无未处理的脑疝、脑室外引流，无严重肺损伤及脑脊液漏的重型颅脑创伤后意识障碍患者应早期进行高压氧（HBO）治疗。高压氧能升高血氧浓度，保持脑血流相对稳定，防止灌注不足或过多，改善脑细胞代谢，同时 HBO 可以明显降低死亡率和改善 6 个月功能预后。开展 HBO 治疗时间越早，效果越好。

（4）肺康复训练：通过肺被动和主动康复技术，帮助患者排除分泌物，增加肺通气量，增

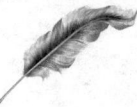

强呼吸功能。被动肺康复技术包括气道清洁、球囊扩张技术、正压通气、胸壁关节松动、排痰训练、体位引流和体位训练等方法。主动肺康复技术，通过膈肌呼吸、抗阻呼吸训练、局部呼吸训练、咳嗽训练等方法增强呼吸肌的收缩力量。

 知识链接

电刺激促醒治疗

正中神经电刺激（MNS）通过体表电极刺激周围神经，传入中枢神经系统，增强脑电活动，使脑干网状上行系统及大脑皮质保持兴奋状态，同时电刺激信号到达脑血管舒张中枢，引起脑血管扩张，提高病灶部位的血流量。另外，深部脑电刺激（DBS）和脊髓电刺激（SCS）技术也能起到改善昏迷患者意识水平的作用。

（二）恢复期康复治疗

1. 康复目标　减少患者的定向障碍和言语错乱，提高记忆、注意、思维、组织和学习能力，最大限度地恢复感觉、运动、认知、语言功能和生活自理能力，提高生存质量。

2. 康复治疗

（1）认知障碍的训练：①记忆能力的训练，通过内部记忆辅助和外部记忆辅助帮助患者恢复记忆功能。内部记忆辅助在记忆重建过程中主要起到强化作用，试图促进建立新的脑功能系统，或是以另一种新方式去记忆。如无错性学习、助记术和PQRST法。P（preview）——先预习要记住的内容，Q（question）——向自己提问与内容有关的问题，R（read）——为了回答问题而仔细阅读资料，S（state）——反复陈述阅读过的资料，T（test）——用回答问题的方式来检验自己的记忆。外部记忆辅助是利用身体外在辅助物品或提示来帮助记忆障碍者的方法，如使用日记本、时间表、地图、闹钟、手表以及记忆提示工具等辅助工具。②注意力的训练，可用猜测游戏、字母删除试验（图5-11）、时间表、数目顺序、代币法等方法。具有沉浸、交互和想象特点的虚拟现实技术提高了注意力训练的趣味性。③思维能力训练，如阅读、排列数字、物品分类、从一般到特殊的推理训练、问题及突发情况的处理训练等，帮助患者提高分析、解决和处理问题的能力。

```
BEIFHEHFEGICHEICBDACBFBEDACDAFCIHCFEBAFEACFCHBDCFGHE
CAHEFACDCFEHBFCADEHAEIEGDEGHBCAGCIEHCIEFHICDBCGFDEBA
EBCAFCBEHFAEFEGCHGDEHBAEGDACHEBAEDGCDAFCBIFEADCBEA
CDGACHEFBCAFEABFCHDEFCGACBEDCFAHEHEFDICHBIEBCAHCEFB
ACBCGBIEHACAFCICABEGFBEFAEABGCFACDBEBCHFEADHCAIEFEG
EDHBCADGEADFEBEIGACGEDACHGEDCABEFBCHDACGBEHCDFEHAIE
```

图5-11　字母删除试验
方法：删除字母C和E，如整体明显遗漏提示注意力障碍，如一侧明显遗漏提示单侧忽略

（2）感知障碍的训练：通过给予患者特定的感觉刺激，使大脑对感觉输入产生较深印象，从而提高感知能力。①失认症的康复训练，包括视觉失认训练、听觉失认训练、触觉失认训练、身体失认训练、空间关系综合征训练、Gerstmann综合征训练法（左右失认、手指失认、失读、失写）、单侧忽略训练。②失用症的康复训练，选用简单的只有一个部位的动作，或将活动分解为个别的组成部分，教给患者，然后逐步地再将它结合为一个整体，并且用简单的口

令指导患者或用触觉和本体感暗示引导患者完成所需的活动，适用于各种失用症，包括意念性失用、意念运动性失用、结构性失用、运动性失用和穿衣失用。

（3）行为障碍训练：行为障碍可分为正性行为障碍和负性行为障碍。正性行为障碍常表现为攻击他人，而负性行为障碍常表现为情绪低落、感情淡漠，对一些能完成的事不愿意完成，甚至伤害自己。

治疗原则：①对所有恰当的行为给予鼓励；②拒绝奖励目前仍在继续的不恰当行为；③在每次不恰当行为发生后的短时间内，杜绝一切奖励性刺激；④在不恰当行为发生后，应进行预先声明的惩罚；⑤在极严重或顽固的不良行为发生之后，对患者进行其厌恶的刺激。治疗方法主要采用发作期隔离法和药物治疗，缓解期可组织患者参加模拟小社会活动，对完成指定性练习活动者给予奖励。

（4）言语障碍训练：见第四章第三节言语治疗。

（三）后遗症期康复治疗

1. **康复目标** 使患者学会用新的方法代偿功能不全，增强患者在各种环境中的独立和适应能力，促使其回归社会。

2. **康复治疗**

（1）利用家庭或社区环境继续加强日常生活活动能力的训练，强化患者自理的能力，逐步与外界直接接触。使患者学习乘坐交通工具、购物、看电影等。

（2）职业训练：应尽可能对患者进行有关工作技能的训练。

（3）矫形器和辅助器具的应用：有些患者需要应用矫形器改善功能，运动障碍的患者可能需要使用各种助行工具、轮椅；自理生活困难的患者可能需要各种自助具等。

五、康复教育

颅脑损伤的患者多见于年轻人，随着意外交通事故频繁发生，外伤后遗留的残疾或某些功能障碍影响着患者的经济、家庭生活和工作状况，又由于较长的康复过程，使患者对康复丧失信心，变得情绪烦躁、焦虑、低落、抑郁甚至丧失生活的信心，且家属表现厌倦、治疗无望。因此，应该对患者和家属进行康复教育。

1. 长期不活动可导致并发症的产生，并且可能进展为不可逆性，需要进行预防性康复，并且必须尽早介入康复治疗，坚持康复治疗，往往会产生满意的结果。

2. 家属应该积极配合，尽早开始详细计划的家庭运动训练方案，长期耐心坚持，从易到难，循序渐进。

3. 对于有认知障碍的患者，应通过训练和重新学习，使患者获得较有效的信息加工和执行能力，以减轻其解决问题的困难，并改善日常生活能力。

（刘书慧）

第三节 小儿脑性瘫痪的康复

> **学习目标**
>
> 1. 掌握脑性瘫痪的临床分型、康复评定方法和康复治疗措施。
> 2. 熟悉脑性瘫痪的概念和主要功能障碍。
> 3. 了解脑性瘫痪的流行病学、病因和康复教育。

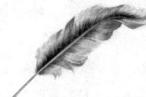

案例 5-3

男性，4岁，主诉：不会爬，不会单腿站立，足尖着地，交叉步态。7个月早产，出生体重2kg，羊水早破，脐带绕颈，出生后2天哭声乏力，CT 示新生儿缺血缺氧性脑病后遗症。3个月能短暂抬头，1岁可靠墙站立，但始终不会爬、不会走，无自发言语。

思考题：
1. 该患儿的临床诊断是什么？
2. 根据该病例，应如何进行康复评定和康复治疗？

一、概述

1. 概念 小儿脑性瘫痪（cerebral palsy，CP）简称脑瘫，是一组持续存在的中枢性运动和姿势发育障碍、活动受限症候群，这种症候群是由发育中的胎儿或婴幼儿脑部非进行性损伤所致。脑性瘫痪的运动障碍常伴有感觉、知觉、认知、交流和行为障碍，以及癫痫和继发性肌肉、骨骼问题。

2. 流行病学 我国最新脑性瘫痪流行病学调查结果显示，男性患病率为 2.64‰，女性患病率为 2.25‰，男性患病率略高于女性。

3. 病因 脑性瘫痪的主要病因是早产、出生窒息、新生儿低体重、新生儿颅内出血等，根据脑性瘫痪形成的时期可分为：出生前因素、围生期因素和出生后因素。

4. 临床分型 ①痉挛型四肢瘫（spastic quadriplegia）：以锥体系受损为主，包括皮质运动区损伤，牵张反射亢进是本型的特征，四肢肌张力增高；②痉挛型双瘫（spastic diplegia）：症状同痉挛型四肢瘫，主要表现为双下肢痉挛及功能障碍重于双上肢；③痉挛型偏瘫（spastic hemiplegia）：症状同痉挛型四肢瘫，表现在单侧肢体；④不随意运动型（dyskinetic）：以锥体外系受损为主，主要包括舞蹈性手足徐动和肌张力障碍，该型最明显的特征是非对称性姿势，头部和四肢出现不随意运动；⑤共济失调型（ataxia）：以小脑受损为主，涉及锥体系、锥体外系损伤，主要特点是由于运动感觉和平衡感觉障碍造成不协调运动；⑥混合型（mixed types）：具有两型以上的特点。

二、主要功能障碍

1. 中枢性运动障碍 在婴幼儿脑发育早期（不成熟期）发生抬头、翻身、坐、爬、站和走等粗大运动功能和精细运动功能障碍，或者有显著发育落后。功能障碍具有持久性、非进行性，但并非一成不变，轻症可逐渐缓解，重症可逐渐加重，最后可致肌肉、关节的继发性损伤。

2. 运动和姿势发育异常 包括动态和静态，以及各种体位下的姿势异常，应根据不同年龄段的姿势发育判断。脑性瘫痪者姿势运动发育一般落后于同龄正常儿童。

3. 反射发育异常 主要表现有原始反射延缓、消失和立直反射（如保护性伸展反射）及平衡反应的延迟出现或不出现，可有病理反射阳性。

4. 肌张力及肌力异常 大多数脑性瘫痪患儿的肌力是降低的。痉挛型脑性瘫痪肌张力增高、不随意运动型脑性瘫痪肌张力或高或低。可通过关节活动范围评定、腱反射检查、静止性肌张力、姿势性肌张力和运动性肌张力来判断。

5. 其他功能障碍 包括智力发育障碍及学习困难、癫痫、语言障碍、视觉障碍、听力障碍以及吞咽障碍等。

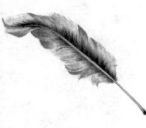

知识链接

脑性瘫痪辅助检查

脑性瘫痪的诊断主要依靠病史及体格检查，相关辅助检查是脑性瘫痪诊断的有力支持。CT与核磁共振成像能了解颅脑结构有无异常，脑电图检查确定是否合并癫痫，肌电图可以区分肌源性或神经源性瘫痪，脑干听觉、视觉诱发电位检查排除听觉和视觉的损伤，还可以借助智力及语言、遗传代谢病等相关检查。

三、康复评定

（一）反射发育评定

1. 原始反射 ①觅食反射：用手指触摸婴儿口周皮肤，婴儿会将头转向刺激方向，试图吃手指。②拥抱反射：将婴儿扶起，然后突然松开，使婴儿头和躯干向后倒入检查者手中，婴儿双肩外展、伸肘、五指分开。③握持反射：将示指从婴儿手掌尺侧放到手掌中，婴儿手指会不自主屈曲，握住示指。以上3种反射在出生3～4个月后消失，脑性瘫痪婴儿持续存在或不能引出。④交叉伸展反射：患者仰卧，检查者一手将其一侧下肢伸直，然后屈曲，阳性表现为另一侧下肢先屈曲、内收，然后伸直。正常婴儿2个月后消失。⑤阳性支持反射：双手扶持婴儿腋下，使其呈直立位，向前行走时，如两腿内收、内旋、交叉等为痉挛性脑瘫，异常反应是超过8个月仍然存在。

2. 姿势反射 包括非对称性紧张性颈反射、对称性紧张性颈反射和紧张性迷路反射。

3. 调正反射（立直反射） 使头和身体在空间保持正常位置，如颈调正反射、身体调正反射、头部迷路性矫正和视觉调正反射。

4. 保护性伸展反射 又称支撑反射或防御性反射，包括前方保护伸展反射（降落伞反射），坐位等各体位、各方向的保护伸展反射。

5. 平衡反应 各种体位下的倾斜反应和立位平衡反应。

（二）肌张力评定

1. 被动性检查 包括关节活动阻力检查和摆动度检查。

2. 伸展性检查 通过测量内收肌角、腘窝角、足背屈角的角度，以及足跟-耳试验、围巾征等判断肌张力情况。

3. 肌肉硬度检查 触诊肌肉感知其硬度。

（三）交流能力评定

分为理解能力和表达能力两大类评定，其中格塞尔发育诊断量表（Gesell developmental diagnosis scales，GDDS）被认为是婴幼儿智能测试的经典方法。常用的评定方法还包括贝利婴儿发展量表（Bayley scales of infant development，BSID）中的智力量表、S-S语言发育迟缓评定、构音障碍评定等。

四、康复治疗措施

（一）物理疗法

1. 物理因子疗法

（1）功能性电刺激：主要缓解脑性瘫痪患儿的肢体和躯干肌肉的痉挛，进而改善运动异常及姿势异常，例如，对于腕和手指屈曲、痉挛的患儿，可用促进腕背伸的痉挛治疗仪，通过刺激桡神经或肌肉，达到恢复手指运动功能的目的。

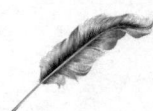

（2）生物反馈疗法：可根据反馈信息对骨骼肌进行放松训练或运动功能训练。

（3）水疗：有利于降低脑性瘫痪患儿全身或局部肌肉张力，促进运动功能的提高。

（4）重复性经颅磁刺激（rTMS）技术：rTMS通过影响一系列大脑神经电活动和代谢活动增强神经可塑性，改善局部血液循环。

（5）音乐疗法：以音乐的形式对患儿进行感知、认知、交流能力的促进，或者通过播放轻柔、舒缓的音乐以缓解痉挛，提高运动能力。

2. 运动疗法 是小儿脑性瘫痪常用的行之有效的康复治疗方法，是根据运动学、神经生理和神经发育学的原理，借助器具或以徒手的方法进行治疗。

（1）Bobath法：阻止异常反射活动，纠正异常姿势，促进正常运动功能的出现和发展，提高活动或移动能力。在训练方法上强调按正常婴幼儿运动发育的各个阶段来进行训练，如抬头-翻身-坐-爬-跪-站-走。①姿势、体位的控制。采用俯卧位，预防髋关节屈曲挛缩，促进头和上肢功能；侧卧位可促进肩前伸和双手置于中线发挥功能。对伸展痉挛的患儿采用屈曲抱姿，抱双下肢内收，肌张力高的患儿时，应保持下肢的外展。②头、颈部控制能力训练。可利用色彩、声响的吸引或指压脊柱两旁的肌肉进行诱导，也可直接拉动躯干，使头部控制在中线位，然后做前屈、后伸、旋转等动作。③翻身训练。通过玩具响声的吸引，引导患儿翻身，以训练躯干伸展、旋转能力。④坐位姿势、坐位平衡、坐起训练。双侧瘫痪的患儿喜欢取"W型"和"裁缝型"的坐姿。正确的坐姿是髋部屈曲90°，背部挺直，双侧大腿旋外分开。⑤站立姿势、站立平衡、站起训练。固定膝、髋站立，或者扶杠绳站立。站立平衡训练是站在平衡板上做左右、前后摆动训练。⑥爬行训练。固定患儿骨盆并上提，左右交替，呈四肢跪位。下肢痉挛者利用爬行车训练下肢。⑦行走训练。助力步行，利用平行杠或学步车进行训练。

（2）Vojta法：让患儿取一定的出发姿势，通过对身体特定部位（诱发带）的压迫刺激，诱导患儿产生全身性、协调化的反射性翻身和爬行移动运动，促进与改善患儿的运动功能。

（3）引导式教育：引导员以分组教学的形式，通过娱乐性、节律性意向和游戏等丰富多彩的引导式内容和手段，激发脑性瘫痪患儿的兴趣、自身欲望和需求，从而使其积极主动地参与学习训练，使机体的潜能得到最大程度发挥而取得康复效果。

（二）作业疗法

1. 日常生活活动能力治疗训练 ①进食训练：用手或汤匙进食，训练上肢的主动伸展、手眼协调、抓握与放开、咬切、合唇、吞咽和咀嚼等动作；②如厕训练：是一种综合性训练，包括穿/脱裤子、坐位与站位平衡、从站到蹲的体位转换、肘的屈曲与伸展、手的抓握与放开、髋和膝的屈伸与踝背屈、二便的控制与便后的自我清洁；③穿/脱衣服训练：穿衣时先穿患侧，脱衣时先脱健侧；④梳洗训练：包括洗手、洗脸、刷牙、梳头；⑤沐浴训练：包括患儿进出洗浴区，坐位平衡，上肢运动，手眼协调，身体重心转移，下肢负重，髋、膝活动和稳定性等；⑥上、下床训练：包括头的控制，上肢抬高，肢体的外展，躯干旋转，侧行等；⑦精细活动功能训练：如抓、握、捏不同质地、不同大小的物体，书写和绘画，双手协调活动如做球类运动、叠纸等；⑧高级运动功能与步行训练：如侧行、倒行、跨越不同障碍、跳（不同高度、单腿、原地跳绳等）、踢球等。

2. 认知功能发育的治疗 主要包括注意力、记忆力、计算能力、推理能力、抄写技能、社会技能、交流技巧等作业活动训练。

3. 其他 通过姿势控制、手功能训练、感觉统合训练、强制性诱导疗法、镜像视觉反馈疗法等训练提高上肢运动功能和精细功能。

（三）言语治疗

脑性瘫痪常见的言语障碍主要有两类，即构音障碍和语言发育迟缓。对于构音障碍患儿的言语训练包括基本言语运动功能的刺激，改善呼吸和腭、口腔、舌、唇的控制能力，增加面部

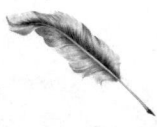

的活动，如笑、哭等，然后进行由易到难的发音训练。语言发育迟缓的治疗主要通过改善脑性瘫痪患儿的交流态度和沟通技巧，提高主动交流意识，促进发音，开发智力，最大限度挖掘其语言能力，以提高生活质量。

（四）药物和手术治疗

采用抗痉挛药物治疗，可缓解患儿痉挛程度、平衡控制障碍和精细运动障碍。药物主要有：①缓解局灶性痉挛药，包括神经肌肉阻滞剂（A型肉毒毒素）和化学去神经支配药物（苯酚、乙醇）；②缓解全面性痉挛药，包括口服药物（苯二氮䓬类、丹曲林、巴氯芬、替扎尼定）和巴氯芬鞘内注射。药物效果不理想者，可采用手术治疗，手术对象主要为痉挛性脑瘫或骨关节畸形严重的脑性瘫痪患儿，但手术后仍要进行康复训练。

（五）其他疗法

1. **针灸和按摩**　可改善脑部血液循环，降低肌张力，提高肌力。

2. **辅助器具及矫形器的应用**　目的是帮助肢体保持功能位，加强肢体的承重能力，预防或纠正肢体挛缩、畸形，促进运动功能发育，改善坐、立、步行能力，从而提高患儿的生活自理能力。

3. **文娱疗法**　根据小儿活泼好动、喜欢嬉戏的特点，通过游戏、模仿体育竞赛等形式充分调动患儿主动参与的积极性，提高身体的协调性、灵活性、耐力等，提高与人交往、团结协作等言语、行为的能力，在娱乐中促进患儿全面发展。

（六）心理疗法

脑性瘫痪患儿由于运动障碍，常伴有智力低下，经常导致心理上的异常和行为上的异常。应在儿童生长、发育的整个阶段，关注不同时期的心理问题，确立对策和治疗计划，使患儿身、心、智全面发展。

（七）社会康复

社会康复是协调脑性瘫痪患儿解决重返社会时可能遇到的问题，例如：使患儿获得生活的能力，促进全身发育，有就业机会，社会提供的物质、政策或精神等方面的帮助和支持。

 知识链接

BC脑细胞介入修复疗法

该疗法的研制是从分子基因学、细胞病理学、纳米药理学、生物物理学、分子免疫学、医学心理学等多个学科出发，立体、综合地治疗脑性瘫痪，是一种中枢神经再生疗法。该疗法使所治疗部位产生一系列的生物物理刺激和生物化学效应，能快速修复受损神经的关键物质，可在患者体内释放出强烈的刺激信息和生物能量，通过经络、神经传入大脑皮质，形成一个优势兴奋灶，产生良性诱导。

五、康复教育

有50%以上脑性瘫痪患儿合并智力低下，提供有系统、有计划、有评估的教育系统，能使之获得学习机会，为将来返回社会、恢复生活自理能力做好准备，因此康复教育是非常重要的。对脑性瘫痪患儿的教育要将个体化与生活化相结合，学习活动要有趣味性和有变化，根据不同年龄组的特点，制订相应的学习计划；学习环境也要多样化，可变换不同场景进行学习；学习内容要适中，不应太难，以免儿童对学习失去信心和兴趣，避免一成不变、过于单调和简单；学习中要不断复习和重复，以加深记忆，多用正性反馈，多鼓励。

（刘书慧）

第四节 脊髓损伤的康复

学习目标

1. 掌握脊髓损伤神经功能的评定和康复治疗方法。
2. 熟悉脊髓损伤引起主要功能障碍、并发症的预防及治疗方法。
3. 了解脊髓损伤的流行病学、病因和康复教育。

案例 5-4

某患者为青年男性,工作时被重物砸伤背部,出现背部剧烈疼痛,双下肢不能活动。入院查胸椎 X 线片、核磁共振示 T_8 椎体爆裂性骨折,相应节段椎管狭窄,脊髓受压。于骨外科行 T_8 椎体骨折内固定术后 2 周入康复科。双下肢运动感觉障碍,二便障碍。

思考题:

1. 对于该患者,你需要进行哪些方面的功能评估?
2. 感觉评估:针刺觉,最低正常节段左 T_6、右 T_7;轻触觉,最低正常节段左 T_7、右 T_8。请你确定该患者的感觉平面。
3. 运动评估:双上肢关键肌肌力均为 5 级,双下肢关键肌肌力均为 0 级。请你确定该患者的运动平面,并最后根据感觉、运动评估的结果确定该患者的神经平面。
4. 根据上述评估结果,对该患者功能预后做出判断。如何制订康复治疗计划?

一、概述

1. 概念 脊髓损伤(spinal cord injury,SCI)是由于各种原因引起的脊髓结构、功能损害,造成损伤水平面以下运动、感觉、自主神经功能的障碍。颈脊髓损伤造成四肢瘫痪时称四肢瘫,胸段以下脊髓损伤造成躯干及下肢瘫痪而未累及上肢时称截瘫。脊髓损伤是一种严重致残性的疾病。

2. 流行病学 脊髓损伤的发病率因各国情况不同而有差别。根据世界卫生组织 2014 年的统计数据,脊髓损伤在全球范围内的发病率为(236~4187)/100 万,在中国的发病率为(236~606)/100 万。各国统计资料显示脊髓损伤均以青壮年为主,年龄在 40 岁以下者约占 80%,男性为女性的 4 倍左右。

知识链接

脊髓损伤患者生存率高的原因

第二次世界大战期间(1939—1945 年)脊髓损伤患者的预后情况与第一次世界大战期间(1914—1918 年)相比较,出现了惊人的进步。据统计,在第一次世界大战美军脊髓损伤者中,20 年后存活仅为 1 例,第二次世界大战后美军脊髓损伤者存活达 2000 例以上,其中 80% 经职业培训后恢复了工作。发生如此巨大变化的原因主要在于康复医学的发展,其次是抗生素的出现。

3. **病因** 根据致病因素不同,脊髓损伤可分为两类:外伤性脊髓损伤及非外伤性(病理性)脊髓损伤。外伤性脊髓损伤指脊柱、脊髓受到机械外力作用,包括直接或间接的外力作用而造成脊髓结构与功能的损害,包括:交通事故、坠落、重物砸伤、运动损伤等;非外伤性脊髓损伤主要是脊柱、脊髓的病变(肿瘤、结核、畸形、炎症、脊柱退变、血管病变等)所引起,约占脊髓损伤的30%。此外,医源性脊髓损伤近年来有增多趋势,如不恰当的颈椎推拿、脊柱手术失误、肺部手术损伤脊髓节段供血等,给患者带来不同程度的功能障碍。

二、主要功能障碍

1. **运动障碍** 表现为肌力、肌张力、反射的改变。受损平面以下运动功能障碍在急性期表现为双下肢弛缓性瘫痪,肌张力低下,病理征阴性,称为脊髓休克期,时间一般为3~4周,病情严重者可持续6周或更长时间。休克期过后进入痉挛期,逐步出现病理性锥体束征,腱反射亢进,肌张力增高和部分肌力恢复。L_1椎体下缘的损伤不会出现痉挛,表现为肌张力低下,肌肉萎缩。

2. **感觉障碍** 表现为脊髓损伤平面以下感觉(痛觉、温度觉、触压觉及本体感觉)的减退、消失或异常。例如,完全性损伤时,在损伤平面以上可有感觉过敏,而在损伤平面以下所有感觉消失。不完全损伤时,损伤部位靠前,表现为前束综合征,造成损伤平面以下痛觉、温度觉障碍;损伤部位靠后,表现为后束综合征,造成损伤平面以下触压觉及本体感觉障碍;损伤部位在一侧,表现为半切综合征,造成对侧痛觉、温度觉以及同侧触压觉和本体感觉障碍。

3. **括约肌功能障碍** 表现为膀胱括约肌和肛门括约肌功能障碍,出现尿潴留、尿失禁和排便障碍。脊髓休克期膀胱无充盈感觉,膀胱逼尿肌无收缩力,呈无张力性神经源性膀胱,导致尿潴留,应常规留置导尿并间断开放引流尿液。脊髓损伤患者在伤后1周即可酌情开始进行间歇导尿。休克期过后,表现为反射性神经源性膀胱和间歇性尿失禁。

4. **自主神经功能障碍** 自主神经反射由于一些刺激因素,如膀胱充盈、肠道充盈等诱发,通常发生于T_6及以上的脊髓损伤,是对损伤平面以下有害或无害刺激的反应,临床表现为收缩压升高(较基础血压升高>20 mmHg),可出现头痛、损伤平面以上潮红、竖毛、鼻塞和出汗、损伤平面以下血管收缩,以及心律失常。

5. **其他** 脊髓损伤后常见并发症包括呼吸系统感染、泌尿系统感染、压疮、深静脉血栓形成、异位骨化、骨质疏松、关节挛缩等。

三、康复评定

(一)脊柱损伤的评定

主要根据外伤后及手术后的脊柱X线、CT、核磁共振表现判断脊柱损伤节段、损伤程度以及手术后脊柱的稳定性。其中,脊柱稳定性的判断对康复治疗计划的制订有直接影响。但并非所有脊髓损伤患者都有脊柱骨折,骨折程度和脊髓损伤程度也并不完全呈正相关。

(二)脊髓损伤神经功能的评定

脊髓损伤神经功能的评定目前采用《脊髓损伤神经学分类国际标准》(International Standards for Neurological Classification of Spinal Cord Injury,ISNCSCI)第7版。该标准由美国脊髓损伤协会(American Spinal Injury Association,ASIA)和国际脊髓学会(International Spinal Cord Society,ISCoS)制订。该标准描述了脊髓损伤的查体方法(即国际标准查体方法)及ASIA病损分级。

1. **损伤平面评定** 神经损伤平面指身体两侧有正常的感觉和运动功能的最低脊髓节段。例如,C_7损伤,是指C_7及其以上节段的脊髓功能完整,而C_7以下脊髓功能障碍,是指C_7平面是功能完整的最低节段。感觉损伤平面指身体两侧具有正常感觉功能的最低脊髓节段,通过

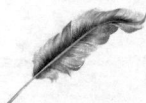

检查身体两侧各自 28 个皮节的感觉关键点确定。运动损伤平面指身体两侧具有正常运动功能的最低脊髓节段,通过检查身体两侧各自 10 个肌节的运动关键肌确定(表 5-6)。脊髓损伤平面主要以运动损伤平面为主,但在 $T_2 \sim L_1$ 节段,主要以感觉损伤平面来确定,因为此节段运动损伤平面难以确定。确定损伤平面时,该平面关键肌的肌力必须 ≥ 3 级,该平面以上关键肌的肌力必须 ≥ 4 级。感觉、运动检查正常的神经节段在身体两侧常不一致,因此,在确定神经平面时,依据右侧感觉和左侧感觉及右侧运动和左侧运动 4 个平面来区分。

表 5-6 损伤平面的确定

平面	运动关键肌	感觉关键点
C_2		枕骨粗隆
C_3		锁骨上窝
C_4		肩锁关节顶部
C_5	肘屈肌群(肱二头肌、肱肌)	肘前窝的外侧面
C_6	腕伸肌群(桡侧伸腕长、短肌)	拇指近节背侧皮肤
C_7	肘伸肌群(肱三头肌)	中指近节背侧皮肤
C_8	指屈肌群(中指屈肌)	小指近节背侧皮肤
T_1	指外展肌群(小指外展肌)	肘前窝的内侧面
T_2		腋窝顶部
T_3		锁骨中线第 3 肋间
T_4		锁骨中线第 4 肋间(乳头连线水平)
T_5		锁骨中线第 5 肋间(在 $T_4 \sim T_6$ 的中点)
T_6		锁骨中线第 6 肋间(剑突水平)
T_7		锁骨中线第 7 肋间(在 $T_6 \sim T_8$ 的中点)
T_8		锁骨中线第 8 肋间(在 $T_6 \sim T_{10}$ 的中点)
T_9		锁骨中线第 9 肋间(在 $T_8 \sim T_{10}$ 的中点)
T_{10}		锁骨中线第 10 肋间(脐水平)
T_{11}		锁骨中线第 11 肋间(在 $T_{10} \sim T_{12}$ 的中点)
T_{12}		腹股沟韧带中点
L_1		$T_{12} \sim L_2$ 距离的一半(L_2 在股前之中点上)
L_2	髋屈肌群(髂腰肌)	大腿前内侧,腹股沟韧带中点和股骨内侧髁连线中点处
L_3	膝伸肌群(股四头肌)	股骨内髁处
L_4	踝背伸肌群(胫前肌)	内踝
L_5	趾长伸肌群(踇长伸肌)	第 3 跖趾关节足背侧
S_1	踝跖屈肌群(腓肠肌和比目鱼肌)	足跟外侧
S_2		腘窝中点
S_3		坐骨结节或臀下皱襞
$S_4 \sim S_5$		肛周区,皮肤黏膜交界处外侧

注:C 代表颈部神经节段;T 代表胸部神经节段;L 代表腰部神经节段;S 代表骶部神经节段。

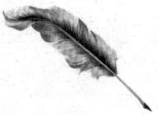

2. 感觉平面评定 每个脊髓节段神经的感觉神经根轴突支配相应部位的皮肤区域,称之

为皮节。感觉平面通过检查身体两侧各 28 个皮节的关键点（$C_2 \sim S_4 \sim S_5$）进行评定。关键点为相应皮节区域内容易定位的骨性解剖标志点，每个关键点检查轻触觉和针刺觉 2 种感觉。检查针刺觉时，常用一次性安全针。检查轻触觉时用棉花。分别以面颊部的正常感觉作为参照，按 3 个等级评分，即感觉缺失为 0 分，感觉异常（部分障碍或感觉改变，包括感觉过敏）为 1 分，感觉正常为 2 分。在检查针刺觉时，不能区别钝性和锐性刺激的感觉应评为 0 分。如关键点部位石膏固定、烧伤、皮肤破损、截肢或患者无法感知面部感觉时，记录"NT"（无法检查）。每种感觉一侧最高分为 56 分，左、右两侧最高分为 112 分，针刺觉和轻触觉两种感觉得分之和最高可达 224 分。

3. 运动平面评定 每个脊髓节段神经的运动神经根轴突所支配的相应一组肌群称为肌节。运动平面评定是通过检查两侧 10 对肌节（$C_5 \sim T_1$ 及 $L_2 \sim S_1$）对应的肌肉（关键肌）功能来完成。评定时，对左、右两侧的关键肌采用徒手肌力检查法（MMT）测定肌力，按照从上到下的顺序，使用标准的仰卧位及标准的肌肉固定方法。每一关键肌所得分与测得的肌力级别相同，从 0 分至 5 分不等。如测得肌力为 1 级则评为 1 分，肌力为 5 级则评为 5 分。左、右两侧最高分均为 50 分，共 100 分。评分越高，肌肉功能越佳，据此可评定运动功能。如患者存在导致无法分级的严重疼痛、截肢、制动或关节挛缩导致 ROM 受限大于正常值 50% 的情况，则无法检查，记录为"NT"。

每个节段的神经支配一块以上的肌肉，同样，大多数肌肉接受一个以上的神经节段支配（通常为两个节段），用一块关键肌代表一个脊神经节段支配的目的是简化检查。我们可以认为，一块肌肉在丧失一个神经节段支配但仍有另一神经节段支配时肌力减弱。例如，C_7 支配的肱三头肌肌力为 2 级，C_6 支配的腕伸肌肌力为 3 级，若 C_5 支配的肱二头肌肌力为 4 级，则该侧的运动平面在 C_6。

知识链接

与脊髓损伤无关的神经学病变检查

与脊髓损伤无关的神经学病变导致的无力也应在检查中进行记录。例如，某患者 T_8 骨折合并脊髓损伤，伴左侧臂丛神经损伤，应通过感觉评定、肌张力评定、肌力评定、形态评定、神经系统检查、电生理检查等方法确定左侧上肢感觉和运动功能损伤程度，说明左侧上肢感觉和运动障碍由臂丛神经损伤引起，而不是由脊髓损伤引起。这对于患者的正确评估很重要。

4. 损伤程度评定

（1）完全性脊髓损伤：脊髓损伤平面以下最低位骶段（$S_4 \sim S_5$）的感觉、运动功能完全丧失，可有部分保留区，但不超过 3 个节段，称完全性脊髓损伤。骶段的感觉功能包括肛门皮肤、黏膜交界处感觉及肛门深压觉；运动功能是肛门指检时肛门外括约肌的自主收缩。脊髓损伤 48 小时后仍表现为脊髓休克，检查确认鞍区无感觉和运动功能，按完全性脊髓损伤诊断。

（2）不完全性脊髓损伤：脊髓损伤平面以下的最低位骶段（$S_4 \sim S_5$）仍有运动和（或）感觉功能存留（即存在骶残留），部分保留区超过 3 个节段称不完全性脊髓损伤。即脊髓损伤平面未发生完全性的横贯性损害，有不同程度恢复的可能。

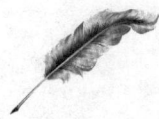

5. ASIA 病损分级（表 5-7）

表 5-7　ASIA 病损分级

损伤程度	临床表现
A 完全性损伤	$S_4 \sim S_5$ 无任何感觉或运动功能保留
B 不完全性损伤	损伤平面以下包括 $S_4 \sim S_5$ 有感觉功能，但无运动功能
C 不完全性损伤	损伤平面以下存在运动功能，且平面以下至少一半以上关键肌肌力 < 3 级
D 不完全性损伤	损伤平面以下存在运动功能，且平面以下至少一半以上关键肌肌力 ≥ 3 级
E 正常	感觉和运动功能正常

（三）脊髓休克的评定

脊髓休克结束的指征包括海绵体反射的再次出现和损伤水平以下出现任何运动功能或肌张力升高以及痉挛，但须注意正常人有 15%～30% 不出现海绵体反射。

（四）ADL 评定

评定方法包括 Barthel 指数、功能独立性评定、四肢瘫功能指数（quadriplegia index of function，QIF）等。

（五）其他

还须对脊髓损伤患者的关节活动范围、心理功能、心肺功能、神经源性膀胱、性功能障碍等进行评定。

四、康复治疗措施

（一）脊髓损伤的康复目标

脊髓损伤患者因损伤的水平、损伤程度的不同，每个患者具体的康复目标是不同的。对于完全性脊髓损伤，脊髓损伤水平确定后康复目标可基本确定（表 5-8）；对于不完全性脊髓损伤来说，则须根据残存肌力功能修正上述康复目标。在制订康复目标时，首先应关注日常生活活动能力和独立解决问题能力的恢复，也应注意社会适应能力和就业能力的恢复。

表 5-8　完全性脊髓损伤的水平和康复基本目标

平面	康复目标（生活自理）	康复目标（轮椅支具和功能）
$C_1 \sim C_3$	通气依赖或须使用膈肌起搏器生活依赖	应用下颌力量驱动电动轮椅 使用头部、嘴、眼球或声音控制技术实现独立
C_4	不需要通气依赖 生活依赖	应用下颌、嘴或头部力量驱动电动轮椅 使用头部、嘴或声音控制技术实现独立
C_5	生活依赖	使用电动轮椅或高靠背轮椅 利用辅助器具进食
C_6	可能完成最小或无辅助的自我照料任务	可使用手动轮椅，但常须使用电动轮椅 可能独立完成翻身及转移动作，应用肌腱固定式抓握以抓握物体
C_7	最小或无辅助下进行自我照料	使用手动轮椅，但常须使用电动轮椅 独立翻身，应用肘关节屈伸进行转移，应用肌腱固定式抓握以抓握物品
C_8	最小或无辅助下进行自我照料	使用手动轮椅，但常因为个人或环境因素使用电动轮椅 独立翻身、转移

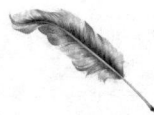

续表

平面	康复目标（生活自理）	康复目标（轮椅支具和功能）
T_1	无需辅助的自我照料	使用手动轮椅 独立翻身、转移
$T_2 \sim T_{12}$	无需辅助的自我照料	使用手动轮椅，借助支具和拐杖进行站立和治疗性步行 独立进行翻身及复杂转移
$L_1 \sim L_3$	无需辅助的自我照料	除以上功能外，借助支具和拐杖进行家庭功能性步行
$L_4 \sim S_1$	无需辅助的自我照料	除以上功能外，借助支具和手杖进行社区功能性步行

（二）急性期的康复

患者生命体征和病情基本平稳、脊柱稳定即可开始康复训练。急性期主要采取床边训练方法。主要目的是防止失用综合征及并发症，如预防肌肉萎缩、骨质疏松、关节挛缩、肺部感染等，为今后的康复治疗创造条件。训练内容包括以下几个方面。

1. **保持正确体位**　患者卧床时应注意使肢体处于正确的功能位置，这样有助于保持骨折部位稳定、预防压疮和关节挛缩、抑制痉挛。①仰卧位：四肢瘫患者肩下垫枕，上肢放于身体两侧的枕头上，肘伸展，腕关节保持功能位，手指自然屈曲，下肢髋关节伸展，双下肢间放一枕头以保持髋关节轻度外展，膝伸直（图5-12）。②侧卧位：双肩均前伸，一侧肩胛骨贴于床，肘屈曲旋后，上方的前臂放在胸前的枕头上，肘关节伸直，腕关节自然伸展，手指自然屈曲。躯干后倚靠枕头支持。位于下方的髋、膝关节伸展，上方髋、膝关节微屈放于枕头上。避免踝关节处于跖屈内翻位（图5-13）。

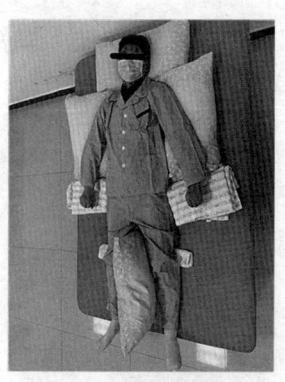 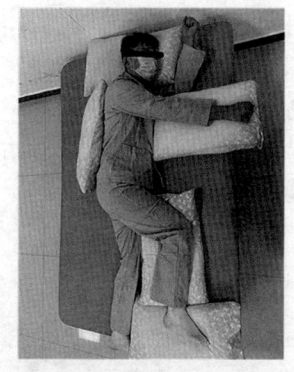

图 5-12　仰卧位正确体位　　图 5-13　侧卧位正确体位

2. **关节被动运动**　对瘫痪肢体进行关节被动运动训练，1~2次/天，以防关节挛缩和畸形的发生。对于胸椎下段和腰椎骨折患者，早期进行被动屈髋、屈膝运动时应在无痛范围，髋屈曲不超过90°，以降低对腰椎后凸的应力。

3. **体位变换**　卧床患者应定时变换体位，一般每隔1~2小时翻身一次，以防止压疮形成。

4. **坐起训练**　对脊髓损伤后脊柱稳定性良好者应早期（伤后/术后1周左右）开始坐位训练，每日2次，每次30~120 min。开始时，将床头抬高或摇起30°，如无不良反应，则每天将床头抬高或摇起角度增加15°，一直到90°。一般情况下，从仰卧位到直立位需1周的适应时间，适应时间长短与损伤平面相关。

5. **站立训练**　患者经过坐起训练后无直立性低血压等不良反应即可考虑进行站立训练。应用起立床，角度从倾斜20°开始渐增，直到90°，如有不良反应，应及时降低起立床的角度。训练时，应保持脊柱的稳定性，佩戴颈托、胸椎和腰椎矫形器、腰围等训练起立和站立活动。

6. **呼吸及排痰训练** 对颈髓损伤、呼吸肌麻痹的患者应训练其腹式呼吸、咳嗽、咳痰能力以及进行体位排痰训练，预防呼吸系统并发症并促进呼吸功能。

7. **二便处理** 除合并泌尿外科器官的损伤外，在脊髓损伤的最初数天内并不需要特殊的泌尿外科处理，一般只需留置导尿监测患者的尿量即可。脊髓损伤患者在伤后1周即可酌情开始进行间歇导尿。无感染、无肾积水、24小时尿量在2000 ml以内时方可进行。开始时，间歇导尿次数为每天4~6次，根据排尿恢复情况调整导尿次数及时间；当膀胱功能趋于稳定，自行排尿后残余尿量少于100 ml或为膀胱容量在20%以下时，可停止导尿；每次放尿不能超过500 ml。便秘者可用润滑剂、缓泻剂与灌肠等方法处理。尽量延续患者伤前的排便习惯，避免长期使用药物。

（三）恢复期的康复

患者骨折部位稳定、神经损害或压迫症状稳定、呼吸平稳后即可进入恢复期治疗。此期也同时进行上述关节被动运动、体位变换、呼吸及排痰训练等。

1. **肌力训练** 完全性脊髓损伤患者肌力训练的重点是肩和肩胛带的肌肉，特别是背阔肌、斜方肌、肩胛提肌、上肢肌肉、竖脊肌、腹肌。根据肌力级别采用抗阻运动、主动运动、助力运动、功能性电刺激等。肌力训练的目标是使肌力达到3级以上。脊髓损伤患者为了应用轮椅、拐杖或助行器，在卧床、坐位时均要重视肩带肌、上肢、手部肌力训练。

2. **垫上训练** ①翻身训练：利用双上肢从一侧做大幅度摆动，靠其惯性使躯干旋转，四肢瘫患者需要灵活地使用颈部的旋转和伸展。②垫上移动训练：包括卧位移动及坐位移动。③手膝位负重及移行训练。④牵伸训练：主要牵伸下肢的腘绳肌、内收肌和跟腱。牵伸腘绳肌是为了使患者直腿抬高大于90°，以实现独立长坐位。牵伸内收肌是为了避免患者因内收肌痉挛而造成会阴部清洁困难。牵伸跟腱是为了防止跟腱挛缩，以利于步行训练。

3. **坐位训练** 在长坐位（膝关节伸直）（图5-14）和端坐位（膝关节屈曲90°）两种姿势下进行。进行坐位训练前，患者的躯干应有一定的控制能力或肌力，双侧下肢各关节活动范围，特别是双侧髋关节活动范围须接近正常。实现长坐位才能进行穿裤、袜和鞋的训练。坐位训练还包括静态坐位平衡训练及动态坐位平衡训练。

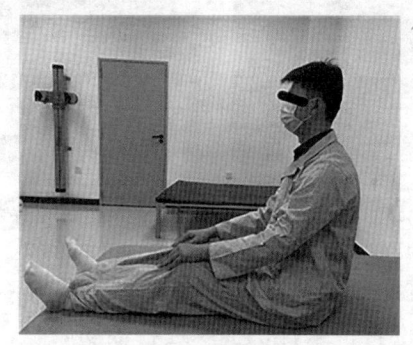

图5-14　长坐位支撑训练

4. **转移训练** 转移是SCI患者必须掌握的技能。转移训练包括床椅之间的转移、轮椅与坐便器之间的转移、轮椅与汽车之间的转移，以及轮椅与地面之间的转移。转移训练时可以借助一些辅助器具，如滑板。训练过程中应注意保护患者安全。

5. **步行训练** 根据损伤平面的不同，患者的步行训练包括站立、治疗性步行、家庭功能性步行、社区实用性步行4方面。完全性脊髓损伤患者步行的基本条件是上肢有足够的支撑力和控制力；不完全性脊髓损伤患者则要根据残留肌力的情况确定步行能力。步行训练分为平行杠内步行训练和拐杖步行，首先在平行杠内练习站立及行走，包括摆至步、摆过步和四点步，逐步过渡到平衡训练和拐杖步行。目前减重步行训练装置的应用以及助动功能步行器 ARGO 的出现使脊髓损伤患者步行训练得到更大改善。

6. 轮椅训练 上肢力量及耐力是良好操纵轮椅的前提。轮椅训练包括向前后驱动训练、左右转训练、前轮翘起行走及旋转训练、上斜坡训练和跨越障碍训练、上/下楼梯训练、越过马路镶边石的训练、过狭窄门廊的训练及安全跌倒和重新坐直的训练。训练时注意每 30 min 支撑减压，预防坐骨结节压疮的发生。

7. 日常生活活动能力的训练 SCI 患者特别是四肢瘫患者，训练日常生活活动能力尤为重要。根据患者上肢残存功能水平进行进食、梳洗、穿脱衣服、沐浴等动作的训练。借助一些自助器具有利于动作的完成。

8. 脊髓损伤康复应用的辅助器械 ①上肢支具及辅助器具：辅助器具能改善功能，增加生活独立性，包括进食、书写辅助器具等。支具主要有稳定与支持功能，保护和矫正畸形及助动功能。②下肢支具：又称为截瘫矫形器，是用于辅助截瘫患者站立及行走的支具。主要分为两种类型，无助动功能步行矫形器和助动功能步行矫形器（往复式步行矫形器）。

9. 心理治疗 脊髓损伤给患者的精神上带来了难以描述的痛苦，但大多数患者经过一段时间的心理治疗会勇敢地面对现实。康复的目的是帮助患者尽可能重新回到正常的生活中去。康复工作绝不仅限于功能训练，还要强调患者在心理社会方面的适应，这包括在患者悲伤的时候，提供必需的社会支持和帮助重塑自身形象，形成新的生活方式和对世界的重新认识，重新设计未来的计划，帮助患者在社会中找到自己应有的位置。

（四）并发症的处理

脊髓损伤后可导致机体多系统、多器官功能紊乱，出现各种并发症，可延长患者住院时间，增加医疗经费支出并影响治疗及康复的效果，严重时可导致患者死亡。因此，脊髓损伤并发症的防治是脊髓损伤康复的重要组成部分。

1. 呼吸系统感染 在脊髓损伤急性期，呼吸道感染特别是下呼吸道细菌性感染是突出问题，是急性期死亡的主要原因。应及时清除气道内分泌物，加强翻身、叩背，鼓励患者进行咳嗽训练和体位排痰。无力将痰液咳出者，应对气道内分泌物雾化或吸引，必要时行气管切开。呼吸系统并发症的康复主要是进行呼吸功能训练。

2. 深静脉血栓形成 多发生于股静脉、髂股静脉等下肢深静脉。临床上如瘫痪肢体出现肿胀，又伴有原因不明的发热及白细胞计数升高，应怀疑有深静脉血栓。未发现和未处理的深静脉血栓可导致肺栓塞，危及患者生命。因此，需要早期诊断，积极治疗，包括患肢抬高制动，给予抗凝剂如普通肝素、低分子量肝素、新型口服抗凝药等。

3. 压疮 是脊髓损伤的常见并发症，具有易复发、难治等特点，是患者长期住院治疗的原因。压疮处理的关键是预防，定时翻身，尽可能减少压迫强度，缩短受压时间。训练患者自己每天用镜子检查压疮易发部位（如骶尾部、双足跟等）的皮肤情况，一旦发现颜色变红就立即停止压迫局部的体位。

4. 异位骨化 是指在非骨组织部位形成骨组织，多发生在软组织中，好发部位为髋、膝、肩、肘关节周围。发病机制不明，有学者认为可能与过度被动活动有关。表现为大关节周围出现肿胀及热感，伴全身低热。肿胀消退后，大腿内侧或关节周围可触及包块，进而影响关节活动范围。治疗措施包括应用消炎镇痛药物、冷敷。若骨化限制关节活动则需手术。

5. 自主神经反射亢进 指 $T_4 \sim T_6$ 以上 SCI 患者对内脏的恶性刺激和来自损伤水平面下的其他不良刺激而引发的高血压、心动过缓（或心动过速）、大汗、面部潮红和头痛等症状的阵发性综合征。自主神经反射亢进是一个需紧急处理、可能导致脑出血和死亡的严重并发症。可能的诱因有直肠或膀胱充盈、插尿管、压疮、感染、膀胱结石、趾嵌甲、使用矫形器或衣物过紧等。应立即抬高床头或采用坐位以降低颅内压，监测血压、脉搏，并检查和排除一切可能

的诱因，应用短效降压药。

五、康复教育

脊髓损伤患者的康复教育是其掌握康复基本知识、方法、技能的重要途径，是患者学会自我管理，回归家庭和社会的根本保障。

1. **饮食调节**　注意饮食调节，制订合理膳食计划，保证维生素、纤维素、钙及各种营养物质的合理摄入。

2. **自我护理**　①教会患者和家属在住院期间完成从"替代护理"到自我护理的过渡。重点是教会患者如何自我护理，避免发生并发症。②掌握二便管理方法，学会自己处理二便。教会高位颈髓损伤患者的家属协助患者处理二便问题的方法。③制订一个长期的康复训练计划，教会家属掌握基本康复知识和训练技能。

3. **心理调适**　培养患者良好的心理素质，正确对待自身疾病，以良好的心态去面对困难和挑战，充分利用残存功能去代偿病损部分功能，尽最大努力去独立完成各种生活活动。

（刘书慧）

第五节　周围神经病损的康复

1. 掌握周围神经病损的康复治疗措施。
2. 熟悉周围神经病损的主要功能障碍及常见周围神经病损的康复。
3. 了解周围神经病损的康复评定。

 案例 5-5

王某，男性，31岁，左手不慎被重物挤压后出现肌张力降低、局部麻木、灼痛。

思考题：

1. 根据该病例，应如何进行康复评定？
2. 如何制订康复治疗措施？

一、概述

周围神经病损是指周围神经因各种原因出现的结构改变和功能障碍，包括周围神经损伤（peripheral nerve injury）和周围神经病（peripheral neuropathy）两种。周围神经损伤是指受直接或间接外力作用而发生的损伤，如挤压伤、牵拉伤、挫伤、撕裂伤、切割伤、火器伤、医源性损伤等；周围神经病是指周围神经的某些部位由于炎症、中毒、缺血、营养缺乏、代谢障碍等引起的病变，也称神经炎。

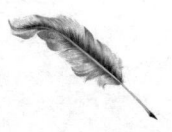

知识链接

周围神经

周围神经是指脑和脊髓以外的所有神经，包括脑神经、脊神经及自主神经等。它是神经元的延长部分，又称为"神经纤维"。根据外面是否有髓鞘包裹，分为有髓鞘纤维和无髓鞘纤维。大部分周围神经属于有髓鞘神经纤维。髓鞘分成许多节段，各节段间的缩窄部称郎飞结（node of Ranvier）。有髓鞘神经纤维的神经冲动传导是从一个郎飞结跳到相邻郎飞结的跳跃式传导。

二、主要功能障碍

1. **运动障碍** 弛缓性瘫痪、肌张力降低，随着时间的延长，肌肉逐渐萎缩。
2. **感觉障碍** 可出现不同程度的局部麻木、灼痛、刺痛、感觉过敏、实体感缺失等。
3. **反射障碍** 腱反射减退或消失。
4. **自主神经功能障碍** 可影响皮肤营养情况及血管收缩功能，出现皮肤潮红、皮温升高、角化过度及蜕皮、皮肤发凉、干燥无汗或少汗、指甲（趾甲）粗糙变脆、毛发脱落，甚至发生营养性溃疡等。
5. **其他** 神经损伤后，由于肿胀、疼痛、制动、不良的体位摆放，常出现肌肉、肌腱挛缩，关节畸形，以及焦虑、抑郁、躁狂等心理障碍。

三、康复评定

1. **电生理学评定**

（1）神经传导速度检查：神经受刺激后会产生兴奋性及传导性，电兴奋会沿着运动或感觉神经纤维分别向远端及近端传导，通过神经传导速度检测，观察潜伏期、传导速度、振幅等指标，可以判断神经损伤部位、损伤程度以及神经功能恢复的情况等。

（2）肌电图检查：通过针极肌电图检查，判断神经受损的程度是神经失用、轴突断离，还是神经断离。通过纤颤电位、正锋波数量减少，出现多相新生电位，可判断神经再生。

（3）体感诱发电位（SEP）：灵敏度高、定量估计病变、定位测定传导通路，重复性好。

2. **其他评定方法** 包括肌力评定、关节活动范围测定、患肢周径的测定、自主神经检查、日常生活活动能力的评定等。

四、康复治疗措施

（一）损伤早期的康复

此期目标主要是去除致病因素，消除炎症、水肿，减少对神经的损害、促进神经再生。

1. **病因治疗** 尽早去除病因，减轻对神经的损伤，如压迫症患者应手术减压，营养代谢障碍应补充营养。
2. **药物治疗** 维生素 B_1、甲钴胺、烟酸、辅酶 A、腺苷三磷酸（ATP）等药物具有营养神经的作用，早期应用可以促进神经再生。近年来，神经生长因子制剂应用于临床，对刺激神经细胞的再生也有很好的效果。
3. **运动疗法** 神经损伤急性期动作要轻柔，运动量不宜过大。

（1）保持功能位，预防关节挛缩。

（2）被动运动和按摩，以保持和增加关节活动范围，防止肌肉挛缩和变形，维持肌肉的生

理长度和肌张力，改善局部血液循环。

（3）主动运动适用于肌力在3级以上的患者，但运动量不宜过大。

4. 物理因子疗法

（1）温热疗法：早期应用短波、微波透热疗法，消除炎症，促进水肿吸收，有利于神经再生。热敷、蜡疗、红外线照射等可改善局部血液循环，缓解疼痛，松解粘连，促进水肿吸收。

（2）激光疗法：用氦氖激光照射穴位可消炎，促进神经再生。

（3）水疗法：温水浸浴、漩涡浴可缓解肌肉紧张，促进局部循环，松解粘连，由于水阻力使运动减慢，可防止运动损伤。

5. 矫形器应用 早期使用夹板使关节固定于功能位，预防关节的挛缩和畸形。

（二）恢复期的康复

急性期水肿消退后即进入恢复期，重点是促进神经再生，保持肌肉的韧性，增强肌力，促进感觉功能恢复。

1. 促进神经再生 可采用物理因子治疗和药物治疗。

2. 防止肌肉萎缩

（1）采用电刺激疗法、按摩、被动运动等方法，防止、延缓或减轻肌肉萎缩。

（2）当肌肉有极弱收缩时，可采用肌电生物反馈疗法以帮助恢复肌力。

3. 增强肌力

（1）肌力为1级时，可进行助力运动。

（2）肌力为2～3级时，可进行较大范围的辅助运动、主动运动及器械性运动，但应注意运动量不宜过大，以免肌肉疲劳。随着肌力的增强，应逐渐减小辅助的力量。

（3）受累肌肉的肌力增至3～4级时，可进行抗阻练习，以争取肌力的最大恢复，同时进行速度、耐力、灵敏度、协调性与平衡性的专门训练。

（4）在进行肌力训练时，应注意结合功能性活动和日常生活活动性训练。上肢可进行洗脸、梳头、穿衣、伸手取物、编织、泥塑、打字、修配仪器等训练；下肢可进行训练踏自行车、踏缝纫机、踢球等。治疗中应不断增加训练的难度和时间，以增强身体的灵活性和耐力。

4. 促进感觉功能的恢复

（1）有麻木等异常感觉者，可采用直流电离子导入疗法、槽浴、低频电疗法、电按摩及针灸等治疗。

（2）对实体感缺失者，当指尖感觉有所恢复时，可在布袋中放入日常可见的物体（如手表、钥匙等）或用各种材料（如纸、绒布、皮革等）卷成的不同圆柱体，让患者用患侧手进行探拿，以训练实体感觉。

（3）用轻拍、轻擦、叩击、冲洗患部，让患侧手触摸各种图案、擦黑板上的粉笔字及推挤装入袋中的小球等方法来进行感觉训练。

5. 心理康复 患者的心理因素在康复中起着十分重要的作用，积极参与和被动参与对于患者的预后将产生截然不同的效果。由于神经损伤存在功能障碍，患者经过短暂的治疗后往往会丧失信心，担心是否能恢复，加之经济及家庭、工作等因素影响，患者会表现出急躁、焦虑、抑郁等，因此应采用积极的心理疏导方法，让患者放下思想包袱、积极参加康复治疗是十分必要的。

（三）常见并发症的康复

1. 肿胀 损伤后循环障碍、组织液渗出增多导致肿胀。慢性水肿渗出液内富含蛋白质，在组织内沉积形成胶原，引起关节挛缩、僵硬，预防方法如下：

（1）抬高患肢到心脏水平以上，促进静脉和水肿液体回流。

（2）向心性按摩和被动运动。

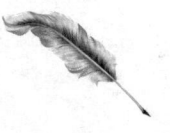

（3）热疗：温水浴、蜡疗等。

（4）高频透热疗法：短波、超短波、微波等。

（5）低频电疗：经皮神经电刺激疗法（TENS）、干扰电疗法等。

（6）气压疗法，必要时采用弹力绷带，但压力不宜太高。

2. 肢体挛缩与僵硬 由于水肿、疼痛、肢体位置不当及受累肌与其拮抗肌之间失去平衡等因素的影响，常易出现肌肉、肌腱挛缩，应进行挛缩肌肉、肌腱的被动牵伸，按摩受累肢体，进行各种温热疗法，水疗及水中运动等。

五、常见周围神经病损的康复

（一）面神经麻痹

1. 功能障碍 患侧额纹消失、眼裂扩大、鼻唇沟变浅、嘴角下垂、面部偏向健侧，有的患者可伴有舌前 2/3 味觉减退或消失、听觉过敏或耳部疱疹，患侧不能蹙眉、皱额、鼓腮。

2. 康复治疗

（1）急性期：①药物治疗。尽早应用皮质类固醇激素、神经营养药物，进行抗病毒等对症治疗。②眼部保护。防止暴露性角膜炎。可使用保护性眼罩和抗生素眼药水。③物理因子治疗。可先用超短波无热量消炎，后期用低热量的红外线在茎乳孔附近照射，以促进血液循环，促进炎症消散和消肿，禁用强烈刺激治疗。

（2）恢复期：①物理因子治疗。可选用直流电药物离子导入法（一般先用红外线照射面部后，导入 0.05% 新斯的明溶液、0.25% 加兰他敏溶液）、低频脉冲电疗法等。②针刺治疗。电针刺激患侧阳白、太阳、睛明、承泣、颊车、地仓、迎香等穴位，用断续波，以有明显的肌肉收缩为度，每次 20 min，12 次为一个疗程，休息 3～5 天再进行下一个疗程。③自我模仿训练。治疗师先说出或者演示如高兴、伤感、吃惊、愤怒、好奇、害羞等动作，然后让患者面对镜子模仿。④按摩。按肌纤维的方向由下向上，从口轮匝肌到眼轮匝肌进行按摩，可有效地帮助表情肌恢复，防止面部肌肉萎缩。

（二）臂丛神经损伤

1. 功能障碍 臂丛神经发自于 C_5～T_1 脊髓节段。上臂丛神经受伤特点是上肢近端的损害，而手和手指的功能保留。临床表现为肩关节不能外展与上举，肘关节不能屈曲而能伸展，屈腕力减弱，前臂旋后障碍，肱二头肌反射消失，肩部肌肉萎缩以三角肌为明显，上臂肌肉萎缩以肱二头肌为明显。可有上肢外侧面感觉缺失，或手的外侧面部分感觉障碍。下臂丛神经受伤特点为上肢远端损害，而肩、肘部功能保留。临床表现为手的功能严重障碍、完全丧失，呈爪形手，手部肌肉全部萎缩。掌指关节存在伸直动作（伸指总肌的功能），腕不能屈曲，肩、肘关节活动正常。感觉障碍为上臂、前臂外侧及手尺侧有感觉缺失。当 T_1 交感神经有损伤时，患侧出现霍纳征（Horner sign）。全臂丛损害表现为受累上肢呈完全性迟缓性瘫痪，肩、肘、腕、手部各关节均不能主动运动。由于斜方肌功能存在（副神经支配），故耸肩活动仍保存，上肢腱反射消失。除上臂内侧近腋部的一小区域（肋间臂神经支配）的感觉保留外，其余受累上肢完全感觉障碍。

2. 康复治疗

（1）减轻局部炎症和水肿，促进神经再生：短波、微波、红外线、激光照射、磁疗等。

（2）镇痛：TENS、干扰电疗、电针、超声波等。

（3）增强肌力：患者肌力在 3 级以下时，可用神经肌肉电刺激疗法治疗瘫痪的肌肉，并配合进行关节被动活动、主动助力运动等；肌力在 3 级以上时，应进行抗阻练习。

（4）支具：C_5～C_6 神经受损时，康复采用外展支架保护患肢，手部带外展支具；C_8～T_1 神经受损时，支具使腕关节保持在功能位。

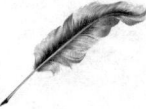

> **知识链接**
>
> **臂丛神经损伤 ADL 练习**
>
> 臂丛神经损伤会导致上肢感觉功能和运动功能障碍，引起肌力下降、肌肉萎缩和畸形，严重影响患者的日常生活活动能力。因此，臂丛神经损伤患者的ADL练习项目应包括：①自行穿衣、扣纽扣；②自行端碗、用筷子吃饭；③自行铺床、叠被子；④自行开门、锁门。

（三）桡神经损伤

1. 功能障碍 肘下损伤时，可见腕下垂，手指下垂，拇指不能桡侧外展，各掌指关节不能伸直；肘上损伤时，除具有上述表现外，还有肱桡肌萎缩；腋部损伤时表现为肘关节不能伸直。

2. 康复治疗

（1）早期治疗：消炎、消肿，防止肢体挛缩、畸形、肌肉萎缩，促进神经再生。①良姿位的摆放。患肢抬高，必要时用夹板将肢体固定于功能位。②被动运动。防止肌肉萎缩及关节挛缩，麻痹肌不能过度伸展，肌肉不宜过度疲劳。③物理因子治疗。采用超短波、微波、水疗等，消肿、改善局部血液循环和神经肌肉的营养状况。

（2）恢复期治疗：防止肌肉萎缩，增强肌力，促进ADL的恢复。①物理因子治疗。神经肌肉电刺激、温热疗法、肌肉张力和耐力的训练。②作业疗法。增加关节活动的灵活性、肌力的协调性和耐力。③针刺治疗。针刺曲池、外关、合谷、阳溪等穴位，促进神经的再生，预防肌肉萎缩。

（四）正中神经损伤

1. 功能障碍 前臂上部分受损时，前臂旋前肌、屈腕（桡侧）肌、屈拇肌、屈中指及示指深肌功能丧失，鱼际肌萎缩，拇指不能对掌，出现"猿手"畸形；损伤平面位于腕关节时，出现拇指对掌功能丧失、鱼际肌萎缩。感觉障碍表现差异较大，以桡侧3个半指为主。

2. 康复治疗

（1）物理因子治疗：TENS镇痛，超短波消肿及改善局部血液循环，促进神经再生。

（2）被动运动：预防肌肉萎缩。

（3）主动运动：增加肌力和耐力，提高ADL质量。

（4）支具：矫正"猿手"畸形，防治肌腱挛缩，使受累关节处于功能位。

（5）针刺：针刺支正、外关、阳池、中渚等穴位。

（五）尺神经损伤

1. 功能障碍 小指及环指尺侧半感觉消失，小鱼际肌、骨间肌萎缩，各指不能做内收、外展动作，小指、环指掌指关节过伸，指间关节屈曲而呈"爪形"畸形；屈曲掌指关节的同时，指间关节不能伸直；不能向尺侧屈腕，环指远端指关节不能屈曲；各手指不能内收、外展；对指功能障碍。

2. 康复治疗 为防止小指、环指的掌指关节过伸畸形，可使用关节折曲板，使掌指关节屈曲至45°，亦可佩戴弹簧手夹板，使蚓状肌处于良好位置，屈曲的手指处于伸展状态；也可针刺小海、通里、后溪等穴位。

（六）坐骨神经损伤

1. 功能障碍 膝关节屈曲障碍，踝关节不能背屈，足下垂，小腿外侧和后侧及足感觉障碍，胫前肌及小腿外侧肌群瘫痪。

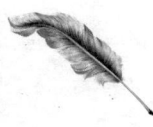

2. **康复治疗** 使用神经营养剂；物理因子治疗；针刺环跳、风市、阳陵泉、昆仑等穴位；配用支具（如足托）或矫形鞋，以防治膝、踝关节挛缩及足内、外翻畸形等。

（七）腓总神经损伤

1. **功能障碍** 胫骨前肌、趾长伸肌、趾短伸肌、腓骨长肌与腓骨短肌瘫痪，出现"马蹄内翻足"，即足不能背伸、外展，足下垂并转向内侧，足趾下垂，不能背伸，行走时呈"跨越步态"，小腿前外侧及足背感觉障碍。

2. **康复治疗** 使用神经营养剂；物理因子治疗；针刺阳陵泉、丰隆、悬钟、丘墟等穴位；可用足托或穿矫形鞋使踝保持90°。如为神经断裂，应尽早手术缝合。

六、康复教育

向患者及家属讲解周围神经病损康复的相关知识，使其了解周围神经病损训练的重要性，训练要循序渐进，并食用有利于神经功能恢复的食物，使其关节的运动功能和感觉功能最大限度地恢复，尽可能恢复生活和劳动能力，使患者重返社会。

（刘书慧）

第六节 颈、肩、腰痛的康复

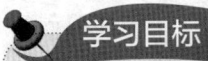

1. 掌握颈椎病、腰椎间盘突出症的临床分型及对应的临床表现。
2. 熟悉颈椎病、腰椎间盘突出症、肩周炎的康复治疗原则。
3. 了解颈椎病、腰椎间盘突出症、肩周炎的康复治疗措施。

 案例 5-6

刘某，男性，50岁，因长期背重物致腰部疼痛，左下肢肌力下降、左侧大腿后面麻木、灼痛、跛行。

思考题：
1. 根据该病例表现，应如何进行康复评定？
2. 如何制订康复治疗措施？
3. 患者日常生活中应该注意哪些事项？

一、腰椎间盘突出症

（一）概述

1. **概念** 腰椎间盘突出症（lumbar disc herniation，LDH）主要是指腰椎间盘纤维环破裂和髓核组织突出压迫和刺激相应水平的一侧和双侧坐骨神经所引起的一系列症状和体征。在腰椎间盘突出症的患者中，$L_4 \sim L_5$、$L_5 \sim S_1$ 突出占90%以上，年龄以20～50岁多发，随着年龄的增长，$L_3 \sim L_4$、$L_2 \sim L_3$ 突出的危险性增加。诱发因素有退行性退变、职业、吸烟、心理因素、医源性损伤、体育活动，以及寒冷、肥胖等。

2. **病因病理** 椎间盘的生理性退变从20岁即开始，退变最早始于软骨终板，表现为软骨终

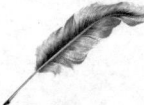

板变薄且不完整，纤维环失去附着点而变薄，促进了纤维环和髓核的变性和退变。纤维环虽坚固，但承载过度可引起邻层纤维环交叉处相互摩擦，导致纤维环变性和透明变性，纤维环由内向外发生环状和放射状裂隙，纤维环松弛，弹性降低，当椎体受外力冲击时，变性的纤维环可部分地呈环形或放射形断裂，髓核内容物可由裂缝突出。如表浅纤维仍保持完整，髓核可由裂缝中突出，顶着未断裂的纤维板层而呈一丘状突起；如后侧纤维环板层完全断裂，髓核可突入椎管；如纤维环部分断裂，脱落的碎片也进入椎管，可挤压或刺激脊神经产生症状。遇到下述诱因可出现腰腿疼痛、麻木等相应的神经症状：①腹压突然增加，如剧烈咳嗽；②腰部处于屈曲位时突然旋转，长期处于坐位等；③突然负重，如搬重物，加之肌肉力量差及韧带松弛；④腰部外伤，反复劳损等，导致纤维环破坏，髓核突出，突出的髓核刺激或压迫神经根和硬膜囊。

3. **临床分型**　根据腰椎间盘突出症髓核突出的位置、程度、方向、退变程度与神经根的关系及不同的影像学检查，有多种临床分型。

（1）根据髓核突出的位置：可分为单侧型、双侧型和中央型。

（2）根据髓核突出的方向：可分为后中央突出、后外侧突出及侧方突出。

（3）病理分型：①退变型。纤维环轻度向四周扩大，椎间盘后部的凹陷消失。②膨出型。髓核内压增高，内层纤维环破裂，中层和外层纤维环膨隆，在CT影像上出现典型的"满月形"。③突出型。纤维环的内侧和中层破裂，外层也有部分破裂，髓核从破裂口突出，顶起外层纤维环和后纵韧带，形成凸起形结节。④脱出后纵韧带下型。全层纤维环破裂，髓核从破裂口脱出，顶起后纵韧带，形成凸起形结节，CT影像上的块影比突出型要大。⑤脱出后纵韧带后型。纤维环全层破裂，髓核从纤维环破裂口脱出，穿破后纵韧带至硬膜外腔。⑥游离型。大块髓核或软骨终板脱出，穿破后纵韧带，在硬膜外腔患椎间隙以下游离和脱垂。前3种分型为未破裂型，占73%；后3种分型为破裂型，约占27%。

 知识链接

颈、肩、腰、腿痛的发病年龄

颈、肩、腰、腿痛是常见的临床疼痛综合征。多与脊柱病变有关，肌肉、肌腱、韧带和筋膜等软组织炎症也是常见的致痛原因。发病率较高，国内报道几乎占骨科、康复医学科门诊量的1/3～2/3，年龄20～80岁不等，且有年轻化的趋势，35～55岁年龄段的发病率最高，部分患者由于症状严重或反复发作而影响工作与生活。因此，早期明确诊断，及时合理康复治疗是减轻患者残疾、恢复劳动力、减少患者痛苦、提高生活质量的有效措施。

（二）主要功能障碍

1. **腰腿痛**　①腰痛：由于纤维环及后纵韧带受到突出髓核的刺激，而产生下腰部疼痛。其程度轻重不一，多在仰卧位时减轻，坐位、站位时加重。②下肢疼痛、麻木：沿坐骨神经分布区域放射，一般是从下腰部向臀部、大腿后方、小腿外侧直至足部放射，在咳嗽、打喷嚏或用力时疼痛加重。疼痛多为一侧性，少数可有双侧坐骨神经痛。③肢体冷感：有少数病例（占5%～10%）自觉下肢冰冷、畏寒，为椎管内的交感神经纤维受刺激所致。④间歇性跛行：是由于髓核突出引起继发性腰椎椎管狭窄所致。⑤马尾神经症状：见于中央型椎间盘突出，是由于髓核压迫马尾神经所致，放射痛及麻木分布在鞍区，并伴有二便功能障碍。严重者出现双下肢不完全瘫痪及二便失禁。

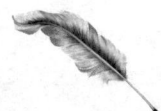

2. **脊柱活动受限**　①腰椎侧弯：是为解除神经根刺激、减轻疼痛而形成的代偿体位，多

数弯向患侧。②腰部活动受限：腰部各方向活动都不同程度地受到影响，尤以前屈受限最为明显，因为前屈位时，易加重神经根的受压程度。③压痛点位于相同节段椎旁 2 cm 处，按压时可出现沿神经根走行的下肢放射痛。棘突间也常有压痛或叩击痛。④直腿抬高试验阳性：患者仰卧，下肢伸直，被动抬高患肢，下肢抬高不到 60° 即出现坐骨神经痛，可能为牵拉硬膜囊或坐骨神经根所致。

3. 神经功能障碍 ①肌力下降：L_4 神经根受累时，足背屈力弱；S_1 神经根受累则出现足趾背屈肌力减弱。②感觉障碍：小腿外侧及足感觉减退。L_5 神经根受累时，小腿前外侧及足内侧感觉减退；S_1 神经根受累则小腿后下方及足外侧感觉减退。③反射障碍：膝腱反射、跟腱反射减弱或消失。$L_3 \sim L_4$ 椎间盘突出，患侧膝腱反射减弱或消失，跟腱反射正常；$L_4 \sim L_5$ 椎间盘突出，膝腱反射、跟腱反射一般无改变；$L_5 \sim S_1$ 椎间盘突出，患侧跟腱反射减弱或消失，而膝腱反射正常。

（三）影像学检查

1. X 线检查 ①脊柱腰段外形的改变，正位 X 线摄片上可见腰椎侧弯，椎体偏歪、旋转，小关节对合不良。侧位 X 线摄片腰椎生理前凸明显减小、消失，甚至反常后凸，腰骶角小。②椎体外形的改变，椎体下缘后半部浅弧形压迹。③椎间隙的改变，正位 X 线摄片可见椎间隙左右不等宽，侧位 X 线摄片椎间隙前后等宽甚至前窄后宽。

2. CT 检查 ①突出物征象：突出的椎间盘超出椎体边缘，与椎间盘密度相同或稍低于椎间盘的密度，结节或不规则块，当碎块较小而外面有后缘韧带包裹时，软组织块影与椎间盘影相连续。当突出块较大时，在椎间盘平面以外的层面上也可显示软组织密度影，当碎块已穿破后纵韧带时，与椎间盘失去连续性，除了在一个层面移动外，还可上下迁移。②压迫征象：硬膜囊和神经根受压变形、移位、消失。③伴发征象：黄韧带肥厚、椎体后缘骨赘、小关节突增生、中央椎管及侧隐窝狭窄。

3. MRI 检查 ①椎间盘突出物与原髓核在几个相邻矢状层面上都能显示分离影像；②突出物超过椎体后缘重者呈游离状；③突出物的顶端缺乏纤维环形成的线条状信号区，与硬膜及其外方脂肪的界限不清；④突出物脱离原间盘，移位到椎体后缘上方或下方。如有钙化，其信号强度明显降低。

（四）康复评定

1. 疼痛程度的评定 一般有腰部和下肢的疼痛，神经根受到压迫或刺激时，疼痛可放射到患侧足部。多数疼痛评定指南推荐采用视觉模拟评分法（visual analogue scale，VAS）。

2. 脊柱活动范围检查 脊柱有 3 个轴位运动，用量角器测量腰椎屈曲、伸展、左右侧屈四个方向的关节活动范围。腰椎屈曲正常活动范围为 0° ~ 90°，伸展范围为 0° ~ 30°，左右侧屈范围均为 0° ~ 30°。

3. 肌力检查 腰痛患者大多伴有腰背肌及腹肌的肌力减退，可做各组肌力的手法测试、耐力或等速肌力测试。

4. 脊柱曲度检查 腰痛患者常因肌肉痉挛或脊柱及其附属组织的病变，引起腰椎生理性前凸增大、减小、消失或出现侧凸等脊柱形态异常。

5. ADL 评定 内容包括卧位翻身、起坐、站立、行走、弯腰、举物等项目，根据患者能独立完成、能独立完成但有困难、需依赖他人帮助完成或完全依赖他人等情况进行综合评定计分。

（五）康复治疗措施

腰椎间盘突出症的治疗分为非手术治疗和手术治疗两种。非手术疗法能改变突出物与受压神经根的关系，消炎消肿，松解神经根的粘连，是本病首选的治疗方法。

1. 卧床休息 急性发作期症状较重的患者，卧硬板床休息 1 周左右，可使腰部软组织得到充分的放松和休息，缓解肌肉痉挛，改善血液循环，利于炎症的消退和致痛物质的清除，减

轻体重对椎间盘的压力。

2. **腰椎牵引** 患者呈仰卧位,牵引套分别固定骨盆和胸部。牵引重量通常从 20 kg 开始,逐渐增至患者体重 1/2 的重量。20 ~ 30 分 / 次,每日 1 次。

3. **物理治疗** 消炎、消除神经根水肿,加速组织修复,起到镇痛的作用。可选用①超短波及短波疗法:电极于腰腹部对置或腰部患肢并置,微热量,每次 12 ~ 15 分钟,每日 1 次,15 ~ 20 次为一个疗程。②低频调制中频电疗法:电极于腰骶部并置或于腰骶部、患侧下肢斜对置,根据不同病情选择相应处方,如镇痛处方、调节神经功能处方、促进血液循环处方,每次 20 分钟,每日 1 次,15 ~ 20 次为一个疗程。③超声疗法:声头置于腰骶部或沿坐骨神经走行,移动法,剂量为 0.8 ~ 1.5 W/cm^2,每次 10 ~ 15 分钟,每日 1 次,15 次为 1 个疗程。④红外线照射疗法:红外线灯于腰骶部照射,照射距离为 30 ~ 40 cm,温热量,每次 20 ~ 30 分钟,每日 1 次,20 次为一个疗程。⑤直流电离子导入疗法:应用直流电导入各种中西药物治疗。可用中药、维生素 B 族类药物、碘离子等进行导入,作用极置于腰骶部疼痛部位,非作用极置于患侧肢体,电流密度为 0.08 ~ 0.1 mA/cm^2,每次 20 分钟,每日 1 次,10 ~ 15 次为一个疗程。⑥石蜡疗法:利用加热后的石蜡敷贴于患处,使局部组织受热、血管扩张,加快循环,使细胞通透性增加,由于热能持续时间较长,故有利于深部组织水肿消散、消炎、镇痛。此法简便易行,家庭亦可采用。常用腰骶部盘蜡法,温度为 45 ~ 50 ℃,每次治疗 30 分钟,每日 1 次,20 次为一个疗程。

4. **运动疗法** 腰椎间盘突出症患者常存在腰背肌和腹肌肌力的减弱,影响腰椎的稳定性,是腰痛迁延难愈的原因之一。患者症状初步缓解后,宜尽早开始卧床时的腰背肌和腹肌的锻炼。其目的是增强腰背肌和腹肌的肌力,以增强脊柱的稳定性,促进痊愈,预防复发。常用的腰背肌锻炼方法有:①挺胸。患者取仰卧位,双肘支撑床面,抬起胸部和肩部。②桥式运动。患者取仰卧位,膝关节屈曲 90°,双足平踏床面,收紧臀大肌,向上抬起臀部,收腹并将肚脐拉向脊柱。上肢伸直、放松。③俯卧撑。患者取俯卧位,用双手支撑床面,先将头抬起,然后抬起上身和头部,并使头部后伸。④"燕飞式"。患者取俯卧位,双手和上臂后伸,躯干和下肢都同时用力后伸,两膝伸直,使之呈反弓状。每一动作重复 6 ~ 20 次,酌情渐增。常用的腹肌锻炼方法有:①抬头。患者取仰卧位,双上肢平伸,上身和头部尽量抬起。②下肢抬起。患者取仰卧位,下肢并拢,抬起双下肢离开床面 30°。以上姿位维持 4 ~ 10 s,重复 4 ~ 10 次。强化方法:利用悬吊设备进行核心肌群训练。

 知识链接

核心肌

运动是由整体肌肉实施的,而某些肌肉有特殊的稳定功能,称为核心肌。它们位于关节附近,有大量的兴奋肌纤维,主要负责局部的稳定性。与稳定外周关节有关的核心肌如肩关节的肩袖、膝关节的股内侧斜肌、髋关节的臀中肌后部等。腰椎最重要的核心肌是腹横肌和多裂肌。颈椎的核心肌则是颈长肌、头长肌、多裂肌以及半棘肌。在躯干或四肢突然移动的情况下,身体会以前反馈的机制尽量稳定腰椎。局部的核心肌接到传出信号并在整体肌的制动肌兴奋之前收缩。下列肌肉被认为参与这种前反馈机制:腹横肌、膈肌、盆壁的肌肉及颈肌。有文献表明慢性背痛的患者失去了腹横肌的前反馈机制。

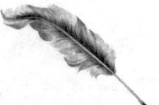

5. **硬膜外腔药物疗法** ①作用:适用于持续时间较长、使用其他方法治疗后疼痛无缓解者。经硬膜外腔注入药物,如利多卡因、醋酸泼尼松龙、复方丹参等药物,镇痛并修复损伤组

织。②方法：硬膜外穿刺注射法和骶管穿刺注射法。

6. 推拿治疗 有解痉、镇痛、改善血液循环、消炎、消肿、纠正腰椎错位的作用。常用的方法有：抚摸腰部法、推揉舒筋法、揉压闪颤法、提腿闪腰法、单腿倒搬法、双腿倒搬法、对抗拔伸复位法、摇转大腿复位法、旋转躯干复位法、推拿神经根法（沿着坐骨神经根分布的区域，采用按、点、揉、拿等手法，预防和治疗肌肉萎缩，促进受损的神经根功能恢复）等。

7. 关节松动技术 治疗时，根据病情选择适宜的松动手法。其作用主要是解除肌肉痉挛、缓解疼痛、松解粘连、调节突出物与神经根之间的关系，以减轻或解除突出物对神经根的压迫。国外物理治疗师治疗下背痛时，以Maitland的脊柱关节松动术和McKenzie脊柱力学治疗法最为常用。各种手法治疗都各成体系，有独特的操作方法。

8. 针灸治疗 以疏通经络、活血止痛为治疗原则。① $L_3 \sim L_4$ 椎间盘突出选用穴：肾俞、白环俞、大肠俞、环跳、承扶、阳陵泉、足三里。② $L_4 \sim L_5$ 椎间盘突出选用穴：肾俞、腰俞、腰阳关、环跳、风市、膝阳关、三阴交。③ $L_5 \sim S_1$ 椎间盘突出选用穴：肾俞、关元俞、气海俞、环跳、殷门、昆仑、悬钟。每次选用5～8个穴位，每日1次，一般采用中等刺激强度，痛甚者可给予强刺激。

9. 胶原酶注射 有两种治疗途径：盘内注射和盘外注射。盘内注射胶原酶可直接作用于髓核，疗效好，但操作难度大，须在X线透视下进行。很多学者认为，盘外注射也能达到治疗效果，因为椎间盘是一个渗透系统，纤维环和软骨板具有半透膜性质，药液在硬膜外腔中可直接溶解髓核或渗透作用到髓核。

10. 手术后康复治疗 无论何种原因引起的腰痛，其治疗都是遵循先非手术治疗，无效后再实施手术治疗的基本原则。除非具有明确手术适应证的病例，一般均应先从正规的非手术治疗开始，并持续3～4周。对呈进行性发展者，则需要及早进行手术。腰椎方式包括非融合与融合手术两类。

术后注意事项：如有金属内固定，术后3天患者可佩戴腰围或支具坐起、下地活动。注意避免腰部过度活动或外伤，日常活动需要佩戴腰围。患者应避免双手持拎重物及过度活动。术后3～6周，逐步减少腰围佩戴时间，开展腰背肌训练，避免疲劳及重体力劳动。

（六）康复教育

1. 不同的人群，特别是青壮年，应做健康检查，注意有无脊柱先天性异常。有隐性骶椎裂者易发生腰椎间盘突出症。

2. 避免久坐，若需久坐时应以靠垫支撑下背，并使用高背座椅，且坐时姿势要端正。站立时应维持适当的腰椎前弯角度，久站应该经常换脚，或者利用踏脚凳调整重心。不要长时间维持同一姿势。

3. 平躺时脊椎所受的压力最小。卧床休息时应选用木板床，使腰部自然伸直，可于膝下垫枕头。

4. 打喷嚏、咳嗽时，很容易拉伤背肌及增加腰椎间盘的压力，此时将膝关节、髋关节稍微弯曲，可以避免腰椎受伤。

5. 日常生活中注意保护背部，如取物品时应将两脚分开约45 cm，一脚在前，另一脚后膝盖稍微弯曲蹲下，保持背部平直，物品尽量靠近身体，两腿用力站直，将物品举起。避免急速前弯及旋转、身体过度向后仰等可能会伤害背部的动作。转身时，不要只扭转上半身，应尽量整个身体旋转。

6. 适当的运动可以改善及预防腰痛的症状。例如游泳、举哑铃、步行、慢跑等运动。

7. 避免身体过重，减重5～10 kg即可有效地减轻腰痛。

8. 避免风寒、潮湿，夏天要注意避免使用风扇，特别是空调直接吹向腰部。出汗后不要直接吹冷风，或者在凉席上睡觉。注意腰、背部的保暖。

9. 加强腰、腹部肌肉锻炼，可增加腰椎的稳定性。

（1）早期的腰背肌练习方法：①五点支撑法。患者取仰卧位，用头、双肘及双足跟支撑床，使臀部离床，腹部上凸如拱桥，稍倾放下，重复进行。②三点支撑法。在前法锻炼的基础上，待腰背稍有力量后改为三点支撑法，患者取仰卧位，双手抱头，用头和双足跟支撑身体抬起臀部。③"燕飞式"。患者取俯卧位，双手后伸置于臀部，以腹部为支撑点，胸部和双下肢同时抬起离床，如飞燕，然后放松。

（2）恢复期练习方法：①身体前屈练习。患者取站立位，两足同肩宽，以髋关节为轴，上体尽量前倾，双手可扶于腰两侧，也可自然下垂，使手向地面接近。做1~2 min，还原，重复3~5次。②身体后伸练习。患者取站立位，两足分开同肩宽，双手托扶于臀部或腰间，上体尽量伸展后倾，维持1~2 min后还原，重复3~5次。③身体侧弯练习。患者取站立位，两足分开同肩宽，两手叉腰。上体以腰为轴，先向左侧弯曲，还原中立位，再向右侧弯曲，重复进行并可逐步增大练习幅度，重复6~8次。④弓步行走。右脚向前迈一大步，膝关节弯曲，角度大于90°，左腿在后绷直。然后迈左腿呈左弓步，左、右腿交替向前行走，上体直立，挺胸抬头，自然摆臂，5~10分/次，每天2次。⑤后伸腿练习。双手扶住床头或桌边，挺胸抬头，双腿伸直交替后伸摆动，要求摆动幅度逐渐增大，3~5分/次，每天1~2次。⑥提髋练习。身体呈仰卧位，放松。左髋及下肢尽量压向床面，同时右髋右腿尽量向上抬，使髋关节做大幅度的上下活动，左右交替，重复1~8次。⑦空中自行车练习。患者取仰卧位，髋关节、膝关节屈曲，尽量接近胸部，足背曲，然后用力向斜上方蹬出，然后将大、小腿肌肉收缩紧张5 s左右。左右腿交替进行，每侧下肢做20~30次。

二、颈椎病

（一）概述

1. 概念 颈椎病（cervical spondylosis，CS）是指颈椎间盘退行性改变及其继发性椎体、椎间关节、韧带、肌肉、筋膜等退行性改变，导致神经根、椎动脉、交感神经、脊髓受累而引起的相应临床表现。

2. 病因及病理 颈椎病是一种进展缓慢的退行性疾病，多见于中老年人群，30~50岁为高发年龄段，女性略多于男性，长期伏案工作者多见。随着年龄的增长，椎间盘水分减少，弹性降低，向外膨出或突出，椎间隙变窄，继发椎体骨质增生，使颈椎椎管狭窄或椎间孔变小、变形，直接压迫或刺激脊神经根、脊髓、椎动脉或交感神经，引起一系列的临床症状。病理改变是在一个较长的时期内形成的。人的头颈部活动范围较大，活动范围最大的颈椎易受损伤。其中C_5~C_6受累最为严重，C_6~C_7和C_4~C_5次之，C_3~C_4再次之。

3. 分型

（1）颈型：以颈部症状为主。以青壮年多见，主要表现为颈部酸、痛、胀及不适感，约半数患者颈部活动受限或呈强迫体位。主要体征为一侧或双侧斜方肌压痛。X线摄片可出现颈椎曲度变直，但椎间隙无变窄。

（2）神经根型：①症状为颈肩和上肢疼痛、麻木。轻者仅表现为隐痛、麻木及酸软不适；重者为阵发性剧烈疼痛，沿神经根分布向前臂和手指放散，伴有触电样麻刺感。②体征为颈部肌紧张，颈椎棘突、椎旁、冈上窝及肩胛区有压痛。臂丛牵拉试验阳性。③X线摄片显示颈椎生理曲线消失，颈椎变直，椎间隙变窄，椎体前、后缘骨质增生，钩椎关节增生，相应椎间孔变小。CT或MRI显示椎间盘变性、突出，椎管狭窄，硬膜囊及神经根受压。

（3）交感神经型：①症状为颈椎退行性病变引起的结构变化刺激颈段交感神经所出现的一系列症状。头痛多出现在枕部，为持续性隐痛，也可表现为偏头痛，常伴有头晕；眼部症状为视物模糊、眼胀痛、流泪；心脏可出现心悸、胸闷、心前区疼痛症状；周围血管可出现肢体畏

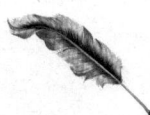

寒、麻木、疼痛、烧灼感、多汗或少汗症状。②体征可见瞳孔散大或缩小，眼球外凸或内陷，眼裂增大或缩小，心动过速或过缓，心律不齐，血压升高或降低，皮温降低。③ X 线、CT、MRI 等检查结果与神经根型颈椎病相似。

（4）椎动脉型：①症状为颈椎增生致横突孔狭窄，可刺激或压迫椎动脉；颈椎退行性病变后稳定性降低，椎间关节过度移动时可牵拉椎动脉；刺激颈部交感神经，反射性地引起椎动脉痉挛。可导致椎-基底动脉供血不足，主要表现为头晕、头痛、视物旋转或视物模糊、恶心、呕吐、畏光、惧动、耳鸣、肢体麻木等。常于头转动时发生，起病多为突发性，并反复发作。少数患者出现猝倒，多在头部旋转或屈伸时发生。②体征为椎动脉扭曲试验阳性。患者呈坐位，检查者站在患者身后，双手抱住患者头枕两侧，将患者头向后仰，同时转向一侧，此时出现眩晕症状。③超声多普勒检查可显示椎动脉管腔狭窄的程度和血流速度；数字减影血管造影可见到椎动脉迂曲、变细或受压征象；CT 和 MRI 显示颈椎横突孔的变小程度。

（5）脊髓型：①病初症状仅表现为一侧或双侧下肢沉乏无力，渐至行走不便。严重时不能行走，有二便失控。上肢表现为一侧或双侧上肢无力，不能提取重物，手的精细动作灵活度降低。②体征为下肢肌力减弱，肌张力增高，膝腱反射、跟腱反射亢进，腹壁反射、提睾反射、肛门反射减弱或消失，踝阵挛、髌阵挛阳性，巴宾斯基征阳性，屈颈试验阳性，霍夫曼征阳性。③ CT 和 MRI 显示脊髓受压移位，受压处变形，椎管前后径变小。

上述各型可单独存在，也可同时存在。两种或两种以上类型的症状和体征同时存在时，以其中一种症状为主要临床表现者较多。

（二）主要功能障碍

1. **疼痛与麻木**　颈型颈椎病主要表现为颈、肩、背部酸胀、疼痛，颈部疲劳感，反复"落枕"等。神经根型颈椎病表现为颈、枕部或颈、肩、臂部疼痛、酸胀，患侧上肢可出现明显的手指麻木、疼痛、无力，持物易坠。

2. **眩晕**　椎动脉型颈椎病表现为颈部活动不利，阵发性眩晕、恶心、呕吐、耳鸣等，严重者可出现失眠、共济失调、猝倒等症状。

3. **运动障碍**　脊髓型颈椎病表现为下肢的肌力减弱，如踩棉花感，甚至不能行走，肌张力增高，膝腱反射、跟腱反射亢进；上肢无力，手的精细动作灵活度降低。

4. **心悸、胸闷**　交感神经型颈椎病表现为心悸、胸闷，肢体畏寒，头昏目眩，视物模糊，个别可出现听觉、视觉异常。

（三）影像学检查

1. **X 线检查**　是诊断颈椎损伤及某些疾患的重要手段，也是颈部最基本、最常用的检查技术。正位 X 线摄片可见钩椎关节变尖或横向增生、椎间隙狭窄；侧位 X 线摄片见颈椎序列改变、反曲、椎间隙狭窄、椎体前后缘骨赘形成、椎体上下缘骨质硬化、发育性颈椎管狭窄等；过屈、过伸侧位 X 线摄片可有节段性不稳定；左、右斜位 X 线摄片可见椎间孔缩小、变形，并可分析椎间孔变形狭窄的原因是椎体缘增生还是关节突移位，有利于实施相应的治疗措施。有时还可见到在椎体后缘有高密度的条状阴影，即颈椎后纵韧带骨化。

2. **CT 检查**　可以显示椎间盘突出的位置、大小、椎管的有效矢状径，关节突增生的程度，神经根压迫的情况，以及后纵韧带、黄韧带肥厚或骨化对椎管的侵占程度；脊髓造影配合 CT 检查可显示硬膜囊、脊髓和神经根受压的情况。

3. **MRI 检查**　可以清晰地显示出椎管内、脊髓内部的改变及脊髓受压部位及形态改变，对于颈椎损伤、颈椎病及肿瘤的诊断具有重要价值。当颈椎间盘退行性病变后，其信号强度亦随之降低，无论在矢状面或横断面，都能准确诊断椎间盘突出。MRI 不仅能显示椎间盘突出向后压迫硬脊膜囊的范围和程度，而且尚可反映脊髓损伤后的病理变化，辅助颈椎疾病的诊断。脊髓内出血或实质性损害一般在 T_2 加权图像上表现为暗淡和灰暗影像。而脊髓水肿常以

密度均匀的条索状或梭形信号出现。

4. 经颅多普勒超声（TCD） 即脑血流图检查，可探查基底动脉血流、椎动脉颅内血流，推测椎动脉缺血情况，是检查椎动脉供血是否充足的有效手段，也是临床诊断颈椎病，尤其是椎动脉型颈椎病的常用检查手段。椎动脉造影和椎动脉B超对诊断有一定帮助。

（四）康复评定

对颈椎病的评定包括临床分型、疼痛程度、颈椎关节活动范围、ADL，以及感觉、反射、X线摄片改变、肌电图和神经传导速度测定等项目。

知识链接

颈椎的功能解剖学

正常的颈椎曲度向前凸，颈椎共7节，从功能角度分为两部分：上颈椎是枕骨～C_2，中、下颈椎是C_2～T_1。枕骨～C_1和C_1～C_2节段无椎间盘，C_2～T_1各节段之间有椎间盘。颈椎间盘小，易出现裂缝。功能上颈椎间盘是一个鞍状关节，有3个腔。在退行性病变过程中，3个腔融为1个。上、下关节突关节是节段之间的关节，它们稳定并引导关节运动。颈椎上、下关节突关节的方向是前上方—后下方，使得颈椎较脊椎其他节段前后平移的幅度更大。上、下关节突关节的退行性病变导致运动不平滑、运动过度或异常运动。颈椎上、下关节突关节的关节面为倾斜的平面，椎间盘较厚，可做各个方向的运动，运动幅度较大。颈椎的旋转主要是寰枢关节的活动，而屈伸与侧屈主要是下颈椎的活动。颈椎活动范围的正常值为：屈曲0°～60°，伸展0°～50°，旋转0°～70°，侧屈0°～50°。

（五）康复治疗

1. 牵引疗法 采用颈椎牵引中的颌枕吊带法。患者取坐位，牵引角度按病变部位而定，上颈椎病变，头部稍前屈0°～10°；C_5～C_6病变，头部前屈15°；C_6～T_1病变，头部前屈20°～30°。牵引重量由6 kg开始，若无不适则每1～2次增加1 kg，逐渐增加至10 kg，但不宜超过20 kg。牵引的重量根据体质、年龄、病情和颈部肌肉发达情况决定。年老体弱的患者可取仰卧位牵引，以保证舒适安全。20～30分/次，每日1～2次，10次为一个疗程。疗程间歇一般为7～10天。牵引疗法适用于颈型、神经根型、椎动脉型和交感神经型颈椎病，但脊髓型颈椎病慎用，以避免加重脊髓的损伤。

2. 颈托固定 颈托内充气，可使颈椎固定于舒适位置，限制颈椎活动，减轻颈部负荷，有一定的支撑牵引作用，而且患者行动不受影响。

3. 物理治疗

（1）作用：缓解肌肉痉挛，减轻疼痛和疲劳，消除神经根水肿，扩张血管，改善局部血液循环，促进神经和肌肉功能的恢复。

（2）方法：①超短波疗法。电容电极置于颈后两侧，或者分别置于颈后与患侧前臂，微热量或温热量，20分/次，每日1～2次，10次为一个疗程，适用于神经根型和脊髓型颈椎病。②低频调制的中频电疗法。取6 cm×12 cm电极两块，置于颈后两侧，或者分别置于颈后和患侧前臂，电量大小以患者能够耐受为度，20分/次，每日1～2次，20次为一个疗程，适用于椎动脉型、交感神经型和神经根型颈椎病。③紫外线疗法。照射颈后平发际线处至枢椎，弱红斑量，隔日1次，3次为一个疗程，适用于治疗神经根型颈椎病。④红外线疗法。于颈后照射，温热感，20～30分/次，每日1次，10次为一个疗程，适用于治疗椎动脉型和神经根型颈

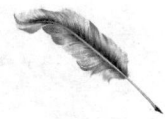

椎病。⑤超声波疗法。声头与颈部皮肤密切接触，沿椎间隙与椎旁移动，强度为 0.8～1.0 W/cm²，8 分/次，每日 1 次，20 次为一个疗程，适用于治疗脊髓型颈椎病。⑥直流电离子导入疗法。两电极并置，滤纸或纱布浸药物溶剂后置于衬垫上，紧贴皮肤，电流密度为 0.05～0.1 mA/cm²，电流密度的大小以主电极为准，15～20 分/次，每日 1 次，10 次为一个疗程，适用于治疗神经根型颈椎病。⑦其他物理疗法如蜡疗、磁疗、激光穴位照射等治疗也有一定的效果。

4. **关节松动技术**　常用的手法有拔伸牵拉、旋转颈椎、松动棘突横突及椎间关节等。操作时，应根据患者的病情选择相应的分级手法（Ⅰ～Ⅳ级）。

5. **注射疗法**　颈段硬膜外腔注射疗法（采用低浓度的局部麻醉药加糖皮质激素阻断感觉神经及交感神经在椎管内的刺激点，也可抑制椎间关节的创伤应激）适用于神经根型、交感神经型颈椎病，包括颈椎间盘突出症。每 5～7 天注射 1 次，2～4 次为一个疗程。

6. **运动疗法**　①作用：增强颈部、肩胛带肌肌力，增加颈部韧带的弹性，改善颈部和肩关节活动范围，达到巩固疗效、防止复发的目的。②方法：前屈后伸——颈部缓慢前屈，下颌接近胸前，然后颈部再缓慢后伸，枕部接近背部。侧屈——颈向左侧屈，左耳垂接近左肩峰；右侧屈方法相同。旋转——头向左旋转至最大限度，眼望左前方；头向右旋转方法相同。伸颈拔背、与项争力、擦颈按摩、环绕颈项、旋肩、绕肩、抚项摸背等运动方法。以上动作的运动幅度和运动量应由小到大，轻柔、缓慢地进行操作。每个动作重复 6～8 遍，每日 1～2 次。要持之以恒，长期坚持下去。

7. **按摩疗法**　根据类型和症状的不同采用不同的手法，例如：①颈项疼痛，抚摩、点揉颈肌；②头痛、头晕，叩头顶、推前额、点头颈部穴位；③上肢疼痛、麻木，点按肩井、推摩后背、按揉肩周、捏拿臂肌、点按曲池、捋手指、抖上肢、搓上臂等。10～15 分/次，每日 1 次，10 次为一个疗程。

8. **针灸疗法**　①作用：解除局部肌肉痉挛，提高痛阈，改善血液循环，起到缓解疼痛、麻木的作用，对眩晕、心悸、乏力亦有一定的疗效。②方法：神经根型作用于风池、风府、翳风、大椎、肩井、曲池、外关、合谷、后溪、阿是穴等；脊髓型作用于大椎、肩中俞、夹脊肩井、肩贞穴；椎动脉型作用于风池、天柱、翳风、百会、头维、上星、太阳、听宫穴；交感神经型作用于百会、四白、太阳、曲池、劳宫、足三里、三阴交穴。每次留针 10～15 分钟，每日 1 次，10 次为一个疗程。若进行第 2 个疗程，中间间隔 5 天。

9. **药物治疗**　疼痛较重者可口服非甾体类消炎药，如布洛芬、吡罗昔康等。头晕较重者，为了提高椎基底动脉系统血流量，可给予扩血管药氟桂利嗪、地巴唑等。营养神经药，可口服维生素 B_1、维生素 B_6、腺苷钴胺。中药如颈复康、颈康片、颈痛宁等，可起到活血化瘀、减轻神经根水肿和镇痛的作用。

（六）康复教育

1. **颈椎病的患者避免颈部受伤**　乘车时间长者应佩戴围领保护，随时注意拐弯或突然停车时破坏身体重心，对颈段脊髓造成损害。

2. **注意颈部保暖**　夏天要注意避免使用风扇，特别是空调直接吹向颈部。出汗后不要直接吹冷风。选择合适的枕头，一般来说，枕头的合适高度是自己拳头的 1.5 倍高。枕芯填充物不要太软，最好用荞麦皮、稻壳、绿豆壳等透气好、经济实惠的物质作枕芯。

3. **良好姿势**　避免长期低头姿势，改变不良的工作和生活习惯，如卧床阅读、看电视、无意识的甩头动作等。

4. **重视健康教育**　随着青少年学业压力的加剧，长时间的看书、学习对青少年的颈椎健康造成了极大的伤害，从而出现颈椎病发病低龄化的趋势。应在青少年中宣传有关颈椎的保健知识，教育学生们树立颈椎的保健意识，重视颈椎健康，养成正确的学习、工作姿势，预防颈椎病的发生。

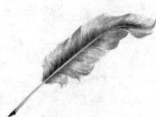

三、肩关节周围炎

（一）概述

1. 概念 肩关节周围炎简称肩周炎（periarthritis humeroscapularis），是肩周软组织（包括肩周肌、肌腱、滑囊和关节囊等）病变引起的以肩关节疼痛和功能障碍为特征的疾病。

2. 病因 病程长短不一，由外伤或者受寒等原因引起。

3. 病理 早期（疼痛期）：肱二头肌长头肌腱炎或冈上肌腱炎、肩峰下滑囊炎等以疼痛为主。中期（冻结期）：肩周围肌肉、肌腱、滑囊和关节囊等软组织慢性炎症形成关节内、外粘连，以肩关节活动受限为主。查体可见肩胛骨随肱骨联动，肩部肌肉萎缩。后期（恢复期）：经半年至两年的治疗进入恢复期，疼痛逐渐减轻，关节活动功能逐渐改善，多可完全恢复，少数遗留不同程度功能障碍。

> **知识链接**
>
> **肩肱节律**
>
> 肩关节外展时伴有肩胛骨旋转的节律性变化，被称为肩肱节律，即当肩关节外展至30°或前屈至60°以前，肩胛骨是不旋转的，称为静止期。在此以后，肩胛骨开始旋转，每外展15°，肩关节旋转10°，肩胛骨旋转5°，两者的比例为2:1，当外展至90°以上时，每外展15°，肩关节旋转5°，肩胛骨旋转10°，两者的比例为1:2。正常的肩胛胸臂有60°的活动范围，肩肱关节有120°的活动范围，两者总和为180°。肩胛骨如固定不动，上臂只能主动抬起至90°，被动抬起至120°，丧失肩胛骨活动时，其肩部活动至少减去正常活动的1/3。肌电图观察，在肩关节前屈及外展时，肩胛骨和肱骨的运动同时进行。

（二）主要功能障碍

1. 疼痛 是患者就诊的主要原因，疼痛常在活动时、夜间加重，甚则夜不能寐。

2. 活动受限 肩关节活动受限，以内旋、外展和后伸受限明显。

3. 肌力减弱 病程长者可出现肩关节周围、上臂的肌力减弱，甚至萎缩。

（三）影像学检查

X线检查显示，初期肩峰下脂肪线模糊或消失；后期见肱骨大结节附近钙化斑，偶可观察到肩峰和大结节骨质疏松，囊性变。冈上肌腱钙化，可见大结节处密度增高的阴影，肩峰部骨硬化，边缘不规则等变化存在。

（四）康复评定

肩周炎主要是根据肩关节 ROM、患者的 ADL 和肩关节的疼痛程度来依次进行评估。

1. ROM 测定 用量角器测量肩关节 ROM。正常肩关节活动范围：前屈 0°～180°、后伸 0°～60°、外展 0°～180°、内旋 0°～70°、外旋 0°～90°。肩周炎患者前屈、后伸、外展及内旋等活动范围均小于正常水平。应与健侧进行对照性测量。

2. ADL 评定 评定方法详见第三章第三节。

3. 疼痛评定 参照 Price 的疼痛自测计算法。用一把长度为 10 cm 的直尺，设定 1 cm 为 1 分，直尺的右端为"不能忍受的剧痛"（10 分），左端为"完全无痛"（0 分）。治疗前让患者指出疼痛对应的刻度（即分数），治疗中及治疗后均用同样的方法进行疼痛评定。

4. 综合性评定 采用 Constant-Murley 法，总分为 100 分，共包括 4 个部分，即疼痛：

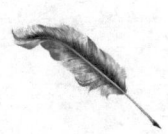

15 分；日常生活活动：20 分；关节活动范围：40 分；肌力：25 分。

（五）康复治疗措施

肩周炎康复治疗的目的是消除疼痛，松解粘连，使肩关节恢复正常功能和状态。

1. 早期疼痛明显者　可用三角巾悬吊，并可服用非甾体类抗炎药，以消炎、镇痛、缓解肌肉痉挛，可行痛点注射治疗。

2. 物理疗法　改善局部血液和淋巴循环，加强代谢，消肿，促进炎症吸收，缓解肌肉痉挛，从而减轻疼痛。可选用微波（肩部照射，微热量，15 分/次）、调制中频电疗（对置法，选用镇痛处方或肩周炎处方，20 分/次）、红外线（肩部照射，距离为 30 cm 左右，20～30 分/次）、超短波（对置法，无热量或微热量，15 分/次，适用于急性期），还可酌情选用肩部热敷、超声波、磁疗、发散式冲击波疗法以及直流电药物导入疗法。

3. 运动疗法

（1）徒手训练：①下垂摆动练习。患者取躯体前屈位，使患臂自然下垂，放松肩关节，向前后、内外摆动并做划圈运动。摆幅要由小到大，每次摆动到手指微有麻木感为止，2 次/日。②爬墙练习。患者先后正对、侧对墙壁，患肢手指沿墙面向上做爬行运动，15～20 分/次，2 次/日。③牵拉。患者取站立位，患侧上肢内旋并后伸，健侧手拉住患侧手或腕部，逐渐向健侧和上方牵拉。④双上肢向前交叉，平举过顶，屈肘，双手触枕部。⑤患者取站立位，背靠墙屈肘 90°，上臂及肘紧贴墙并靠拢躯干，以拇指触墙（肩外旋），然后反向以拇指触胸（肩内旋）。⑥患者取站立位，双手在背后相握，伸肘，以健肢带动患肢内收，然后双拇指沿腰椎棘突上移至最高处。上述③～⑥各动作重复 10～20 次。徒手训练须在无痛或微痛范围内进行，以免疼痛加重。

（2）器械训练：利用器械进行肩关节主动和助力运动。①体操棒练习。双手握棒平举，双手反手握棒后背上下移动，双手握棒上举左右移动，两手上下反手交叉握棒后背上下移动，10～15 分/次，1 次/日。②利用滑轮健侧带动患侧进行练习。治疗中不应引起疼痛加重，活动范围应逐渐增加，多做内、外旋动作练习，30 分/次，1～2 次/日。③利用重物进行手臂摆动训练。一只手扶住椅子，身体呈前屈位，患侧手提物下垂，手臂用力并利用惯性做前后左右摆动及顺时针和逆时针画圈。④利用肋木、肩关节活动器、拉力器进行关节活动练习。

4. 牵拉技术　利用肩关节的生理运动和附属运动，进行肩部肌肉被动牵拉。①徒手被动牵拉法是利用外力，如治疗师、器械或用健手牵拉的方法。肩部肌肉多数附着在肩胛骨上，当被动牵拉肩部肌肉时，必须相对固定肩胛骨，否则易引起过度牵拉。包括增加肩前屈、后伸、外展、外旋、内旋、水平外展、肩胛骨活动等手法。②自我主动牵拉法。包括牵拉肩内收肌群，增加肩前屈、肩后伸、肩外展、肩内旋等手法。

5. 关节松动技术　肩关节的松动技术包括肩锁关节、胸锁关节、盂肱关节、肩胛胸背关节的松动。如盂肱关节分离牵引、长轴牵引、前后向滑动、后前向滑动、外展摆动、内旋摆动、外旋摆动等手法。

6. 针灸治疗　选择肩部的穴位，每次选择 4～6 个穴位，每日 1 次，10 次为一个疗程。

7. 推拿治疗　在肩部实施按揉、弹拨、点压、摇晃等手法进行治疗，其作用是疏通经络、活血止痛、松解粘连、缓解肌肉痉挛。

（六）康复教育

肩关节周围的外伤、慢性劳损、局部受寒均易导致本病的发生，各种导致肩关节活动减少的伤病易引发肩周炎。为此，应保护肩关节部位免受风寒侵袭。有肩部疼痛的患者要及时治疗。中老年做肩部运动要适度。

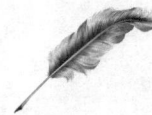

（步春雷）

第七节 关节炎的康复

学习目标

1. 掌握关节炎的类型及特点。
2. 熟悉关节炎的康复治疗方法。
3. 了解各类关节炎的病因、病理。

 案例5-7

李某，女性，56岁，因双膝疼痛、肿胀伴有弹响声入院，现下肢肌力下降、疼痛、麻木、走路缓慢，双膝关节活动受限。

思考题：
1. 根据该病例表现，应如何进行康复评定？
2. 如何制订康复治疗方案？
3. 患者日常生活中应该注意哪些事项？

关节炎是临床常见疾病之一，有多种临床类型，其症状表现主要是关节疼痛肿胀、关节变形和后期的功能障碍。本节主要介绍几种常见关节炎的相关康复问题。

一、类风湿关节炎

（一）概述

1. **概念** 类风湿关节炎（rheumatoid arthritis，RA）是一种以对称性多关节炎为主要临床表现的自身免疫性疾病，以关节滑膜慢性炎症、关节的进行性破坏为特征。主要表现为对称性关节肿痛，晚期可有关节强直或畸形，导致关节功能严重受损。

2. **病因病理** 类风湿关节炎的病因尚未明确，一般认为与感染、过敏、内分泌失调、自身免疫反应及家族遗传等因素有关。其基本病理改变为关节滑膜的慢性炎症，急性期滑膜表现为炎细胞浸润和渗出；慢性期滑膜变肥厚，形成绒毛样突起，突向关节腔内或侵入到软骨和软骨下的骨质，造成关节破坏、关节畸形和功能障碍。

3. **临床表现与诊断**

（1）起病缓慢：可有数周发热、全身肌肉酸软无力、食欲缺乏等症状，以后逐渐出现典型的关节症状。

（2）关节疼痛和晨僵：典型患者多为对称性四肢小关节受累，尤其是掌指关节和近侧指间关节，其次为膝、腕、足、踝、肘、肩、髋关节受累，关节梭形肿胀、压痛。晚期肌肉萎缩，出现各种关节畸形，严重影响功能。

（3）关节外表现：可累及任何滑膜关节、韧带、肌腱、骨骼，亦可累及心、肺及血管。常见有类风湿结节、类风湿血管炎、肺间质性变和结节样变、胸膜炎、心包炎及胃肠道、肾、神经系统、血液系统等的改变。

（4）实验室检查：有轻度贫血、活动期红细胞沉降率加快、C反应蛋白升高、类风湿因子（RF）大多呈阳性。免疫复合物和补体、关节滑液、类风湿结节活检及关节的X线检查有助于

诊断。

(5) 诊断标准：依据美国风湿病协会制订的标准，确诊类风湿关节炎最少须符合下述 2 个指标，如符合 4 个以上的指标，则诊断为典型的类风湿关节炎。①晨僵最少 6 周；②3 个以上关节的肿痛最少 6 周，手关节肿胀最少 6 周，关节的对称性肿胀最少 6 周；③关节出现类风湿结节；④血清类风湿因子阳性；⑤典型的影像学检查结果。

4. **临床治疗** 治疗原则为控制炎症，缓解疼痛，保护关节功能和防止畸形。一般首选阿司匹林，若不能耐受或效果不佳，可换用其他非甾体类抗炎药，如吲哚美辛、布洛芬等消炎镇痛药物。改善病情的药物常选用金制剂、青霉胺、雷公藤等。手术治疗可延缓病情发展和矫正畸形，使关节功能恢复。早期手术可做关节滑膜切除术，后期可做关节成形术或全关节置换术。

(二) 主要功能障碍

1. **疼痛** 类风湿关节炎可累及全身各关节，几乎所有关节都有不同程度的疼痛。
2. **限制日常生活活动** 长期慢性骨关节的疼痛可导致患者活动时症状加重，从而使活动减少。
3. **肌肉萎缩和肌力减退** 疼痛可引起肌肉活动减少，造成失用性肌肉萎缩和肌力减退。此外，疼痛还可通过神经性抑制作用影响肌力。
4. **关节活动障碍** 关节和关节周围组织的进行性退变可导致关节挛缩、关节负荷异常，形成异常的步态，手指变形。
5. **生活质量下降** 关节疼痛、肿胀、畸形致日常生活活动能力受损。
6. **心理障碍** 上述多种原因可使患者产生严重心理障碍。

(三) 影像学检查

早期：X 线检查显示有梭形肿胀，层次不清，骨质疏松，关节间隙正常或略增宽；进展期：X 线检查显示关节软骨破坏，关节间隙常变窄，关节面骨皮质侵蚀性破坏，关节囊附着的关节边缘部位出现小囊状的骨缺损；晚期：X 线检查显示骨质疏松显著，关节可呈纤维性或骨性强直或关节畸形与脱位。

(四) 康复评定

1. **病残** 评定根据美国风湿协会提供的标准将其分为 4 级，见表 5-9。

表 5-9 美国风湿协会病残量表

级别	表现
Ⅰ级	功能状态良好，完全能完成日常工作
Ⅱ级	能从事正常活动，但有一个或多个关节活动受限或不适
Ⅲ级	只能胜任一小部分或完全不能胜任一般工作或自理生活
Ⅳ级	大部分或完全丧失能力，需要卧床或依靠轮椅，很少或不能自理生活

2. **病期评定**

早期：X 线表现为轻度骨质疏松，但无软骨和骨破坏。

中期：X 线表现为骨质疏松，有或无轻度软骨破坏，关节活动受限，无关节畸形，邻近肌肉有萎缩，可有关节外软组织病变，如结节和腱鞘炎等。

严重期：除骨质疏松外，X 线有软骨和骨破坏，关节畸形，不全脱位，尺侧偏位，过伸，无纤维性或骨性强直，广泛性肌萎缩，有关节外软组织病变，如结节和腱鞘炎等。

晚期：具有严重期各项变化，并有关节纤维性强直或骨性强直。

3. **疼痛评定** 根据疼痛发生的持续时间、严重程度、缓解方式、服用镇痛药的类别及剂量分析，可采用目测类比定级法进行测量和分析。

4. **关节活动度的评定** 主要针对掌指、指间关节活动范围的测定，选择适宜的改善方法。

详见第三章第二节。

5. **ADL 能力的评定** 国际常用的 ADL 评定分为 4 级。Ⅰ级：和健康人相近，生活能完全自理；Ⅱ级：自理有困难，但无人协助可以照料生活；Ⅲ级：生活需他人部分协助，独立无法全部完成；Ⅳ级：动作完成极困难或卧床生活，大部或全部靠人协助。

6. **其他评定** 包括心理和社会因素的评定、炎症活动性评定等。

（五）康复治疗措施

1. **康复目标** 缓解疼痛；消除炎症和肿胀；保持肌力及关节功能；预防及纠正畸形；改善 ADL，提高生活质量；去除患者的心理障碍。

2. **康复原则** 治疗原则是解除疼痛、控制炎症、保持良好的全身状态、预防或改善功能障碍。在疾病的不同时期，康复的重点是不一样的。急性期康复的重点是关节休息，尽可能保持关节的功能位，以减轻疼痛、控制炎症、避免关节负重；亚急性期应维持关节活动范围，进行适当的主动和被动运动，以不加重疼痛为度；慢性期以预防和矫正畸形为主，可以通过增加关节活动范围、增强肌力和体能训练等手段来实现。

3. **康复治疗方法**

（1）休息与制动：疾病活动期时，轻症患者限制活动量，重症患者应严格卧床休息，卧床时间依具体情况而定。为了减轻疼痛，防止关节畸形，可用夹板进行短时间间断地局部功能位固定，制动休息。

（2）运动疗法：急性期功能位固定，在日间应每 2~4 h 取下支具做不负重无痛性的主动运动和肌力练习，可做关节被动活动和关节周围软组织按摩。慢性期关节挛缩、僵硬、活动受限明显，应以增加病变关节活动范围及周围肌肉肌力的主动运动疗法为主，防止和矫正畸形，预防肌肉萎缩，保持患者功能状态及日常生活活动能力。活动以主动运动为主，每个关节要达到最大范围，活动量以不引起肿胀为度。

（3）理疗：①冷疗。急性活动期采用冷疗法，可缓解疼痛，减少渗出。如冰袋外敷、冰按摩、冰水浸浴、冷却剂喷雾等作用于关节局部，每次治疗时间 10 min 左右。仅适用于急性期炎症。②热疗。在慢性稳定期，可采用温热疗法如温泉疗法、蒸汽浴、泥疗、蜡疗、红外线照射、高频电疗法等，以镇痛、消除肌痉挛，增加软组织伸展性及增加毛细血管通透性。③电疗。如 TENS、干扰电疗法及音频电疗法，具有镇痛和防止肌肉挛缩作用。

（4）作业治疗及 ADL 活动训练：类风湿关节炎患者自我的残存功能评价较低，且病变主要在四肢，日常生活活动能力受损，应进行作业治疗和使用辅助器具以使患者独立完成日常生活所需要的动作。在炎症稳定后，开始进行作业训练。可进行一些维持日常生活活动的训练，如进食、梳洗、穿衣、写字、站立、行走、蹲下、上下阶梯等。作业训练应根据部位不同做适当的选择，上肢肩、肘关节的伸屈功能训练可选择拉锯、刨削等活动；手指关节活动能力及手指精细活动训练可选择绘画、书法、刺绣、缝纫、编织、弹琴等训练；下肢的功能练习可采用脚踏缝纫机、功率自行车等，增强髋、膝、踝关节的活动能力。作业疗法能改善患者功能，提高社会适应能力，是利于患者身心健康的一种综合疗法。

（5）其他方法：如支具和矫形器的使用、心理疗法、中国传统康复治疗等。

（六）康复教育

向患者及家属讲解类风湿关节炎的有关知识，使其了解主要的功能障碍、康复过程及转归，尽量避免关节畸形和肌肉萎缩，改善和提高患者日常生活自理能力，并消除其心理障碍。

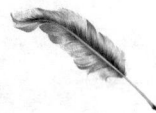

二、骨性关节炎

（一）概述

1. **概念** 骨性关节炎（osteoarthritis，OA）又称骨关节病、退行性关节炎、增生性关节炎、肥大性关节炎、老年性关节炎等。是一种以关节软骨损伤、退行性病变以致缺失、滑膜炎症、软骨下及关节边缘骨质反应性增生为主要病理,以关节疼痛、僵硬、肿大与活动受限,甚至畸形、残障为临床表现的常见慢性骨关节疾病。

2. **病因病理** 原发性骨性关节炎的发病无明显病因,可能与年龄、遗传、体质、代谢等因素有关,主要为关节软骨的退行性病变。继发性骨性关节炎是由其他疾病引起的骨关节机械性异常而导致的关节衰变,如创伤、软骨下血供减少、受累关节的过度活动与外伤、骨骼畸形致关节面应力改变等。

3. **临床表现及诊断**
(1) 疾病呈慢性进行,逐渐加重。
(2) 受累关节疼痛、僵直、活动障碍。疼痛在活动时加重,休息后可减轻。
(3) 由于关节失用可引起相应肌肉的萎缩。
(4) 骨性关节炎发生于脊柱者骨质增生压迫神经根会引起相应症状。
(5) 关节有压痛,有时可触及增生的骨赘。
(6) 实验室检查多为阴性。
(7) X线检查:受累关节呈非对称性关节间隙变窄,软骨下骨硬化和(或)囊性变,关节边缘骨赘形成。部分患者可有不同程度的关节肿胀,关节内可见关节游离体,甚至关节变形。
(8) CT检查:常表现为受累关节间隙狭窄、软骨下骨硬化、囊性变和骨赘增生等,多用于OA的鉴别诊断。
(9) MRI检查:表现为受累关节的软骨厚度变薄、缺损、骨髓水肿、半月板损伤及变性、关节积液及腘窝囊肿。

(二) 主要功能障碍

与类风湿关节炎的康复问题相似,如:疼痛、限制日常生活活动、肌肉萎缩和肌力减退、关节活动障碍、生活质量下降、心理障碍等。

(三) 康复评定

1. **对疼痛、关节活动范围、肌力、ADL能力和心理评定** 请参考第三章。
2. **分级评定** 根据X线摄片的表现,临床膝关节OA可分为5级:0级,无改变;1级,轻微骨赘;2级,明显骨赘,但未累及关节间隙;3级,关节间隙中度变窄;4级,关节间隙明显变窄,软骨下骨硬化。

(四) 康复治疗措施

1. **康复目标** 同类风湿关节炎。
2. **康复原则** 急性期休息;减轻患者疼痛,控制炎症;应用合适的矫形器及辅助器具,预防、矫正关节畸形。
3. **康复方法**
(1) 药物治疗:非甾体类抗炎药如阿司匹林、吲哚美辛、布洛芬,中药如抗骨质增生丸、壮骨关节丸,药物浴等。
(2) 休息:对急性炎性关节宜局部休息,以利于缓解疼痛、降低炎症反应和预防挛缩,休息2周左右不至于产生关节强直。如为多个关节受累,对应用抗炎药物未能控制症状者,宜卧床休息4周。休息时可以适当配合一些外治法,如中药袋湿热敷、穴位贴敷等。
(3) 理疗:可选用音频电疗、磁疗、短波疗法、超短波疗法、红外线疗法、蜡疗、热水浴矿泉浴等,以促进血液循环、减轻肌肉痉挛、缓解疼痛。
(4) 运动疗法:①关节运动。开始以主动运动为主,范围应达到患者能接受的最大活动度,随病情好转,可由主动运动逐渐过渡到辅助运动,以使关节恢复最大活动范围。②肌力练习。急性期等长收缩练习,待疼痛缓解或解除固定后,进行等张肌肉收缩,直至抗阻练习。对

膝关节炎患者，应加强股四头肌、腘绳肌肌力训练。

知识链接

膝关节骨性关节炎的运动疗法

手法放松膝关节周围软组织；牵伸关节囊以改善膝关节屈曲状态；腘绳肌肌力训练；股四头肌肌力训练；腹肌肌力训练；伸髋训练（患者取仰卧位，双手抱肩，足置床面，屈膝抬高臀部使身体呈一条直线）；踝关节灵活性练习，踝关节屈伸肌力练习。腹肌肌力及髋关节、踝关节是否稳定对膝关节功能有很大影响。

（5）辅助器具及矫形器：如使用腋杖、手杖、护膝、护腕等辅助行走，减轻关节负重，防止关节损伤。

（6）手术治疗：症状严重，采用非手术治疗无效，进行性活动受限或进行性畸形者，可采取手术治疗，以达到减轻症状，增加关节活动范围与稳定性的目的。

（五）康复教育

参见类风湿关节炎部分。

三、强直性脊柱炎

（一）概述

1. 概念 强直性脊柱炎（ankylosing spondylitis，AS）是以中轴关节（包括骶髂关节、肋椎关节）慢性进展性炎症为主的自身免疫性疾病。

2. 病因病理 约96%的患者人类白细胞抗原HLA-B27量增高，说明本病可能与遗传有关。病理变化在于附着在骨端的韧带、肌腱、关节囊的慢性炎症，由于炎症反复发作，相应部位骨和软骨局部有破坏和新骨形成。常先侵犯骶髂关节，继而累及脊柱。非特异性滑膜炎，有淋巴细胞和浆细胞浸润，滑膜增生，纤维蛋白渗出，关节软骨破坏，增生的纤维组织骨化导致骨性关节强直。

3. 临床表现及诊断

（1）早期两侧骶髂关节疼痛和僵硬。

（2）胸腰椎疼痛和活动受限，胸廓活动度受限。

（3）脊柱后凸畸形。

（4）关节外表现：如复发性虹膜炎、心脏及肺部病变等。

（5）实验室检查：HLA-B27多呈强阳性，活动期红细胞沉降率加快，可合并贫血。

（6）X线检查：X线摄片显示软骨下骨缘模糊，骨质糜烂，关节间隙模糊，骨密度增高及关节融合。脊柱的X线摄片表现为椎体骨质疏松和方形变，椎小关节模糊，椎旁韧带钙化以及骨桥形成。晚期广泛而严重的骨化性骨桥表现称为"竹节样脊柱"。耻骨联合、坐骨结节和肌腱附着点（如跟骨）的骨质糜烂，伴邻近骨质的反应性硬化及绒毛状改变，可出现新骨形成。

（7）CT检查：密度分辨率高、断层图像；对骶髂关节的关节软骨、软骨下骨硬化、关节间隙、关节面的细微改变显示率较高，能发现皮质破坏中断、斑块状脱钙及囊变，以及关节囊、韧带骨化等，且能暴露椎小关节，发现早期改变，有利于骶髂关节间隙增宽、狭窄及关节强直程度的判定。

（8）MRI检查：组织分辨率，目前是检查强直性脊柱炎早期病变的最佳影像学手段。但MRI对强直性脊柱炎的诊断尚无统一标准。

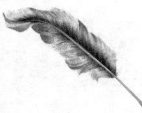

（二）主要功能障碍

参见类风湿关节炎部分。

（三）康复评定

主要了解脊柱和大关节的畸形程度、功能障碍及康复效果的情况。

1. 脊柱前屈功能评定 患者直立，膝关节伸直，尽力弯腰以中指触地，测量指尖与地面距离，正常为 0～10 cm。

2. 下蹲功能评定 主要测评髋、膝、踝关节功能障碍的程度，结果计为全蹲、半蹲、不能蹲。

3. 胸廓呼吸动度评定 分别测量深吸气和深呼气时的胸围，正常人差值为 4～7 cm，若小于 2.5 cm 说明胸廓呼吸动度变小，活动受限。

4. ADL 能力评定 主要用于晚期患者，有严重脊柱、髋、膝关节功能障碍时，影响起立、坐下、弯腰、行走、穿脱衣服等动作者，应针对这些项目进行重点评估。

5. 整体功能评定 参照美国风湿病协会提供的残疾分级标准，采用 Steinbracker 功能指数，将残疾分为 4 级，见下表 5-10。

表 5-10　Steinbracker 功能指数

级别	表现
Ⅰ级	仅有腰骶部功能受限或晨僵，能无困难完成所有日常工作
Ⅱ级	脊柱活动受限甚至部分强直，但仍能进行日常活动
Ⅲ级	脊柱强直，只能进行极少的一般职业活动，生活尚可自理
Ⅳ级	脊柱驼背固定，生活基本不能自理

（四）康复治疗措施

1. 康复目标 控制炎症，缓解症状，保持腰椎最佳功能位置，避免脊柱畸形，维持正常生活和工作。

2. 康复原则 强直性脊柱炎的治疗以早期诊断，早期康复治疗，控制中期发展，改善晚期症状，采取综合治疗为原则。

3. 康复方法

（1）药物治疗：可采用非甾体抗炎药、糖皮质激素生物制剂等，如萘普生、布洛芬、吲哚美辛、肿瘤坏死因子（TNF）-α 拮抗剂等。

（2）休息与制动：急性发作期应卧硬板床休息，枕头不能过高，以保持脊柱的生理弯曲。避免长时间侧卧位，特别是屈腿侧卧位，以防导致脊柱驼背畸形。

（3）运动疗法：适当运动可以减轻疼痛，减少药物用量，延缓强直，保持关节活动范围，改善生存质量。①脊柱操训练。患者取坐位，头前屈、后伸、左右侧屈，再左右旋转和前后左右旋转各 3～5 次以活动颈椎；患者取站位，双手叉腰做腰部屈、伸、旋转，同时挺胸，也可以双上肢用力向后上方举动 5～10 次以活动胸、腰椎。②腰背肌力锻炼。患者俯卧于床上，腹部下垫一枕，让患者用力抬头和抬起上身；或者腹下不垫枕让患者上身和下肢同时抬起，用以增强患者腰背肌的肌力。③呼吸体操训练。采用深呼吸运动，胸式呼吸和腹式呼吸交替进行，最大限度地扩张胸廓，维持胸廓呼吸动度。④其他方法。无明显强直的患者，可做骑车、游泳、登山等运动，以增强体力，促进心肺功能，预防脊柱畸形。

（4）物理疗法：主要作用在于减轻症状、维持关节活动范围、防治畸形。可采用小剂量牵引、温泉浴、蒸汽浴、泥疗、沙浴及盐水浴，红外线照射、超短波、微波疗法、蜡疗、超声波疗法、音频疗法等。

（5）ADL 训练：部分脊柱强直和髋关节功能障碍的患者，应训练其穿脱衣裤、行走、下

蹲、弯腰、如厕及上/下楼梯等日常活动。

（6）推拿及针灸疗法：取穴位主要以华佗夹脊、督脉和膀胱经为主。每次20～30 min，每日1次，15～20次为一个疗程。

（7）矫形器的应用：对有进行性脊柱变形的患者，可用脊柱矫形器来维持脊柱的正常姿势和畸形矫正。

（五）康复教育

参见类风湿关节炎部分。

（步春雷）

第八节　骨折后的康复

1. 掌握骨折愈合的分期及特点。
2. 熟悉早期康复的方法及康复治疗介入的时间。
3. 了解康复评定的内容。

案例 5-8

杨某，男性，26岁，车祸导致右侧股骨骨折，制动3个月后，右侧下肢肌肉萎缩、肌力下降，右侧大腿后部灼痛、内固定钢板未取出。

思考题：

1. 根据该病例表现，如何进行康复评定？
2. 如何制订康复治疗计划？
3. 该患者运动训练中应该注意哪些事项？

一、概述

（一）概念

骨折是指骨或骨小梁的完整性受到破坏，或骨的连续性发生部分或完全中断。若骨骼本身已有病变，在遭受外力时发生骨折，称为病理性骨折。

（二）病因

造成骨折的原因是多方面的，其中以外伤性骨折多见，同时骨折本身的病理变化也相当复杂，损伤程度差别很大。根据骨折的原因，可分为外伤性骨折和病理性骨折。

（三）临床表现

1. **全身症状**

（1）休克：常见于骨盆骨折、股骨骨折、多发骨折以及严重的开放性骨折或并发脏器损伤时，出血性休克、创伤性休克多见。

（2）体温改变：骨折后体温一般正常，出血量较大的骨折在血肿吸收时可出现低热，开放性骨折出现高热时，应注意有合并感染的可能。

2. **局部表现**　局部疼痛、肿胀、皮肤瘀斑、压痛和功能障碍。骨折的专有体征：畸形、

异常活动、骨摩擦音或骨摩擦感。

3. X 线表现　X 线检查可进一步了解骨折部位、移位类型、治疗和愈合情况。

（四）临床治疗

治疗骨折有三大原则：复位、固定和功能锻炼。在整个治疗过程中，要努力贯彻动静结合、筋骨并重、内外兼治和医患合作的中西医结合治疗观点，强调复位不增加软组织损伤，固定不影响肢体活动，使骨折愈合与功能锻炼并进。

二、主要功能障碍

1. **关节稳定性减弱**　制动使关节韧带强度降低，部分肌肉萎缩、肌力下降，吸收及缓冲应力的能力减弱，稳定性下降。

2. **关节活动障碍**　主要是制动导致关节液分泌减少、关节周围的疏松结缔组织转变为致密结缔组织，形成关节内外粘连，使关节活动受限。

3. **骨强度降低**　制动使骨丧失了应力负荷的刺激，导致骨代谢障碍，骨无机盐流失，骨质疏松。

4. **肢体肿胀**　骨折后，局部出血、渗出增加等，引起肿胀，出现相应的功能障碍。

5. **整体功能下降**　骨折后（如下肢或脊柱骨折、年老体弱）因长时间卧床休息，对整体功能都会产生不利影响，容易产生肺炎、血栓等多种并发症。

6. **日常生活活动能力下降**　制动、卧床休息、肌力下降等可使骨折患者 ADL 受到明显影响。

7. **心理障碍**　康复治疗后功能障碍仍较明显的患者易出现各种心理问题，如焦虑、抑郁等。

8. **社会参与受限**　主要表现在做家务、社会交往、社会活动及日常的参与受到部分或全部的限制，同时职业能力也会受到近期或远期限制，甚至终生受限制。

三、康复评定

1. **一般评定**　与临床相关评定有疼痛、局部肿胀、骨折类型、畸形与功能障碍。

2. **肌力及 ROM 评定**　评定方法详见第三章第二节。

3. **ADL 能力评定**　骨折后影响日常生活的患者，应对其进行 ADL 能力评定，评定方法详见第三章第三节。

4. **步态分析**　对于下肢骨折的患者，可对其进行步态分析，判断下肢功能障碍情况。评定方法详见第三章第二节。

5. **骨折临床愈合标准**　①局部无压痛及纵轴叩击痛；②局部无反常活动；③X 线片显示骨折线模糊，有连续骨痂通过骨折线；④解除外固定后，患肢能满足上肢向前平举 1 kg 重量达 1 min，或下肢不扶拐在平地连续步行 3 min（不少于 30 步）；⑤连续观察 2 周骨折处不变形。

四、康复治疗措施

（一）骨折后功能恢复的理论基础

骨折的愈合是骨的支架作用和功能重新恢复的关键，可分为 4 个阶段。

1. **血肿机化期**　由于骨折造成骨膜下、髓腔及周围软组织出血，形成骨折处血肿，损伤处的骨组织、骨膜及软组织部分坏死，刺激血管扩张，细胞浸润，表现为损伤性炎症反应。伤后 6~8 小时，血肿内即开始有肉芽组织生长，血肿被替代，并进一步演化为纤维结缔组织，使骨折两端连在一起，称为纤维性连接。此过程需 2~3 周。

2. **原始骨痂形成期**　骨折后 24 小时，成骨细胞开始增生，从骨膜增生逐渐过渡到膜内骨化增生，形成软骨内化骨。骨痂增生后分别形成内骨痂、外骨痂和环状骨痂。此过程需 4~6 周。

3. **成熟骨板期（临床愈合期）**　新生骨小梁逐渐增加，排列趋向规则，新骨代替死骨，原

始骨痂逐渐被改造成板状骨。此期于骨折后 8～12 周完成。

4. 骨痂塑形期（骨性愈合期） 骨组织结构按力学原则重新改造塑形。应力轴线上的骨痂不断加强，应力轴线以外的骨痂逐渐被吸收、清除，髓腔重新沟通，恢复到骨折前的正常结构。最终骨折痕迹完全消失，需 2～4 年。

（二）适应证和禁忌证

各种类型的骨折经妥善复位、固定处理后均应及时开始康复治疗。骨折延迟愈合者在针对原因进行必要的骨科处理的同时，也应加强康复治疗，给骨骼以一定的应力刺激，改善肢体血液循环，促进愈合。若有局部炎症、病理性骨折时，禁忌功能锻炼，关节内血肿、伤口局部有异物，或骨折与脱位尚未妥善处理时应暂缓功能锻炼。

（三）康复治疗原则

促进血肿和渗出物的吸收；促进骨痂形成和重塑；预防或减轻软组织的挛缩和粘连，促进关节活动度的恢复；预防或减轻肌肉萎缩，促进肌力的恢复；防止发生制动综合征，尽早恢复日常生活活动能力；恢复身体功能。

（四）康复治疗措施

1. 一期康复（愈合期康复） 在骨折复位并进行固定或牵引 2～3 天后，局部损伤反应减轻，即可开始康复治疗。

（1）运动疗法：对未被固定的肢体邻近的肌肉和关节的功能训练。肌肉做等长收缩活动，肌肉收缩、舒张要缓慢进行，完成一个动作 10 s，反复训练，5～10 min/h。手术固定牢固的关节内骨折、干骨折，在术后视情况 1 周后即可开始关节活动范围训练，以每次不超高 30 min 为宜。术后 2～3 天，在未被固定关节的训练中，尤其要加强易发生粘连关节的活动，如肩关节、掌指关节和踝关节屈伸等。伤后 2 周到骨折临床愈合期，骨折端已有骨痂连接，软组织已经修复，这时可逐步开始骨折部位近、远侧关节的被动活动和不负重的主动运动，开始运动幅度不宜过大，次数不宜过多，每天 1～2 次，以后逐渐增大运动幅度和运动次数，开始渐进抗阻训练。

（2）整体功能训练：上肢骨折者应尽早起床站立、行走。即使是下肢骨折者也应早期挂双拐站立、行走。必须卧床的患者，特别是年老体弱者，要做卧位深呼吸和咳嗽练习、腹背肌练习、未受伤肢体的正常运动及肌力练习。

（3）物理疗法：常用方法有温热疗法、低频磁疗、超声波疗法、直流电钙磷离子导入疗法、体外式冲击波疗法等。物理因子疗法有改善肢体血液循环、促进肿胀消退、减少瘢痕粘连、减轻疼痛、促进骨痂生长、加速骨折愈合等作用。

2. 二期康复（恢复期康复） 在骨折临床愈合，外固定解除后开始。一般从伤后 1 个月开始。此期骨折端已稳定，能耐受一定的应力。应加大关节活动范围训练，加强肌力训练。

（1）运动疗法：①主动运动。利用肢体重力作用及肌力的协同作用，作大幅度关节活动、肌肉力量训练。②被动运动。康复医师以不引起患者明显的疼痛和肌肉痉挛的平缓动作进行。对不能完成主动运动的患者，应进行关节各轴向运动。切忌用暴力，以避免骨折、软组织损伤或骨化性肌炎。③助力运动。在治疗师协助下，患者用自己的健侧肢或器械等外力帮助患肢完成运动。④主动牵伸。患者在固定的器械上利用自身重力作关节牵伸活动。⑤关节松动术。是解决关节活动受限的有效操作手法，可配合热疗、手法牵引。⑥恢复肌力训练。肌力为 0～1 级者，可采用水疗、按摩、低频脉冲电刺激、被动运动等；肌力 2～3 级者，以主动运动为主，配合助力运动，但助力宜小；肌力 4 级者，应进行抗阻运动，可采用渐进抗阻练习或等速练习，以促进肌力的最大限度恢复。

（2）物理疗法：在功能训练前应用温热疗法，可促进血液循环、软化纤维瘢痕组织，有助于训练，提高疗效；局部紫外线照射可促进钙质沉积达到镇痛效果；体外式冲击波、超声波、

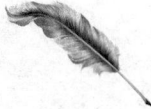

音频电疗等可软化瘢痕、松解粘连。

（3）平衡训练：下肢骨折后进行站立平衡训练、步态训练。

3. 注意事项

（1）熟知病情，定期进行 ROM 和肌力等评定。

（2）掌握骨折的愈合进程，定期进行 X 线检查，了解骨痂的生长情况，以利于康复治疗。

（3）康复治疗要循序渐进，运动负荷应逐步增加。

（4）若骨折延期愈合、关节内有骨折或损伤性关节炎，不宜进行运动功能锻炼。

（5）禁忌暴力性功能训练。

（6）肢体的功能锻炼，上肢以增强手功能为主，下肢以增加负重、步行能力为主。

（7）做好宣教工作。

知识链接

中国骨肌疾病体外冲击波疗法指南（2019年版）

体外冲击波适用于大多数骨不连及骨折延迟愈合者。治疗方法：推荐使用 X 线定位，也可结合彩色多普勒超声检查定位。患者体位以舒适、方便治疗为原则，一般采取坐位或卧位。反射体或治疗头一般放置在肢体血管神经较少的一侧，同时应避开内固定物，如病变特殊，可根据病变部位及临床经验选择反射体或治疗头的位置，以有利于病变部位吸收最大能量冲击波为原则。治疗区域必须涂抹耦合剂，不能有空气存在，以免损伤皮肤。通常采取适量多次法，根据骨折部位不同，选择不同的能流密度，疼痛敏感者可从低能量冲击波开始，以患者能够耐受为原则，在后续治疗过程中逐步增强冲击波能量。位置较深的骨不连多采用聚焦式冲击波治疗机，治疗参数设定为中、高能量；位置较浅的骨不连也可采用发散式冲击波治疗机，治疗参数为中、高能量。每次治疗选择 2～4 个治疗点，共冲击 2000～4000 次，每次治疗间隔 1～7 天，5～10 次为 1 个疗程。建议治疗 3～5 个疗程，间隔 2～3 个月，分别于治疗前及治疗后 3、6、12 个月，摄正、侧位 X 线片或行 CT 检查，了解骨折愈合情况。

五、康复教育

让患者了解骨折及康复的相关知识，走出骨折静养的误区，强调康复治疗要在早期病情稳定后进行，循序渐进，长期坚持，才能起到较好的康复效果，康复的目的是预防并发症和恢复肢体功能。要争取患者及家属的积极配合。

（步春雷）

第九节　截肢后的康复

学习目标

1. 掌握不同截肢平面术后康复方法及假肢的选择。
2. 熟悉截肢的康复评定内容及方法。
3. 了解假肢的安装及训练。

案例 5-9

朱某，男性，34岁，因骨髓瘤致右侧大腿截肢，左下肢肌力正常，现右侧大腿残肢肿胀、疼痛，影响睡眠。

思考题：
1. 根据该病例表现，如何进行康复评定？
2. 如何制订康复治疗措施？患者目前应该如何进行康复治疗？

一、概述

（一）截肢及截肢后康复

截肢（amputation）是将已失去生存能力、危及患者生命安全或已丧失生理功能的肢体切除，以挽救患者生命，其中经关节平面的截肢称为关节离断（disarticulation）。创伤、肿瘤、周围血管疾病和感染是截肢的最常见原因。截肢是一种破坏性手术，患者将终生失去部分肢体，造成残疾，但截肢更是一种重建与修复性手术。截肢术中应尽可能考虑到既能切除病灶又利于假肢的安装。

截肢后康复（rehabilitation after amputation）是指从截肢术后的康复训练、临时和永久假肢的安装及使用到重返社会的全过程。

（二）截肢平面的选择

截肢平面的选择主要决定于疾病的需要，通过术中的判断尽可能地保留肢体的长度。截肢平面主要是依据解剖学部位来命名的。可分为肩离断、肘上截肢（或上臂截肢）、肘下截肢（或前臂截肢）、半骨盆离断、膝上截肢（或大腿截肢）和膝离断、膝下截肢（或小腿截肢）等。术中须考虑假肢安装长度，应与假肢工程师共同研究决定截肢平面。

（三）康复治疗组

截肢康复是由多个专业成员以治疗组的形式开展工作。其成员包括：①外科医生和康复医生；②护士；③治疗师，包括物理治疗师、作业治疗师；④假肢工程师；⑤心理医生；⑥社会工作者和职业咨询者。

（四）康复程序

整个康复程序由康复治疗组来完成，其主要程序如下：①设计截肢手术方案；②提供心理咨询及假肢咨询；③术后残端的康复训练；④安装临时假肢后的康复训练；⑤安装正式假肢（试样、初检、调整）；⑥穿戴正式假肢后的康复训练；⑦职业前培训；⑧回归家庭和社会训练。

二、主要功能障碍

1. **肢体功能缺失** 由于肢体的丧失，肢体相应的功能（如上肢各种日常活动能力，下肢的站立、行走能力等）也随之缺失。

2. **残端肿胀** 由于肢体残端的血液循环较差，肿胀会持续一段时间。

3. **残端疼痛和幻肢痛** 肢体残端由于断骨刺激神经损伤等因素经常会出现活动时疼痛加剧，休息时疼痛减轻。幻肢是指截肢手术后仍有已截除的手和脚的幻觉。发生在该幻肢的疼痛称为幻肢痛。

4. **残肢畸形** 常见的有上臂截肢后肩关节内收，前臂截肢后肘关节屈曲，大腿截肢后髋关节屈曲、外展，小腿截肢后膝关节屈曲，前足截肢后的马蹄内翻足、挛缩畸形等。残肢的畸形将直接影响到假肢的选配与安装。

5. **残肢端肌萎缩** 由于截肢后残肢的运动减少或很少进行抗阻运动，使残肢部位的肌肉

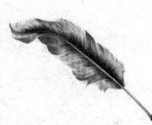

出现失用性萎缩，不仅影响关节活动范围，而且影响装配假肢。

6. **ADL 受限**　截肢后，患者的进食、个人卫生、穿衣、如厕、行走等方面的能力受限，使其在日常生活中对他人的依赖性增强。

7. **心理障碍**　截肢后，肢体的缺失和功能丧失对患者来说是一种巨大的打击，患者表现出悲观、沮丧、自我孤立于社会的态度，在家庭、婚姻、工作、生活等问题上忧心忡忡。

8. **职业问题**　截肢后，由于肢体的缺失和功能丧失，患者从事原工作的能力减弱或已完全不能从事原有的工作，面临着康复后又要重新择业的困难等一系列职业问题。

三、康复评定

康复评定是截肢康复的核心，应贯穿在康复程序的全过程。康复评定的内容主要有以下 4 个方面，但在不同阶段有其各自的重点。

（一）全身状况的评定

目的是判断患者能否装配假肢，能否承受装配假肢后的功能训练，是否患有其他系统的疾病，以及其他肢体的状况等。使用假肢的患者行走比正常人行走消耗更多的能量，因而心脏病患者应慎重使用。血栓闭塞性脉管炎截肢患者，若对侧肢体有间歇性跛行，说明有可能存在缺血，使用假肢会加剧肢体的供血不足。截肢者如有脑血管病所致的器质性脑病综合征，导致记忆和学习能力减退，将会影响假肢的使用。视觉反馈对于补偿截肢肢体的感觉很重要，若视觉障碍程度已达到看不清自己足的位置时，将导致使用假肢困难。

（二）残肢的评定

1. **皮肤情况**　检查有无感染、溃疡、窦道以及与骨残端粘连的瘢痕，若皮肤条件不好，应积极治疗，否则不宜安装假肢。

2. **残端的形状**　现代假肢技术比较发达，可以制作各种适合残端形状的假肢。但圆柱形残端可减少由残端的血液循环差所导致的一系列并发症，因此更适合现代全接触式接受腔假肢的穿戴。

3. **有无残端畸形**　主要评定膝上截肢者有无髋关节屈曲、外展畸形，膝下截肢者有无膝关节屈曲畸形等。如果残肢关节畸形明显，不宜安装假肢，即使勉强安装，也会影响假肢的穿戴及其功能。若假肢负重力线不良或假肢接受腔不合适，可造成患者步态异常。

4. **残肢长度（包括骨和软组织）的测量**　残肢的长度与假肢的选择装配密切关联。

（1）膝下截肢测量：是指胫骨平台内侧至残端，理想长度不小于 15 cm，越长越稳定。

（2）膝上截肢测量：是指从坐骨结节至残端，理想长度不小于 25 cm，与健侧相比计算出假膝关节的长度。

（3）肘上截肢测量：是从肩峰至残端。

（4）肘下截肢测量：是从尺骨鹰嘴至残端。

5. **关节活动范围**　评定截肢残端的关节活动范围。如测量肩关节有无自由的屈曲、伸展、内旋、外旋角度；测量髋关节的屈伸、内收、外展、内旋、外旋角度，膝关节的屈伸角度等。

6. **肌力检查**　检查全身及残肢的肌力，尤其更应注意维持站立和行走的主要肌群。如肌力小于 3 级，不宜装配假肢。

7. **神经瘤情况**　观察有无神经瘤及其大小、所在部位、疼痛程度等。必要时，应手术处理后，才可安装假肢。

8. **残肢痛**　引起残肢痛的原因很多，评定时应详细了解发生时间、疼痛的程度、疼痛性质、诱发因素，以确定引起残肢痛的原因，对症治疗。

9. **幻肢痛**　幻肢痛的原因尚不清楚，一般认为与运动知觉、视觉和触觉等的生理异常有关，评定时应详细了解发生时间、疼痛的程度、疼痛性质、诱发因素。

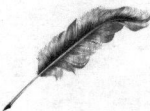

（三）假肢评定

1. 假肢接受腔适应情况 假肢接受腔是指假肢上用于容纳残肢、传递残肢与假肢间的作用力、连接残肢与假肢的腔体部件。评定包括假肢接受腔的松紧是否适宜，是否全面接触、全面承重，有无压迫、疼痛等。

2. 假肢悬吊情况 观察是否有上下窜动，即出现唧筒现象（piston action）。可通过站立位残肢负重与不负重时拍摄残肢X线片，测量残端皮肤与假肢接受腔底部的距离变化来判断。

3. 假肢对线情况评定 生理力线是否正常，站立时有无身体向前或向后倾倒的感觉。

4. 穿戴假肢后残肢情况观察 皮肤有无红肿、硬结、破溃、皮炎及疼痛，残端与假肢接受腔接触是否良好，有无腔内负压所造成的局部肿胀等。

5. 步态情况 步态与截肢平面、残肢状况、假肢种类、装配技术、患者年龄、康复训练、患者的心理素质等有着直接的关系。当其他条件都大致相同时，一般截肢平面越高，步态越差。应观察行走中的各种异常步态，分析产生的原因，予以纠正。

6. 上肢假肢悬吊带与操纵索系统情况 应检查悬吊带与操纵索的安装是否合适，开闭假手时所需要的拉力是否合适，捏手和握手的力量是否满意等。

7. 假手功能情况 检查假手的开闭功能、协调性、灵活性，尤其是日常生活活动能力。

知识链接

上肢假肢的分类

①上臂假肢，包括上臂机电假肢、上臂电动假肢、上臂机械假肢。②前臂假肢，包括前臂机电假肢、前臂机械假肢。机械假肢几乎没有功能，机电假肢有抓握、屈伸功能。

8. 重点检查
（1）上肢假肢日常生活活动能力：对于一侧假手应观察其辅助正常手运动的功能。
（2）下肢假肢的步态评定：一般应注意观察步行过程中出现的异常步态。
（3）行走能力评定：一般应评定行走的距离、上/下阶梯、过障碍物情况等。
（4）对假肢部件及整体质量进行评定。

9. 评定标准（表5-11）

表5-11 假肢康复评定标准

等级	表现
Ⅰ级（完全康复）	仅略有不适感，生活能完全自理，恢复原工作，正常参加社会活动
Ⅱ级（部分康复）	仍有轻微功能障碍，生活能自理，但不能恢复原工作，须改换工种
Ⅲ级（完全自理）	生活能完全自理，但不能参加正常工作
Ⅳ级（部分自理）	生活仅能部分自理，部分需依靠他人帮助
Ⅴ级（生活依赖）	仅外观有改善，功能无改善

四、训练目标与计划

（一）训练目标

使患者树立独立生活、回归社会的信心；采用各种治疗措施增强肌力，增加关节的活动范围，改善残肢状况，以便操纵、控制假肢，使其发挥更好的代偿能力，促进患者尽早恢复功能，返回社会。

（二）训练计划

1. 术后 24 小时即可在床上进行健肢与患肢运动。情况允许可安装即时假肢或用气囊假肢进行训练。

2. 术后 1 周可下床训练。预防肌肉萎缩。

3. 术后 10～14 天，在伤口拆线后，即须进行残肢弹力绷带包扎，消肿塑型，并拍打残肢，使残肢皮肤增厚，提高残肢的耐受力，为安装假肢做好准备。

4. 待伤口完全愈合稳定后 4～6 周，经医师认可即可进行永久性假肢装配事宜。截肢后，越早安装假肢，患者心理和生理上越能尽快适应。

五、训练方法

（一）心理训练

让患者及家属了解截肢后伤残程度和假肢的选择，截肢后可能发生的并发症，并简要介绍康复训练计划、方法、所需时间和费用。帮助及鼓励患者迅速度过震惊、回避两个阶段，消除悲观、沮丧、自我孤立于社会的态度，正确认识自我价值，重新树立自尊、自信、自强、自立地面对现实，积极投入到功能训练中去。

（二）残肢护理的训练

促使残端消除肿胀，早日定型，预防各种残肢病发生，保持残端关节的活动范围和肌力，以具备装配假肢所需的良好残肢条件。

1. **弹性绷带包扎** 伤口拆线后，持续使用弹性绷带包扎残端，是预防或减少残肢肿胀及产生过多的脂肪组织，促进残肢成熟、定型的关键步骤。包扎要点如下。

（1）小腿采用 10 cm 宽、大腿采用 12.5 cm 宽的弹性绷带，长度为 2～4 m。

（2）先沿残肢长轴方向包绕 2～3 圈，然后再尽可能地缠向斜上方绕成螺旋状。大腿残肢应缠绕至骨盆部，小腿残肢应缠绕至大腿部。

（3）绷带应 24 小时包扎，但每天应换绷带 4～5 次。应注意残端卫生，每晚用肥皂水清洗后擦干。

（4）弹性绷带松紧度，应越往残肢末端部缠得越紧，以不影响残端血液循环为宜。

2. **功能训练**

（1）保持正常姿势：截肢后，由于肢体失去平衡，往往会引起骨盆倾斜和脊柱侧弯。应通过镜前矫正训练和采用早期装配临时假肢的方法来解决。由于截肢切断了拮抗肌，故大腿截肢后，髋关节常有屈曲、外展趋势；小腿截肢后，膝关节常有屈曲的趋势。为了减少疼痛，患者往往不自觉地采取这种不良体位，这极易产生关节屈曲挛缩。因而，从截肢术后第 1 天起，须每日坚持数次俯卧，预防产生不良姿势。

（2）残肢训练：小腿截肢者，应增强膝关节屈肌、伸肌肌力训练，保持正常关节活动范围。大腿截肢者，应术后第 6 天开始主动伸髋练习。术后 2 周，若残肢愈合良好，开始进行髋关节的主动内收训练和外展训练。髋关节离断者，进行腹背肌和髂腰肌的练习。

（3）躯干肌训练：以腹背肌训练为主，辅以躯干的回旋、侧向移动和骨盆提举等动作。

（4）健侧腿的训练：主要为站立训练，下肢截肢后，其残端的骨盆大多向下倾斜，致使脊柱侧弯，往往初装假肢时总感到假肢侧较长。因此，需要健侧下肢行高强度的支撑训练，镜前做站立训练，矫正姿势，并以在无支撑的情况下能保持站立 10 min 为目标。进行站立位膝关节屈伸运动时，目标是至少能连续屈伸膝关节 10～15 次。

（三）临时假肢的安装和训练

1. **截肢术后安装临时假肢的方法**

（1）传统假肢安装（delayed prosthetic fitting）：采用弹力绷带和适当的训练，使残肢肿胀消

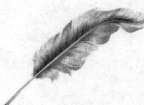

退、肌肉萎缩，残端定型后再进行假肢接受腔的取型和假肢安装。此法不但需要很长的康复时间，而且由于缠绕了弹性绷带，无法得到稳定的残肢。通常在穿上假肢后3个月，残肢会发生一定的变化，导致假肢接受腔不合适，需要重新制作假肢接受腔，增加了截肢者的康复费用。

（2）截肢术后早期假肢装配（early postoperative prosthesis，EPOP）：是一种在残肢伤口愈合后尽可能早地安装假肢的方法，20世纪60年代开始使用。一般用石膏或热塑性树脂制作假肢接受腔，并在下部选用适当的支撑管及假肢部件制成临时假肢，让截肢者穿上进行训练。

（3）截肢术后即刻假肢装配（immediate postoperative prosthesis，IPOP）：这种方法是20世纪80年代应用于临床的。截肢手术后在手术台上直接为患者制作石膏假肢接受腔并安装临时假肢，让患者术后即穿上临时假肢。早期患者训练从床上坐起，以及在护理人员帮助下，或借助步行器、拐杖完成如厕等步行训练，此种方法也适用于上肢截肢者。其缺点是无菌条件要求高，术后不便观察，以及可能因不适应残肢承重而导致创面血液循环障碍等。

2. 下肢即刻临时假肢的训练　术后第1天，患者由治疗人员指导在平行杠内进行残肢站立负重训练，磅秤所示承重不应大于3.6 kg，时间为1~5 min。然后返回床上，脱下假肢。术后第2天，次数可增多，同时进行增强上肢肌力的训练。当站立几分钟而能耐受时，可在平行杠内训练站立平衡和试走，但残肢负重仍应限制，在伤口未愈合时，负重不应大于7 kg。术后2周可正式在平行杠内练习行走，但残肢侧最大承重7~10 kg。术后3周，患者常已能用拐杖行走，但负重仍不宜大于10kg。术后最初几天的训练，患者常有疼痛感，可给予镇痛药对症处理。伤口愈合拆线后，大约在第2个石膏接受腔更换后1周时，进行永久性假肢的测量。

3. 下肢早期临时假肢的训练

（1）穿戴临时假肢方法的训练。

（2）站位平衡训练：一般在平行杠内进行。依次练习双下肢站立，健肢站立平衡，假肢侧站立平衡等。

（3）迈步训练：先是假肢侧迈步，过渡到假肢侧站立，健肢迈步。由双手扶杠到单手扶杠，由平行杠内练习过渡到平行杠外练习。

（4）步行训练：可用拐杖和助行器辅助，最后到独立步行、转弯、上/下楼梯、过障碍物、地面上拾物训练，以及跌倒后起立训练等内容。

（四）正式假肢的训练

1. 上肢假肢的使用训练　上肢假肢的使用训练比下肢要复杂和困难得多。基本训练操作先从手部开闭动作开始，练习抓握，在此基础上，变换动作的位置及高度，同时注意肩、肘关节的动作训练。上肢假肢的应用训练是训练截肢者的日常生活动作，如吃饭、穿衣、化妆等，让截肢者积极使用假肢，习惯使用假肢。

2. 下肢假肢的使用训练　由于有了临时假肢的练习，正式假肢训练较为容易。训练方法基本同前，主要训练对正式假肢的适应性，分析各种异常步态的原因，并加以纠正。

六、常见残肢并发症的康复

（一）出血和血肿

出血量大可出现休克，血肿是造成感染和皮肤坏死的原因，必须认真对待和处理。患者床头应准备止血带，较少出血可局部加压包扎止血，出血量大时应立即应用止血带，送手术室进行探查和彻底止血。血肿一般可局部穿刺，将血抽出后加压包扎，也可根据情况，拆除一两针缝线，将血肿引流后加压包扎。

（二）感染

一旦发生感染要及时处理。除了应用敏感抗生素外，感染严重时进行彻底引流非常重要，还可配合超短波物理治疗。

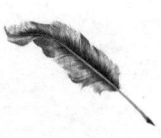

（三）残肢皮肤破溃、窦道、瘢痕、角化

常见的原因有假肢接受腔的压迫、摩擦，尤其是残端的皮肤瘢痕更容易破溃。治疗方法有：①修正接受腔；②换药；③经久不愈的窦道可进行手术；④进行紫外线、超短波、磁疗等物理治疗；⑤可将硅凝胶制成的软袜套套在残肢上，减少和避免皮肤瘢痕受压或摩擦。

（四）残端骨突出、外形不良

对较大的骨刺需手术切除；对较严重的圆锥形残端，如果有足够的长度，可将突出的骨端切除，同时行肌肉成形术或肌肉固定术，使之成为圆柱形残端。

（五）残肢关节挛缩

常见原因：①术后患肢长期置于不合适体位，如长时间残肢垫枕或坐轮椅；②截肢术后残肢关节没有合理固定，如小腿截肢，膝关节应固定在伸直位；③瘢痕挛缩。

纠正方法：①加强主动或被动关节活动；②皮牵引、关节松动术；③严重者行手术治疗。

（六）残肢痛

由于神经瘤、残端循环障碍、残端骨刺及中枢神经性疼痛等引起。治疗方法可选用切除神经瘤及骨刺，镇痛药对症处理等。

（七）幻肢和幻肢痛

幻肢发生率为5%~10%，指截肢后仍感觉已截肢体存在的幻觉，一般会逐渐消失。幻肢痛的处理方法有：①心理治疗，利用催眠、松弛、合理情绪疗法等；②物理治疗，可采用超声波治疗、低中频脉冲电疗等；③中枢性镇静剂、三环类抗抑郁药，一般疼痛可用阿米替林、丙米嗪、卡马西平等；④针灸疗法；⑤其他，如尽早穿戴假肢、运动疗法等。

七、康复教育

让患者了解截肢后康复的相关知识，强调康复治疗要在病情稳定、伤口愈合后进行，以取得较好的康复效果，康复的目的是恢复或代偿肢体功能。要争取患者及家属的积极配合。

（步春雷）

第十节 手外伤的康复

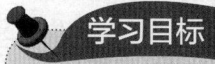

学习目标

1. 掌握手外伤后功能障碍的康复治疗方法。
2. 熟悉手的主要功能障碍及康复评定方法。
3. 了解肌腱损伤后的康复流程。

案例 5-10

林某，女性，42岁，因操作机器致右手受伤，手术后目前处于恢复期。现右侧示指截肢疼痛、肿胀、肌力下降、右手桡侧掌面麻木、灼痛、肌肉萎缩。

思考题：
1. 根据该病例表现，如何进行康复评定？
2. 如何制订康复治疗措施？
3. 患者目前应该进行哪些康复治疗？

一、概述

(一) 概念

手外伤康复是在手外科诊治的基础上，针对手功能障碍的各种因素，例如瘢痕、挛缩、粘连、肿胀、关节僵硬、肌萎缩、感觉丧失或异常等，采用相应的物理疗法、作业疗法，以及手支具、辅助器具等手段，使手功能最大限度地恢复，以适应日常生活、工作和学习的康复疗法。

(二) 手的功能

手是人类具有多种重要功能的器官，包括运动、感觉、表达等功能，因手与外界频繁接触，可完成各种精细复杂的动作，所以，手极易受到损伤。据统计，手外伤占总创伤的30%~50%，甚至更高，男、女手外伤比例为3.5：1，高发于16~30岁，伤后功能损害程度轻重不一。

手外伤后，通过手外科及时准确地处理和康复的早期介入，可以使手功能的恢复有明显提高。

(三) 临床表现与诊断

1. **损伤史** 大多数患者都有急性损伤史。
2. **临床主要症状** 伤部的疼痛、肿胀、畸形、皮肤破损、出血。
3. **体格检查** ①伤后对手部伤情检查包括皮肤、肌腱、神经、血管、骨和关节、关节的功能等；②对于损伤严重的患者还要进行全身检查。
4. **其他检查** 可疑骨折的给予X线检查，可疑神经损伤的给予肌电图或神经诱导电位等相关检查以明确诊断。

二、主要功能障碍

(一) 运动障碍

可出现各种并发症，如肿胀、瘢痕粘连、肌腱滑动能力低下、邻近关节和手部关节活动障碍、肩手综合征、疼痛、肌萎缩、关节僵硬等。

(二) 感觉障碍

手部末梢神经非常丰富，手外伤后容易产生各种感觉异常，如感觉过敏、减退、消失等。

(三) 心理障碍

患者原有的自信心下降，产生自卑感，感到不能适应社会。

(四) 日常生活活动能力降低

运动、感觉、心理障碍均导致日常生活活动能力降低，职业能力和社会生活能力下降。

(五) 职业能力和社会活动能力下降。

日常生活活动能力的降低最终导致患者职业能力和职业意愿下降，适应社会生活的能力降低。

三、康复评定

评定内容包括：一般评定，运动功能、感觉功能和整体功能评定等。

(一) 手的一般评定

1. **手的姿势** 包括手的休息位和手的功能位2种。

(1) 手的休息位：腕背伸10°~15°，轻度尺偏；拇指指腹接近示指远侧指间关节的桡侧；示指、中指、环指、小指自然屈曲呈阶梯状排列。

(2) 手的功能位：腕背伸20°~25°，拇指外展对掌位；其他各指略分开，掌指、指间关节略屈曲，位置形态一致。

2. **手部的状况** ①望诊：包括手的完整性，皮肤的色泽、纹理、有无伤口、瘢痕、红肿、溃疡及窦道，手的姿势及有无畸形等。②触诊：可以感觉皮肤的温度、弹性、软组织质地，检查皮肤毛细血管反应，判断手指的血液循环情况。③叩诊：在骨骼病变处用手指叩击，可初步

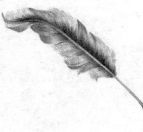

判断骨折、病变情况。叩击神经损伤部位,其支配皮肤区域出现放电样麻痛感。④动诊:是对手部关节活动范围的检查。动诊可分为主动活动范围及被动活动范围的检查。⑤量诊:包括肢体周径、肢体长度、肢体体积的测量。

（二）手的运动功能评定

正常手的运动功能很多,对其评定主要包括手的肌力、握力、捏力和关节活动范围等。

1. **肌力评定** 徒手肌力测定,按徒手肌力 0～5 级测定。

2. **握力的评定** 常用握力计测出等长收缩的肌力。

3. **捏力评定** 捏力分指尖捏、3 指捏和侧捏。可用捏力计测量,也可用血压计以捏充气的袖带来测量。

4. **关节活动范围评定**

（1）评定方法:可用小型量角器测量,拇指掌指关节（MP）正常屈曲60°,功能位为20°;拇指指间关节（IP）正常可屈曲至80°,功能位为20°;其余4指MP关节正常可屈曲90°,功能位为30°;近端指间关节（PIP）正常可屈至120°,功能位为30°;远端指间关节（DIP）正常可屈至70°,功能位为20°。根据以上正常评定值,可计算出伤后手指运动功能损伤的百分率,用以评价伤情。

（2）手指肌腱功能的评定:可用手指关节总主动活动范围（total active movement，TAM）测定。TAM=（MP关节屈曲度数+PIP关节屈曲度数+DIP关节屈曲度数）-（MP关节伸直受限度数+PIP关节伸直受限度数+DIP关节伸直受限度数）。

正常 TAM ≈（80°+110°+70°）-（0°+0°+0°）≈ 260°。

手指肌腱功能评定4级标准见下表5-12。

表 5-12 手指肌腱功能评定标准

级别	标准
优	正常，TAM 为 260°
良	TAM＞健侧的 75%
中	TAM＞健侧的 50%
差	TAM＜健侧的 50%

5. **其他评定** 手的灵巧度测定和手的稳定性测定等。

（三）手的感觉功能评定

包括手部各区域浅感觉（温度觉、触觉、痛觉）、深感觉（运动觉、振动觉、位置觉）和复合感觉（两点分辨觉、形状觉、实体觉）等。

1. **轻触觉和深压觉检查** 一种精细的触觉检查,可测定触觉障碍程度及恢复程度。

2. **触觉识别评定** 以指腹触摸物品,正常无需视觉帮助即可识别为何物以及质地、温度等。

3. **两点分辨觉（two-point discrimination，2PD）的评定** 正常标准规定在掌面测 2PD 应≤6 mm；2PD 7～15 mm 为部分丧失；2PD＞15 mm 为完全丧失。

（四）手的整体功能评定

1. **完成规定操作的能力** 让患者按作业治疗师指导进行一组手工操作,观察其完成的速度及质量。主要有上肢功能试验和手功能试验等。

2. **ADL 评定** 可利用 Barthel 指数法,或另行设计偏重上肢功能的评分表,选择洗漱、修饰、穿衣、书写、使用室内用具及工具等活动的代表性动作,观察其完成能力、质量及速度,进行综合评分。

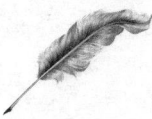

四、康复治疗措施

（一）康复目标

手外伤的康复目标就是争取在最短的时间内恢复手功能，减少并发症的发生，尽可能使患者重返工作岗位。

（二）康复原则

早期控制水肿，预防感染；防止粘连，促进瘢痕软化；改善患者的运动功能；尽可能恢复患者的感觉功能；加强 ADL 能力；恢复患者的自信心。

（三）康复治疗方法

手外伤的康复方法较多，常用的有肌力训练法、关节活动范围训练法、作业疗法、其他物理疗法、应用矫形器法等。

1. 手部骨折后的康复

（1）Ⅰ期（0～4周）为制动期。按功能位固定，该体位使手能根据不同需要迅速做出不同动作，以保持骨折的稳定性，缓解疼痛，促进愈合。此期康复要点：①上肢提高，以减轻水肿。②骨折上、下所有未损伤的关节应做温和的被动活动，如指腕、肘、肩。③如骨折固定牢固，且在患者疼痛可耐受情况下，可早期进行轻微的主动活动和辅助主动活动。

（2）Ⅱ期（5～8周）为临床愈合期。如需要，可延长外固定夹板至 8 周或更长。此期康复要点：①进行主动活动和辅助主动活动，屈曲、伸展指间关节和掌指关节的活动，以促进手指抓握功能康复。②根据骨折稳定情况在此期中后阶段采用关节松动技术。③脱敏治疗，如有感觉过敏则应进行该项治疗。④感觉再训练，从保护觉训练开始。

（3）Ⅲ期（9～12周）为愈合巩固期。继续加强康复治疗。康复要点：①进行渐进性抗阻训练。②增加肌耐力训练。③针对性地进行关节松动训练。④进一步加强感觉训练。⑤行作业疗法。

（4）Ⅳ期（12周后）为功能恢复期。应用抗阻活动来增加肌力，矫正畸形，进行复杂感觉训练，复杂作业治疗及职能训练以及日常生活活动训练。

2. 断手、断指再植术后的康复

（1）早期阶段的康复治疗：本期康复主要是配合临床治疗，防止感染，促进损伤的愈合。①敷料包扎，适当固定并抬高患肢，利于消肿；②防止感染，促进损伤愈合。可采用紫外线、超短波和红外线等治疗来改善血液循环，加速吸收，消除水肿；③运动治疗。情况许可应尽早作关节活动训练，首先主动活动肩、肘关节，被动活动腕关节，以防粘连。

（2）中期阶段的康复治疗：本期从去除外固定、解除手的制动开始，康复治疗主要是加强关节活动范围练习和促使肌力恢复。以主动运动的方式做患手的握、抓、捏、伸、屈、对掌等运动，运动中动作要轻柔，循序渐进。

（3）后期阶段的康复治疗：此期损伤的各种组织已愈合，开始加大训练力度，仍以主动运动为主，增加抗阻训练和牵拉练习，以促进手功能的快速康复。

3. 肌腱修复术后的康复 主要是解决术后由于瘢痕粘连而造成的肌腱活动度严重受限的问题，因此要注意早期活动。

 知识链接

肌腱断裂愈合过程

腱鞘的滑液环境使肌腱具有内在愈合能力，术后早期活动使肌腱从外源性愈合优势转化成内源性愈合优势。腱鞘与肌腱的相对滑动既限制外来肉芽的生长，改善组织灌注和促进滑液扩散，又在缝合端产生间断重复的张力，刺激内源性愈合，增加肌腱的强度和滑动能力，减少粘连。

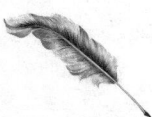

（1）指屈肌腱缝合术后的康复治疗：①早期康复治疗。术后 24～48 小时佩戴动力支具被动屈曲轻柔的主动伸直活动，避免牵拉伤指，以免肌腱缝合处裂开。术后 3～4 周固定解除，伤口无感染，肌腱虽已愈合但尚不牢固，患指以主动活动为主，辅以理疗，如蜡疗、超短波等，可消除水肿、促进愈合。②后期康复治疗。从术后 5～6 周开始进入后期康复治疗。本期加大主动活动力度，进行抗阻练习、被动牵引、助力运动练习及手法治疗，使关节活动范围尽可能达到正常。可配合音频电疗、作业疗法等。

（2）指伸肌腱修复术后的康复治疗：伸指肌腱多无腱鞘组织，修复术后较少粘连。术后早期佩戴动力支具进行主动屈指、被动伸指练习。去除夹板后，进行主动伸指练习和抗阻力训练，10 周后完全自由活动。

（3）游离肌腱重建术后的康复治疗：术后张力调节手于休息位，防止术后关节挛缩。术后 3 周解除制动后即进行康复训练。手指功能训练主要做主动屈伸运动，5～6 周后增加被动运动，对较重的屈曲挛缩，可做被动伸指支具固定；另外可用弹力支具使腕及指关节保持伸展位，然后做指屈曲运动。牵拉弹力带，可练习屈肌力量和滑移范围。8～10 周后可除去弹力夹板做主动屈伸活动，在治疗者的指导下作行轻度作业治疗，3 个月后可过渡到较大力量的抗阻训练。

（4）肌腱松解术后的康复治疗：肌腱修复术后伴发严重粘连，康复治疗无效时应行肌腱松解术。为避免再次发生粘连，术后要尽早进行手部各关节的被动和主动活动。24～48 小时后即可开始训练。24 小时后，可以在治疗者的指导下做手的屈伸运动，每天 2 次，每次伸、屈数次即可；但主动伸屈须用最大力量，48 小时后，可先行热疗 30 min 再进行上述运动训练及抗阻训练；7～10 天后，手指若屈伸自如，表示未发生粘连，即可结束治疗。

4. **感觉功能恢复训练**

（1）触压觉及温度觉功能恢复训练：①让患者闭目，然后治疗者以带有锐角的物品触压患手，嘱患者用心感知，再睁眼核对是否正确，反复多次。待有进步后，逐渐减轻触压力度继续训练，以达到满意的效果。②让患者睁眼观看，同时以患手触摸不同质地的物品表面，如木板、布料、瓷器等。再让患者闭目触摸辨认之。待有进步时，逐渐缩小同种物品质地的差异，如不同粗细的纺织品或不同光洁度的木板等，继续进行训练，直至效果满意。③分别用盛有冷水和热水的试管训练患者的温度觉，待有进步后，再逐步减小两试管水的温度差异，继续训练。

（2）形状觉及实体觉功能恢复训练：让患者观察并触摸不同形状及质量的物品，如硬币、玻璃球、橡皮、纽扣等。然后闭目触摸辨认，直至效果满意。

5. **手损伤恢复期的 ADL 训练**　可通过作业训练等方法进行。

6. **其他康复方法**　可采用中药治疗、针灸治疗等。

（1）心理治疗：手部多发伤损伤严重，会给患者造成极大的心理压力。因此，应通过心理治疗消除患者的心理障碍。

（2）矫形器应用：晚期某些残存的功能障碍无法通过手术进一步改善，或者患者不愿接受矫形手术。此时，为了改善功能，根据需要佩戴相应矫形器。

（四）注意事项

由于手的动作精细、功能复杂，损伤后功能难以完全恢复。训练要循序渐进，肌腱断裂修复术后严格按照时间表进行康复，避免再断裂。医师应熟悉手部解剖特点。

五、康复教育

向患者及家属讲解手外伤康复的相关知识，使其了解手功能的复杂性及康复训练的重要性，训练要循序渐进，并使其最大限度恢复手的运动功能和感觉功能，尽可能恢复其生活和劳动能力，使其重返社会。对于出现的心理变化要给予安慰和鼓励。

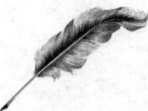

（步春雷）

第十一节　关节置换术后的康复

学习目标

1. 掌握全髋置换术后、全膝关节置换术后的评定康复治疗。
2. 熟悉膝关节置换术后的康复方法。
3. 了解全髋置换术后的注意事项。

案例 5-11

陈某，女性，56岁，因股骨头坏死行全髋关节置换术，目前处于术后第4周恢复期，现手术伤口疼痛、肿胀，双下肢肌力下降、肌肉萎缩。

思考题：
1. 根据该病例表现，应如何进行康复评定？
2. 如何制订康复治疗计划？
3. 患者目前在康复训练中应该注意些什么？

一、概述

关节置换术（joint replacement）是指将已磨损破坏的关节面切除，植入人工关节，替代病伤关节，使其恢复关节功能的手术。目前已应用于肩关节、肘关节、腕关节、指间关节、髋关节、膝关节及踝关节等关节置换，但以髋关节及膝关节置换最为普遍。

知识链接

关节置换类型

1. **关节表面置换**　多用于关节表面骨与软骨破坏，而关节骨组织无大缺损或破坏，且关节周围韧带基本完整的病例。
2. **半关节置换**　多用于关节一侧骨损伤或破坏，而关节另一侧基本保持完整的病例。
3. **全关节置换**　将损坏的关节两侧相对应的骨关节部分均予以假体置换。
4. **肿瘤用假体**　多用于肿瘤大块切除后重建缺损区的关节功能。
5. **人工关节材料**　金属材料、高分子聚乙烯、陶瓷材料、炭质材料。

（一）康复目标
1. 解除关节疼痛、无力，恢复关节功能，使患者能够达到生活自理、活动自如。
2. 预防并发症和失用综合征。

（二）康复评定
1. **术前评定**　应包括全身整体状况以及单项的康复评定。
（1）肌力：确定患肢肌萎缩情况。
（2）关节活动范围：各关节，尤其是手术关节的活动范围，确定有无关节挛缩、畸形。

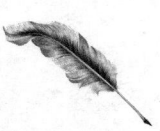

（3）观察步态：确定步态类型，是否有跛行，是否需要助行器。

（4）确定手术肢体长度。

（5）影像学检查：了解手术关节有无畸形、增生、对线等影像学的改变，作为手术参考的重要依据。

2. **术后评定**　可分别对术后1～2天、1周、2周的住院患者，以及术后1个月、3个月和半年的患者进行评定。术后的评定也包括全身整体状况以及单项的康复评定。

（1）全身整体状况：观察心率、血压、呼吸等一般生命体征在卧床和活动时的状况。

（2）伤口情况：局部皮肤有无红、肿、热等感染体征；伤口愈合情况，有无渗出等。

（3）关节水肿：可通过浮髌试验判断关节内有无积液及积液程度。关节周径可作为判断软组织肿胀的客观指标。

（4）关节疼痛：术后2天内，患者主要感觉伤口疼痛，随着功能性活动训练的增加而出现活动后疼痛。

（5）关节活动范围：应用量角器评测关节活动范围，对手术关节应评测被动和主动关节活动范围，了解造成关节活动障碍的原因，如疼痛、软组织挛缩等。

（6）肌力：了解肌肉力量，并评估肌肉力量是否影响手术关节的稳定性。

（7）活动及转移能力：根据患者术后的不同阶段，评估患者床上活动及转移、坐位（包括床边坐及坐椅）、站立、行走、上下楼梯、走斜坡等活动。

（8）分析步态：除评测患者的一般步态（如步幅、步频、步宽等）以外，还应仔细观察患者行走时的站立相和摆动相，区别不同原因（如疼痛、肌力降低、感觉尤其本体感觉下降）造成的步态异常。

（三）关节置换术后的功能障碍

1. **疼痛**　关节置换术后，由于手术等创伤较大，出现较为剧烈的疼痛。

2. **关节活动障碍**　由于术后肿胀、循环障碍、疼痛等原因导致关节活动障碍。

3. **日常生活活动能力受限**　由于严重的疼痛，造成患者日常生活活动能力的降低。

（四）常见并发症及处理

1. **下肢深静脉血栓**　术后应尽早进行主动活动，尽早下床练习。一旦发现患者有不明原因的下肢肿胀、局部疼痛，应立即行超声检查，及早诊治。

2. **脱位**　强调术后的预防脱位措施，尤其是在术后的6周之内。一旦发生，立即制动，并考虑手术治疗。

3. **异位骨化**　常发生在术后1年内，高发病种有活动期强直性脊柱炎和类风湿关节炎、短期内迅速进展的骨性关节炎和特发性骨骼肥厚症，这类患者进行康复锻炼时应加以注意，选择合适的康复治疗方法。

二、全髋关节置换术后的康复

全髋关节置换术（total hip replacement，THR）是指应用人工材料制作的全髋关节结构植入人体以替代病损的自体关节，从而获得髋关节功能。是人体矫形外科中较大的重建手术之一。

（一）术后第1周

1. **体位摆放**　应避免：①髋屈曲超过90°，髋关节未达90°前不能坐起；②下肢内收超过身体中线；③伸髋外旋；④屈髋内旋。

2. **理疗**　①可采用冷疗，减少渗出，减轻术后肿胀，并减轻疼痛。术后第1天即可使用冰袋，置于手术关节周围，每日1～2次，每次15～20 min。②行脉冲短波、超短波治疗，每日1次，10～15 min，消炎镇痛。③行肢体气压治疗，以促进手术侧下肢血液回流，预防深静脉血栓。每日1～2次，每次15 min。

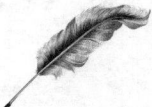

3. 运动疗法 术后第 1 天开始床旁运动练习。

（1）踝"泵"练习或足底置静脉泵：踝关节主动背屈与跖屈，使下肢肌肉等长收缩，挤压深部血管，促进血液循环，预防下肢深静脉血栓形成。15 组 / 时，每个动作保持 5～10 s，再放松，每组 10～15 次。足底静脉泵可以帮助患者做收缩活动，挤压静脉，增加血液回流，进而预防血栓，可以说这是一种被动的收缩训练。预防深静脉血栓形成。

（2）呼吸训练：通过呼吸训练、预防肺部感染。

（3）关节活动范围训练：辅助患肢呈外展位，辅助髋、膝关节做屈曲、伸展训练。

（4）肌力训练：包括臀大肌、臀中肌、股四头肌、股二头肌、腓肠肌的等长收缩训练。

（5）负重训练：骨水泥固定型假体术后第 1 天患者即借助步行器或双拐离床负重，练习床边站立部分负重行走和上下阶梯。由部分负重过渡到完全负重的步行，1 周后改用健侧拐杖或手杖。非骨水泥固定型假体术后第 1 天患者即用步行器或双拐离床，但是不负重。负重时间适当推迟，通常持续用拐杖。在术后第 3 周开始患侧足负重为体重 25%，第 4 周负重 50%，第 6 周负重 75%，第 8 周为 100% 负重。大粗隆截骨或结构植骨，用双拐 12 周，逐渐负重。

（6）步行训练：术后 24 h 在康复治疗师的指导下持步行器下地行走。术后第 1 天每次步行距离可由 5～10 m 开始，第 2 天可以加倍，以后逐渐增加，待持步行器行走能保持平衡和稳定后，可持双拐行走。

（7）转移能力训练：做卧位至坐位转移训练，坐位到站位点地训练。

（二）术后第 2 周

1. 理疗 同术后第 1 周。

2. 运动疗法

（1）股四头肌练习：要保持髋关节相对稳定，将硬枕放在患侧膝关节下，将膝关节伸直，助力下做下肢抬高，角度小于 30°，15～20 次为 1 组，每天 3 次。

（2）被动屈髋：角度为 30°～60°，每 10～15 次为 1 组，每天 3 次。

（3）负重与步行训练：骨水泥固定型假体应借助步行器或双拐离床负重，练习床边站立、部分负重行走和上/下阶梯。非骨水泥固定型假体患者也可用步行器或双拐离床，但是不能进行负重训练。

（4）继续第 1 周治疗项目。

（三）术后第 3 周

1. 运动疗法

（1）在平行杠内做患侧少量负重站立练习，时间为 5 min。

（2）髋、膝关节屈伸活动练习，保持和增加关节活动范围，每次 20～30 下。

（3）患侧股四头肌等长收缩等张收缩、小腿肌肉的抗阻练习。每次 20～30 下，每天 3 次。

（4）扶双拐练习行走，加强髋关节外展肌群外展肌力训练和外旋及内收功能锻炼。

2. 作业疗法 以 ADL 训练为主，如起床、转移等。

知识链接

髋关节置换术固定方式

①骨黏合剂固定：固定附着牢固，患者可早期活动，有利于关节功能恢复。其缺点是骨黏合剂聚合后会产生单体毒性反应、聚合热损害，以及假体 - 骨水泥 - 骨交接面弹性模量的差异和晚期黏合剂的老化问题。这些均可造成假体松动和骨质吸收等问题。

②无骨黏合剂固定：生物力学固定，即骨组织生长入假体表面的间隙内而起到固定作用，以骨内生长形成生物学固定为理论基础。理论上讲，无骨黏合剂固定符合生物学原则，可以较长时间发挥作用，但其黏合牢固程度不如前者，因此不能过早活动。

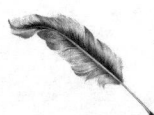

（四）术后第4周（4周以后）

1. 运动疗法

（1）肌力训练：进一步增加梨状肌、臀中肌、臀小肌肌力训练。

（2）关节活动范围训练：患侧髋关节屈曲、外展、后伸训练。

（3）负重训练：增加抗阻力的主动关节运动，如静态自行车、上下楼梯等。在患侧大部分负重站立下主动屈髋，角度小于90°。

2. 作业疗法 行ADL训练，如洗澡、如厕、乘车等。3个月后可适当开始散步、游泳等活动。注意坐位时不要交叉双腿。

3. 出院宣教 坚持每日康复训练，术后3个月内防止髋关节屈曲>90°；6个月内禁止髋关节内收、内旋；不要在短时间超强度训练。

4. 制订随访时间及计划

（1）术后6~8周进行第一次随访。复查髋关节的正、侧位X线摄片及体检，提出下一步的康复计划。康复重点是提高肌肉的整体力量，指导患者恢复日常活动能力。对髋关节某些活动仍受限者，应加强针对性的功能锻炼。

（2）术后第二次随访时间为术后3个月。评定内容：①肌力恢复是否正常；②能否站立行走（无需支具辅助），有无跛行、疼痛；③关节活动范围能否满足日常生活需要。此阶段康复重点是提高肌耐力，如侧卧位髋关节外展和俯卧伸髋练习等。

（3）后期一般情况是术后6个月、9个月、12个月进行随访。再以后可半年至一年复查一次。

三、全膝关节置换术后的康复

全膝关节置换术（total knee replacement，TKR）是指应用人工材料制作的膝关节结构植入人体以替代病损的自体关节，从而获得膝关节功能。

（一）术后第1~2天

1. **卧床时体位摆放** 应保持膝关节伸直。
2. **消肿镇痛** 行脉冲电疗、冰疗等。
3. **踝部、足趾的主动活动** 麻醉清醒后即可开始，每天100~200次，预防深静脉血栓形成。
4. **股四头肌、腘绳肌、臀肌等长收缩** 预防肌肉收缩。
5. **持续被动活动（CPM）治疗仪训练** 术后第1天从0°~45°开始，每天增加关节活动范围10°。每天40 min。

（二）术后第3~6天

1. **膝关节主动活动** 屈伸练习。
2. **肌力训练** 直腿抬高、桥式运动等。
3. **床上活动练习** 翻身，坐起，移动到床边等。
4. **CPM治疗仪训练** 每天增加10°。
5. **术后第4天** 开始站立练习。

（三）术后第7~12天

1. 加大膝关节屈伸练习力度，部分负重行走训练（四足拐杖→前臂拐→手杖）。
2. 股四头肌、腘绳肌渐进性肌力训练。
3. 楼梯、坡度行走（先训练三向阶梯，后日常行走楼梯）。
4. 腘绳肌牵伸，防止屈曲挛缩。
5. ADL训练、体位转移训练、如厕转移训练等。

（四）术后第3周

1. **增加肌力** 步态、行走速度、耐力、楼梯、坡度练习。

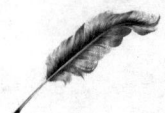

2. **牵伸练习** 术后2~4周膝关节屈曲应达到90°。如果有膝关节屈曲或伸展障碍,可以开始对膝关节进行屈曲和伸展的牵伸练习。牵伸练习可以应用患者自身体重、治疗师或外界的力量。在关节可活动范围内,先主动后被动活动关节到受限处。伸展时,固定关节近端,牵伸关节远端。牵伸不可强力使关节超过正常活动范围。每次牵伸持续5~10s,5~10次为一组,每日1~2组。

3. **ADL训练** 洗澡、如厕、乘车等,如需要可进行水疗。

4. **出院宣教** 膝关节在平地行走时承担2~3倍体重,快速行走时为4.3倍,上楼、下楼时分别是4.4和4.9倍,并且张应力和剪切力在上下楼时明显活跃。故膝关节置换术后助行器要长时间使用。使用单手杖或单腋拐时,助步器先行,患腿跟上,健腿第3步。使用双腋拐时,拐与患肢同步,与健侧交替,上楼时健肢先上,下楼时患肢先下,能有效保护膝关节。

5. **制订随访计划** 膝关节康复治疗要持之以恒,注意保护、密切观察、定期随访。

四、康复教育

向患者及家属讲解关节置换术后康复的相关知识,使其了解关节置换术后康复训练的重要性,训练要循序渐进,并使其最大限度恢复关节的运动功能和感觉功能,尽可能恢复其生活和劳动能力,使其重返社会。

(步春雷)

第十二节 骨质疏松症的康复

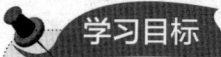

1. 掌握骨质疏松症的概念及主要功能障碍。
2. 熟悉骨质疏松症的康复评定及康复治疗方法。
3. 了解骨质疏松症的分类。

案例 5-12

薛某某,女性,67岁,某企业退休干部。腰背痛数年,近半年加重,伴胸痛、肋部疼痛。经所在市级医院X线检查、骨密度检查,诊断为骨质疏松症,胸腰椎3个椎体压缩性骨折(陈旧性)。

思考题:
1. 该患者应采取哪些康复治疗措施?
2. 在康复教育上应提示患者注意哪些问题?

一、概述

1. **概念** 骨质疏松症(osteoporosis,OP)是一种以骨量减少、骨组织微观结构损坏为特征,导致骨脆性增加,易发生骨折的一种全身性骨病。

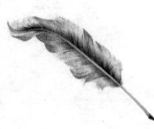

知识链接

原发性骨质疏松症诊疗指南（2017）

我国是世界上老年人口绝对数最大的国家。骨质疏松症已成为我国面临的重要公共健康问题。早期流行病学调查显示：我国50岁以上人群中，女性骨质疏松症患病率为20.7%，男性为14.4%；60岁以上人群骨质疏松症患病率明显增高，女性尤为突出。国内基于影像学的流行病学调查显示：50岁以上女性椎体骨折患病率约为15%，50岁以后椎体骨折的患病率随年龄的增加而渐增，80岁以上女性椎体骨折患病率可高达36.6%。预计在未来几十年中，中国人髋部骨折发生率仍将处于增长期。女性一生发生骨质疏松性骨折的危险性（40%）高于乳腺癌、子宫内膜癌和卵巢癌的总和，男性一生发生骨质疏松性骨折的危险性（13%）高于前列腺癌。

2. **分类** 临床主要分为原发性骨质疏松症和继发性骨质疏松症。

（1）原发性骨质疏松症：包括绝经后骨质疏松症（Ⅰ型）、老年性骨质疏松症（Ⅱ型）和特发性骨质疏松症（包括青少年型）。占骨质疏松症发病总数的85%～90%。绝经后骨质疏松症一般发生在女性绝经后的5～10年；老年骨质疏松症一般指70岁以后发生的骨质疏松；特发性骨质疏松症主要发生在青少年，病因不明。

（2）继发性骨质疏松症：指由任何影响骨代谢的疾病和（或）药物及其他明确病因导致的骨质疏松症。主要由疾病等医学原因和不良嗜好所致，占骨质疏松症发病总数的10%～15%。

（3）骨质疏松症的危险因素：分为不可控因素与可控因素，不可控因素主要有种族、年龄、性别、脆性骨折家族史。可控因素包括不良生活方式、疾病、药物等。①不良生活方式包括体力活动少、吸烟、过量饮酒、过多饮用含咖啡因的饮料、营养失衡、蛋白质摄入过多或不足、钙和（或）维生素D缺乏等。②影响骨代谢的疾病包括性腺功能减退症等多种内分泌系统疾病、风湿免疫性疾病、胃肠道疾病、血液系统疾病、神经肌肉疾病、慢性肾及心肺疾病等。③影响骨代谢的药物包括糖皮质激素、抗癫痫药物、芳香化酶抑制剂、促性腺激素释放激素类似物、抗病毒药物、噻唑烷二酮类药物、质子泵抑制剂和过量甲状腺激素等。

二、主要功能障碍

1. **疼痛** 原发性骨质疏松症常以骨痛为主要临床表现，其中女性患者骨痛的发生率高达80%，男性发生率为20%；骨痛的发生可在不同部位，最常见于腰背疼痛，占67%，腰背伴四肢酸痛占9%，腰背伴双下肢麻木感占4%，腰背伴四肢麻木、屈伸腰背时肋间神经痛、无力者占10%，特别是从安静状态开始活动时会出现明显的腰背痛；久坐、久站等长时间保持某一固定姿势时疼痛加剧，卧床时减轻，夜间疼痛缓解、疼痛性质多呈酸痛，持续性疼痛，有突发性加剧，部分患者可出现腓肠肌阵发性痉挛，俗称"小腿抽筋"。男性患者部分骨痛不明显，常表现为全身乏力，双下肢行走时疲乏，体力下降，精力不足等。由于松质骨对代谢变化敏感，故骨痛常首发于松质骨，如腰椎、髋关节、膝关节等。

2. **脊柱变形** 表现为身高缩短，弯腰驼背。脊柱椎体结构95%由松质骨组成，因骨量丢失，骨小梁萎缩，使椎体疏松即脆弱，负重或体重本身的压力使椎体受压变扁致胸椎后突畸形，驼背多发生于胸椎下段。

3. **骨折** 骨质疏松性骨折属于脆性骨折，通常指在日常生活中受到轻微外力时发生的骨折。因骨质疏松、骨皮质变薄、骨脆性增加而致椎体压缩性骨折。股骨颈骨折及少数桡骨远端及肱骨近端骨折常在扭转身体或肢体活动时致自发性、倒地性、轻伤性骨折。椎体压缩性骨折

多发生于 $T_{11} \sim L_1$。表现突然腰背锐痛、脊柱后突、不能翻身、局部叩击痛等。

三、康复评定

1. **生化指标检测** ①骨矿代谢指标：主要检测血清钙、磷。原发性骨质疏松症血清钙、磷一般在正常范围；②骨形成指标：血清碱性磷酸酶（ALP）与骨钙素（BGP）均为评价骨形成与骨转换的指标；③骨吸收指标：主要有血浆抗酒石酸酸性磷酸酶（TRAP）、酸性磷酸酶（AP）、尿羟脯氨酸（HOP）；④钙调节激素：活性维生素D、甲状旁腺激素（PTH）、降钙素（CT）等。原发性骨质疏松症Ⅰ型表现为骨形成和骨吸收指标均有增高，即高转换型；Ⅱ型骨形成和吸收生化指标多在正常范围或降低，属低转换型，PTH升高。

2. **X线定性诊断** 常根据骨皮质厚度、骨小梁粗细与数量、骨髓腔横径与骨皮质厚度比及骨髓腔与周围软组织之间的密度差来判断。根据程度的不同，X线表现各异。轻度骨质疏松：骨密度轻度降低，骨皮质轻度变薄，骨小梁变细、减少；中度骨质疏松：骨密度降低，骨皮质变薄，骨小梁变细，并可见部分缺失；重度骨质疏松：骨密度明显降低，骨皮质明显变薄，骨小梁明显减少，髓腔扩大。

3. **定量诊断** 单光子吸收法（SPA）与双光子（或双能X线）吸收法（DXA）则能明确诊断轻、中、重度骨质疏松。X线估计骨密度的误差为30%~50%，诊断骨质疏松症的准确性受到许多胶片处理质量的影响，但X线摄片可以作为排除其他疾病的一种方法，对于确定有无骨质疏松引起的骨折及骨折的类型程度、并发症是必需的。但骨质疏松症的准确定量则有赖于其他定量方法。自1963年Cameron发明单光子吸收法以来，有近10种方法问世，而最有前途的方法是双能X线吸收法、定量CT法和单光子吸收法。

  知识链接

双能X线吸收检测法（dual energy X-ray absorptiometry，DXA）

WHO推荐以双能X线吸收法测定骨密度作为诊断骨质疏松症的标准，根据所测特定部位的骨密度值与正常人群峰值骨密度的均数比较相差几个标准差（即T值）进行诊断：①正常，T≥-1.0个标准差；②骨量减少，-2.5标准差<T<-1.0个标准差；③骨质疏松，T≤-2.5个标准差；④严重骨质疏松，T≤-2.5个标准差，伴有脆性骨折。

4. **定量CT法（QCT法）** 优点是敏感性好，在三维空间分布内，既能测密质骨，又能测松质骨，但准确性稍差。

5. **定量超声诊断** 有价廉、便捷、无放射性等优点。

6. **疼痛分级** 视觉模拟评分，是目前临床使用最为广泛的一种疼痛评分法，基本的方法是使用一条长约10 cm的游动标尺，一面标有10个刻度，两端分别为"0"分端和"10"分端，0分表示无痛，10分代表难以忍受的最剧烈的疼痛。临床使用时，将有刻度的一面背向患者，让患者在直尺上指出能代表自己疼痛程度的相应位置，医师根据患者指出的位置为其评出分数。

7. **日常生活活动能力** 详见本教材第三章第三节。

8. **运动功能** 详见本教材第三章第二节。

9. **平衡协调功能** 详见本教材第三章第二节。

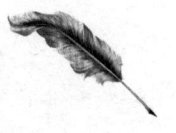

四、康复治疗措施

1. **药物治疗** 一般选用抑制骨吸收、促进骨形成两类药物。药物应用要求：①尽早用药。骨质疏松症患者骨的微观结构发生破坏，采用目前的治疗方法，不能将其逆转，经治疗虽然能在有限的范围内增加骨密度，但其主要的作用是预防进一步的骨丢失，因此治疗越早越好。②长期用药。根据研究，应用药物将某种异常的骨代谢转换调整到较好的另一种稳定状态，最少需要治疗2年，甚至十几年之久，特别是雌激素应用的时间更长。一般仅几周时间就可表现为症状上和生化指标上有效，而骨密度测量有增高的效果最少要3个月时间。③联合用药。由于骨质疏松症是多原因所致的，所以应联合用药。如Ⅰ型骨质疏松症属高转换型，使之抑制往往要用雌激素、二磷酸盐、降钙素；Ⅱ型骨质疏松症骨转换低、骨基质合成减低往往用同化激素；如同时有继发性骨质疏松症则用药更多。④个体化治疗。

2. **营养调理** 建议摄入富含钙、低盐和适量蛋白质的均衡膳食。中国营养学会建议，成人每日钙推荐摄入量为800 mg（元素钙），50岁及以上人群每日钙推荐摄入量为1000～1200 mg。尽可能通过饮食摄入充足的钙，饮食中钙摄入不足时，可给予钙剂补充。充足的维生素D可增加肠钙吸收、促进骨骼矿化、保持肌力、改善平衡能力和降低跌倒风险。

3. **运动疗法** 无力学负载下的补钙不仅不能使钙进入骨，反而这种由肠吸收的钙会形成高钙血症，或加重卧床所致的高钙血症，甚至形成钙化性肾功能不全。运动时，通过肌肉的收缩活动，刺激骨的形成；运动有利于性激素含量水平的增加，使骨细胞对甲状旁腺激素的感受性降低，减弱破骨细胞的活动。常用方法：①握力锻炼。用握力器每日坚持握力训练30 min以上能防治桡骨远端、肱骨近端骨质疏松症。②耐力运动。以慢跑为主要方式，1000～2000米/隔日；其他如太极拳等每日坚持锻炼。③俯卧撑运动。每日1次，尽量多做，每次所做数目不得少于前一次，本运动能防治股骨颈、肱骨近端、桡骨远端骨质疏松。④伸展或等长运动。伸展或等长运动的最大作用是增加耐力，在此运动训练过程中，相关部位骨的负荷应力增加，改善血液循环，使骨密度增加。上肢外展等长收缩每日1～2次，用于防治肱、桡骨骨质疏松；下肢后伸等长运动每日1次，用于防治股骨近端骨质疏松；可在站位或俯卧位下进行躯干伸肌群及臀大肌与腰部伸肌群的肌力增强运动，每周2～3次，每次10～20 min，主要防治脊柱骨质疏松，对重度骨质疏松患者，为避免引起疼痛，可在坐位进行训练。

4. **物理治疗** 对骨质疏松症患者的物理治疗应坚持以温热疗法为主的治疗原则，常用高频热疗、超短波、热磁疗法、红外线等，每日1次；紫外线可促进维生素D的合成，调整钙磷代谢，促进肠道对食物中钙质的吸收，促进钙在骨中沉积，有利于骨生成；疼痛明显者可用低、中频电疗等；对骨质疏松骨折或者骨折延迟愈合可选择低强度脉冲超声波、体外冲击波等治疗以促进骨折愈合。

5. **针灸和中药** 选膀胱经腧穴为主。常用腧穴：肾俞、肝俞、环跳、承扶、外关、阿是、夹脊。有活血化瘀、通经止痛、调补肝肾的作用。也可以取温经活血通络的中草药熏洗或外敷。

6. **骨质疏松继发骨折的康复** 详见本教材第五章第八节骨折后的康复部分。

五、康复教育

1. **预防措施** 骨质疏松症一旦发生，目前尚无有效方法使之恢复到病前状态，因此预防重于治疗，可以说"预防是最好的治疗"。①坚持体育锻炼：通过散步、慢跑、打太极拳、做健身操等活动以增加对骨的刺激，改善骨组织代谢。同时，防止跌倒的发生。②注意合理摄入营养：主食以米、面、杂粮为主，要品种多样，粗细搭配；副食以奶制品、豆制品、海产品、鸡蛋等含钙和蛋白质高的食品为主。避免饮浓咖啡。③增加户外活动：日照可促进维生素D的合成；避免酗酒并应戒烟。④积极治疗原发病，以减少骨质疏松症的发生。⑤严格掌握皮质

激素类药物的适应证，切勿滥用。⑥预防骨折的发生：在积极给予药物防治的同时，应严格掌握锻炼强度，任何过量、不适当活动或轻微损伤均可引起骨折。对于已发生骨折的患者要卧床休息并对疼痛给予治疗（如电疗、磁疗等物理治疗，必要时可用镇痛药），卧床不宜过久，一般2～3周。

2. **自我训练**　主要是指导患者做静力性体位训练和步行锻炼。①静力性体位训练。对骨质疏松患者首先应教会他们在日常生活中保持正确的体位和姿势。坐、卧或站位时由于重力和持久双重原因，一旦不能有意识地保持正确的姿势，就会加重症状，使脊柱变形甚至导致骨折，因此对骨质疏松患者进行静力性体位训练，使其在日常生活和工作中保持正确的体位和姿势是十分必要的。方法：坐位或站位时应伸直腰背，收缩腹肌、臀肌，增加腹压，吸气时扩胸伸背，接着收下颌和向前压肩，或坐直背靠椅；卧位时应仰卧、低枕，尽量使背部伸直，坚持睡硬板床。所有骨质疏松患者无论其有无骨折都应进行本项训练，使其习惯本训练所要求的姿势，以防骨折驼背的发生。②步行锻炼。以每日步行大于5000步，小于10000步为宜（2～3 km），适合老年骨质疏松患者。日本学者发现，步行能有效维持脊柱及四肢骨盐含量，每日步行少于5000步，则骨量下降，大于10000步则骨量增加不明显，而两者之间则骨量明显增加，步行锻炼能防治下肢及脊柱的骨质疏松。③在骨质疏松的情况下，骨的力学强度明显减低，所以在扭身、持物、弯腰、下楼、坐汽车的颠动、站立倒地等情况下都可引起骨折。治疗的初期应用双腋拐帮助行走，逐渐改为手杖，然后改为不用手杖。老年人如不训练，神经、肌肉的应急能力差，步态不稳，易跌倒引起骨折，所以应帮助老人及骨质疏松患者进行神经肌肉系统的训练，增加灵活性和应急能力。要注意的是，照明好、地防滑、地面无杂物都可以减少跌倒危险。

（郭海城）

第十三节　脊柱侧弯的康复

学习目标

1. 掌握Cobb角的测量方法及其临床意义，脊柱侧弯的主要功能障碍。
2. 熟悉脊柱侧弯的治疗方法。
3. 了解顶椎、端椎等基本概念。

案例5-13

女性，16岁，因发现走路两肩倾斜就诊。查体：两肩高低不平，背部不对称，脊柱侧弯，凸侧肌肉组织松弛，骨盆倾斜。行直立位全脊柱正侧位X线片检查提示脊柱胸右腰左凸，测量Cobb角示15°。

诊断：特发性脊柱侧弯。

思考题：

1. 此患者应采取哪些康复治疗措施？
2. 对该患者如何进行康复教育与指导？

一、概述

脊柱在冠状面上的侧向弯曲畸形称为脊柱侧弯（scoliosis）。脊柱侧弯分为结构性脊柱侧弯（原发性、骨源性、肌源性、神经源性等）和非结构性脊柱侧弯（姿势性、代偿性、炎症性等）。本章节主要讨论原发性脊柱侧弯的康复。

原发性脊柱侧弯，又称特发性脊柱侧弯，是指原因不明的结构性脊柱侧弯，好发于青少年，故又称为青少年脊柱侧弯。国内患病率为1%~2%，以女性多见。

脊柱侧弯如不及时处理，会逐渐加重，出现椎体变形、旋转，部分将发展成严重的畸形，患者可出现行走异常、腰背痛、工作能力下降、继发性骨性关节炎，胸廓畸形可导致心肺功能障碍，少数可出现脊髓受压而出现下肢瘫痪甚至二便功能障碍。所以应及早发现、及时治疗。

知识链接

脊柱的功能解剖学

人类脊柱由24块椎骨（7块颈椎、12块胸椎、5块腰椎）、1块骶骨和1块尾骨借韧带、关节及椎间盘连接而成。脊柱上端承托颅骨，下连髋骨，中附肋骨，并作为胸廓、腹腔和盆腔的后壁。脊柱内部有纵行的椎管容纳脊髓。脊柱具有支持躯干、保护内脏、保护脊髓和进行运动的功能。脊柱有4个生理弯曲，使脊柱如同一个弹簧，能增加缓冲震荡的能力，加强姿势的稳定性，椎间盘也可吸收震荡，在剧烈运动或跳跃时，可防止颅骨、大脑受损伤。

（一）基本概念

1. **顶椎** 脊柱侧弯弧中旋转最明显、偏离脊柱中轴线最远的椎体称为顶椎。
2. **端椎** 位置最高或最低、且相对凹侧或凸侧斜度最显著的椎体称为端椎。
3. **脊柱弧** 两个端椎之间的椎体构成脊柱弧。顶椎位于脊柱哪个节段，就称为哪个节段弧，如顶椎位于颈段称颈弧；脊柱弧无结构性的椎体改变、在半坐卧位时侧弯可以矫正的弧为非结构弧；半坐卧位时侧弯不能完全矫正的弧为结构性弧；数个弧中最早出现的弧称原发弧；最大的结构弧称主弧；在主弧上方或下方出现逆向弯曲以保持躯干平衡的弧称代偿弧。

（二）脊柱周围软组织改变

脊柱凸侧肌肉、韧带等软组织长时间处于被拉长、松弛的状态，肌肉收缩力下降，可见肌萎缩；脊柱凹侧的肌肉、韧带等软组织长时间处于缩短状态，发生挛缩和粘连。

二、主要功能障碍

1. **脊柱活动范围下降** 脊柱侧弯可造成骨盆倾斜、双肩歪斜不对称，影响了脊柱的活动范围。
2. **心肺功能及耐力下降** 脊柱侧弯造成胸廓畸形使肺扩张受限、肺循环阻力增加，影响了心肺功能，身体耐力下降。
3. **疼痛** 由于姿势异常及不均衡负重，易引起腰背部软组织劳损，并可继发骨性关节炎，出现疼痛等症状。
4. **脊髓和神经受压** 重症脊柱侧弯会引起椎管、椎孔变形，椎间盘突出，导致脊髓、神经根受压，出现肢体麻木无力及感觉功能障碍，严重者造成截瘫。
5. **心理障碍** 严重畸形给患者精神和心理造成极大的压力，极易出现心理障碍。

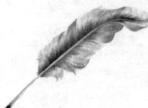

三、康复评定

（一）一般情况

包括年龄、性别、身高、坐高、肢长、背部疼痛史、畸形出现时间、心肺功能状况和家族史等。

（二）对称性检查

两肩是否对称，双侧肩锁关节、髂前上棘和腰凹的对称性，做腰前屈试验两侧背部是否对称。可用方盘量角器和侧弯计确定躯干旋转度。

（三）影像学检查

X线检查、CT检查可确定脊柱畸形类型、脊柱侧弯部位和严重程度、柔软度，以及患者的骨成熟度。

1. Cobb角的测量 目前视为诊断脊柱侧弯的金标准。摄直立位脊柱正位片。沿端椎的上缘或下缘各作切线，两切线各自垂线的交角即Cobb角（图5-15）。

2. 脊柱旋转的测量 通过观察前后位片两侧椎弓根的位置，可粗略地观察脊柱的旋转程度。两侧对称并紧贴椎体侧缘，则无旋转移位；椎弓根离开椎体缘向中线移位为1°旋转；移至椎体中线附近为3°；1°和3°旋转之间为2°；越过中线则为4°（图5-16）。另外CT可精确地测量脊柱的旋转，明确脊髓受压情况。

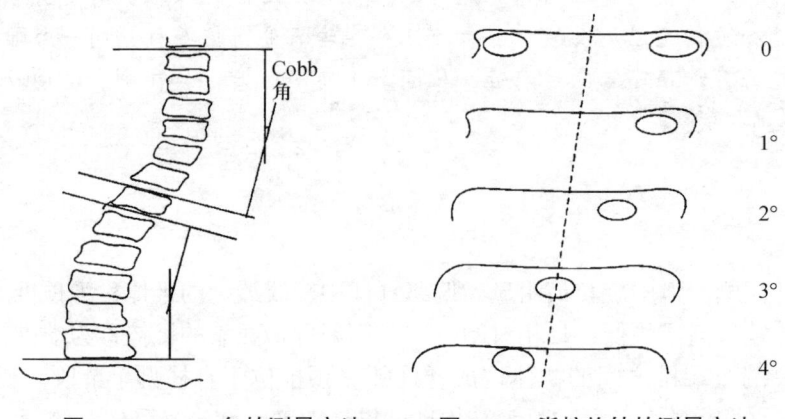

图5-15 Cobb角的测量方法　　图5-16 脊柱旋转的测量方法

3. 骨成熟度（Risser征） 髂嵴骨化呈阶段性，其骨骺自髂前上棘至髂后上棘循序出现。Risser将髂嵴分成4等分来描述骨成熟度，即Risser征。骨骺出现至髂嵴的25%处为1°，出现至50%为2°，75%为3°，骨骺全部出现但未与髂嵴融合为4°，骨骺与髂嵴融合为5°。

4. 肺功能评定 严重的脊柱侧弯可伴有胸廓畸形，影响心肺功能。可查肺容量、肺泡通气量、动脉血气分析等。

5. 心理状况评定 严重畸形者可因形体扭曲出现心理障碍，要进行心理功能评定。

四、康复治疗措施

脊柱侧弯治疗的方法有非手术治疗和手术治疗。非手术方法包括矫正体操、日常活动中的姿势治疗、电刺激、牵引、手法、矫形器等。治疗方法的选择主要根据脊柱侧弯Cobb角的大小，但还要结合患者的年龄、侧弯程度、侧弯进展情况及有无并发症等。① Cobb角<10°：日常活动中姿势治疗，配合矫正体操，定期随访（4~6个月）。② Cobb角10°~20°：除上述方法外，配合侧方体表功能性电刺激，如有发展倾向，及时佩戴矫形器。③ Cobb角20°~45°：以穿戴矫形器为主要方法。配合矫正体操、姿势治疗、侧方体表电刺激等综合治疗，可以提高治疗效果。④ Cobb角>45°或侧凸伴有旋转畸形严重者：选择手术治疗。手术前后仍需配合矫正体操和姿势治疗，以提高和巩固手术疗效。

（一）矫正体操

目的是牵拉脊柱凹侧挛缩组织，选择性地增强维持脊柱姿势的肌肉的力量，矫正脊柱两旁肌力的不平衡，恢复脊柱正常的排列顺序和应力分布，增强脊柱的稳定性。

1. **矫正方法** 通常在半坐卧位或特定的体位下进行（以 T_3 为中心的侧弯采取膝胸卧位，以 T_6 为中心取肘膝位，以 T_8 为中心取手膝位）。因肩带、骨盆带的运动联系着脊柱的运动，因此可利用它来做矫正活动。如抬左上肢可使胸椎左凸，可用来矫正胸椎右侧弯，提左下肢使骨盆右倾引起腰椎右凸，可用来矫正腰椎左侧弯。同时进行上述动作，可矫治胸右腰左的侧凸。另外还可用沙袋增加负荷，增强锻炼效果。胸左腰右侧弯时的矫正体操，方法同上，方向相反。

垫上的不对称爬行练习也是一种方法。对于胸右腰左侧弯，练习时左臂和左腿尽量向前迈进，右臂右腿随后跟进，但始终不超越左臂左腿，方向沿右侧呈环行前进；对于脊柱胸椎凸向右者，练习时左臂右腿尽量向前迈进，右臂左腿随后跟进，但始终不超越左臂和右腿，方向为向右侧成环形前进。

2. **注意事项** ①动作要求平稳缓慢，准确到位，每个动作至少保持 5 s；②重复 10～20 次/组，4～6 组/日；③持之以恒，即使佩戴矫形器也不能中断（每天可卸下矫形器 1 小时，进行矫正体操训练）；④定期随访，接受指导。

（二）姿势训练

不仅有肌肉增强作用，同时可调整本体感觉系统及神经系统功能。

1. **训练方法**

（1）姿势对称性训练：患者通过自我意识控制，保持坐位、站位躯干姿势挺拔、对称。鼓励患者参加各种体育运动（主要为伸展、牵伸性运动），如游泳、杠上悬吊、体侧运动（举凹侧上臂）等。

（2）骨盆倾斜训练：患者取仰卧位，屈髋屈膝，腰部紧贴床面，然后平稳而有节奏地抬起臀部，同时注意腰部不离开床面。掌握方法后，可在双髋和双膝完全伸直状态下训练。

（3）姿势反馈训练：可以借助镜子进行姿势的自我矫正。另外可用一种便携式姿势训练反馈装置，可以随时测出脊柱侧弯的情况，发出声音，提醒患者矫正姿势。

2. **注意事项** ①提重物时，要左右交替进行，并注意姿势的对称性；②最好背双肩书包；③睡觉时取凹侧卧位，如取凸侧卧位，最好在主凸顶角下面垫一枕头。

（三）功能性电刺激

可增强肌肉力量，常用双通道仪器，电极置于侧弯的两个曲线最高的脊柱旁，交替刺激相应肌群，可使侧弯脊柱获得矫正力。一般认为即时矫正 6°～8° 以上比较满意。

1. **治疗方法** 采用矩形波单向系列脉冲式输出。波宽 0.2 ms，频率为 25～50 Hz，刺激强度为 60～80 mA，肥胖者适当加大。在临床上，一般以肉眼观察侧凸在电刺激时即时矫正的程度及触摸棘突的移位程度来判断刺激强度是否足够。通断比为 6 s∶6 s，如此反复进行。电极板距为 6～16 cm，放置于脊柱侧弯凸侧腋中线。开始当天治疗 3 次，每次半小时；第 2 天 2 次，每次 1 小时；第 3 天 1 次，共 1 小时。以后每天延长 1 小时，直至连续 8 小时夜间治疗。

2. **注意事项** ①第 1 个月治疗结束后应仔细检查以确定治疗效果，并分析治疗部位是否需要调整。②电刺激要坚持长期使用，直至脊柱骨发育成熟才有作用。一般需要几年甚至十几年。③刺激强度达到适宜强度之前（通常适应性刺激强度为 30～40 mA），应有一个适应过程。故刺激剂量要逐渐增加，以免患者产生畏惧感。④功能性电刺激疗法一般不用于脊柱骨发育成熟的患者，对精神病或有心理障碍者也不宜使用。

（四）矫形器治疗

根据脊柱侧弯的不同部位，可选用两种矫形器，一种称为颈胸腰骶型矫形器（CTLSO），

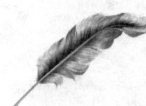

其代表是 Milwaukee 矫形器；另一种称为胸腰骶型矫形器（TLSO），代表是 Boston 矫形器，适用于侧凸中心位于 T_7 以下的脊柱侧弯。

1. 治疗方法 需每天 23 小时连续佩戴矫形器，剩余 1 小时作矫正体操。同时还应做矫形器内体操并注意姿势训练。骨成熟后，在密切观察下逐步停用支架。停止使用矫形器的具体步骤是：取下矫形器后 4 小时摄脊柱前后位片，如 Cobb 角无改变，可将矫形器使用时间减至 20 小时。4 个月后复查如无变化，每日佩戴矫形器时间可减为 16 小时。再过 3~4 个月若无变化减为 12 小时。再过 3 个月复查，去矫形器后 24 小时如 X 线片无改变，即可停止使用。观察期内如畸形加重则仍须恢复 23 小时佩戴。

2. 注意事项

（1）矫形器必须每天 23 小时连续佩戴，并应及时把佩戴后的反应告诉矫形师，以利及时调整。

（2）佩戴矫形器期间应定期复查，并一直持续到骨骼发育成熟后。停止使用矫形器应在医生、矫形师的密切观察下逐步去除。

（3）为了巩固矫正效果，佩戴矫形器期间须每日去除矫形器并做矫正体操，另外须做支架内矫正体操，Blount 推荐的支架内体操具体方法为：①骨盆后倾练习。取仰卧位，双下肢伸直或屈曲时收缩腹肌和臀肌，臀部上翘而腰部紧贴床面；取俯卧位，收缩腹肌和臀肌，同时尽力抬起头和双肩向后伸展。②骨盆后倾练习的同时做俯卧撑。③矫形器中收缩胸廓，使侧凸加压部位尽量和加压垫分离。④深吸气同时使凹侧胸廓侧向扩张以填充支架内空隙。

（4）在支架治疗同时应加强运动疗法或功能性电刺激。

（5）定时检查固定部位皮肤，保持局部清洁。如皮肤有过敏反应，可局部使用抗过敏药物、采用隔离材料或改换矫形器材料。

（6）随着年龄的增长，体型的变化，应及时更换矫形器，以保证治疗效果。

（五）牵引治疗

通过逐步牵伸凹侧挛缩的软组织使侧凸在手术中得到最大限度的矫正，同时可减轻变形脊柱对脊髓和周围神经的压迫，预防脊髓神经损伤。常选择头颅股骨牵引或头颅骨盆牵引的方法。对于轻型的脊柱侧弯患者，也可以采用普通腰椎牵引或颈椎牵引，以牵伸脊柱两旁的软组织，缓解由于脊柱变形引起的局部疼痛和肌痉挛。

（六）手术治疗

1. 手术指征

（1）对于生长发育中的一般侧弯宜先行非手术治疗，如果失败且 Cobb 角发展至 45° 以上再行手术。另外，应参考脊柱的旋转畸形程度，如旋转畸形较严重，即使 Cobb 角小于上述限值，也应考虑及时手术。

（2）对于严重的脊柱侧弯，无论脊柱生长是否停止均需手术。

2. 方法 一般根据侧弯的类型选择不同的术式，同时行植骨融合，范围包括侧弯弧中发生旋转的所有椎体。常用的术式有：Harrington 装置和融合术、Luque 手术、Dwyer 装置、Zielke 装置等，可根据具体情况进行选择。

五、康复教育

脊柱侧弯的预防十分重要，青少年要养成正确的站立及坐姿，平时读书写字时身体要端正，并注意书桌和椅子的适宜高度。另外，要避免背单肩书包。此外，要加强腰背肌、腹肌及肩部肌肉训练。倡导脊柱侧弯防治知识引入学校，定期脊柱侧弯筛查。

（郭海城）

第十四节 冠心病的康复

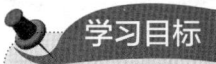

1. 掌握冠心病康复的治疗措施。
2. 熟悉冠心病的康复评定。
3. 了解急性心肌梗死各期的康复目标。

案例 5-14

男性，62岁，主诉：间断胸痛20年，加重8小时入院。20年前出现胸痛，持续约10分钟，经休息后缓解。后间断复发，服用硝酸异山梨酯（消心痛）可缓解。8小时前再次出现胸痛，较前剧烈。急查心电图示：窦性心律，心率92次/分，Ⅱ、Ⅲ、aVF导联可见ST段弓背向上抬高，V_1-V_3导联呈Q波，T波高耸。心肌酶：CK 497 U/L，肌酸激酶 48.8 U/L，肌钙蛋白 I 示 1.25 ng/ml。既往有糖尿病史15年，未规律服药。

思考题：
1. 根据上述病史及辅助检查，考虑目前诊断是什么？
2. 评估该患者可能出现的主要功能障碍，并制订各期康复目标及具体康复治疗措施。

一、概述

冠状动脉粥样硬化性心脏病（coronary atherosclerotic heart disease）简称冠心病，是由于冠状动脉粥样硬化使血管管腔狭窄或阻塞，导致心肌缺血、缺氧或坏死而引起的心脏病，常表现为胸痛、胸闷、呼吸困难等，严重可影响日常生活活动能力，是当今威胁人类健康的主要疾病之一。流行病学调查表明，我国冠心病发病率和死亡率有逐年上升的趋势，近年来，冠心病的急诊、急救技术得到飞速发展。心脏康复在发达国家已经开展多年，是治疗稳定期心血管疾病以及预防再发心血管事件的重要手段，其疗效已得到大量临床研究的验证，欧洲心脏病学学会、美国心脏协会和美国心脏病学学会均将心脏康复列为心血管疾病防治的Ⅰ级推荐。

知识链接

冠心病的主要危险因素

冠心病是多重危险因素综合作用的结果，既包括不可改变的因素如年龄和性别，也包括可以改变的因素如高血压、血脂异常、吸烟、糖代谢异常、腹型肥胖、水果和蔬菜摄入少、缺乏运动和心理压力等。高血压患者心肌梗死的发病风险是血压正常者的2～3倍；吸烟者患冠心病和心肌梗死的风险增加3～4倍；血脂异常显著增加冠心病发病风险；腹型肥胖与正常体重者相比，冠心病发病和死亡的相对危险度为1.5～2.0；糖尿病患者与血糖正常者相比，冠心病发病相对危险度为3.0～3.5。

随着对冠心病的康复治疗积累了丰富的经验。国内外专家一致认为，康复的目的在于改善功能储备，减轻或减少与活动有关的症状，减少不应有的残疾，使心脏病患者重新对社会有用并从中得到自我满足。冠心病的康复对象主要为心肌梗死、稳定型心绞痛、隐匿型冠心病、冠状动脉旁路移植术后和经皮腔内冠状动脉成形术后的患者。

二、主要功能障碍

1. **心功能障碍** 急性心肌梗死可引起急性和慢性心功能衰竭。长期卧床和制动可以造成基础心率加快，心脏储备减少，心肌耗氧量增加，心肌缺血，心功能减退。患者活动后感觉体力受限，即使轻微的体力活动也可能导致显著的心动过速或心绞痛，严重妨碍患者的日常生活和工作。

2. **呼吸功能障碍** 仰卧位和侧卧位时，患者呼吸肌肌力减退，最大通气量和肺活量下降，造成肺通气功能减退。长时间处于仰卧位和侧卧位时，支气管分泌物沉积在下部，排出困难，还会造成坠积性肺炎。

3. **运动能力和耐力障碍** 患者长时间卧床、制动，造成肌肉毛细血管密度降低，肌细胞水肿，氧化酶活性降低，肌纤维变性，肌肉萎缩，导致骨骼肌肌力和耐力减退。

4. **代谢功能障碍** 缺乏运动可导致糖耐量降低，血清胰岛素和前胰岛素 C 肽增高，胰岛素的利用下降，血甲状腺素和甲状旁腺素增高，造成高钙血症。脂质代谢异常，胆固醇增加，高密度脂蛋白减少。

5. **心理、行为障碍** 患者存在恐惧、焦虑等情绪，害怕会随时出现心绞痛和心肌梗死的危险，给患者和家属造成了极大的精神负担和心理压力。

三、康复评定

冠心病的功能评定包括动态心电图、超声心动图、血压监测、血清酶学检查、心电运动试验和心功能评定等。

（一）心电运动试验

心电运动试验是最常用的评定方法，临床常用各种评估平台系统。评定的目的是了解患者的功能状况，制订康复训练方案，调整运动处方，判断预后。在急性心肌梗死患者住院期间和出院前一般采用低水平的运动试验。

1. **平板运动试验** 常用 Bruce 方案，将运动分为 7 级，通过增加速度和坡度来增加运动强度。

2. **踏车运动试验** 应用功率自行车，通过增加蹬车的阻力加大患者的运动负荷（图 5-17）。心电运动试验的禁忌证和应停止试验的指征见本教材第三章康复评定方法部分。

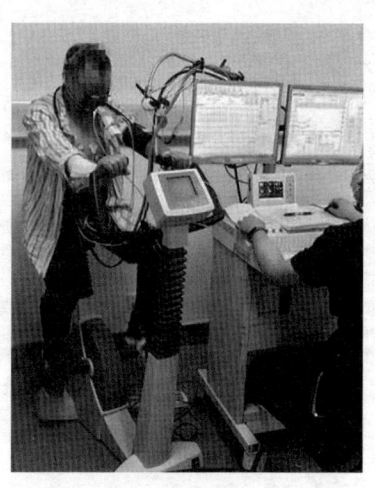

图 5-17　踏车运动试验

（二）心功能评定

常用纽约心脏病学会心功能分级（NYHA，表 5-13）、6 分钟步行试验等。详见本教材第三章康复评定方法部分。

表 5-13　纽约心脏病学会心功能分级（NYHA）

级别	临床症状
Ⅰ级	患者有心脏病，但日常活动量不受限制，一般体力活动不引起过度疲劳、心悸、气喘或心绞痛
Ⅱ级	心脏病患者的体力活动轻度受限制。休息时无自觉症状，一般体力活动引起过度疲劳、心悸、气喘或心绞痛
Ⅲ级	患者有心脏病，以致体力活动明显受限制。休息时无症状，但小于一般体力活动即可引起过度疲劳、心悸、气喘或心绞痛
Ⅳ级	心脏病患者不能从事任何体力活动，休息状态下也出现心力衰竭症状，任何体力活动后加重

四、康复治疗措施

运动疗法是冠心病康复的最基本、最重要的方法。遵循超负荷、特异性、个体化、可逆性原则。运动形式包括有氧运动、抗阻运动、柔韧性训练以及神经肌肉训练等，同时配合作业疗法、心理疗法等进行有目的、有针对性的个体化治疗。

（一）运动疗法

1. 有氧运动　是改善心脏功能的最有效的方法之一。目的是提高机体心肺功能，调节代谢，改善运动时有氧供能能力。其特点是身体的大肌群参与、训练强度较低、持续时间较长、运动的形式有规律性。这类运动通常包括步行、慢跑、踏车、上/下楼梯、登山、游泳、滑雪、划船、球类运动等。应根据患者的病情、体力、康复目标、运动习惯、监护条件及训练场地的环境和条件等因素来选择运动类型。运动强度是运动处方的最重要部分，主要根据心率储备法、峰值摄氧量百分数、摄氧量储备百分数、目标心率法、峰值心率法和自我感知劳累程度分级法以及代谢当量等指标来衡量。训练强度与时间呈反比关系，训练强度越高，所需时间越少。患者年老体衰可采用短时间、一日多次、累计运动时间的方式活动。运动频率取决于运动量的大小，运动量大，可以活动 2 次/周，运动量小可以 1 次/天。一般掌握 3~7 次/周。在训练过程中需要适时调整运动量以适合患者的需要。

2. 抗阻运动　低、中强度的力量训练可改善心血管患者的力量和耐力，但不能单独作为增加心功能的训练，只能作为有氧训练的补充。抗阻运动的时期选择：如果无禁忌证，康复早期可开始关节活动范围内的肌肉活动和 1~3 kg 重量的抗阻训练，促进患者体能尽快恢复。经皮冠状动脉介入治疗、心肌梗死或冠状动脉旁路移植术后应在有医学监护的有氧训练之后进行。常用的方法有：①徒手运动训练，包括克服自身体质量（如俯卧撑）、仰卧蹬腿、腿背弯举、仰卧起坐、下背伸展和提踵等；②运动器械，包括哑铃、多功能组合训练器、握力器、腹力器和弹力带等；③自制器械，包括不同重量的沙袋和 500 ml 矿泉水瓶等。运动强度一般上肢为最大负荷量 30%~40%，下肢为最大负荷量 50%~60%，每组 15~20 次，做 3~5 组。冠心病患者做抗阻训练应注意保持正确呼吸节奏，应避免用力屏气。

（二）职业运动或作业疗法

模拟各种职业运动以及家务活动来达到训练目的。运动强度主要根据心肺功能评定情况，选择恰当的活动方式。

（三）娱乐活动

包括各种棋牌类活动和球类活动，可以提高患者的兴趣，调动起患者参与的积极性，从而提高训练效果。但应避免任何竞争性活动，以免产生过强的心血管应激，活动强度不应大于有

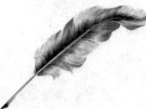

氧训练的强度。

（四）增强型体外反搏技术

增强型体外反搏（enhanced external counterpulsation，EECP）是一种无创性辅助循环装置，在心电 R 波的同步触发下，于心脏舒张期自下而上对包裹小腿、大腿及臀部的气囊进行序贯充气加压，通过多种机制改善器官缺血。国内外大量临床研究结果证实，EECP 治疗冠心病和心绞痛安全、有效。此项技术正逐渐成为心脏康复的新手段。

（五）急性心肌梗死的康复

各个康复机构制订的康复程序不尽相同，但步骤及方法基本类似，重点介绍急性心肌梗死的 7 步康复程序（表 5-14），急性心肌梗死康复中的危险分组指南（表 5-15），急性心肌梗死的 3 阶段康复计划。

表 5-14　急性心肌梗死的 7 步康复程序

阶段	监护下的活动	CCU/ 病房活动	宣教、娱乐活动
1	主动或被动活动患者所有肢体的关节，清醒时做踝、跖关节屈伸活动，1 次 / 小时	部分活动可以自理，自行进餐，将腿垂于床边，应用床边便盆，坐椅子 15 min，1～2 次 / 日	介绍 CCU、个人急救和社会救援
2	在床边做所有肢体的主动关节活动	坐椅子 15～30 min，2～3 次 / 日	介绍康复程序、戒烟事项，发宣教材料，准备转出 CCU
3	热身运动 2MET，伸展体操，慢步走 15.25 m 后返回	随时坐椅子或轮椅至病房教室，在病房内步行	介绍心脏的解剖和生理功能、冠心病的病理机制
4	活动关节，体操 2.5MET，中速走 22.88 m 后返回，教会患者测脉搏	监护下步行至浴室或病房教室	介绍冠心病危险因素及控制方法
5	活动关节，体操 3MET，检查患者自己数脉搏，试着下几个台阶，走 91.5 m，2 次 / 日	走到候诊室或电话间，随时在病房走廊内散步	介绍膳食、能量保存和手工技巧
6	继续上述活动，下楼梯后再坐电梯返回，步行 152.5 m，2 次 / 日，教会患者回家后活动	在监护下淋浴或盆浴，步行去作业治疗室和心脏诊疗室	介绍心脏病发作时的处理用药
7	继续上述活动，上一层楼梯，步行 152.5 m，2 次 / 日，指导在家如何活动、现况调整、活动程序等	继续以前在病房的各种活动	准备出院、用药、膳食、活动表、检查日程、恢复工作、发放宣教材料、服药卡片、手工艺活动随时进行

表 5-15　急性心肌梗死康复中的危险分组指南

危险组别	特征
低危	（1）住院时无临床并发症 （2）无心肌缺血迹象 （3）心脏功能容量 >7 MET （4）正常左室功能（LVEF）>50% （5）无严重室性异位心律
中危	（1）ST 段水平或下斜型降低 >0.2 mV （2）放射性核素心肌扫描，灌注缺损再填充 （3）左室功能中等或较佳（LVEF35%～49%） （4）心绞痛发作形式改变或新近发生的心绞痛

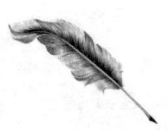

危险组别	特征
高危	（1）以前或近期心肌梗死波及左室 >35% （2）休息时 LVEF<35% （3）运动负荷测验时收缩压不升或上升 <10 mmHg（1.33 kPa） （4）入院后缺血性胸痛持续或反复发作历时 24 小时以上 （5）心脏功能容量 <5 MET，测验时伴有低血压反应或 ST 段下降 0.1 mV （6）住院中有充血性心力衰竭，或运动试验靶心率 <135 次 / 分时 ST 段 <0.2 mV （7）严重室性异位心律

急性心肌梗死的康复计划一般分为 3 个阶段，为Ⅰ期（院内康复期，表 5-16）、Ⅱ期（院外早期康复或门诊康复期）、Ⅲ期（院外长期康复）。

表 5-16　急性心肌梗死 Ⅰ 期康复参考方案

患病日	康复措施	宣教内容
1	在 CCU，绝对卧床休息，协助翻身，口腔护理，床上排便、排尿护理	向家属宣教冠心病知识
2	关节被动活动 5 分钟 / 次，2 次 / 日	适应 CCU 环境，确定康复计划
3	抬高床头，坐位洗漱进餐，床边便器，帮助活动大肌群，2 次 / 日	答复患者和家属的有关康复的问题
4	床上坐位 5 分钟 / 次，2 次 / 日，活动大肌群，2 次 / 日	每日听音乐，介绍冠心病康复知识
5	床边坐位洗漱进餐 10 分钟 / 次，2 次 / 日，自己做大关节主动活动 2 次 / 日，5 组 / 次	介绍冠心病的发病机制和康复知识
6	坐椅子 30 分钟，自己做各个关节的主动活动，躯干侧屈活动，2 次 / 日，5 组 / 次	回答患者和家属的问题，讲解康复的意义
7	站立活动 10 分钟 / 次，2 次 / 日	向患者和家属讲解康复注意要点
8	站立活动，床边走动	向患者和家属介绍康复宣传资料
9	监测下室内自由走动，10 ~ 15 m，准备转出 CCU	指导患者数脉搏
10	室外走廊步行 50 m，2 次 / 日，转出 CCU	熟悉康复环境
11	走廊步行 100 m，上楼梯 4 ~ 8 个台阶	观看电视宣教冠心病的康复
12	步行 200 m，2 次 / 日，上楼 10 ~ 12 个台阶或无负荷踏车 5 ~ 10 分钟	冠心病的预防教育，指导戒烟等生活教育
13	步行 200 m，2 次 / 日，上楼梯 12 ~ 14 个台阶或无负荷踏车 10 ~ 15 分钟	介绍运动疗法及运动处方的应用
14	肢体负重 1 kg 上楼 14 ~ 15 个台阶或踏车 15 ~ 20 分钟，步行 200 m，2 次 / 日	指导低水平运动

1. Ⅰ期康复

（1）Ⅰ期康复的目标：缩短住院时间，促进日常生活能力及运动能力的恢复，早日恢复工作。避免不必要卧床带来的不利影响（如运动耐量减退、低血容量、血栓栓塞并发症等）；增加患者自信心，减轻精神心理症状；指导戒烟，为Ⅱ期康复提供全面完整的病情信息和准备。

（2）注意事项：所有康复活动必须有医务人员在场，备有心脏急救设备。每项活动前及活动后必须进行血压、脉搏测量和心电监测，观察患者的症状和体征。患者上下楼梯和步行时要有医务人员陪伴。早期的活动从低负荷 1 ~ 2 个 MET 开始，逐渐增加运动，以等张低强度为

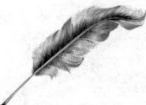

原则,避免等长性活动,一般病情稳定没有并发症者,在病后 3~4 周做低水平的运动试验,活动量 3~4 个 MET 水平。

(3) 下列情况不宜进行康复活动:①休息时心脏不适或气促。②有充血性心力衰竭体征。③血压 >150/100 mmHg 或血压 <90/60 mmHg。④存在或反复存在心律失常,包括:休息时窦性心动过速;二度或三度房室传导阻滞;休息时频发室性期前收缩,活动后增加,药物控制不良;室性心动过速;心室率无法控制的心房颤动;由于严重肌肉骨骼疾病或其他限制性因素导致不能活动。

(4) 下列情况应停止活动或减少活动强度:①活动引起心脏不适或气促。②活动引起神经系统定位症状。③心率 >110 次/分。④活动后收缩压下降 ≥ 20 mmHg。⑤轻微用力时,ST 段下移 ≥ 0.1 mV,或者上升 ≥ 0.2 mV。⑥出现新的心律失常。

2. Ⅱ期康复　此期是恢复期,为冠心病康复的核心阶段,既是Ⅰ期康复的延续,也是Ⅲ期康复的基础。一般在门诊或家庭完成康复活动,康复目标是使患者适应出院后的生活,恢复一般日常生活活动能力,恢复心脏功能和体力,保持信心,安定情绪,提高生活质量和适应社会的能力。出院后应定期复诊,开始阶段在医生监护、指导下步行和踏车活动,以后逐渐在自我监测下进行室外散步、医疗体操、太极拳等运动,可以做一些力所能及的家务活动,如厨房工作、园艺工作等。注意要循序渐进,避免因过分用力而出现气喘和疲劳症状。活动强度为最大心率(HR_{max})的 40%~50%,活动时,自我感知劳累程度计分不超过 13~15 分。注意如出现身体不适,应停止运动并及时就诊。患者应学会自我监测心率,每次运动后数脉搏 10 秒乘以 6。在病后 6~8 周可以做症状限制性运动试验,心脏功能可以达到 6 个 MET 水平,患者可以恢复中等体力劳动的工作。低于 2 个 MET 的患者不能恢复工作。

3. Ⅲ期康复　此期康复可以在康复中心或社区内完成,康复目标是增加心血管功能,巩固Ⅱ期的康复效果,保持健康的生活方式,恢复病前的工作。运动方式以有氧训练为基本方法。改善肌力和耐力,可以进行散步、骑自行车、游泳、登山、医疗体操等。运动强度为 60%~80%HR_{max},达到运动强度的运动时间每次 10~20 min,运动前做 5~10 min 的热身运动,运动结束做放松运动。运动频率采取每周 3~5 天。

五、康复教育

1. 宣传冠心病的危险因素、发病机制、发展过程,急性发病的预防措施,在冠心病监护室的治疗程序、心电监护、药物治疗、肢体康复运动。

2. 让患者了解每个时期康复的目标、康复的内容、注意事项等,制订出院后的保健计划、运动处方。

3. 控制冠心病的危险因素,积极治疗高血脂、高血压、糖尿病,养成良好的生活习惯,戒烟、戒酒,控制饮食及体重,保持乐观心态,坚持适当的有氧健身运动。

(郭海城)

第十五节　慢性阻塞性肺疾病的康复

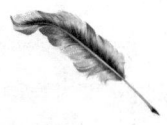

学习目标

1. 掌握慢性阻塞性肺疾病重建呼吸功能的训练方法。
2. 熟悉慢性阻塞性肺疾病的康复评定。
3. 了解慢性阻塞性肺疾病的康复目标。

第五章 常见疾病和损伤的康复

案例 5-15

男性，68岁，咳嗽、咳痰伴喘憋20年，加重10天入院。查体：T 37.6℃，P 96次/分，R 22次/分，BP 150/90 mmHg，神志清楚，口唇发绀，颈静脉怒张，桶状胸，双肺叩诊呈过清音，双肺可闻及中小水泡音。心率96次/分，律齐。血常规报告：WBC 11×10^9/L，中性粒细胞比例为76%。血气分析：PaO_2 45 mmHg，$PaCO_2$ 60 mmHg。肺功能检查：FEV1/FVC 为50%；FEV1占预计值40%。胸部X线片：双肺纹理增粗、紊乱。

思考题：
1. 评估该患者的呼吸功能障碍程度。
2. 简述该患者需要采取的康复训练方法及康复教育。

一、概述

慢性阻塞性肺疾病（chronic obstructive pulmonary disease，COPD）是慢性呼吸系统一种常见的、可以预防和治疗的疾病，以持续的呼吸道症状和气流受限为特征，通常是由明显暴露于有毒颗粒或气体引起的气道和（或）肺泡异常导致。在发病机制方面，仍然强调炎症损伤是COPD疾病进展的核心机制。炎症损伤会导致肺结构性变化、小气道狭窄和肺实质破坏，最终导致肺泡与小气道的附着受到破坏，降低肺弹性回缩能力。常见的病因有慢性支气管炎、支气管哮喘、阻塞性肺气肿、肺纤维化等。慢性阻塞性肺疾病呈进行性发展，吸烟、空气污染、气候变化、上呼吸道感染，以及长期卧床、活动过少是诱发慢性阻塞性肺疾病发病的危险因素。慢性阻塞性肺疾病诊治指南（2013年修订版）提出持续存在的气流受限是诊断慢阻肺的必备条件，肺功能检查是诊断慢阻肺的金标准。

流行病学调查表明，慢性阻塞性肺疾病的发病率和死亡率有逐年增加的趋势，据"全球疾病负担研究（global burden of disease study）"估计，2020年，COPD将位居全球死亡原因的第3位。慢性阻塞性肺疾病的康复包括缓解患者症状，帮助患者康复训练，增加肺活量，提高肺功能，改善生活质量。

二、主要功能障碍

1. **呼吸模式异常** COPD特征性的病理学改变存在于中央气道、外周气道、肺实质和肺的血管系统。慢性炎症导致气道壁损伤和修复过程反复循环发生，病理改变造成气道狭窄，引起固定性气道阻塞。COPD特征性症状是慢性和进行性加重的呼吸困难，咳嗽和咳痰。

2. **肺功能异常** COPD通气和换气功能障碍，可引起缺氧和二氧化碳潴留，发生不同程度的低氧血症和高碳酸血症，导致呼吸衰竭。

3. **胸廓和肺的顺应性下降** 肺气肿患者肺和胸廓过度膨胀，下压横膈，横膈活动减弱，通气受阻，呼吸肌和呼吸辅助肌的活动增强，耗氧量增加。

知识链接

秋冬季节慢性阻塞性肺疾病易发作的原因

在秋冬季，由于寒流侵袭，气温、气压降低，导致支气管动脉的血液循环障碍，纤毛运动减弱，呼吸道分泌物排出困难，气道平滑肌痉挛和机体抵抗力降低，这些均为病毒、细菌侵入呼吸道提供和创造了有利的条件，引起呼吸道感染而致慢性阻塞性肺疾病急性加重。特别是在北方，秋冬季远较南方寒冷，空气也极为干燥，室内有取暖设备，从而使室内外温差增大，室内空气更加干燥，因此在北方冬季，慢性支气管炎患者的呼吸道防御机制受损更为严重，因而更易发生呼吸道感染而致慢性阻塞性肺疾病急性发作。

三、康复评定

(一) 肺功能检查

肺功能检查是判断气流受限的主要客观指标。

1. 第一秒用力呼气容积占用力肺活量百分比（FEV1/FVC）是评价气流受限的一项敏感指标。第一秒用力呼气容积占预计值的百分比（FEV1%预计值）是评估慢性阻塞性肺疾病严重程度的良好指标，其变异性小，易于操作。吸入支气管扩张药后，FEV1/FVC<70%及FEV1<80%预计值者，可确定为不完全可逆的气流受限。不完全可逆的气流受限是COPD诊断的必备条件。

2. 肺总量（TLC）、功能残气量（FRC）和残气量（RV）增高，肺活量（VC）减低，表明肺过度充气，由于TLC增加不及RV增高程度大，故RV/TLC增高。

3. 一氧化碳弥散量（DL_{CO}）下降，DL_{CO}与肺泡通气量（VA）比值（DL_{CO}/VA）比单纯DL_{CO}更敏感。

(二) 呼吸功能障碍评定

1. 功能性呼吸困难分度 目前对慢阻肺呼吸困难的评估推荐用改良版英国医学研究委员会呼吸问卷（modified British Medical Research Council dyspnea scale，mMRC）。详见表5-17。

表5-17 改良版英国医学研究委员会呼吸问卷

等级	呼吸困难严重程度
0级	只有在剧烈活动时感到呼吸困难
1级	在平地快步行走或步行爬缓坡时出现气促
2级	由于气促，平地行走时比同龄人慢或者需要停下来休息
3级	在平地行走约100 m或数分钟后需要停下来喘气
4级	因为严重呼吸困难而不能离开家，或在穿脱衣服时出现呼吸困难

2. 日常生活活动能力评估 详见本教材第三章第三节。

3. 肺功能分级 详见表5-18。

表5-18 慢性阻塞性肺疾病临床严重程度的肺功能分级（吸入支气管舒张剂后）

级别	特征
Ⅰ级（轻度）	FEV1 / FVC<70%，FEV1占预计值百分比≥80%
Ⅱ级（中度）	FEV1 / FVC<70%，50%≤FEV1占预计值百分比<80%
Ⅲ级（重度）	FEV1 / FVC<70%，30%≤FEV1占预计值百分比<50%
Ⅳ级（极重度）	FEV1 / FVC<70%，FEV1占预计值百分比<30%或FEV1占预计值百分比<50%，或伴有慢性呼吸衰竭

4. 呼吸肌力测定 测定最大吸气压力、最大呼气压力及膈肌收缩力。

Ⅰ级（轻度COPD）：其特征为轻度气流受限（FEV1/FVC < 70%，但FEV1 ≥ 80%预计值），通常可伴有或不伴有咳嗽、咳痰。此时患者本人可能还没认识到自己的肺功能是异常的。

Ⅱ级（中度COPD）：其特征为气流受限进一步恶化（50% ≤ FEV1 < 80%预计值）并有症状进展和气促，运动后气促更为明显。此时，由于呼吸困难或疾病的加重，患者常去医

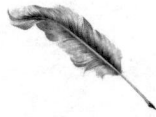

院就诊。

Ⅲ级（重度COPD）：其特征为气流受限进一步恶化（30%≤FEV1＜50%预计值），气促加剧，并且反复出现急性加重，影响患者的生活质量。

Ⅳ级（极重度COPD）：为严重的气流受限（FEV1＜30%预计值，或者FEV1＜50%预计值，伴有慢性呼吸衰竭）。此时，患者的生活质量明显下降，如果出现急性加重则可能有生命危险。

5. 肺功能的典型改变 详见表5-19。

表5-19 慢性阻塞性肺疾病时肺功能的典型改变

损害	无	轻度	中度	严重	非常严重
VC（推断%）	>80	>80	>80	↓	↓↓
FEV1/FVC	>75	60~75	40~60	<40	<40
MVV（推断%）	>80	65~80	45~65	30~45	<30
RV（推断%）	80~120	120~150	150~175	>200	>200
DL_{CO}	N	N	N	↓	↓↓
PaO_2	N	↓E	↓	↓	↓↓
$PaCO_2$	N	N	↓	↑E	↑R
呼吸困难严重性	0	1^+	2^+	3^+	4^+

注：N为正常；R为静息时；E为活动时；MVV为最大自主通气量；PaO_2为动脉氧分压；$PaCO_2$为动脉二氧化碳分压。

（三）运动功能评定

1. 运动负荷试验 采用6 min步行测试，记录步行距离和速度，监测心率、血氧饱和度和摄氧量。

2. 耐力运动试验 可以在运动平板或功率自行车上测定，获取最大摄氧量、最大心率、运动时间等相关数据。

3. 平衡与协调功能评定 详见本教材第三章第二节。注意在试验过程中逐渐增加运动强度，要监测患者的生命体征，确保安全。

四、康复治疗措施

慢性阻塞性肺疾病的康复目标是建立生理性呼吸模式，尽可能恢复有效的腹式呼吸，改善呼吸肌的肌力、耐力及协调性，改善患者的呼吸功能障碍，保持呼吸道通畅，增强患者整体的功能，预防和治疗并发症，降低病死率。缩短住院时间，消除心理障碍，恢复活动能力，提高生活质量。

（一）呼吸功能训练

慢性阻塞性肺疾病患者常表现为吸气短促，呼气深长费力，这种呼吸模式不利于肺的通气效率。呼吸功能训练是慢性阻塞性肺疾病患者整体肺功能康复治疗方案的一个重要组成部分。

1. 呼吸训练 重建生理性的呼吸模式——腹式呼吸。

（1）体位摆放：采取前倾依靠位，头靠在前面的桌子上折好的被子或枕头上，双手放在被子或枕头下。这一体位有助于放松颈背部肌肉，并可以固定肩带部以减少呼吸时的过度活动。

前倾体位时因为腹肌张力下降，使腹部在吸气时容易隆起，有助于腹式呼吸。

（2）腹部加压暗示呼吸法（膈肌呼吸训练）：坐位或站位时进行，在呼气时，患者用两手用力挤压上腹部或双侧下胸部，吸气时放松。由于在呼气时增加腹部压力，从而使膈肌进一步上抬，有利于废气的排出。如此反复练习，可增加膈肌的活动。也可用 1.5～2.5 kg 的沙袋（可逐渐增加到 5～10 kg）置于脐与耻骨中间，嘱患者练习腹式呼吸，每次 30 min，2 次/天，可以减少生理无效腔，改善和提高呼吸效率。采用头低足高位呼吸，患者取仰卧位，抬高臀部 20° 倾斜位练习，每次 20～30 min，每天 2 次。利用内脏对横膈的重力作用推动膈肌，增加膈肌活动度。

（3）缩唇呼吸练习：在呼气时将嘴唇缩紧，增加呼气时的阻力，使呼吸道较长时间地打开，增加气体从肺泡内的排出，减少肺内残气量。注意呼气时间要长于吸气时间 2 倍以上，呼吸频率不应超过 20 次/分。

2. 保持呼吸道通畅

（1）控制感染：根据痰培养和药敏试验结果，选用敏感抗生素，足量、全程治疗。同时应用化痰药物或雾化吸入法，稀释痰液使痰易咳出。

（2）辅助咳嗽技术：有效的咳嗽是为了排除呼吸道阻塞物并保持肺部清洁，无效的咳嗽只会增加患者痛苦和消耗体力。有效咳嗽训练是让患者采取坐位或身体前倾，颈部稍微屈曲，先深吸一口气，短暂闭气约 1 秒，使气体在肺内得到最大分布。增加胸膜腔内压，使呼气时产生高速气流。治疗师示范咳嗽及腹肌收缩，患者双手置于腹部且在呼气时做 3 次哈气以感觉腹肌的收缩，练习发"K"的声音以感觉声带绷紧、声门关闭及腹肌收缩。当患者把这些动作结合时，指导患者做深而放松的吸气，接着做急剧的双重咳嗽。

（3）体位引流：痰较多的患者可以进行体位引流，原则是将患处的肺段向支气管垂直引流。病变部位在高处以利于痰液从高处向低处引流。体位引流适宜身体衰弱或有术后并发症而不能咳出肺内分泌物者。体位引流的同时施加叩击手法可增加疗效，具体做法是治疗者手指并拢，掌心握成杯状，依靠腕部力量，在引流部位胸部上，双手轮流叩击拍打 30～40 s，叩击力量视患者的耐受力而定。注意骨折部位、肿瘤部位、肺栓塞、心绞痛、胸腔手术后等是叩击禁忌证。

3. 预防并发症 防止高碳酸血症、呼吸肌衰竭、肺不张、感冒等。

（二）运动疗法

1. 上肢功能练习 可以带动辅助呼吸肌群，具有辅助呼吸的作用。应用体操棒，高度超过肩关节水平做各个方向的活动，或做高过头部的上肢套圈练习。也可做手持重物高举过肩的各个方向的运动，开始重量为 0.5 kg，逐渐增加重量至 2～3 kg，每次 1～2 min，休息 2～3 min，2 次/天。

2. 吸气练习 增加吸气肌的力量和耐力，采用口径可以调节的吸气管，逐渐增加吸气阻力和练习时间。

3. 呼气练习 增强腹肌肌力练习，COPD 患者通常腹肌无力，让患者仰卧位，使两下肢屈髋、屈膝，两膝尽量靠近胸部，然后慢慢向上抬起两下肢，再复原，反复练习。也可采用人工阻力练习，如吹气球或吹蜡烛等，近年呼吸训练器逐渐应用于临床，疗效较好（图 5-18）；还可以在下腹部加压沙袋，做对抗沙袋的挺腹练习，宜在呼气时用力挺腹。逐渐增加训练次数和时间。

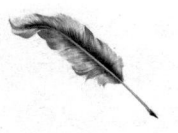

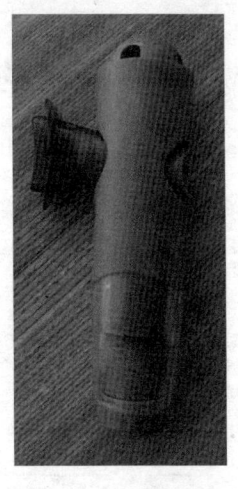

图 5-18 呼吸训练器

4. 增强心功能和恢复活动能力 轻症患者可以采取健身跑、游泳、划船、活动平板和功率自行车、太极拳、呼吸操等。重症患者先在床边站立，逐渐到床边步行、室内步行、室外步行和上下楼梯，并逐渐增加步行的距离、时间和速度。

运动疗法的禁忌证是急性呼吸衰竭和急性心力衰竭，安静时也有明显呼吸困难者。

（三）物理因子治疗

1. 超短波治疗 COPD 急性期或处于感染的患者可以应用超短波治疗。主要治疗作用是消炎、改善血循环、控制肺部感染。采用胸部对置法，无热量或微热量，治疗时间 12～15 分/次，1 次/天，15～20 次为一个疗程。

2. 超声雾化吸入疗法 可用于痰多、黏稠、不易咳出的患者。治疗作用：稀释痰液、消炎、促进痰液的排出。

3. 膈肌起搏器 是用低频电极刺激膈神经，引起膈肌收缩，帮助膈肌力量恢复。

（四）家庭氧疗与营养

COPD 稳定期进行长期家庭氧疗对有慢性呼吸衰竭的患者可提高生存率，应采用低流量吸氧，可以改善症状。在营养支持方面，选用易消化、高蛋白质、富含维生素的食品。

五、康复教育

1. 让患者了解呼吸系统的正常解剖和生理功能、COPD 的病因、主要临床表现、COPD 的诊断手段，以及如何评价相关检查结果，包括胸部 X 线片和肺功能测定结果。知道 COPD 的主要治疗原则，了解常用药物的作用、用法和不良反应，包括掌握吸入用药技术。

2. 了解 COPD 急性加重的原因、临床表现及预防措施。发生急性加重时能进行紧急自我处理。使患者相信通过长期规范的治疗能够有效控制其症状，不同程度地减缓病情进展速度。

3. 认识吸烟对慢性阻塞性肺疾病的危害性，帮助至今仍吸烟者尽快戒烟并坚持下去，预防感冒，保持居住环境中空气流通和清新。

4. 掌握正确的呼吸模式，如腹式呼吸、深呼吸、缩唇呼吸。对于符合指征且具备条件者，指导其开展长期家庭氧疗及家庭无创机械通气治疗；增强机体免疫力，如接种肺炎疫苗和流感疫苗；保持良好的心态，树立战胜疾病的信心。

（郭海城）

第十六节 烧伤的康复

学习目标

1. 掌握烧伤创面治疗阶段的治疗方法。
2. 熟悉烧伤后的主要功能障碍。
3. 了解烧伤的临床分期。

案例 5-16

男性,45岁,因"右手烧伤后活动受限5个多月"就诊。初步评定:右手掌面及背面皮肤可见明显瘢痕增生,感觉功能轻度下降,右手握力下降,掌指关节及近端指间关节伸直受限,日常生活能力受限。

思考题:
1. 该患者有哪些功能障碍?
2. 根据评定结果,应对该患者进行哪些康复治疗?

一、概述

(一)定义

烧伤是由于热力(火、热气、热液或固体等)、电、光、化学物质及放射线等引起的人体皮肤和黏膜,甚至肌肉、骨骼的损伤。重者可引起全身一系列的应激反应,后期遗留不同程度的功能障碍。

知识链接

皮肤的功能

皮肤总重量占体重的5%~15%,总面积为1.5~2 m^2,厚度因人或部位而异,为0.5~4 mm。皮肤覆盖全身,它使体内各种组织和器官免受物理性、机械性、化学性和病原微生物的侵袭。皮肤具有两个方面的屏障作用:一方面防止体内水分、电解质、其他物质丢失;另一方面阻止外界有害物质的侵入。皮肤保持着人体内环境的稳定,同时皮肤也参与人体的代谢过程。皮肤由表皮、真皮和皮下组织构成,并含有附属器官(汗腺、皮脂腺、指甲、趾甲),以及血管、淋巴管、神经和肌肉等。

(二)临床分期

根据烧伤的病理生理特点,将烧伤的临床过程分为3期。

1. 体液渗出期(又称休克期或复苏期) 烧伤后早期由于血管通透性增高,大量血浆从血管内渗出,持续时间达36~48小时。由于有效循环血量明显下降,可发生低血容量性休克,同时并发急性肾衰竭等。

2. 感染期 烧伤创面皮肤坏死利于细菌繁殖,尤其是严重烧伤后机体抵抗力低下,对病

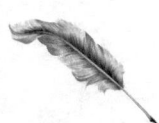

菌的易感性增高,常出现创面感染甚至全身性感染。此期大约持续4周。

3. **修复期** 烧伤创面出现炎性反应的同时,组织的修复已经开始。浅度的烧伤可自行愈合,而深度烧伤多难自愈,需用植皮等方法修复。但创面愈合后会残留大量瘢痕,瘢痕继发增生、挛缩,可导致关节功能障碍。

二、主要功能障碍

1. **关节挛缩和活动受限** 烧伤后产生大量瘢痕,皮肤张力增高,关节活动受限。严重烧伤的患者由于长时间制动,出现关节周围软组织挛缩或粘连。

2. **肌肉萎缩和肌力下降** 严重烧伤的患者由于长期制动,引起失用性肌萎缩。部分深度烧伤者,周围神经可能损伤,导致神经源性肌萎缩。

3. **心肺功能障碍** 患者受伤时由于吸入刺激性物质,导致呼吸道黏膜损伤,出现阻塞性通气障碍。胸部环行烧伤的患者,可造成限制性通气障碍。而受伤后由于长期卧床导致安静心率增快,每搏量减少,心肌收缩做功效率下降,且易并发坠积性肺炎。

4. **日常生活活动能力障碍** 严重烧伤出现关节活动障碍、肌力下降,明显影响患者肢体功能,并常伴有心肺功能障碍和心理障碍,使患者的日常生活活动能力下降。

5. **感觉功能减退** 若伤及周围神经或瘢痕愈合过程中感觉神经纤维不能穿入瘢痕组织均可导致感觉功能减退。

6. **心理障碍** 患者伤后由于疼痛、毁容、身体畸形等原因致自尊心受到一定的损害,常出现强烈的情绪反应,表现为焦虑、抑郁等。

三、康复评定

(一)烧伤面积的评定

1. **中国新九分法** 以身体不同部位占体表面积的百分数表示(表5-20)。

表5-20 中国新九分法表

部位	分布	比例	占成人体表面积(%)	占儿童体表面积(%)
头颈部	面部	3	$1 \times 9=9$	9+(12-年龄)
	发部	3		
	颈部	3		
双上肢	双上臂	7	$2 \times 9=18$	2×9
	双前臂	6		
	双手	5		
躯干	躯干前面	13	$3 \times 9=27$	3×9
	躯干后面	13		
	会阴	1		
双下肢、臀部	双臀	5	$5 \times 9+1=46$	$5 \times 9+1-$(12-年龄)
	双大腿	21		
	双小腿	13		
	双足	7		

2. **手掌法** 患者本人一个手掌(指并拢)的面积相当于其体表面积的1%,以此来估计烧伤面积。一般用于小面积的烧伤。

(二)烧伤深度的评定

烧伤深度常用三度四分法进行评定(表5-21)。

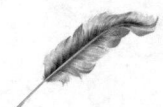

表 5-21　三度四分法

深度	损伤深度	临床特点	创面愈合过程
Ⅰ度（红斑型）	表皮层	局部红斑，轻度红肿，表面干燥，无水疱，疼痛和烧灼感	3～5日可痊愈，不留瘢痕
浅Ⅱ度（水疱型）	伤及真皮浅层，生发层健存	水疱较大，渗出较多，基底红润，剧痛	2周可痊愈，有色素沉着，不留瘢痕
深Ⅱ度（水疱型）	伤及真皮深层，尚残留皮肤附属器	小水疱，基底红白相间，感觉迟钝	3～4周痊愈，愈后留有瘢痕
Ⅲ度（焦痂型）	伤及皮肤全层，可达皮下、肌肉，甚至骨骼	创面无水疱，苍白或焦黄，血管栓塞，感觉消失	需创面植皮愈合，愈后遗留瘢痕

（三）烧伤严重程度的评定

1. **轻度**　总烧伤面积＜10%的Ⅱ度烧伤。
2. **中度**　总烧伤面积为11%～30%，或者Ⅲ度烧伤面积＜10%。
3. **重度**　总烧伤面积为31%～50%，或者Ⅲ度烧伤面积为11%～20%；或者烧伤面积＜31%，有下列情况之一者：①全身情况较重或已有休克；②复合伤或中毒；③中、重度吸入性损伤。
4. **特重度**　总烧伤面积＞51%，或者Ⅲ度烧伤面积＞21%，或者存在严重并发症。

（四）关节活动范围的评定

治疗前、后对患者全身各关节尤其是受累关节活动范围进行评定，可以了解关节活动障碍的程度，为临床选择针对性的治疗方法和判断治疗效果提供有力依据。

（五）肌力的评定

采用手法肌力测试法（MMT）对受累肌群的肌力进行评定。

（六）感觉功能的评定

常采用轻触觉及两点辨别觉测定患者周围神经有无受累或判断植皮区的愈合情况。

（七）烧伤后疼痛的评定

对烧伤患者疼痛的部位、性质及程度进行评定，可采用视觉模拟评分法（VAS）及简化的McGill疼痛问卷法。

（八）肥厚性瘢痕的评定

瘢痕的特性是增生、变硬、向心性挛缩，在关节处就会影响关节功能活动。此外，在增生过程中会出现不同程度的瘢痕瘙痒。可通过肉眼观察肥厚性瘢痕的色泽、厚度、面积、弹性、质地，询问患者是否有瘙痒等。另外，也可采用超声波、激光多普勒等来测量瘢痕厚度，了解瘢痕增生进程。常采用温哥华瘢痕量表评定瘢痕。

（九）日常生活活动能力的评定

ADL能力的评定方法通常采用Barthel指数分级法或Katz指数分级法。

（十）心理功能障碍的评定

一般情况下患者早期处于焦虑状态，后期则表现为抑郁和悲观。临床上常用焦虑自评量表（SAS）、抑郁自评量表（SDS）或汉密尔顿焦虑及抑郁量表对患者的焦虑、抑郁情况进行评估。

四、康复治疗措施

烧伤病人康复治疗近期以维持并逐步改善未受伤及受伤部位关节活动范围，减轻水肿、疼痛，改善肌力、耐力，预防挛缩，减少瘢痕增生为目标；长期以改善关节肌肉力量以及关节活动范围，提高运动能力、灵活性、协调性，逐步恢复身体转移、行走能力为目标。总之以能够拥有独立完

成日常生活和相应的学习、工作的能力为目标。我国烧伤康复治疗指南（2013版）建议将烧伤治疗过程划分为两大阶段——创面治疗阶段和康复治疗阶段，根据患者生命体征变化结合创面愈合情况，创面治疗阶段分为重症期（生命体征不平稳）和稳定期（生命体征相对平稳）2个时期。康复治疗阶段又可分为创面覆盖完成、离院前康复治疗及离院后康复治疗2个时期。

（一）重症期的康复

烧伤后康复的早期介入具有十分重要的意义，会对患者日后的功能恢复起到关键性的影响。康复治疗可以减轻疼痛，促进创面愈合，预防关节挛缩，维持正常的关节活动度，增强肌力和耐力，改善患者的心理状态，避免永久性功能受限的发生。

1. 伤口处理 在临床相关治疗的基础上，从康复治疗的角度可以根据病情采用各种适当的理疗促进创面愈合，防治感染。常用的方法如下。

（1）水疗（35～36℃漩涡浴）：可促进分泌物及坏死物的清除。每次30 min。禁忌证包括不适应水浴疗法，出现血压、心率等突然改变者；体温低于36.7℃或高于38.3℃者；有严重电解质紊乱者。

（2）冷疗法：适用于中、小面积和较浅的烧伤。温度以5～10℃为宜，时间以去除冷疗后疼痛消失为准。

（3）紫外线疗法：如果创面脓性分泌物或坏死组织较多，肉芽生长不良，可以采用中或强红斑量照射；当分泌物减少或脱痂露出新鲜肉芽组织时，应减量至阈红斑量；对于浅而新鲜的创面可用亚红斑量照射。

（4）全身电光浴：大面积烧伤可采用此法。温度30～33℃或更高，每次20～30 min。

（5）红外线照射：小面积烧伤可用。每次30～60 min。

（6）超短波：采用微热量，每次10～15 min，可用于局部烧伤的治疗。

2. 体位摆放和矫形器应用 正确的体位摆放和合理地应用矫形器能有效地预防关节挛缩的发生。烧伤患者常采取屈曲和内收的舒适体位，而长期处于这种体位易于发生软组织及关节挛缩，故应指导患者采取抗挛缩体位（多为伸展、外展位），有条件者可应用矫形器帮助正确的体位摆放，对于不同的烧伤部位应采取不同的体位摆放。

（1）颈部：颈前烧伤时，应使头部充分后仰；颈后或两侧烧伤时，颈部取中立位。

（2）腋下烧伤时，肩外展90°，并处于外旋位。

（3）肘部：屈侧烧伤时取肘伸直位；背侧烧伤可取肘屈20°、前臂中立位。

（4）手部：手背烧伤应使掌指关节屈曲60°～90°，指间关节伸直，拇指处于外展和对指位。

（5）髋部：髋关节中立、伸展位；大腿内侧烧伤时，髋外展15°～30°。

（6）膝部：膝关节处于伸直位。

（7）踝部：踝关节背屈位。

3. 运动疗法 应在患者一般状况稳定后尽早开始。

（1）增加关节活动范围训练：能自行活动的患者可进行主动活动和助力活动，主动活动要从小范围开始，逐渐增加运动量及运动幅度，特别要注意强化颈后伸、上肢外展、前臂旋前旋后、伸指、肘腕关节及下肢各关节的屈伸功能活动；不能主动活动者由治疗师对患者行各关节全范围被动活动。每天至少2次，治疗过程中严密观察患者生命体征（心率、血压、呼吸）的变化，治疗持续时间、活动幅度、训练强度应个体化。

（2）呼吸训练：对于卧床，心肺功能障碍，尤其是有呼吸道损伤的患者，应进行呼吸练习，以协调各种呼吸肌的功能，增加肺活量，提高呼吸的有效性。呼吸训练主要以腹式呼吸、深呼吸为主，一日多次练习，配合体位引流，利于促进排痰，预防和减少呼吸系统的并发症。

4. 心理治疗 有针对性地给患者做好心理疏导工作，消除疑虑、恐惧、悲观情绪。

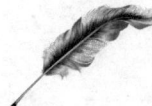

（二）稳定期的康复

1. 运动疗法 目的是增加关节活动范围，防止关节挛缩、畸形，增强肌力及耐力。

（1）增加关节活动范围训练：鼓励主动运动，可采用徒手体操、固定自行车、滑车重锤等方式进行。如果存在关节挛缩，可采取关节松动术进行手法松解。

（2）牵伸运动：运用手法、夹板、重物等对瘢痕部位关节进行缓慢、温和、持续的牵伸治疗，使瘢痕逐渐变软，纠正关节挛缩，恢复关节功能。

（3）肌力训练：依据肌肉力量的分级采取相应的肌力训练方法。训练形式可采用等长收缩、等张收缩和抗阻训练等。

2. 压力治疗 是防止或减轻瘢痕增生的有效措施之一。在一定压力作用下，瘢痕组织缺血缺氧，胶原代谢降低，成纤维细胞增生受抑，从而抑制了瘢痕增生；对于水肿肢体还可促进静脉回流，缓解症状。深度烧伤创面一旦愈合，就应及时施行压力治疗，未愈合的创面可于涂药及覆盖敷料后行加压包扎。目前常用的有环形弹力套、弹力绷带，一般需坚持24小时使用，持续6~12个月，压力一般为20~30 mmHg。

3. 作业疗法及ADL训练 进行力所能及的ADL训练，功能性的、有针对性的作业活动可以维持患者的关节活动范围，保持一定的肌力与耐力。例如单侧上肢严重烧伤的患者不能独立完成洗脸的活动，治疗师可以指导其如何用单手完成拧毛巾的动作。另外，对于完成功能活动相对困难者，可以建议使用辅助具。

4. 物理因子治疗 采用音频电疗法、蜡疗、超声波疗法、磁疗、中药熏蒸等治疗方法可以加速血液循环，消除肿胀，松解粘连，软化、消除瘢痕。

5. 手法按摩 对新生的瘢痕组织进行按摩，能起到软化瘢痕的作用，手法要求动作轻柔。瘢痕组织成熟后，可适当加大按摩力度。

6. 矫形器 对于严重烧伤的患者，在挛缩和畸形不可避免的情况下，可以装配合适的矫形器或辅助具。另外，由于运动或牵伸后瘢痕仍要紧缩，应用矫形器可以保持已获得的活动度。

7. 心理治疗 针对此期的心理状况，适时地给予正确的心理疏导，可以保证康复治疗顺利实施。对精神过度抑郁患者可适当应用抗焦虑药或抗抑郁药。

（三）创面覆盖完成、离院前康复治疗

1. 抗阻的关节ROM训练、等长肌力训练、主动力量训练、步态训练。
2. 进一步加强ADL训练。
3. 对抗瘢痕增生与挛缩的综合治疗。

（四）离院后康复治疗

1. 进一步加强关节ROM及力量训练，改善身体素质。
2. 加强瘢痕处理。
3. 适时考虑重建手术及术后治疗。

五、康复教育

烧伤是一种常见的灾害性疾病，早期正确而恰当的院外处理至关重要，不仅能减轻损伤程度，还能为后续入院治疗提供有利的基础。因此，应该在人群中普及一些关于烧伤的常识：①迅速脱离热源；②冷疗用自来水即可（时间以冷疗停止后不再剧痛为止），但大面积烧伤者应慎用；③化学物品烧伤者以大量清水冲洗；④电烧伤者立即切断电源，或者用绝缘体拨离电源；⑤若出现呼吸、心搏停止，应立即行体外心脏按压及口对口人工呼吸；⑥创面处理可用清洁的衣物、被单等；⑦大面积烧伤者可以口服含盐饮料。

（郭海城）

第十七节　帕金森病的康复

学习目标

1. 掌握帕金森病的康复治疗措施。
2. 熟悉帕金森病的康复评定和康复教育内容。
3. 了解帕金森病的发病机制和主要功能障碍。

案例 5-17

男性，69岁，半年前出现手脚发硬，肢体活动不灵活，1个月前出现左上肢不自主抖动，并逐渐加重，同时伴有面部肌肉僵硬，流涎，行走迟缓。该患者被诊断为帕金森病。

思考题：
1. 该患者应该进行哪些功能评定？
2. 对该患者如何进行康复治疗？

一、概述

帕金森病（Parkinson disease，PD）又名震颤麻痹（paralysis agitans），是一种中老年人常见的运动障碍疾病，属于锥体外系疾病，以运动迟缓、肌张力增高、静止性震颤和姿势步态障碍为主要症状，可以伴有认知情绪障碍、睡眠障碍、二便异常、疼痛和疲劳等非运动症状。PD的症状复杂多样，常导致多种不同程度的运动功能障碍，严重影响患者的日常生活活动能力，造成生活质量下降和工作能力丧失。

帕金森病的病因和发病机制十分复杂，至今未彻底明了，目前认为该病的主要病理改变为黑质致密部多巴胺能神经元丢失和路易小体形成，其主要生化改变为纹状体区多巴胺递质降低，多巴胺减少后，乙酰胆碱相对增多，功能过强，就导致一系列运动功能障碍。帕金森病是一种缓慢进展性疾病，开始时症状不明显，以后症状渐加重，一般先表现为一侧肢体不灵活，以后再发展到另一侧。自觉手脚发硬，并伴有肢体抖动。患者面部肌肉僵硬，口水常难以下咽，以致经常流涎。说话声细，言语不清。帕金森综合征是指各种原因（脑血管病、脑动脉硬化、感染、中毒、外伤、药物及遗传变性等）造成的以运动障碍为主的一组临床症候群，主要表现与帕金森病类似。

知识链接

帕金森病

帕金森病是一种常见的神经系统退行性疾病，在我国65岁以上人群的患病率为1700/10万，并随年龄增长而升高，给家庭和社会带来沉重的负担。目前，药物治疗仍是PD的主要治疗方法，而康复治疗被认为可以改善PD患者多种功能障碍，提高生活自理能力，甚至有研究报道可延缓疾病的进展。欧美国家已发布了PD康复的物理治疗、作业疗法和言语-语言治疗指南。我国2018年发表了《帕金森病康复中国专家共识》，总结PD功能障碍规范化评定和康复方法，以期提高我国PD康复治疗水平，推动PD康复的普及和发展，更好地提升患者生活质量。

二、主要功能障碍

发病缓慢，呈"N"字形进展，即症状常自一侧上肢开始，逐渐扩展到同侧下肢、对侧上肢及下肢，症状以震颤最多，依次为步行障碍、肌强直和运动迟缓。

1. **静止性震颤** 多自一侧上肢开始，可波及四肢、下颌、唇、舌和颈部，上肢的远端较重，往往使患者丧失双手的协调性及灵活性，精细动作不能完成。搓丸样震颤，频率一般每秒4~6次，幅度不定，安静时出现，精神紧张时加重，随意运动时减轻，睡眠时消失。

2. **运动迟缓** 运动缓慢及运动困难，患者随意动作减少，包括始动困难和动作缓慢，起立、翻身、起床、穿衣等日常活动均发生障碍。患者丧失双手的协调性及灵活性，精细动作不能完成，如书写障碍，书写时字越写越小，称为"小写症"。口咽部肌肉运动障碍可导致进食饮水时呛咳。由于发音肌肉的强直，出现构音障碍为主的言语功能障碍，表现为言语减少，言语不清，语声单调、低沉，甚至缄默不语。

3. **肌张力增高** 屈肌、伸肌的肌张力都增高，被动运动时有均匀的阻力，可呈"铅管样"强直，多自一侧的上肢近端开始，逐渐蔓延到远端、对侧及全身。肌肉强直的持续存在，使关节活动明显受限，日久导致关节、肌肉及周围组织的挛缩。面肌强直使表情和瞬目动作减少，即"面具脸"。颈肌和躯干肌强直形成屈曲状态，旋颈和旋体动作均减慢、困难，行走时上肢协同摆动动作消失，维持肌紧张度的反射功能受到易化。

4. **姿势与平衡障碍** 是病情严重程度的重要标志，也是致残的主要原因。行走时步距缩短，碎步，前冲，即"慌张步态"，动作一旦启动又不能立刻停止。偶然起身时全身不动，持续数秒或数十分钟，称为"冻结"发作。

5. **其他症状** 唾液、汗液和皮脂分泌增多，直立性低血压，二便功能障碍，抑郁、思维迟钝、记忆力减退等。

知识链接

对帕金森病诊断及鉴别诊断有意义的检查

以下辅助检测有助于诊断与鉴别帕金森病：存在嗅觉减退或丧失；头颅超声显示黑质异常高回声（>20 mm²）；心脏间碘苄胍闪烁显像法显示心脏去交感神经支配；正电子发射断层扫描（PET）可显示脑内多巴胺转运体功能显著降低，多巴胺递质合成减少。

三、康复评定

（一）四肢协调能力测试

1. **上肢** ①30 s 内能按动计数器的次数；②1 min 内能从盆中取出的玻璃球数；③1 min 内能插入穿孔板内的小棒数；④1 min 内在两线间隔 1 mm 的同心圆图的空隙内，能画出圆圈个数和画出线外的次数；⑤1 min 内在两线间隔 1 mm 的同心圆图的空隙内能画出直线的条数和画出线外的次数。

2. **下肢** ①闭眼状态下，双足跟与足尖并拢能站立的时间；②睁眼状态下，单足能站立的时间；③睁眼状态下，前进、后退、横行分别行走 10 m 距离所需的时间；④闭眼状态下，前进、后退、横行分别行走 10 m 距离所需的时间；⑤睁眼状态下在 20 m 宽的两直线内行走及 10 s 内的步行距离和足出线的次数。

（二）日常生活活动能力评定

ADL 能力评定常用 Barthel 指数量表，详见本教材第三章第三节。

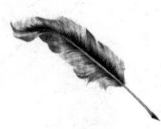

(三）步行能力评定

步行能力评定常用 Hoffer 步行能力分级、Holden 步行功能量表，详见本教材第三章第二节。

(四）综合评定

帕金森病的康复综合评定量表很多，本书采用的是 Hoehn-Yahr 分级评定法（表 5-22）和韦氏（Webster）帕金森病评定量表（表 5-23）。

表 5-22 Hoehn-Yahr 分级评定法

分期	分级	日常生活能力	临床表现
早期	I	日常生活不需要帮助	仅一侧障碍，障碍不明显，相当于韦氏量表总评 0 分
	II		双侧肢体或躯干障碍，但无平衡障碍，相当于韦氏量表总评 1～9 分
中期	III	日常生活需部分帮助	出现姿势反射障碍的早期症状，身体功能稍受限，仍能从事某种程度工作，日常生活有轻中度障碍，相当于韦氏量表总评 10～19 分
	IV		病情全面发展，功能障碍严重，虽能勉强行走、站立，但日常生活有严重障碍，相当于韦氏量表总评 20～28 分
晚期	V	需全面帮助	障碍严重，不能穿衣、进食、站立、行走，无人帮助则卧床，或者在轮椅上生活，相当于韦氏量表总评 29～30 分

表 5-23 韦氏帕金森病评定量表

临床表现	生活能力	计分
1. 手动作	不受影响	0
	精细动作减慢，取物、扣扣子、书写不灵活	1
	动作中度减慢，单侧或双侧各动作中度障碍，书写明显受影响，有小字症	2
	动作严重减慢，不能书写，扣扣子、取物显著困难	3
2. 强直	未出现	0
	颈、肩部有强直，激发征阳性，单或双侧腿有静止性强直	1
	颈、肩部中度强直，不服药时有静止性强直	2
	颈、肩部严重强直，服药仍有静止性强直	3
3. 姿势	正常，头部前屈 10 cm	0
	脊柱开始出现强直，头前屈达 12 cm	1
	臀部开始出现强直，头部前屈 15 cm，双侧手上抬，但低于腰部	2
	头部前屈 >15 cm，单、双手上抬高于腰部，手显著屈曲，指关节伸直，膝开始屈曲	3
4. 上肢协调	双侧摆动自如	0
	一侧摆动幅度减小	1
	一侧不能摆动	2
	双侧不能摆动	3
5. 步态	跨步正常	0
	步幅 44～75 cm，转弯慢，分几步才能完成，一侧足跟开始重踏	1
	步幅 15～30 cm，两侧足跟开始重踏	2
	步幅 <7.5 cm，出现顿挫步，靠足尖走路，转弯很慢	3

续表

临床表现	生活能力	计分
6. 震颤	未见	0
	震颤幅度 <2.5 cm，见于静止时的头部、肢体，行走或指鼻时手有震颤	1
	震颤幅度 <10 cm，明显不固定，手仍能保持一定控制力	2
	震颤幅度 >10 cm，经常存在，醒时即有，不能自己进食及书写	3
7. 面容	表情丰富，无瞪眼	0
	表情有些刻板，口常闭，开始有焦虑、抑郁	1
	表情中度刻板，情绪动作时现，激动阈值显著增高，流涎，口唇有时分开，张开 >0.6 cm	2
	面具脸，口唇张开 >0.6 cm，有严重流涎	3
8. 坐位起立	能自如地从椅子上起立	0
	坐位起立动作慢	1
	起立时需用手帮助	2
	不能自坐位起立	3
9. 言语	清晰，易懂，响亮	0
	轻度嘶哑，音调平，音量可，能听懂	1
	中度嘶哑，单调，音量小，乏力，口吃，不易听懂	2
	重度嘶哑，音量小，口吃严重，很难听懂	3
10. 生活自理能力	能完全自理	0
	能自理，但穿衣速度明显减慢	1
	能部分自理，需部分帮助	2
	完全依赖照顾，不能自己穿衣、进食、洗漱及起立行走，只能卧床或坐轮椅	3

（五）其他评定

常用关节活动范围量表、Ashworth 量表、平衡功能评定量表、吞咽功能评定、认知功能及心理功能评定等，详见本教材第三章康复评定方法部分。

四、康复治疗措施

帕金森病的康复治疗也应个体化，即根据病情轻重，在一般药物治疗的基础上，采取合理康复措施，积极进行功能训练，改善运动和平衡、协调功能，提高 ADL 质量。

（一）基本治疗

1. **药物治疗** 多巴胺替代疗法，常用左旋多巴，剂量从小开始，逐渐调整到有效剂量；最好饭前半小时服药，并注意饮食营养均衡，防止营养不良；服药后步行，起到有氧训练的目的。

2. **预防屈曲挛缩** 睡硬板床，牵张伸肌，可改善患者床上活动能力。

3. **预防直立性低血压** 缓慢改变体位，用起立床时要从不同角度开始，逐渐适应。

4. **定期测量肺活量** 了解呼吸肌受累情况。

5. **学会应用放松技术** 减轻肌强直。

（二）对症康复治疗

积极进行运动训练，以维持协调功能，保证关节正常的活动度及姿势和步态。

1. **物理因子治疗** 使用温水浴、漩涡浴、红外线、短波、蜡疗、推拿等方法，缓解和改善强直状态。

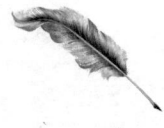

2. **运动疗法** 预防关节活动受限及肌萎缩、挛缩的发生，改善平衡和协调功能，维持肌肉的耐力，但同时也要进行放松练习，提高控制能力。

（1）放松练习：①对比法。首先深呼吸，用力时吸气，放松时呼气。练习从一侧肢体的远端开始，再到近端，然后到对侧的肢体（患有肺部疾病和高血压者不适用）。②交替法。根据主动肌收缩后导致拮抗肌松弛的原理训练。③暗示法。要求房间温暖，光线柔和，治疗师语调温和。嘱咐患者将注意力集中在需要放松的部位，想象肢体非常沉重，重复数次直到该部位放松。④牵张法。缓慢的被动牵伸运动可降低肌张力，扩大关节活动范围。⑤有节奏的躯干旋转和推拿按摩等方法可改善僵硬的肌群。

（2）提高关节活动控制能力练习：①下肢的关节活动控制。仰卧位，一侧下肢伸直，另一侧下肢屈曲并用足跟接触对侧下肢的膝部，向下滑到小腿前，再到踝部，左右交替练习。②下蹲练习。面对肋木，双上肢平肩抓住肋木，进行下蹲站立练习，反复5~10次。

（3）改善关节活动范围训练：主动和被动活动关节相配合，主要部位是颈、肩、肘、腕、手指、髋、膝关节。运动包括颈前屈后伸、左右侧屈和回旋；肩内旋、内收、外旋、外展、耸肩、垂肩；站立双手前上举、伸指、伸肘；下蹲手握拳、屈肘、上臂内收。训练应持之以恒，同时增加颈后伸、肩外展和外旋等活动范围以纠正前倾姿势。要注意避免过度牵拉及疼痛。

（4）肌力训练：重点训练胸肌、腹肌、腰背肌和股四头肌等核心肌群及四肢近端肌群，可采用体操或拉力器、功率自行车等器械进行渐进式抗阻训练。

（5）平衡、协调功能训练：患者站立时双足分开25~30 cm，重心向左右前后移动，单足支撑，保持平衡；患者躯干及骨盆旋转，上肢随之大幅度摆动；训练应逐渐增加运动的幅度和速度，增强上、下肢的协调和控制能力。也可以借助平衡板、平衡垫和平衡仪进行训练。

（6）步态训练：主要是针对慌张步态。重点在于矫正躯干前倾姿势，改善由于追赶身体重心所致的慌张步态。患者直立，双眼直视前方，起步时足尖尽量抬高，保证足跟先着地，跨步要尽量大，两上肢在行走时尽量做前后摆动。可借助姿势镜进行增大步幅、增快步速、跨越障碍物、绕障碍行走和变换行走方向等方法调整步行训练难度。

（7）手功能活动训练：重点进行够取、抓握和操控物体训练，提高活动的速度、稳定性、协调性和准确性。如用不同大小、形状、重量和材质的杯子（纸杯和玻璃杯等）喝水，使用各种餐具和扣纽扣等。

3. **作业疗法** 详见本教材第四章第二节作业疗法。

4. **言语训练** 详见本教材第四章第三节言语治疗。

5. **传统康复方法** 按摩可缓解部分症状。

6. **重复经颅磁刺激** 高频或低频刺激辅助运动皮质或运动皮质可以改善帕金森病运动症状。

五、康复教育

帕金森病是一种慢性进展性疾病，病程长。康复训练需要持之以恒，需要有坚强的毅力，才能保证训练的持续性。要鼓励患者树立战胜疾病的信心，了解训练中的注意事项，如肌力训练时，因肢体震颤和强直，影响生活自理能力，需要家人长期陪同，并有足够的耐心和帮助。由于能量消耗多，容易疲劳，在训练中要特别注意经常间断休息，以防发生过度疲劳、肌力下降。被动运动过程中及训练翻身、起坐、平衡、起立，以及步行等能力时，要保护患者以防跌倒。由于患者多伴有协调能力障碍，要求治疗和居住环境要舒适，让患者感觉很安全。家人应随时观察患者的情绪变化，发现问题及时疏导。

（刘书慧）

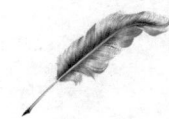

第十八节 慢性疼痛的康复

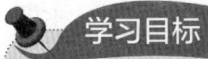

1. 掌握慢性疼痛的康复目标及主要康复治疗措施。
2. 熟悉慢性疼痛的评定。
3. 了解慢性疼痛的概念。

 案例 5-18

男性,49岁,2年前足底靠近足跟部位出现疼痛感,晨起下床刚开始行走出现疼痛,或者长时间行走休息后再走时疼痛加重。查体:足跟部前内侧肿胀,跟骨内侧小结节,跖腱膜起点附近压痛。
诊断:足底筋膜炎。
思考题:
1. 哪些治疗手段可以减轻疼痛?其作用原理是什么?
2. 运动疗法治疗骨骼肌肉疾患的慢性疼痛的原理和主要技术分别是什么?

一、概述

国际疼痛研究协会(International Association for the Study of Pain,IASP)定义疼痛为与现存或潜在的组织损伤有关的或可用损伤来描述的一种不愉快的感觉和情绪体验,同时视之为"第五生命体征"。根据WHO对其他慢性疾病时间的界定,国际疼痛研究协会把持续3个月或3个月以上的疼痛定义为慢性疼痛。并一致认为慢性疼痛是一种疾病。慢性疼痛有别于急性疼痛,并不是急性疼痛的简单延续,其在临床上更复杂且更难以控制,常伴有不愉快的情绪和身体反应,对人的身心健康危害也更大。

近年来,严重的慢性疼痛对患者生活质量的影响逐渐引起人们的注意,已被列为康复医学的主要病种之一。发达国家及部分发展中国家中广泛建立了疼痛门诊,缓解疼痛卓有成效,大大提高了复工率,减轻了社会的负担。我国近年来也逐渐形成了以现代康复治疗技术配合药物、注射技术、心理等与国际接轨的综合疗法来治疗慢性疼痛的发展趋势。

二、疼痛评定

疼痛虽难以定性、定量,但须设法将其量化,以进行客观判断与对比。

(一)病史采集

必须针对疼痛的发展过程、严重程度和定位,记录发病前患者的功能状态及对诊断与治疗的反应。这有利于对治疗效果的预测。还须记录:有无因不适当和非必要治疗而造成的医源性问题?有无药物滥用和成瘾?患者与家庭、友人、同事的关系如何?何种情况会使疼痛加剧?何种措施会使疼痛减轻?过去和现在所用的药物和反应等。

(二)临床检查

临床检查的目的是除外症状性疼痛,确定其慢性疼痛的特征;查清发生原因;注意继发性功能障碍的情况。根据疼痛部位、性质等可进行神经系统检查、骨骼肌肉检查、全身检查、影像学检查等。

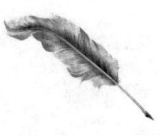

（三）痛觉评测

1. 压力测痛法 压痛检查包括：给予压力，听取受试者的反应，根据给予压力强度及反应剧烈程度，来判断疼痛的性质与程度。压力测痛计是将所给出的外力通过指针或数字定量。外力达到一定强度（数字）至患者出现疼痛反应为痛阈。继续加力至不可耐受时为耐痛阈。压力测痛特别适用于肌肉、骨骼系统疼痛的评测。

2. 视觉模拟评分法（VAS） 用纸笔方式或制成评分尺检查。在纸上或尺上画 10 cm 长的直线，按厘米划格（可精确到毫米），直线左端表示无痛，右端表示极痛。患者目测后在直线上用手指、笔画或移动标尺上的游标，定出某一点以表示疼痛程度。是临床广泛使用的有效测量方法，易于理解、使用，评分重复性好，但不适用于理解力差的老年及小儿患者。

3. 简化的 McGill 疼痛问卷法（SF-MPQ） 是在 MPQ 基础上简化而来。含 11 个感觉类和 4 个情感类对疼痛的描述词，以及体现疼痛强度（PPI）和 VAS 评分组成。所有描述词均用 0 ~ 3 分别表示"无痛""轻度痛""中度痛"和"重度痛"。

（四）心理学检查

对慢性疼痛患者进行必要的心理学检查，以便证实患者是否有焦虑与抑郁状态，常用焦虑自评量表（SAS）、抑郁自评量表（SDS）或汉密尔顿焦虑及抑郁量表。

三、康复治疗措施

慢性疼痛的康复目标是：缓解疼痛；提高活动水平和日常生活活动的独立性；避免或减少不必要的镇痛药；使患者重新适应家庭、所爱好的职业活动和业余活动，以重返社会。

（一）药物治疗

临床常用镇痛药有：①阿片类药物，如吗啡、可待因、哌替啶、芬太尼、曲马多等，对慢性持续性疼痛有明显镇痛作用。②非甾体类药物，如阿司匹林、布洛芬、吲哚美辛等。对皮肤、肌肉、关节和骨骼的疼痛疗效较好。③肌肉松弛药，如盐酸乙哌立松、巴氯芬片等。④抗抑郁、抗焦虑药，如多塞平、帕罗西汀、舍曲林等。疼痛用药原则是 3 阶梯用药：轻度疼痛选用非甾体类药物，中度疼痛用弱阿片类药，中度疼痛用强阿片类药。

（二）物理因子治疗

1. 电刺激镇痛疗法 电刺激的强度一般为感觉阈，有舒适感，但无疼痛和明显肌肉收缩。常用的方法包括：直流电疗法、经皮神经电刺激疗法、干扰电疗法、感应电疗法、音频电疗法、正弦调制及脉冲调制中频电疗法等，都有较好的镇痛效果。超短波、微波也有不同程度的镇痛作用。

2. 热疗和冷疗

（1）热疗：热疗可以提高痛阈，减轻肌肉痉挛，增加血液循环，促进炎症吸收，刺激皮肤温度感受器，抑制疼痛反射。如电热垫、电光浴、热水袋、热水浸泡、热水浴、热敷或蜡疗等对肌肉、关节和软组织病变所致的疼痛，均可产生很好的治疗效果。

（2）冷疗：冷疗可以减慢肌肉内神经传导速度，从而减轻原发骨关节病变所致的肌肉痉挛。对于肌肉、韧带急性损伤时的剧烈疼痛，首先必须使用冷敷以减轻疼痛，预防和减少出血与肿胀。24 小时后方可进行热疗。对于慢性疼痛，冷疗可用于肌筋膜炎性疼痛的治疗。多用氯乙烷冷喷于硬结区，继之进行该肌的牵伸手法以迅速解除"痛-肌肉痉挛-痛"的恶性循环。

3. 冲击波疗法 对慢性软组织损伤性疼痛疾病，如：肩峰下滑囊炎、肱二头肌长头腱炎、钙化性冈上肌腱炎、肱骨内上髁炎、肱骨外上髁炎、弹响髋、跳跃膝、跟痛症及足底筋膜炎效果好。

4. 其他 磁疗法、超声波疗法、激光局部疗法等，对慢性疼痛均有一定疗效。

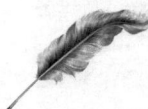

(三)传统疗法

1. 针刺治疗 针刺可以通过刺激穴位感受器激活神经元的活动,影响神经及体液调节,从而起到镇痛作用。针刺治疗可以用体针、耳针、头针等,也可以配合电针。

2. 按摩 对关节或脊柱进行推拿治疗,有助于最大限度地牵伸肌肉,改善异常痉挛,减轻活动时的疼痛。

(四)注射疗法

1. 神经阻滞疗法 直接在末梢的神经干、神经丛、脑脊神经根、交感神经节等神经组织内或附近注入药物或给予物理刺激而阻断神经传导功能称为神经阻滞。包括化学性和物理性阻滞两种。化学性阻滞主要采用局部麻醉药物或混合糖皮质激素阻断神经传导功能,阻断疼痛的恶性循环,并具有改善血循环和抗炎作用。可用于手术中镇痛,而更多的是用于疼痛治疗。临床常用的局麻药包括普鲁卡因、利多卡因、丁卡因等。此外,乙醇和苯酚常用于神经破坏,糖皮质激素如地塞米松、曲安奈德等常与局麻药混合应用,以加强疗效。

(1)周围神经阻滞:应用局麻药物以缓解由神经受压产生的疼痛。如需永久性破坏该神经,可使用乙醇或酚甘油 0.5~1 ml 注射。常用于三叉神经、舌咽神经、肋间神经、坐骨神经、星状神经节、脊柱椎旁等区域。

(2)硬膜外腔阻滞:将药物注入椎管内硬膜外腔中,可以消除神经根水肿及炎症反应,解除对神经根的压迫,使疼痛缓解。可用于术后镇痛,颈部、上肢、胸腹部及腰腿疼痛的治疗。

(3)蛛网膜下腔阻滞:现已不用于一般性疼痛的治疗,主要用于治疗晚期癌痛、严重疱疹后疼痛、幻肢痛等难治性疼痛。选择性地使用乙醇或酚甘油破坏脊神经后根,保留运动和自主神经,用于治疗上述顽固性疼痛。连续蛛网膜下腔阻滞可用于分娩及术后镇痛。

2. 扳机点注射 许多肌筋膜疼痛都与"扳机点"有关。扳机点位于肌腹中,一般比较表浅,甚至只在真皮层。注射时触摸扳机点定位,局部消毒,针头刺入扳机点,注射局麻药如 0.5% 利多卡因 1~5 ml 直至触痛消失,一般在注射后几秒钟内。注射后,可以进行肌肉的主、被动牵伸。如果疼痛严重或持续时间很长,可以在注射前先给予 15 min 的热疗或手法按摩。

3. 经皮用药 用稀释局麻药在疼痛部位周围的真皮和皮下组织浸润,可用于治疗带状疱疹后神经痛。

4. 腱鞘内注射 将药物注入腱鞘内,有消炎、松解粘连、缓解疼痛的作用,常用于手指屈肌腱鞘炎。

5. 关节腔内注射 将药物注入关节腔,缓解关节疼痛。最常用于治疗膝关节骨性关节炎,关节腔内注入局麻药、激素的混合液,可迅速缓解疼痛。如关节腔内有积液,可先抽出积液再用相当于体温温度的生理盐水 50 ml 反复进行关节腔冲洗。关节腔内注射玻璃酸钠可营养关节软骨,减轻关节疼痛。

6. 外科技术 可用外科技术破坏神经通路达到镇痛,还可进行外科冷冻神经、手术植入刺激器治疗慢性疼痛。

(五)运动疗法和手法治疗

现代康复医学的基本观点之一认为一些骨骼肌肉疾患的慢性疼痛的发生主要是由于长期维持某一不良姿势,或者反复进行某一动作造成局部慢性劳损,致使骨骼肌肉的生物力学关系不平衡所引起。运动疗法主要是纠正紊乱关系以镇痛。对颈、肩、腰腿痛的手法治疗主要是关节松动术,即在急性期、疼痛严重时采用手法促进肌肉、骨骼、关节正常生物力学关系的恢复。患者恢复到一定程度后,要学习专门的医疗体操,以进行主动训练,达到镇痛的目的。康复治疗的特点是强调主动参与,在慢性疼痛的治疗中,主动疗法的效果优于被动疗法。

(六)心理治疗

疼痛患者或多或少存在着心理问题。在疼痛处理过程中必须将心理学手段与药物、康复训练等结合进行。可采用生物反馈疗法和放松疗法。前者由仪器显示视觉或听觉的指标，指导患者放松，使特定肌肉的肌电图或皮温逐步接近目标，而达到转移注意力、降低觉醒水平、减少疼痛感受的作用。后者配合舒缓的音乐和录制好的指导语，指导患者依照一定次序逐块地放松肌肉，以产生宁静的主观体验，分散注意力，提高控制疼痛的能力，对于紧张引起的头痛、背痛有一定疗效。治疗时可采用群体心理治疗方式；对于某些心理问题较重的患者，可采用个别或家庭治疗。

（七）身体支持和支具的应用

可以用一些减轻疼痛的支具，包括疼痛关节支具、腕部支具、颈围、脊柱支具等，可以稳定和支持关节，减轻疼痛。矫形器也可帮助重量转移，减少肢体的压力和应力。要注意合理使用支具和佩戴支具的时间。一般的颈痛或腰痛不需要使用颈围或腰围，不合适的使用不仅可能会影响患者的功能康复，还给患者增加了负担。

（八）其他疗法

肌内效贴扎技术是一种将贴布贴于皮肤以达到增进或保护肌肉骨骼系统的治疗方法，常用于肌肉骨骼系统疼痛性疾病的治疗。经颅磁刺激技术逐渐在慢性神经痛、偏头痛、纤维肌痛等疾病中应用。

四、康复教育

向患者讲解疾病的有关知识，使其正确认识自身疾病性质，指导他们应该做什么，不应该做什么。他们需要了解一定的躯体活动不仅无害，还可以帮助他们恢复身体健康。具体的教育应针对不同患者的需要进行，如腰背痛的患者需要了解如何弯腰，如何抬重物，应保持怎样的坐姿和站姿等，才不会使疼痛加重。

慢性疼痛患者的一个主要问题就是缺乏健身活动。有些患者认为，疼痛就应卧床休息。应教育患者并纠正其错误认知，肯定他们有能力参加健身活动，鼓励加强身体锻炼。应根据患者情况给予进行锻炼的建议以及具体方法的指导，使患者能够耐受这些活动练习。

给予患者有针对性的睡眠建议，如选择合适的枕头、床垫软硬度、睡眠的姿势等。指导患者合理用药，避免滥用及成瘾。

（郭海城）

主要参考文献

［1］黄晓琳，燕铁斌．康复医学．6版．北京：人民卫生出版社，2018.
［2］宋为群，孟宪国．康复医学．4版．北京：人民卫生出版社，2019.
［3］励建安，江钟立．康复医学．3版．北京：科学出版社，2016.
［4］姜贵云，乌建平．康复医学．2版．北京：北京大学医学出版社，2014.
［5］王玉龙，张秀花．康复评定技术．2版．北京：人民卫生出版社，2014.
［6］章稼，王晓臣．运动治疗技术．2版．北京：人民卫生出版社，2014.
［7］陈书敏．运动治疗技术．北京：中国中医药出版社，2018.
［8］江钟立．人体发育学．北京：华夏出版社，2010.
［9］左天香，徐冬晨．人体发育学．武汉：华中科技大学出版社，2012.
［10］倪朝民．神经康复学．3版．北京：人民卫生出版社，2018.
［11］纪树荣．康复医学．北京：高等教育出版社，2004.
［12］罗治安，张慧．社区康复．2版．北京：人民卫生出版社，2014.
［13］张维杰，吴军．物理因子治疗技术．3版．北京：人民卫生出版社，2019.
［14］王红新．物理因子治疗．北京：中国中医药出版社，2018.
［15］沈滢，张志强．康复治疗师临床工作指南．物理因子治疗技术．北京：人民卫生出版社，2019.
［16］丛芳．物理因子治疗技术．北京：人民卫生出版社，2019.
［17］郭铁成，黄晓琳，尤春景．康复医学临床指南．3版．北京：科学出版社，2013.
［18］窦祖林．作业治疗学．3版．北京：人民卫生出版社，2019.
［19］梁娟．作业治疗技术．北京：中国中医药出版社，2018.
［20］闵水平，孙晓莉．作业治疗技术．2版．北京：人民卫生出版社，2014.
［21］马超，伍少玲．软组织疼痛治疗与康复．2版．广州：广东科技出版社，2016.
［22］王左生，王丽梅．言语治疗技术．2版．北京：人民卫生出版社，2014.
［23］李胜利．言语治疗技术．北京：人民卫生出版社，2013.
［24］燕铁斌．物理治疗学．3版．北京：人民卫生出版社，2019.
［25］杨小兵，李凌霞．康复心理．北京：中国中医药出版社，2018.
［26］周郁秋，张渝成．康复心理学．2版．北京：人民卫生出版社，2015.
［27］肖晓鸿．康复工程技术．北京：人民卫生出版社，2014.
［28］曹银香．刺法与灸法．北京：中国中医药出版社，2018.
［29］甄德江．针灸学．北京：中国中医药出版社，2018.
［30］王之虹．推拿学．3版．北京：中国中医药出版社，2019.
［31］房敏，宋柏林．推拿学．4版．北京：中国中医药出版社，2016.
［32］吕立江．推拿功法学．2版．北京：中国中医药出版社，2017.

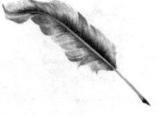

［33］吴翠珍．医学营养学．北京：中国中医药出版社，2016．
［34］王玉龙．康复功能评定学．3版．北京：人民卫生出版社，2018．
［35］贾建平，陈生弟．神经病学．8版．北京：人民卫生出版社，2018．
［36］李晓捷．儿童康复学．北京：人民卫生出版社，2018．
［37］陈小梅．临床作业疗法学．2版．北京：华夏出版社，2013．
［38］岳寿伟，周谋望，马超．肌肉骨骼康复学．3版．北京：人民卫生出版社，2018．
［39］张绍岚，王红星．常见疾病康复．3版．北京：人民卫生出版社，2019．
［40］何成奇，吴毅．内外科疾病康复学．3版．北京：人民卫生出版社，2018．

中英文专业词汇索引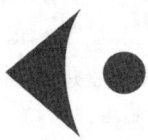

1 次最大阻力（1 repetitive maximum，1RM） 53

B

巴宾斯基征（Babinski sign） 29
摆动相（swing phase） 63
被动关节活动范围（passive range of motion，PROM） 40
被动运动（passive exercise） 104
本体感神经肌肉促进技术（proprioceptive neuromuscular facilitation，PNF） 117
病理反射（pathological reflex） 28
病损（impairment） 36
步长（step length） 64
步幅（stride length） 64
步宽（stride width） 64
步频（cadence） 64
步速（velocity） 64
步态（gait） 63
步态分析（gait analysis） 63
步行周期（gait cycle） 63

C

残疾（disability） 1
残疾人（person with disability） 1
残障（handicap） 13
超短波疗法（ultrashort wave therapy） 126
超声波疗法（ultrasound therapy） 133
传导热疗法（conductive heat therapy） 140
磁疗法（magnetotherapy） 138

D

代谢当量（metabolic equivalent，MET） 93
等速运动（isokinetic exercise） 105
等张离心性收缩（isotonic eccentric contraction） 22
等张收缩（isotonic contraction） 21

等张向心性收缩（isotonic concentric contraction） 22
等张运动（isotonic exercise） 105
等长收缩（isometric contraction） 21
等长运动（isometric exercise） 105
低频电疗法（low frequency electrotherapy） 126
低温疗法（hypothermia therapy） 145
电疗法（electrotherapy） 126
电子生物反馈疗法（electronic biofeedback therapy） 139
短波疗法（short wave therapy） 126

F

防御反应（protective reaction） 29
分米波疗法（decimeter wave therapy） 132

G

感觉（sensation） 71
干扰电疗法（interferential current therapy，ICT） 126
高频电疗法（high frequency electrotherapy） 126
工具性日常生活活动（instrumental activities of daily living，IADL） 67
功能性电刺激疗法（functional electrical stimulation，FES） 128
共济失调（ataxia） 62
骨性关节炎（osteoarthritis，OA） 236
骨质疏松症（osteoporosis，OP） 258
固定肌（fixator） 21
关节活动范围（range of motion，ROM） 40
关节离断（disarticulation） 244
关节置换术（joint replacement） 254
冠状动脉粥样硬化性心脏病（coronary atherosclerotic heart disease） 267
光疗法（phototherapy） 134

H

毫米波疗法（millimeter wave therapy） 132
红外线疗法（infrared therapy） 134
H-R 成套神经心理测验（Halstead-Reitan neuropsychological test battery，HRB） 74

J

肌电图（electromyography，EMG） 88
肌力（muscle strength） 5
肌力评定（muscle strength test） 12
肌张力（muscle tone） 28
肌张力低下（hypotonia） 59
肌张力过高（hypertonia） 5
肌张力障碍（dystonia） 59

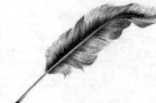

基础性日常生活活动（basic activities of daily living，BADL） 67
激光疗法（laser therapy） 134
脊髓损伤（spinal cord injury，SCI） 210
脊柱侧弯（scoliosis） 263
假肢（prosthesis） 172
肩周炎（periarthritis humeroscapularis） 232
简易精神状态检查（mini-mental state examination，MMSE） 74
降落伞反应（parachute reaction） 29
矫形器（orthosis） 173
节间反射（intersegmental reflex） 29
拮抗肌（antagonist） 21
截肢（amputation） 244
截肢后康复（rehabilitation after amputation） 244
紧张性颈反射（tonic neck reflex） 29
紧张性迷路反射（tonic labyrinthine reflex） 29
经颅磁刺激（transcranial magnetic stimulation，TMS） 187
经颅直流电刺激（transcranial direct current stimulation，tDCS） 187
经皮神经电刺激疗法（transcutaneous electrical nerve stimulation，TENS） 126
颈椎病（cervical spondylosis，CS） 228
静态平衡（static balance） 61

K

康复（rehabilitation） 1
康复工程（rehabilitation engineering） 171
康复护士（rehabilitation nurse） 3
康复医师（rehabilitation physician，physiatrist） 3
康复医学（rehabilitation medicine，RM） 1
康复预防（rehabilitation prevention） 13
康复治疗（rehabilitation therapy） 102
康复中心（rehabilitation center） 2
抗阻运动（resistant exercise） 105

L

类风湿关节炎（rheumatoid arthritis，RA） 234
厘米波疗法（centimeter wave therapy） 132
离心性收缩（eccentric contraction） 21
龙贝格征（Romberg sign） 61
颅脑损伤（traumatic brain injury，TBI） 200

M

慢性阻塞性肺疾病（chronic obstructive pulmonary disease，COPD） 273
每分通气量（minute ventilation，VE） 96

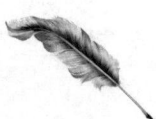

N

脑的可塑性（brain plasticity） 30
脑性瘫痪（cerebral palsy，CP） 206
脑血管意外（cerebrovascular accident，CVA） 191
脑卒中（stroke） 191
内脏反射（visceral reflex） 28

P

帕金森病（Parkinson disease，PD） 283

Q

牵伸疗法（stretching therapy） 112
牵张反射（stretch reflex） 28
浅反射（superficial reflex） 28
强直性脊柱炎（ankylosing spondylitis，AS） 238
倾斜反应（tilting reaction） 29
躯体反射（somatic reflex） 28
全髋关节置换术（total hip replacement，THR） 255
全膝关节置换术（total knee replacement，TKR） 257

R

人格测验（personality test） 78
认知（cognition） 73
日常生活活动（activities of daily living，ADL） 9，66

S

社区康复（community-based rehabilitation，CBR） 2
神经肌肉电刺激疗法（neuromuscular electrical stimulation，NMES） 126
神经生理学疗法（neurophysiological therapy，NPT） 117
神经心理测验（neuropsychological test） 77
失认症（agnosia） 71
失用症（apraxia） 72
水疗法（hydrotherapy） 142

T

徒手肌力检查（manual muscle test，MMT） 51
吞咽障碍（dysphagia） 86

W

韦克斯勒成人智力量表（Wechsler adult intelligence scale，WAIS） 74
韦克斯勒记忆量表（Wechsler memory scale，WMS） 73
物理治疗师（physical therapist，physiotherapist） 6

X

向心性收缩（concentric contraction） 21
协同肌（synergist） 21
心电运动试验（ECG exercise test） 94
心肺运动试验（cardiopumonary exercise test，CPET） 93
心理评定（psychological assessment） 76
心理治疗（psychotherapy） 167

Y

压力疗法（compression therapy） 144
言语治疗师（speech therapist） 8
阳性支持反应（positive supporting reaction） 29
腰椎间盘突出症（lumbar disc herniation，LDH） 223
音频电疗法（audiofrequency current therapy） 129
用力肺活量（forced vital capacity，FVC） 97
原动肌（agonist） 21
运动疗法（kinesiotherapy，therapeutic exercise） 102
运动学（kinesiology） 12，21
运动再学习疗法（motor relearning program，MRP） 122

Z

正弦调制中频电疗法（sine regulating medium frequency electrotherapy） 126
支撑相（stance phase） 63
直流电疗法（galvanization，direct current therapy） 126
直流电药物离子导入疗法（electrophoresis） 126
制动（immobilization） 26
中频电疗法（medium frequency electrotherapy，MFE） 126
周围神经病（peripheral neuropathy） 218
周围神经损伤（peripheral nerve injury） 218
主动关节活动范围（active range of motion，AROM） 40
主动运动（active exercise） 105
助力运动（assistive exercise） 105
助行器（walking aid） 176
抓握反射（grasp reflex） 29
紫外线疗法（ultraviolet therapy） 134
自动态平衡（steady dynamic balance） 61
足偏角（toe out angle） 64
最大通气量（maximal voluntary ventilation，MVV） 97
作业疗法（occupational therapy，OT） 148
作业治疗师（occupational therapist） 6

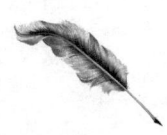